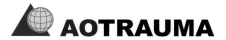

骨折治疗的AO原则

AO Principles of Fracture Management

3rd Edition

第1卷
原则 Principles

主·编

Richard E Buckley | Christopher G Moran | Theerachai Apivatthakakul

主·审

王满宜 曾炳芳

主·译

危 杰 刘 璠 吴新宝 罗从风

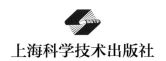

上海科学技术出版社

图书在版编目（CIP）数据

骨折治疗的 AO 原则：3rd Edition/（加）巴克利
(Buckley R.E.) 等主编；危杰等主译 . —2 版 . —上
海：上海科学技术出版社，2019.9（2022.10重印）
ISBN 978-7-5478-4407-6

Ⅰ. ①骨… Ⅱ. ①巴… ②危… Ⅲ. ①骨折－治疗
Ⅳ. ① R683.05

中国版本图书馆 CIP 数据核字（2019）第 107812 号

上海市版权局著作权合同登记号　图字：09-2019-023 号

骨折治疗的 AO 原则（3rd Edition）

主编　Richard E Buckley　　Christopher G Moran　　Theerachai Apivatthakakul
主审　王满宜　曾炳芳
主译　危　杰　刘　璠　吴新宝　罗从风

上海世纪出版（集团）有限公司
上海科学技术出版社　　出版、发行
（上海市闵行区号景路 159 弄 A 座 9F-10F　邮政编码 201101　www.sstp.cn）
上海雅昌艺术印刷有限公司印刷
开本 889×1194　1/16　印张 64.25
字数 1500 千字
2010 年 5 月第 1 版
2019 年 9 月第 2 版　2022 年 10 月第 13 次印刷
ISBN 978-7-5478-4407-6/R · 1824
定价：498.00 元

内容提要

国际内固定研究学会 (AO，ASIF) 自成立以来，一直致力于骨折治疗的基础和临床研究，形成骨折内固定治疗的基本理念和理论体系，以及内固定设计和手术技术等方面的系统知识，影响遍及全球。近60年来，AO在全世界范围内通过出版专业著作、举办学习班来传播骨折处理的原则、技术及理念。

《骨折治疗的AO原则》自第1版出版以来，一直被誉为骨折治疗的AO"圣经"。此次修订对上一版每个章节都做了更新和扩展，增补了大量精美图片和视频动画，深入细致地展示了骨折治疗的最新技术。

全书共分为两卷，文字简洁流畅、重点突出。第1卷着重介绍骨折治疗的基础知识和原则，如生物力学，骨折分类，软组织的处理，各种复位、入路、内固定技术及其相关并发症，同时新增老年骨折及治疗时的影像与放射危害。第2卷着重阐述不同解剖部位各种骨折的临床处理，包括创伤的评估、解剖、诊断、分型、术前计划、手术治疗、术后处理等，还阐述了各种隐患和并发症；尤其重视介绍新的固定技术和内植物，并对假体周围骨折和膝关节脱位进行了专门论述。

本书包含了200多个视频（或动画）及2 500多幅图片，可供临床各级骨科医生以及研究生学习使用。

风　险

尽管已经竭力保持本书所含信息的准确性，但是出版商、发行商以及作者们不能对使用本书所含信息而产生的错误及其结果承担责任。以作者名义出版的文稿仅仅是作者的阐述和观点，不代表出版商、发行商以及 AO 团队。

本书介绍的产品、步骤和疗法是有风险的，因此只能供有执照的、受过训练的医学专业人员在特别为实施这些步骤而设计的环境下使用。除非使用者有专业判断、对风险有充分的解释，否则不应当实施本书所推荐的实验或手术步骤。不管是谁使用本书所阐述和展示的产品、使用步骤和治疗方法都将各自承担风险。由于医学科学发展迅速，AO 建议，在付诸实践之前，应当对诊断、疗法、药物、剂量和手术方法进行自主核实。

尽管要求可能插入本书的广告符合伦理（医学）标准，但本书包含这些广告并不构成出版商对这些产品或其生产者所宣称的质量的保证或担保。

法律限制

本书由瑞士 AO 基金会出品，AO 基金会保留所有权利。本书（包括所有部分）在法律上均受版权保护。

未经出版者同意，在著作权法精确解释的限制和以下罗列的限制之外的任何使用、开发或商业化行为都是非法的，并有受控告的可能。这尤其适用于直接复印照片，任何形式的复印、扫描或复制，制作微缩胶卷，储存本出版物使之可在内联网或互联网上使用。与本书有关的一些产品、名称、器械、治疗、徽标、设计等（例如 AO、ASIF、AO/ASIF、TRINGLE/GLOBLE 的标志，都是注册的商标）受专利和商标或其他知识产权法律保护，尽管本书并未在每个地方都特别提及这些。所以，当这些产品和器械等在没有强调受知识产权保护的情况下出现时，出版者也不能将其解释为已进入公共领域。

使用的限制：经授权的本书复制品的合法拥有者只能将其用于教育和研究，只有出于研究或教育的目的方可复制单一的影像与图解。影像与图解不可以作任何形式的改变，并需要注明源自"瑞士 AO 基金会的版权"。

在 www.aofoundation.org/legal 网页上可核查风险和法律限制。

译者名单

主 审

王满宜　曾炳芳

主 译

危　杰　刘　璠　吴新宝　罗从风

翻译委员会

（按姓氏拼音顺序排列）

柴益民	上海交通大学附属第六人民医院
陈　仲	云南省第二人民医院
顾立强	中山大学附属第一医院
姜保国	北京大学人民医院
刘　璠	南通大学附属医院
罗从风	上海交通大学附属第六人民医院
马信龙	天津市天津医院
汤　欣	大连医科大学附属第一医院
唐佩福	中国人民解放军总医院（301医院）
王满宜	北京积水潭医院
危　杰	北京积水潭医院
吴新宝	北京积水潭医院
余　斌	南方医科大学南方医院
曾炳芳	上海交通大学附属第六人民医院
张　堃	西安交通大学医学院附属红会医院
张长青	上海交通大学附属第六人民医院
张英泽	河北医科大学第三医院

译 者

（按姓氏拼音顺序排列）

陈 华　　陈云丰　　东靖明　　方 跃　　冯 刚　　傅中国　　顾文奇

侯志勇　　胡岩君　　纪 方　　贾 健　　蒋协远　　李 庭　　李开南

李屹钧　　刘国辉　　鲁 谊　　吕 刚　　缪晓刚　　倪江东　　倪卫东

潘志军　　施忠民　　宋 哲　　孙大辉　　王 钢　　王 蕾　　王光林

王秋根　　王天兵　　王驭恺　　谢增如　　杨明辉　　杨云峰　　禹宝庆

张保中　　张殿英　　张立海　　周 方　　周东生　　周琦石　　朱 勇

朱仕文　　庄 岩

作者名单

--------------------------------- 主编 ---------------------------------

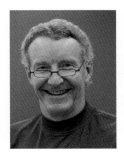

Richard E Buckley, MD, FRCSC
Professor
Foothills Hospital NW
0490 Ground Floor, McCaig Tower
3134 Hospital Drive
Calgary AB T2N 5A1
Canada

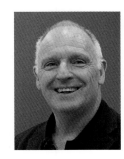

Christopher G Moran, MD, FRCS
Professor
Department of Trauma and Orthopaedics
Nottingham University Hospital
Queen's Medical Centre
Derby Road
Nottingham NG7 2UH
UK

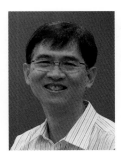

Theerachai Apivatthakakul, MD
Professor
Department of Orthopaedics
Faculty of Medicine
Chiang Mai University
Chiang Mai, 50200
Thailand

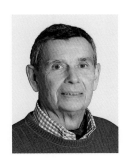

绘图及视频制作

Thomas P Rüedi, MD, FACS
Founding Member AO Foundation
Consultant AO Trauma Education
Switzerland

--------------------------------- 编著者 ---------------------------------

John Arraf, MD, FRCPC
Department of Anesthesia
Foothills Medical Centre
1403 – 29 St NW
Calgary AB T2N 5A1
Canada

Reto Babst, Dr Med
Professor Vorsteher Department Chirurgie
Leiter Klinik Orthopädie und Unfallchirurgie
Chefartz Unfallchirurgie
Luzerner Kantonsspital
6000 Luzern 16
Switzerland

Zsolt J Balogh, MD
Professor, Director of Trauma
John Hunter Hospital
Locked Bag 1, Hunter Region
Newcastle NSW 2310
Australia

Paulo Barbosa, MD
Hospital Quinta D'or
Rua Almirante Baltazar 435
São Cristovão
Rio de Janeiro CEP 209401 -150
Brazil

Jorge Daniel Barla, MD
Hospital Italiano de Buenos Aires –
Orthopedics
Potosí 4247
Buenos Aires C1181ACH
Argentina

Friedrich Baumgaertel, MD, PhD
Associate Professor
Dept. of Orthopedics and Traumatology
University of Marburg – Private Practice
Neversstr. 7
Koblenz 56068
Germany

Brian Bernstein, MD
P.O. Box 599
Constantia
Cape Town 7848
South Africa

Michael Blauth, MD
Professor Direktor der Univ. –Klinik für
Unfallchirurgie
Director Department for Trauma Surgery
Anichstrasse 35
Innsbruck 6020
Austria

Olivier Borens, MD
Professor Service d'Orthopédie et de
Traumatologie
Centre hospitalier universitaire vaudois
(CHUV)
Rue Bugnon, 46
1011 Lausanne
Switzerland

Douglas A Campbell, ChM, FRCSE, FRCS
(Orth)
Spire Leeds Hospital
Jackson Avenue
Leeds LS8 1NT
UK

John T Capo, MD
377 Jersey Ave, Suite 280A
Jersey City, NJ 07302
USA

Keenwai Chong, MD
Bone Joint Institute of Singapore
08-01 Gleneagles Medical Centre
6 Napier road
Singapore 258499
Singapore

Christopher L Colton, MB BS FRCS
FRCSEd
Professor Emeritus in Orthopaedic and
Accident Surgery
University of Nottingham
England

Piet de Boer, FRCS
Oberdorfstrasse 1
8305 Dietlikon
Switzerland

Mandeep Dhillon, MD, MBBS, MS (Ortho),
MNAMS
Professor Department of Orthopaedic Surgery
Post Graduate Institute of Medical Education
and Research
92, Sector 24
P.O. Box 1511
Chandigarh 160012
India

Hans Peter Dimai, Prof, Dr Med
Medical University of Graz
Department of Internal Medicine
Division of Endocrinology and Metabolism
Auenbruggerplatz 15
Graz 8036
Austria

Daren Forward, MA, FRCS, DM
The East Midlands Major Trauma Centre
Nottingham University Hospital
Nottingham NG7 2UH
UK

Peter Giannoudis, Dr Med
Professor Academic Department
Trauma & Orthopedic Surgery
Floor D, Clarendon Wing
Great George Street
Leeds General Infirmary
Leeds LS1 3EX
UK

Markus Gosch, Prof, Dr med
Medical Director Department for Geriatrics
Paracelsus Medical University Salzburg,
Austria
Nüremberg Hospital North
Prof.-Ernst-Nathan-Str. 1
Nüremberg 90419
Germany

Les Grujic, MD
Orthopaedic & Arthritis Specialist Centre
Level 2, 445 Victoria Ave.
Chatswood, NSW 2067
Australia

Boyko Gueorguiev-Rüegg, PhD
Professor Program Leader Biomedical
Development
AO Research Institute Davos
Clavadelerstrasse 8
7270 Davos
Switzerland

David M Hahn, MD FRCS (Orth)
Consultant Trauma and Orthopaedic Surgeon
Nottingham University Hospital
Queen's Medical Centre
Nottingham NG72UH
UK

Yves Harder, Dr Med
Professor Vice-chief Department of Surgery
Head Plastic, Reconstructive and Aesthetic
Surgery
Ente Ospedaliero Cantonale (EOC)
Ospedal Regionale di Lugano;
Sede Ospedale Italiano
Via Capelli
6962 Viganello – Lugano
Switzerland

Martin H Hessmann, Dr med
Professor Academic Teaching Hospital Fulda
Dept. of Orthopaedic and Trauma Surgery
Pacelliallee 4
36043 Fulda
Germany

Dankward Höntzsch, MD
Professor BG Unfallklinik
Schnarrenbergstrasse 95
72076 Tübingen
Germany

James B Hunter, FRCSE (Orth)
Consultant Trauma and Paediatric Orthopaedic
Surgeon
Nottingham University Hospital
Queen's Medical Centre
Nottingham NG72UH
UK

Chunyan Jiang, MD
Beijing Jishuitan Hospital
31 Xinjiekoudongjie, Xicheng District
Beijing 100035
China

Matej Kastelec, Dr Med
University Medical Centre Ljubljana
Zaloška cesta 7
1525 Ljubljana
Slovenia

Stephen L Kates, MD
Professor and Chair of Orthopaedic Surgery
Virginia Commonwealth University
Department of Orthopaedic Surgery
1200 E. Broad St
Richmond, VA 23298
USA

James F Kellam, MD, FRCS, FACS
McGovern Medical School
University of Texas
Health Science Center at Houston
6431 Fannin Street, Suite 6.146
Houston, TX 77030
USA

Mauricio Kfuri, MD, PhD
Missouri Orthopedic Institute
1100 Virginia Ave
Columbia, MO 65201
USA

Sherif A Khaled, Dr Med
Professor MB, Bch, MSc orthopedics, MD
orthopedics.
32 Falaky street, Awkaf building
Bab El Louk square
Cairo 11211
Egypt

Hans J Kreder MD, MPH, FRCS(C)
Sunnybrook Health Sciences Centre
2075 Bayview Ave.
Toronto ON M4N 3M5
Canada

Ernest Kwek, MD
Department of Orthopaedic Surgery
Tan Tock Seng Hospital
11 Jalan Tan Tock Seng
Singapore 308433
Singapore

Mark A Lee, MD
Professor Director, Orthopaedic Trauma
Fellowship
Vice Chair for Research
UC Davis, Dept. of Orthopaedic Surgery
4860 Y Street, Suite 3800
Sacramento, CA 95817
USA

Fan Liu, MD PhD
Professor Dept. of Orthopaedic Surgery
The Affiliated Hospital to Nantong University
20 Xi Si Road, Nantong
Jiangsu 226001
China

Thomas J Luger, Prof, Dr Med
Department of Anaesthesiology and General
Intensive Care Medicine
Anichstrasse 35
Innsbruck 6020
Austria

Cong-Feng Luo, MD
Orthopaedic Trauma Service III
Dept. Orthopaedic Surgery
Shanghai 6th People's Hospital Jiaotong
University
600 Yi Shan Road
Shanghai 200233
China

Ching-Hou Ma, MD
1, E-Da Road
Jiau-shu Tsuen, Yan Chau Shiang
Taiwan 824
Taiwan, China

Michael McKee, MD, FRCSC
Professor and Chair
Department of Orthopaedic Surgery
University of Arizona, College of Medicine
Phoenix, Arizona
USA

Rami Mosheiff, Dr Med
Professor Director of Orthopaedic Trauma
Unit
Hadassah University Medical Center
Ein Kerem
P.O.B 12000
Jerusalem 91120
Israel

Stefaan Nijs, MD
Head of the dept. of Traumatology
UZ Leuven
Herestraat 49
Leuven 3000
Belgium

Markku Nousiainen, MD, MSc, FRCSC
Holland Orthopaedic and Arthritic Centre
Sunnybrook Health Sciences Centre
621-43 Wellesley St. East
Toronto ON M4Y 1H1
Canada

Mahmoud M Odat, MD, FACS
Senior Consultant Orthopedic & Trauma
Surgeon
Arab Medical Center
P.O. Box 128
Amman 11831
Jordan

Chang-Wug Oh, MD
Professor & Director
Department of Orthopedic Surgery
Kyungpook National University Hospital
130 Dongdeok-ro, Jung-gu
Daegu 700-721
Republic of Korea

Jong-Keon Oh, MD
Department of Orthopaedic Surgery
Guro Hospital
Korea University College of Medicine
80 Guro 2-dong, Guro-gu
Seoul 152-703
Republic of Korea

Rodrigo Pesántez, MD
Professor
Avenida 9# 116-20
Consultorio 820
Bogotá
Colombia

Chanakarn Phornphutkul, MD
Department of Orthopaedics
Faculty of Medicine
Chiang Mai University
Chiang Mai, 50200
Thailand

Matthew Porteous, Dr Med
West Suffolk Hospital
Hardwick Lane
Bury St Edmunds
Suffolk IP33 2QZ
UK

R. Geoff Richards, FBSE, FIOR
Professor Director
AO Research Insititute Davos
Clavadelerstrasse 8
7270 Davos
Switzerland

David Ring, MD PhD
Associate Dean for Comprehensive Care
Professor of Surgery and Psychiatry
University of Texas at Austin
Department of Surgery and Perioperative Care
Dell Medical School
1912 Speedway
Austin, TX 78712
USA

Michael Schütz, Dr Med, FRACS
Professor Geschäftsführender Direktor
Klinik für Unfall- und
Wiederherstellungschirurgie
Klinik für Orthopaedie
Universitaetsklinikum Charité (CVK,CCM)
Augustenburger Platz 1
Berlin 13353
Germany

Rogier KJ Simmermacher, MD, Dr med
Dept. of Surgery
University Medical Center Utrecht
PO Box 85500
GA Utrecht 3508
The Netherlands

Michael S Sirkin, MD
140 Bergen St
Suite d1610
Newark NJ 07103
USA

Theddy Slongo, MD
Senior Consultant for Paediatric Trauma and
Orthopedics
University Children's Hospital
Freiburgstrasse 7
3010 Bern
Switzerland

R Malcolm Smith, MD FRCS
Chief Orthopaedic Trauma Service
Department of Orthopaedic Surgery
Massachussets General Hospital
55 Fruit Street YAW 3600
Boston MA 02114
USA

Susan Snape
Microbiology department
Nottingham University Hospital
Queen's Medical Centre
Nottingham NG72UH
UK

Christoph Sommer, Dr med
Kantonsspital Graubünden
Department Chirurgie
Loëstrasse 170
7000 Chur
Switzerland

James Stannard, MD
Hansjorg Wyss Distinguished Chair in
Orthopedic Surgery
1100 Virginia Ave,
Columbia, MO 65212
USA

Martin Stoddart, PhD, FRSB
Professor
AO Research Institute Davos
Clavadelerstrasse 8
7270 Davos
Switzerland

Wa'el Taha, MD
Department of Surgery
Prince Mohammed bin Abdulaziz National
Guard Health Affairs
Madina 41466
Saudi Arabia

John R Williams, DM FRCS (Orth)
Upper Limb Trauma Unit
Royal Victoria Infirmary
Queen Victoria Road
Newcastle upon Tyne NE1 4LP
UK

中文版前言

2019 年，时值 AO（内固定研究学会）进入中国 30 年，我们翻译并出版 *AO Principles of Fracture Management*（3rd Edition）的中文版，有着特殊的纪念意义。

自 1958 年在瑞士正式成立，AO/ASIF 已经度过了她的 60 周年华诞，现在依然活跃在国际学术舞台上！在创伤骨科界，很少学术组织能有这样长的生命力。AO 之所以能够在半个多世纪里一直主导着世界创伤骨科领域的发展，完全得益于其建立在仪器研制与应用（instrumentation）、临床调查与文件记录（documentation）、研究（research）和教育（teaching）四大支柱之上的科学先进性和技术实用性，而通过教育推动科学理念的传播和治疗技术的推广正是她的鲜明特点。

AO 的学术专著既是 AO 专家们理论和实践的结晶，又是传播 AO 理念和哲学的工具。20 世纪 80 年代初，北京积水潭医院的宋献文医生造访了 AO 组织。他虽然是位骨肿瘤专家，但是凭着他对骨科专业的敏感性，一经接触 AO 理念，看到 *Manual of Internal Fixation* 后，立刻给予高度关注。他回国之后就组织王亦璁、崔甲荣教授将其翻译成中文，中国第一部 AO《内固定手册》的中译本就此诞生。尽管当时对 AO 专业不是太理解，在翻译第一版手册时难免出现词语上的错误，但是在当时创伤骨科领域百废待兴的情况下，此书对局面的改观起到了积极的作用。

1989 年 5 月，S Weller 教授带领一群 AO 专家到北京积水潭医院举办了中国第一届 AO 学习班，参加的 72 位中国医生有幸面对面聆听 AO 专家的报告，并指导大家在模型骨上进行操作实习，从此中国开始了 AO 教育的历程。随后，由荣国威教授领衔，将第 2 版 *Manual of Internal Fixation* 翻译成中文，内容更加准确，为 AO 理念和技术在中国的启蒙和传播起到推波助澜的重要作用。

2000 年，AO 出版发行了 *AO Principles of Fracture Management*。为了让更多的中国创伤骨科医生克服语言障碍，能够学习 AO 的理论和理念、知识和技术，更好地为中国伤病员服务，在 AO 基金会的热情支持下，中国 AO 校友会着手组织力量，将这部指导创伤和骨折治疗的经典专著翻译成中文，由王满宜、杨庆铭、曾炳芳和周肇平主译，由戴尅戎和荣国威审阅。2003 年 3 月 8 日在上海隆重举行了《骨折治疗的 AO 原则》新书发布会，AO 基金会时任主席 Peter Matter 教授专程赶到上海，见证本书中文版的问世，足见 AO 基金会对 AO 理念在中国传播和普及的重视，荣国威院长特地来沪主持发布会，展现了老一辈专家对年轻一代教育的关怀。

2010 年，*AO Principles of Fracture Management*（*2nd Expanded Edition*）发行，这是以 Rüedi 教授为首的编辑委员会在上一版的基础上，对内容进行全面更新，融入了新进展，以循证医学为依据进行了扩展，向人们展示了将新的技术和理念引进骨折治疗所需要的一切，再次为临床骨科医生提供了正确应用骨折治疗原则及技术必不可少的最新知识。我们组织中国 AO 讲师团的部分成员，由危杰、刘璠、吴新宝和罗从风主译，不失时机地翻译并由上海科学技术出版社出版了《骨折治疗的 AO 原则》扩展版的中文译本。诚如 Rüedi 教授在该书中文版序所说的："希望译本的发行能够加深读者们对现代骨折手术治疗原则的理解，这些原则源于 AO 的理念并造福患者。"果不其然，该版的发行确实让更多的中国创伤骨科医生能够直接阅览，从中学习知识和技术，掌握 AO 理念和哲学的真谛，用以指导自己的临床实践；在实践中理解和消化，结合自己的经验加以发扬光大，提高对创伤患者的诊疗水平，推动我国创伤骨科的发展。

现在，在 AO 进入中国 30 年的庆祝活动里，AO 创伤中国委员会专门建立了一个由委员会全体成员和各区 AO 组织主席组成的翻译委员会。翻译委员会由 44 位 AO 讲师组成，其中有临床一线的专家，也有崭露头角的青年才俊。大家共同努力，将最新版的 *AO Principles of Fracture Management*（*3rd Edition*）翻译成中文，由上海科学技术出版社出版，作为 AO 进入中国 30 年的庆祝活动的礼物奉献给读者，特别是从事创伤救治的骨科医生及有志于 AO 理念与技术的学习和教育的同道。

AO Principles of Fracture Management（3rd Edition） 由 RE Buckeley、CG Moran 和 T Apivatthakakul 主编，编著者有 61 位。特别要指出的是，第一次有中国大陆的学者参加这部被世界创伤骨科医生奉若经典指南的巨著的编写，他们是姜春岩、刘璠和罗从风 3 位医师。他们的名字出现在编者的名单中，这不仅是他们个人的水平和魅力所至，更是多年来 AO 在中国教育卓有成效的一个体现。本书的版次不同，编著者也有所改变，但是精髓和风格却一如既往地秉承了 AO 先驱们的风格。诚然，骨折手术的基本原则从未改变，只是不断深化的生物学和临床知识、飞速发展的技术改变了人们应用这些原则的方式。与上一版相比，无论章节的编著者变或不变，本版对所有章节都进行了修订与改进，并提供了新的插图、动画与视频，使人读过有焕然一新的感觉。随着骨折手术的发展，加上基于大样本的随机对照研究结果为临床提供的确凿证据，编者们在相应章节都进行了相关综述，并对所有参考文献都作了更新。本书不仅在技术上与时俱进，随着疾病谱的改变，也增加了相应的内容，例如骨质疏松性骨折和老年骨科的护理；为了提醒医生预防放射学和断层成像检查过程中放射暴露可能造成的伤害，还专门设立了一个章节详加叙述。就像主编们所希望的那样，我们相信，本书中文版的出版会为中国的创伤骨科医生提供充足的学习和教育资源，希望读者能够认真学习和掌握本书所阐述和例证的骨折治疗的 AO 原则，用它来指导自己的临床实践，为创伤骨科的患者提供优质上乘的服务，让他们顺利康复，重返生产和劳动的岗位，为社会多做贡献。记住，成功的骨折手术需要我们对这些原则的深刻理解，尤其要在救治患者的过程中注重每一个细节。

此外，随着知识的拓展、手术技术与医学工程的发展，本次修订版中增加了 QR 码，供读者通过 AO 网络教育资源持续地进行知识更新。本书中文版也与时俱进，提供网络资料，与英文版同步，让读者和英文版读者一样，能充分利用 AO 网络资源持续更新知识，随时保持站在知识和技术的前沿。

　　我们在这里要代表读者向本书中文版的所有翻译者和校对者表示衷心的感谢，感谢他们的无私奉献和辛勤劳动。当然，我们也深知，尽管译者和校者都尽心了，但疏漏之处在所难免，对某些学术词语的理解也可能出现偏差，还希望读者发现后能够不吝指出，以供再版时订正，让这部学术巨著更臻完善，使这部工具书成为骨科医师攻克临床难题、成功救治患者的利器。

2019 年 6 月 3 日

英文版序

1958 年，一群瑞士的普外科与骨科医生成立了 AO 组织，他们强调教育对于创伤骨科治疗的成功极为重要。1960 年，在瑞士达沃斯举办的第一届手把手教学的 AO 课程，作为成人教育的成功模式，开创了一个新的时代。1963 年，Maurice E Müller、Martin Allgöwer、Hans Willenegger 共同编写了第一本骨折治疗的 AO 书面报告（德语）。随后瑞士 AO 团队接受并采纳用于骨折、截骨、关节融合的各种手术固定方法的技术发展。这些在 1969 年出版的第 1 版《AO 内固定手册》中有详细的介绍。这本教科书后来被译成英语及其他多种语言，被全世界的创伤骨科医生奉为经典指南。1970 年后的 20 年中，这本书作为准确的 AO 技术的基准，分别在 1977 年和 1992 年出版了修订本。1977 年，我还是个缺乏经验的年轻医生，借助这本书，我学习到了 AO 的原则与技术。在那个早期时代，这本手册是创伤骨科教育的最主要资源，教会我们如何一步一步地完成骨折的手术治疗。

AO 组织成立 40 年后，世界广泛接受骨折的手术治疗。一个由外科医生组成的国际团队编写并出版了《骨折治疗的 AO 原则》，此书不再只是一本内固定手册，更主要的是提供了循证的综合建议以及最前沿的医疗技术。此书在 2000 年出版了第 1 版，2007 年出版了第 2 版，10 年后的今天，经过再次修订和更新的第 3 版问世了。

AO 组织的使命是"通过手术，改善生活"。在第 3 版《骨折治疗的 AO 原则》里作者们继承这个崇高的理念。在医学领域，很少有一本书能如此成功并持续漫长的岁月。随着知识的拓展与手术技术、医学工程的发展，第 3 版中增加了 QR 码，使得读者可以通过 AO 网络教育资源持续地进行知识更新。因此，第 3 版仍然会作为创伤骨科教育的主要资源，几年之后读者能将其与依赖互联网而迅速发展的各种形式的电子媒体结合在一起。

我谨代表 AO 基金会与世界各地的骨科医生们，在此对本书的编者和出版者致以深深的感谢。感谢 Richard E Buckley、Christopher G Moran 和 Theerachai Apivatthakakul，以及 Urs Ruetschi 和他的 AO 教育团队为本书的出版所做出的努力与贡献。本书将成为全业界 AO 课程的教学大纲，我坚信其中提供的知识如同第 1 版的《AO 内固定手册》对我们那一代人的帮助一样，将惠及新一代的骨科医生。

Suthorn Bavonratanavech
AO 基金会前主席（2014—2016 年）

英文版前言

本书是《骨折治疗的 AO 原则》第 3 版，可能也将是最后一个纸质版本，因为我们将迈进 21 世纪的第 3 个 10 年，大多数医生与医学生将互联网作为获取信息的主要途径。本书的第 1 版与第 2 版获得了巨大的成功，被翻译成 8 种语言，赢得众多奖项。本书已经成为全世界骨折手术治疗课程的教学大纲。第 3 版的出版和发行基于先前版次的成功，但已不仅仅是一个纸质版本或电子版本的图书，它将进一步发展，以提供一个基于网络的学习平台，将多种学习资源进行整合，使得学生们可以即刻获得 AO 手术参考、教学视频、网络广播、演讲、手术示教以及关键的参考资料。

自 2007 年本书第 2 版问世以来，骨折手术不断发展：锁定钢板的作用与功能已被更好地定义；很多种解剖预塑形钢板随手可用；固定小骨折块的内植物无论是数量还是种类均大大增加；广泛应用的微创手术继续强调保护软组织在骨折手术中的重要性；世界范围内民间与军事冲突已经推动多发伤患者复苏技术的进展，改变了手术骨折的时机与途径，使得在救助多发伤患者方面取得了显著的进步。所有这些改变在本书均有体现。

本次修订对书中所有章节均进行了深入的修订与重写，提供了新的插图、动画与视频。本书新列一章介绍放射学和断层成像日益增多的应用，因为医生必须了解这些技术以及他们自己与患者放射暴露的风险。由于骨折手术正在形成源自日益增多的大样本随机对照研究的循证基础，本书也有综合的回顾，并对所有参考文献进行了更新。

人口老龄化是世界很多地区的骨科医生面临的最大挑战之一，人口构成的变化将导致脆性骨折呈指数上升，因此在这一版中纳入了脆性骨折及老年骨折护理的章节。每年在世界范围内约有 2 900 万例人工关节置换手术，导致假体周围骨折的发生率也显著上升，本书另设一个新的章节涵盖这个日渐增多的临床问题。本书在第二卷技术部分，还增加了一个新的章节——膝关节脱位。

作为编者，我们在此特别感谢 Thomas Rüedi 教授，不仅因为他对本书，更因为他对全世界外科教学所做的巨大贡献。Rüedi 教授对我们所有人始终是个激励。

60 年来，骨折手术的基本原则从未改变，但是我们不断深化的生物学与临床知识，加上技术的进步，已经改变了我们应用这些原则的方式。成功的骨折手术，需要我们对这些原则有深刻的理解，尤其要注重救治患者过程中的每一个细节。我们希望本书将给各位读者以指导，为其骨折手术生涯提供成功的基础。

Richard E Buckley, MD, FRCSC

Christopher G Moran, MD, FRCS

Theerachai Apivatthakakul, MD

致　谢

感谢本书的所有作者，由于他们的共同努力与支持，《骨折治疗的 AO 原则》第 3 版才得以出版。感谢 AO 的医生们为之奉献的时间与经验，感谢同道提供的病例与图片，感谢我们医学中心的工作人员，以及 AO 创伤团队、AO 教育机构为本书出版所做出的贡献。

虽然我们要感谢的人很多，但尤为值得我们深表谢意的是下述人员：

· 感谢 AO 创伤教育团队的人员，他们深刻认识到这次教育机会的重要性，为推动本书的出版竭尽全力。

· 感谢 Thomas Rüedi 教授长期的指引、支持、辅导与友情。本书是 AO 创伤领域的宝贵财富，正是他的指导，使得我们得以继承 AO 的初始理念，并使 AO 精神通过本书焕发出闪耀的光芒。

· 感谢 AO 教育机构的 Urs Rüetschi 和 Robin Greene，他们的指导与经验，以及为本书涉及的海量资料与工作进行的精心安排与准备，确保了本书的出版质量。

· 感谢世界各地为本书提供内容、病例与图片的医生们。

· 感谢 Suthorn Bavonratanavech 为本书作序。

· 感谢以 Carl Lau 为首的 AO 出版团队为本书的出版管理、医学说明与绘图设计提供的专业支持。

· 感谢 Thommy Rüegg 领导的 AO 视频制作团队为本书的视频制作提供的帮助。

· 感谢 Lars Veum 领导的团队为 AO 手术参考说明提供的图表。

· 最后要感谢在本书完成过程中我们家人提供的帮助，他们爱的支持与鼓励自始至终贯穿于整个成书过程。由于牺牲了太多与家人共度的时间，没有他们的理解，本书也不可能结出硕果。

Richard E Buckley, MD, FRCSC
Christopher G Moran, MD, FRCS
Theerachai Apivatthakakul, MD

AO网络教育内容

AO 通过打印在每章标题页的 QR 码提供了丰富的网络教育资料，读者可以利用自己的移动设备扫描 QR 码，查看自己感兴趣的章节，其中不仅包括每一章节的视频、动画及图片，还有编写者们为各个章节提供的附加教育资料，包含：

AO 手术参考

AO 技术实验室

AOSTaRT

网络视频与广播

演讲

教育视频

网络学习模块

手机 App

临床病例

鉴于网络 AO 教育内容的发展与不断更新，作者会对每一章节的网络内容进行实时更新，以确保读者在第一时间了解到 AO 教育最新的内容。

常用术语缩略语

周方 译

ABI ankle-brachial index 臂踝指数

ACL anterior cruciate ligament 前交叉韧带

ACT autogenous chondrocyte transplantation 自体骨软骨细胞移植

AFN antegrade femoral nail 顺行股骨髓内钉

AIS abbreviated injury score 简略创伤评分

ALARA as low as reasonably achievable 达最低水平合理值（放射暴露原则）

AO Arbeitsgemeinschaft für Osteosynthesefragen 内固定研究协会

AP anteroposterior 前后位

APC anodic plasma-chemical treatment 经阳极血浆化学治疗

APC anterior-posterior compression 前后向挤压

APL abductor pollicis longus 拇长展肌

APTT activated partial thromboplastin time 部分凝血激酶时间

ARDS adult respiratory distress syndrome 成人呼吸窘迫综合征

ARR absolute risk reduction (or increase) 绝对风险降低

ASA acetylsalicylic acid 乙酰水杨酸

ASIA American Spinal Injury Association 美国脊柱损伤协会

ATLS advanced trauma life support 高级创伤生命支持

AVN avascular necrosis 缺血性坏死

BCP biphasic calcium phosphate 双相磷酸钙

BMC bone mineral content 骨矿物质含量

BMD bone mineral density 骨矿物质密度

BMP bone morphogenic protein 骨形态发生蛋白

CAS computer-assisted surgery 计算机辅助外科手术

CAOS computer-assisted orthopedic surgery 计算机辅助骨科手术

CaP calcium phosphate 磷酸钙

CARS compensatory antiinflamatory syndrome 补偿性抗炎综合征

C-clamp	compression clamp (for pelvis)	C 形骨盆钳（骨盆用）
CDMP	cartilage derived morphogenic protein	软骨来源形态发生蛋白
CE	Conformité Européenne	欧洲合格标准
CFN	cannulated femoral nail	股骨空心髓内钉
CNS	central nervous system	中枢神经系统
CPM	continuous passive motion	持续被动活动
cpTi	commercially pure titanium	商用纯钛
CRE	carbapenem-resistant Enterobacteriacaea	抗碳青霉烯类肠杆菌
CRP	C-reactive protein	C 反应蛋白
CRPS Ⅰ	complex regional pain syndrome type Ⅰ	复合型局部疼痛综合征 1 型
CRPS Ⅱ	complex regional pain syndrome type Ⅱ	复合型局部疼痛综合征 2 型
CTA	computed tomography angiography	计算机断层扫描血管造影
CTN	cannulated tibial nail	胫骨空心髓内钉
CTPA	computed tomography pulmonary angiogram	计算机断层扫描肺血管造影

DAD	distal aiming device (for tibial nail)	远端导向系统（胫骨髓内钉用）
DBP	diastolic blood pressure	舒张压
DCO	damage-control orthopedics	损伤控制骨科手术
DCS	damage-control surgery	损伤控制手术
DCS	dynamic condylar screw	动力髁螺钉
DEXA	dual energy x-ray absorptiometry	双能 X 线吸收测量法
DFN	distal femoral nail	股骨远端髓内钉
DHS	dynamic hip screw	动力髋螺钉
DICOM	digital imaging and communications in medicine	医学数字成像与传输
DMB	demineralized bone matrix	脱钙骨基质
DRUJ	distal radioulnar joint	下尺桡关节
DVT	deep vein thrombosis	深静脉血栓形成
DXA	dual x-ray absorptiometry	双能 X 线吸收测量法

EAC	early appropriate care	早期适当护理
EGF	epithelial growth factor	上皮生长因子
EHN	expert humeral nail	专家型肱骨髓内钉
EMG	electromyogram	肌电图
EPB	extensor pollicis brevis	拇短伸肌
EPL	extensor pollicis longus	拇长伸肌
ESIN	elastic stable intramedullary nailing	弹性稳定髓内钉固定
ESR	erythrocyte sedimentation rate	红细胞沉降率
ETC	early total care	早期全面处理
ETNS	expert tibial nail system	专家型胫骨髓内钉系统

FCR	flexor carpi radialis 桡侧腕屈肌
FCU	flexor carpi ulnaris 尺侧腕屈肌
FDA	Food and Drug Administration 美国食品与药品管理局
FES	fat embolism syndrome 脂肪栓塞综合征
FGF	fibroblast growth factor 成纤维细胞生长因子
FPL	flexor pollicis longus 拇长屈肌
FWB	full weight bearing 完全负重

GCS	Glasgow Coma Scale 格拉斯哥昏迷评分
GDF	growth and differentiation factor 生长分化因子
GOS	Glasgow Outcome Score 格拉斯哥预后评分

HA	hydroxyapatite 羟基磷灰石
HFS	Hanover fracture scale 汉诺威骨折等级
hGH	human growth hormone 人生长激素
HMSC	human mesenchymal stem cells 人间充质干细胞
HRT	hormone replacement therapy 激素替代疗法
HTO	heterotopic (ectopic) ossification 异位骨化

IASP	International Association for the Study of Pain 国际疼痛研究协会
ICP	intracranial pressure 颅内压
ICU	intensive care unit 重症监护病房
IGF	insulin-like growth factor 胰岛素样生长因子
IGF-BP	IGF-binding proteins 胰岛素样生长因子结合蛋白
IGS	image-guided surgery 影像引导下外科手术
IMP	intramuscular pressure 肌内压
INR	international normalized ratio 国际标准化比率
ISS	injury severity score 创伤严重度评分
IVC	inferior vena cava 下腔静脉

K-wire	Kirschner wire 克氏针

LC-DCP	limited-contact dynamic compression plate 有限接触动力加压钢板
LCL	lateral collateral ligament 外侧副韧带
LCP	locking compression plate 锁定加压钢板
LDUH	low-dose unfractionated heparin 低剂量普通肝素
LHS	locking head screw 头锁定螺钉
LISS	less invasive stabilization system 微创稳定系统
LMWH	low-molecular-weight heparin 低分子肝素

MCL	medial collateral ligament 内侧副韧带
MEFiSTO	monolateral external fixation system for traumatology and orthopedics 创伤与矫形骨科用单边外固定架
MESS	mangled extremity severity score 肢体毁损严重性评分
MFA	musculoskeletal function assessment 骨骼肌肉功能评估
MIO	minimally invasive osteosynthesis 微创接骨术
MIPO	minimally invasive plate osteosynthesis 微创钢板接骨术
MIS	minimally invasive surgery 微创外科手术
MMA	methyl methacrylate 甲基丙烯酸甲酯
MOdDAD	modular distal aiming device 组合式远侧瞄准装置
MODS	multiple organ dysfunction syndrome 多器官功能障碍综合征
MOF	multiple organ failure 多器官衰竭
MPP	mean muscle perfusion pressure 平均肌肉灌注压
MRC	medical research council 医学研究委员会
MRI	magnetic resonance imaging 磁共振成像
MRSA	methicillin-resistant *Staphylococcus aureus* 耐甲氧西林金黄色葡萄球菌
MSC	mesenchymal stem cells 间充质干细胞
MSSA	methicillin-sensitive *Staphylococus aureus* 甲氧西林敏感型金黄色葡萄球菌
MVA	motor vehicle accident 车祸

NNT	number needed to treat/number needed to harm 治疗部位计数 / 伤害计数
NPWT	negative-pressure wound therapy, also called vacuum-assisted wound closure (VAC) 负压伤口治疗（又称为真空辅助伤口闭合）
NSAID	nonsteroidal antiinflammatory drug 非甾体类抗炎药

OA	osteoarthritis 骨性关节炎
OC	oral contraceptives 口服避孕药
OR	operating room 手术室
ORIF	open reduction and internal fixation 切开复位内固定
ORP	operating room personnel 手术室工作人员
OTA	Orthopaedic Trauma Association 创伤骨科协会
OTD	Orthopedic Trauma Directions 创伤骨科指南

PACS	picture archiving and communication systems 图像存档与传输系统
PCA	patient-controlled analgesia 患者自控镇痛
PCL	posterior cruciate ligament 后交叉韧带
PDGF	platelet-derived growth factor 血小板衍生生长因子
PDLLA	poly-D, L-lactide 多聚 D，L 丙交酯
PDS	polydioxanone 聚二氧六环酮
PE	pulmonary embolism 肺栓塞

PEEK	polyetheretherketone 聚醚醚酮
PEG	polyethylene glycol 聚乙二醇
PEKK	polyetherketoneketone 聚醚酮酮
PEP	pulmonary embolism prevention 肺栓塞预防
PET	positron emission tomography 正电子发射断层扫描
PET-CT	positron emission tomography combined with computerized tomography 正电子发射断层扫描与计算机断层扫描
PFN	proximal femoral nail 股骨近端髓内钉
PFNA	proximal femoral nail antirotation 抗旋型股骨近端髓内钉
PGA	polyglycolic acid 聚乙醇酸
PHILOS	proximal humerus internal locked system 肱骨近端锁定系统
PHN	proximal humeral nail 肱骨近端髓内钉
PLA	polylactic acid 聚乳酸
PLGA	polyglycolides 聚乙醇酸交酯
PLLA	polylactides 多乳酸化合物
PMMA	polymethylmethacrylate 聚甲基丙烯酸甲酯
PMN	polymorphonuclear neutrophils 多形核中性粒细胞
PQ	pronator quadrates 旋前方肌
PTH	parathyroid hormone 甲状旁腺素
PTSD	posttraumatic stress disorder 创伤后应激障碍
PWB	partial-weight bearing 部分负重

QCT	quantitative computed tomography 定量计算机断层扫描
QMRI	quantitative magnetic resonance imaging 定量磁共振成像
QST	quantitative sensory testing 定量感觉试验
QUS	quantitative ultrasound 定量超声

R/AFN	expert retrograde/antegrade femoral nail 专家型逆行 / 顺行股骨髓内钉
RCT	randomized control trial 随机对照研究
RES	reticuloendothelial system 网状内皮系统
RIA	reamer irrigator aspirator 灌注抽吸扩髓器
ROM	range of motion 关节活动度
RRR	relative risk reduction 相对风险降低
RSD	reflex sympathetic dystrophy, also called complex regional pain syndrome (CRPS) 反射交感性营养不良（又称为复合性局部疼痛综合征）
RTW	return to work 重返工作

SBP	systolic blood pressure 收缩压
SIGN	Surgical Implant Generation Network 外科内植物生产系统

SIRS   systemic inflammatory response syndrome 全身炎症反应综合征

SMP   sympathetically maintained pain 持续性交感神经痛

SPION   superparamagnetic iron oxide nanoparticles 超顺磁性葡萄糖氧化铁纳米颗粒

SSSC   superior shoulder suspension complex 肩关节悬吊复合体

SUN   simplified universal nail 简化通用髓内钉

SXA   single x-ray absorptiometry 单能 X 线吸收测量法

TAN   titanium aluminium niobium 钛铝铌合金

TBI   traumatic brain injury 外伤性脑损伤

β-TCP   β-tricalcium phosphate ß- 磷酸三钙

TEN   titanium elastic nail 钛弹性钉

TGF   transforming growth factor 转化生长因子

TFCC   triangular fibrocartilaginous complex 三角纤维软骨复合体

TFN   trochanteric femoral nail 股骨转子髓内钉

Ti-15Mo   titanium molybdenum 钼钛合金

TLSO   thoracolumbosacral orthosis 胸腰骶联合支具

TNF-α   tumor necrosis factor α 肿瘤坏死因子 α

TRAP   triceps-reflecting anconeus pedicle 肱三头肌舌形瓣

TTWB   touch toe weight bearing 足趾触地负重

TXA   tranexamic acid 凝血酸

UHMWPE   ultra-high molecular weight polyethylene 超高分子聚乙烯

UHN   unreamed (solid) humeral nail 非扩髓肱骨髓内钉

USP   United States Pharmacopocia 美国药典

USS   universal spine system 脊柱通用系统

UTN   unreamed tibial nail 非扩髓胫骨髓内钉

VAC   vacuum-assisted wound closure, also called negative-pressure wound therapy (NPWT) 真空辅助伤口闭合技术（又称为负压伤口治疗）

VAS   Visual Analog Scale 视觉疼痛评分

VEGF   vascular endothelial growth factor 血管内皮生长因子

VTE   venous thromboembolism 静脉血栓栓塞

WBAT   weight bearing as tolerated 可承受负重

WBCT   whole-body computed tomography (for trauma) 全身计算机断层扫描（创伤用）

目　录

第1卷·原则

第2卷·技术

第 1 卷

原则

Principles

AO philosophy and
basic principles

第**1**篇

AO 的理念与基本原则

蒋协远 译

第 1 章 | AO 的理念及其进展
AO philosophy and evolution

1 AO 的理念

AO（Arbeitsgemeinschaft für Osteosynthesefragen/Association for the Study of Internal Fixation，内固定研究学会）开创于 1958 年，最初是由 13 位瑞士学者和他们的朋友成立的临时研究小组，至今已经发展成全球性的外科学及其相关科学的基金会机构。自成立以来，AO 一直坚守着自己明确的理念。发展至今，骨科基础科学及技术取得了巨大进步，同时医生的临床经验也在不断提升，使得内植物、手术器械以及手术技术均发生了巨大的变化。然而 AO 的宗旨依然同 1958 年 AO 成立时一样，并没有改变。

愿景——在肌肉骨骼系统创伤及其他疾患的手术治疗领域追求卓越。
使命——以培养并推广医学职业网络体系为目标，覆盖教育、基础研究、创新及临床研究等方面，以在全球范围内更好地治疗患者。
结构——以医疗为导向，由创伤治疗领域专家组成的国际性非营利性机构。

2 背景

20 世纪上半叶，骨折治疗重点关注骨折愈合和预防感染两方面。骨折的治疗方式大多为通过石膏或牵引进行制动，在骨折愈合期间更多的是限制其功能而非促进其功能恢复（图 1.1-1）。AO 最重要的核心理念是在保护软组织并允许早期功能康复训练的同时，对骨折提供安全的切开复位和牢固的内固定。

早在 AO 创建之前，就已经有学者认识到了骨折手术固定的重要性。这些先行者主要包括 Elie 和 Albin Lambotte（图 1.1-2）、Robert Danis（图 1.1-3）、Fritz König、William O'Neill Sherman、William Arbuthnot Lane、Gerhard Küntscher（图 1.1-4）、Raoul Hoffmann 和 Roger Anderson。但是由于当时存在许多难以克服的困难，他们的理念和创新并没有得到广泛的认可。技术、冶金及生物学方面的一系列难题无法逾越，特别是感染的风险，通常导致截肢，

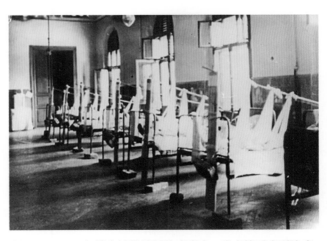

图 1.1-1 1913 年维也纳的骨折治疗病房，患者接受牵引治疗。

造成严重不良后果。此外，不同学派之间的质疑往往会发展成为相互的敌视。当时出现了一些创新的思想和发明，如 Albin Lambotte[1] 发明的牢固内固定，Gerhard Küntscher 在髓内钉上的创新改良，Lorenz Böhler（图 1.1-5）[2] 以及 Jean Lucas-Championnière[3] 和他的学生 George Perkins 提出的早期活动理念（即使仍以牵引治疗为主），但是这些理念仍不能在一次治疗中同时兼顾两个关键问题：对骨折进行有效的夹板固定以及早期可控的关节运动。

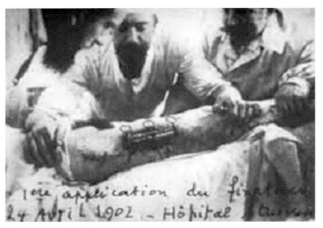

图 1.1-2 Albin Lambotte（左）首次使用其原创的外固定架装置（1902）。

3 AO 的使命

骨科临床需要什么，AO 能够提供什么，将两者有效结合，我们才能明确骨科发展中遇到的阻碍。通过研究遇到的困难，才能最终克服难题，推动骨科发展。我们选择的道路是研究和理解相关的生物学知识，研发合适的工艺与技术，记录研究的结果并反复推敲，通过教学和撰写书籍及文献以分享所有的发现成果。

一个看上去很小的疑问引发了一个巨大的挑战。20 世纪 40 和 50 年代，瑞士工人赔偿委员会保险公司提出了一个问题，为什么多数骨折 6~12 周即可愈合，但患者却需要 6~12 个月才能恢复工作？

阅读了 Robert Danis 的书信及随后的一次个人拜访，极大地启发了 Maurice E Müller 及早期的 AO 小组成员们，如 Martin Allgöwer、Robert Schneider 和 Hans Willenegger。Danis 观察结果的核心内容是：如果使用能够绝对稳定骨折端的加压装置达到骨折完美复位，便可产生非骨痂性骨愈合。在愈合的过程中，邻近关节及肌肉可以进行安全无痛的功能锻炼[4]。

受到了这一设想的启发，为了将其应用于临

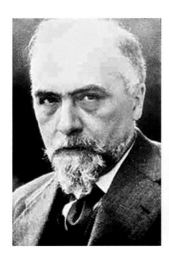

图 1.1-3 Robert Danis（1880—1962）。

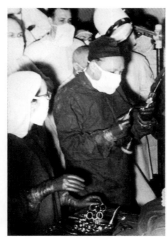

图 1.1-4 Gerhard Küntscher（1900—1972）于 1954 年指导芬兰外科医生。

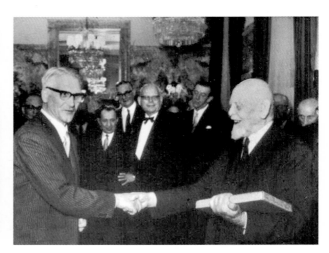

图 1.1-5 Lorenz Böhler 于奥地利维也纳在他的 85 岁寿诞庆典上接受 Hans Willenegger 赠送的礼物——首版《AO 内固定手册》。

床，同时明确其是否有效和为何有效，Müller 和 AO 小组决定组织开展一场包括手术技术创新、技术研发、基础研究和临床验证在内的革新运动。这实际上发展成了一场旨在骨科治疗领域内改善患者功能并减少并发症的运动。他们通过编写论著和教学来传播他们的理念，通过举办创新型课程来传播他们的治疗原则和手术技术（图 1.1-6，图 1.1-7）。这一工作延续至今，涉及许多不同专业的专家组，一起为了改善全球创伤治疗方式这一共同目标而辛勤耕耘。

4 最初的 AO 原则

如今 AO 原则中最核心的理念依然与 1962 年 AO 发表的理念十分相近。该原则最本质的特征是一脉相承的，即对患者、软组织及骨折进行适当的处理。这需要对患者的因素及骨折的因素进行透彻的理解，这些因素均影响骨折的治疗及预后。

最初的治疗目标包括：
· 解剖复位。
· 骨折稳定固定。
· 保护血液供应。

· 患者及患肢的早期运动[5]。

这些原则最初是作为良好内固定的基础，但是，随着对软组织重要性、骨折固定生物力学原理以及骨折愈合过程认识的深入，他们对一些概念进行了修正，使其成为骨折治疗的总体原则，而不再是仅仅针对内固定而言[6]。

AO 理念的核心包括以下两方面：理解关节内骨折和骨干骨折的生物学需求不同；认识到手术治疗的方式和时机需要根据软组织损伤程度和患者自身的生理要求来确定。

5 演变与发展

AO 原则涉及解剖学、稳定性、生物学以及康复医学等多个方面，至今该原则仍是骨折治疗的基础。然而其原则也经历了一些转变，如之前认为所有类型的骨折均需达到绝对稳定，但目前认为在保护血运和软组织的前提下，仅需对关节内骨折和某些关节相关骨折进行绝对稳定的固定。对于骨干部位骨折，仅需要纠正长度、对线和旋转，但解剖复位却不是必需的（图 1.1-8）。当需要固定时，通常使用髓内钉和桥接钢板以提供相对稳定性，通过形

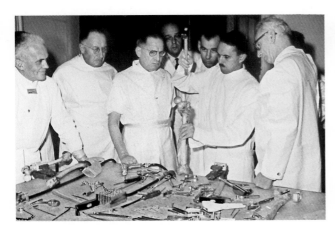

图 1.1-6　Maurice Müller 在早期的 AO 学习班上（1960）进行指导。

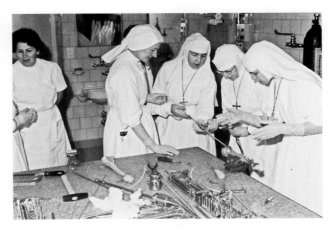

图 1.1-7　首届 AO 手术室工作人员学习班（1960）。

成骨痂达到愈合。即使具体的临床情况更倾向于使用钢板固定，合适的术前计划和细致的手术技术也可减少对骨折块及软组织血液供应的破坏。微创手术进一步推进了这一过程。

目前认识到简单长骨骨折使用钢板和髓内钉进行固定的作用机制是不同的：若使用钢板固定，必须取得绝对稳定的固定；相反，对于粉碎骨折则可以采取相对稳定性的原理，使用髓内钉、外固定架或者桥接钢板固定。关节内骨折需要进行解剖复位以及绝对稳定的固定，以促进关节软骨的愈合并允许患者进行早期活动（图 1.1-9）。Stephan Perren 和 Slobodan Tepic 在 1985 年通过 PC-Fix 装置提出了内固定架的理念，如今已逐渐演化为锁定加压钢板（LCP）体系。锁定螺钉的使用为骨折固定提供了角度稳定性，同时防止了钢板直接压迫骨面。锁定系统改变了钢板固定的理念，但是其应用同样需

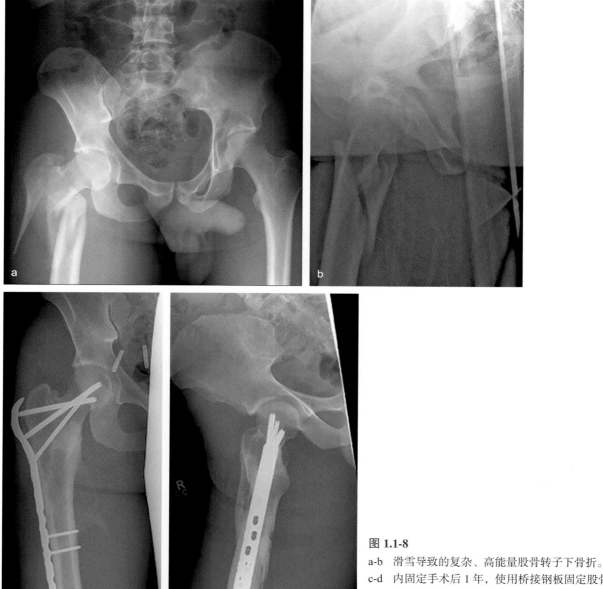

图 1.1-8

a-b 滑雪导致的复杂、高能量股骨转子下骨折。

c-d 内固定手术后 1 年，使用桥接钢板固定股骨转子下骨折，为其提供了相对稳定性，可见骨痂性愈合。纠正了股骨长度、对线以及旋转，恢复了患肢功能。

要遵循 AO 原则。

良好的软组织保护是骨折治疗的根本。这可以保护骨组织获得足够的血液供应，需要在骨折治疗的每一步都加以注意。对骨折类型以及相关软组织损伤进行全面评估可以指导术者建立完善的术前计划，包括手术入路、复位技术（直接或间接）、固定方式、内植物的选择，从而使治疗方案同时符合骨折愈合的生物学过程和患者的功能要求。

6 AO 的理念和原则：现状及未来

过去，AO 原则表现为一种简明甚至教条的形式，以改善患者功能为目标。基于良好的科学理论、完善的技术，并得到临床与基础研究的支持，骨折治疗如今已经发展为一种结构化、标准化的流程[7]。鉴于这些基础研究的进展，骨折治疗的前景充满希望。锁定钢板和内固定架的原理改善了骨折

治疗。计算机辅助下导航技术革新了创伤手术，增加了手术的精确性和安全性，进一步扩展了微创手术的范畴。生物技术将帮助医生影响骨折愈合的过程，或可减少骨折愈合所需时间，并防止因"生物学失效"造成的不愈合。尽管在上述方面取得了许多科技进展，但 AO 原则依然如 60 年前 AO 小组成立时一样作为指南。这些原则是本书的基石，并在可以预见的未来仍然保持为全球骨折治疗的关键性理念。

AO 原则：

· 复位骨折并进行固定以重建解剖关系。

· 根据骨折类型、患者需求以及损伤情况进行骨折固定，提供绝对稳定性或相对稳定性。

· 使用轻柔的复位技术及精细的操作，以保护软组织及骨组织的血液供应。

· 让患肢与患者进行早期且安全的活动和康复锻炼。

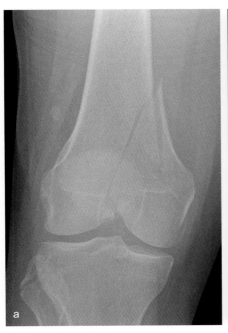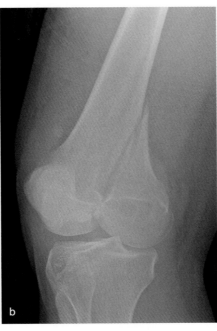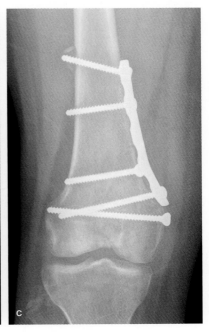

图 1.1-9

a　股骨远端关节内移位型骨折的正位 X 线影像。

b　同一骨折的斜位 X 线影像。

c　术后 2 个月未见骨痂形成，这是因为拉力螺钉为骨折提供了绝对稳定性，同时钢板为良好的关节面复位提供了保护作用。

参考文献

1. **Lambotte A.** *Chirurgie Opératoire des Fractures*. Paris: Masson; 1913. French.

2. **Böhler L.** *Technik der Knochenbruchbehandlung*. Wien: W Maudrich; 1957. German.

3. **Lucas-Championnière J.** Les dangers de l'immobilisation des membres—fragilité des os—altérnation de la nutrition de la membre—conclusions pratiques. *Rev Med Chur Pratique*. 1907;78:81–87. French.

4. **Danis R.** *Théorie et Pratique de L'Ostéosynthèse*. Paris: Masson; 1947. French

5. **Müller ME, Allgöwer M, Willenegger H.** *Technique of Internal Fixation of Fractures*. Berlin Heidelberg New York: Springer-Verlag; 1965.

6. **Müller ME, Allgöwer M, Schneider R, Willenegger H.** *Manual of Internal Fixation, 2nd ed.* Berlin Heidelberg New York: Springer-Verlag; 1979.

7. **Schlich T.** *Surgery, Science and Industry: A Revolution in Fracture Care, 1950s–1990s.* Hampshire New York: Palgrave Macmillan; 2002.

致谢 · 我们感谢 Joseph Schatzker 和 Thomas Rüedi 对本书第 1 版和第 2 版中本章所做的贡献。

李庭 译

第2章 骨愈合的生物学与生物力学
Biology and biomechanics in bone healing

1 引言

本章将介绍骨折治疗的生物学和生物力学基础，将就骨折在不同生物学和力学环境中的表现，以及这种表现会如何影响医生对治疗方法的选择进行探讨。任何手术操作都可能改变生物学环境，任一骨折的固定都会改变力学环境。这些改变可能会对骨愈合产生深远影响，而且这些改变是由手术医生决定的，而不是患者决定的。因此，所有的创伤科医生都必须对骨折愈合的生物学和生物力学知识有一个基本的了解，以在骨折的治疗中做出恰当的决定。本章内容主要针对一线的临床医生，而不是单纯地做科学分析。文中描述了健康人群的骨折愈合过程，并未对诸如糖尿病患者等愈合能力受损的情况进行讨论。作者尽管回顾了全球范围的研究，但是在这一快速发展的科学领域仍有很多未知或有争议的地方。

随着 AO 原则的演变，我们对骨折治疗和愈合的理解在近十年来也发生了重要的变化[1, 2]。在这些原则发展的早期，手术治疗的主要目标是为骨折提供一个静止的环境。需要优先对骨折进行精准复位和固定，提供绝对稳定性，力学的稳定性被过度强调，而牺牲了生物学因素。但是，骨折治疗理念的演变使我们认识到力学因素和生物学因素同样重要。精准的复位和绝对稳定固定并非每一个患者都需要，而且这样可能会付出生物学代价。间接复位

具有保护软组织和骨折块血供的优势，而且牵引可以使主要的骨块实现对位。这样可以减少手术创伤，有助于保持骨的活力。骨骼可以在骨折块存在某些运动时实现愈合，不需要每个骨折块之间都互相接触。相对稳定的理念可以使手术医生控制骨折块的移动，在实现骨折愈合的同时维持骨折复位，同时允许患者早期功能锻炼，从而实现良好的功能恢复。更灵活的固定可以促进骨痂的形成，间接复位可以减少手术创伤。

骨折固定的主要目标是获得快速的康复，并尽可能地恢复伤肢的功能。尽管可靠的骨折愈合只是功能恢复的一个方面，但是对获得良好效果却是必需的。骨折固定总是需要在生物学和生物力学之间平衡。通常需要牺牲部分固定的强度和刚度，而恰当的内固定并非必须选择强度或刚度最大的。

> 骨折固定的目的不是永久地取代骨折的骨骼，而是提供临时支撑，允许进行早期功能锻炼，并在恰当的解剖位置上实现愈合。

在极端情况下，力学需求可能优于生物学需求；反之亦然。同样，内固定材料的选择也需要权衡，比如钢的力学强度和延展性好，而钛的电化学特性和生物相容性好。手术医生需要决定何种技术和操作可以最好地适应自身的经验、环境，尤其是适应患者的要求。

2 患者特征

当我们讨论一个骨折的特点时，首先需要考虑的因素就是患者的特征（参阅第 2 篇第 1 章）。临床决策的制订也必须考虑到患者的年龄、预期、合并症和心理因素。患者固有的生理学缺陷可能需要克服，而当患者预期效果很可能不能实现时要降低患者的预期。不能单纯根据影像学评估来决定治疗。

3 骨骼特征

骨骼是支撑和保护软组织的支架，并能够实现肢体的运动和机械性能。

骨骼最重要的力学特征是其刚度（应力下骨骼只发生轻微变形）和强度（骨骼可承受高应力而不发生骨折）。

在讨论骨折和骨愈合时，骨骼的脆性需要引起特别注意。骨骼是一种坚固的材料，但是，其在很小的形变时就会断裂。这意味着骨骼的特点更像玻璃，而非橡胶。因此，在骨折自然愈合的过程中，骨骼因反复出现过大移位而无法桥接骨折间隙。在不稳定或弹性固定的骨折中（相对稳定），一系列生物学事件——主要是最开始的软骨痂和后来的硬骨痂形成——有助于降低修复组织的应力和形变，从而增加稳定性（参阅第 4 篇第 3 章第 3 节）。骨折端的吸收最开始会增加骨折间隙，这会降低骨折部位的应力。低应力环境可以促进桥接骨痂的形成，进而可以增加骨折的力学稳定性。一旦骨折被牢固桥接，骨骼的全部功能也就得到了恢复。然后内部的重塑会修复初始骨组织。这一过程可持续数年（参阅第 5 篇第 2 章）。

4 骨折

骨折总是由单次或反复的超负荷所导致。骨折发生于零点几毫秒之内。由于骨断裂及内爆样过程，造成软组织可预见性损伤。骨折表面的快速分离产生空隙（空化作用），导致软组织严重损伤（视频 1.2-1）。

4.1 力学和生物力学效应

骨折使得骨的连续性丢失，导致病理性形变、骨支撑功能丧失及疼痛。手术固定可以立即恢复功能，并缓解疼痛。因此，患者可以恢复无痛性活动，开始早期功能康复，并减少发生诸如复杂局部疼痛综合征等情况的风险（参阅第 4 篇第 7 章）。

骨折会破坏骨和骨膜的血供。生物化学因子的自发释放有助于诱导骨愈合。在新鲜骨折中，这些因子是起作用的，而且几乎不需要任何措施去促进合成。手术的作用应该是引导并支持这种愈合过程。

4.2 骨折和血供

尽管骨折的发生是一种单纯的力学过程，但是它会激发生物反应，例如骨（骨痂）形成和骨吸收。这两个过程有赖于一个完整的血供。以下因素会影响骨折处的血供并与手术操作直接相关。

- 损伤机制：骨折处应力的大小、方向和强度决定了骨折类型和合并的软组织损伤。由于断端

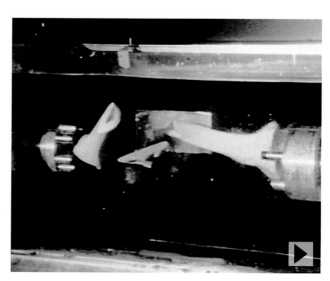

视频 1.2-1 骨折时骨的内爆。

的移位，骨膜和骨膜内血管断裂，骨膜剥离。骨折的空化作用和内爆机制导致相关的软组织损伤。

- 患者早期处理：如果患者在救治和转运时没有进行夹板固定，骨折处的活动会加重原始损伤。
- 患者复苏：低血容量、低氧血症和凝血障碍将增加损伤处骨与软组织的损伤，必须在患者治疗的早期予以纠正。
- 既往疾患：例如外周血管疾病和糖尿病。
- 手术入路：骨折的手术显露将不可避免地导致额外损伤[3]。这可通过熟悉相关解剖知识、详尽制订术前计划和仔细进行手术操作来尽可能减少。
- 内植物：对骨骼血运的明显损害不仅来自于手术损伤，还可能来自骨与内植物的接触[4]。平底面的钢板（例如 DCP）接触面大，低切迹的 LC-DCP 设计可以减少接触面积[5]。但是，接触范围还取决于钢板和骨骼横断面曲率半径。当钢板底面曲率半径比骨大时，骨与钢板的接触可能会变成单一的纵行线，这时与平底面的 DCP 相比，LC-DCP（和锁定加压钢板用作加压钢板时）的优势就会降低（图 1.2-1a）。如果相反，钢板的曲率半径小于骨的曲率半径，将会在钢板的两侧边缘形成接触（两条线性接触），LC-DCP 和 LCP 的侧方低切迹将会明显地减少接触面积（图 1.2-1b-d）。

- 创伤造成的影响：关节内压力增加会降低骨骺的血液循环，年轻患者尤为明显。在生长板尚未闭合时，液压（由囊内血肿导致）的增加也会减少骨骺的血供。

死骨只能通过切除或置换（通过骨单位或层状重塑形成爬行替代物）获得再生，这一过程需要很长时间才能完成。通常认为，坏死组织（尤其是骨组织）易于发生感染，若不去除则感染会持续存在（参阅第 5 篇第 3 章）。坏死的另一个效应是会诱导内部（哈弗斯系统）骨重塑。这一效应会使得死亡骨细胞被取代，但是暂时性空洞形成会使骨强度出现暂时性减弱，这是重塑过程必不可少的一步。这种现象通常发生于钢板下骨，并可通过减少钢板的接触面积（比如 LC-DCP 和 LCP）来降低这种效应，减少钢板接触面积可以保护骨膜血供，并减少无血运的骨量。

骨折或截骨后可以观察到骨骼血供立即减少，受损骨的骨皮质血循环可以减少近 50%[6]。血供的减少是由于骨膜和骨髓血管对创伤的反应，出现生理学收缩[7]。但是，在骨折的修复期，邻近的骨内

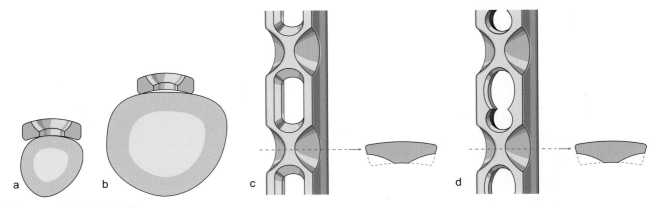

图 1.2-1　钢板下接触面积。

a　如果钢板底面横断面曲率半径比骨的大，将会出现单一的纵行线性接触。这种情况下，DCP、LC-DCP 和 LCP（用作加压钢板）的接触面积相似。

b　如果钢板底面横断面曲率半径比骨的小，钢板会在两侧边缘形成纵行接触，产生两条接触线。

c-d　在只有钢板边缘发生接触时，低切迹底面的 LC-DCP（c）和 LCP（d）接触面积减少。

和骨外循环会出现充血，并在 2 周左右达到高峰。此后，骨痂内的血供会再次逐渐降低。骨髓系统被破坏后，正常的向心性血供也会出现短暂性逆流。

微血管造影研究表明[8, 9]，大部分骨痂的血供来自周围的软组织（图 1.2-2）。这是一个不要破坏任何软组织的非常好的理由。

骨痂的灌注极为重要，而且可能决定愈合效果。骨形成只有在血管网的支持下才能发生，在缺少充分灌注时，软骨也不能持续存在。但是，血管生成反应同时取决于治疗方法和机械诱导情况：

- 血管反应在弹性固定时更明显，可能跟骨痂量更大有关。
- 由过度不稳定导致的组织应力增高会减少血供，尤其是在骨折间隙。
- 骨折内固定过程中的手术操作会改变血肿和软组织的血供。扩髓时髓内血供会减少，但是如果没有过度扩髓，会快速出现充血反应。
- 髓内针扩髓会导致骨皮质灌注延迟恢复，恢复快慢取决于扩髓的程度[10]。扩髓不会影响骨痂灌注，因为骨痂的血供大部分来自周围软组织[11]。
- 除了骨折的广泛显露，骨钢板接触面积大也会导致骨灌注的降低，因为骨的血供来自骨膜和骨内膜。
- 可以通过避免直接对骨折块进行操作、微创手术和外固定或内固定的使用，来减少对血供的破坏[12, 13]。

4.3 骨折愈合的生物学

骨折愈合可以分为两种类型：
- 通过内部重塑实现的一期愈合或直接愈合。
- 通过骨痂形成实现的二期愈合或间接愈合。

直接（一期）愈合仅可在绝对稳定时发生，通过骨单位重塑的生物学过程实现。注意一期愈合并不是治疗的目标，Danis 提出绝对稳定技术时，其目标是解剖复位和牢固固定，从而允许患者进行早期活动。而一期愈合是在这种固定方式中观察到的副产品。间接（二期）愈合发生于相对稳定（弹性固定方式）时，是受伤骨骼逐渐愈合的正常方式，与胚胎中骨骼发育的过程类似，包括膜内成骨和软骨内成骨。在骨干骨折中，其特征就是骨痂的形成。

间接（二期）愈合可以分成 4 个阶段：
- 炎症期。
- 软骨痂形成期。
- 硬骨痂形成期。
- 塑形期。

尽管不同时期具有明显的特征，但是不同时期

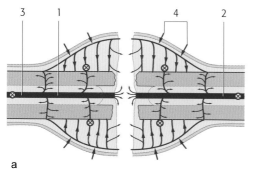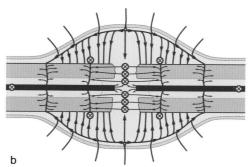

图 1.2-2 骨痂的血供。
a 骨性桥接发生前：1 滋养动脉升支，2 滋养动脉降支，3 干骺端动脉，4 骨膜动脉。
b 骨性桥接发生后。

之间是无缝过渡；分期的界定较为主观，对不同时期的描述也存在一些差异。

4.3.1 炎症期

骨折后立即进入炎症期，并持续至纤维、软骨或骨形成开始时结束（骨折后 1~7 日）。最开始，血肿形成，炎症介质从破裂的血管中渗出（图 1.2-3a）。在骨折端可见到骨坏死。软组织损伤和血小板的去颗粒作用导致功能强大的细胞因子释放，进而产生典型的炎症反应，如血管扩张和充血，多核中性粒细胞、巨噬细胞等的迁移和增殖。在血肿内部，存在纤维蛋白和网状原纤维网，同时也存在胶原纤维。骨折的血肿逐渐被肉芽组织取代。在这个环境中，破骨细胞会清除骨折端的坏死骨。

4.3.2 软骨痂形成期

最终疼痛和肿胀减轻，软骨痂形成（图 1.2-3b）。这一过程大致与骨折不再可以随意移位的时间对应，一般发生于骨折后的 2~3 周。

在软骨痂形成的末期，稳定性已足够防止短缩，但是仍可能发生成角。

软骨痂形成期的特点是骨痂的生长。骨膜和骨内膜形成层中的祖细胞刺激分化成成骨细胞。在膜内，同位骨生长于其表面，远离骨折间隙，形成骨膜编织骨袖口，填充髓腔。随后骨痂内毛细血管长入，血管分布增加。在靠近骨折间隙处，间充质祖细胞增殖，并通过骨痂迁移，分化为成纤维细胞或软骨细胞，成纤维细胞产生特征性的细胞外基质，软骨细胞缓慢取代血肿[14]。

4.3.3 硬骨痂形成期

当骨折端被软骨痂连接时即进入硬骨痂形成期（图 1.2-3c-e），并持续至骨折端被新生骨牢固连接后（3~4 个月）。随着膜内骨形成持续进行，骨折间隙内的软组织出现软骨内成骨，骨痂变为坚硬的钙化组织（编织骨）。硬骨痂生长开始于应力最低的骨折外周。随着骨的生长，更靠近中心部位的应力随之降低，然后靠近中心处也逐渐形成硬骨痂。因此，硬骨痂的形成开始于外周，并逐渐向骨折中心和骨折间隙生长。随着骨折间隙变窄，应力增加，最后的间隙被成骨细胞桥接，成骨细胞呈螺旋形排列，像一个弹簧，有助于降低应力，促进骨形成。最初骨桥形成于应力最低的骨痂周围或髓腔内，远离骨皮质。随后，通过软骨内成骨，间隙内的软组织被编织骨取代，并最终与骨皮质融合。

4.3.4 塑形期

一旦骨折被坚硬的编织骨连接即进入塑形期（图 1.2-3f）。编织骨通过表面侵蚀和骨单位重塑缓慢地被板层骨取代。这一过程可持续数月至数年，一直持续至骨骼完全恢复到原始的形态，包括髓腔也恢复至原始形态。

4.3.5 生长因子

骨愈合过程中的系列事件受大量生长因子和生物化学媒介在时间和空间上的严密调控，这些物质由受损的组织释放。自 20 世纪 60 年代 Marshall Urist 发现骨形态发生蛋白（bone morphogenetic protein，BMP）后，目前已被证实其可以明显地诱导骨形成[15]。BMP 属于转化生长因子 β 超家族。迄今为止，已经发现了大约 20 种哺乳类动物的 BMP。这些因子具有促进骨折修复或骨缺损重建的潜能。在临床中，BMP-2 的使用最普遍，但是，据估计高达 85% 的使用属于超说明书范围的使用。BMP-2 适用于成人 L2-S1 单节段退行性椎间盘疾病患者的脊柱融合手术。在 2004 年，美国食品与药品管理局（FDA）批准了 BMP-2 用于开放胫骨干骨折的治疗。2007 年，FDA 批准了 BMP-2 在鼻旁窦增高术和局部嵴增高术中的应用。重组蛋白通常与胶原支架联合使用。

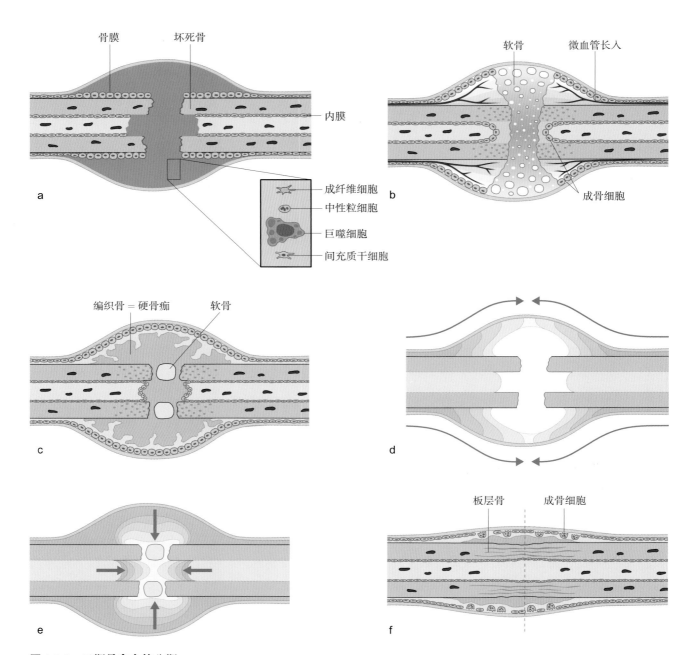

图 1.2-3 二期骨愈合的分期。

a 炎症期：血肿形成，在典型级联炎症反应作用下分解为肉芽组织。

b 软骨痂形成期：在远离骨折间隙处，膜内成骨形成骨袖口。骨痂内肉芽组织被纤维组织和软骨取代，血管长入钙化的骨痂内。这一过程从外周向中心演化。

c-e 硬骨痂形成期：通过膜内成骨和软骨内成骨，骨痂完全转变成钙化组织。

f 塑形期：通过表面侵蚀和骨单位重塑，编织骨变为板层骨。

尽管 BMP 可以明显促进骨形成，但是还需要注意其大量潜在的副作用，例如异位骨化。这些因子在使用时应该格外小心。

4.3.6 骨皮质和骨松质愈合的差异

与骨皮质间接愈合相反，骨松质的愈合没有明显的外骨痂形成。炎症期后，骨形成由膜内化骨主导。这主要是由于骨松质具有巨大的血管形成潜能以及骨干骨折的固定方式通常更稳定。在少数情况下，骨折端存在明显活动，间隙内可能会形成中间软组织，但这些纤维组织通常很快被骨组织取代。

5 生物力学与骨愈合

5.1 骨折固定方法

"稳定性"一词被外科医生广泛使用，其含义不同于工程学中的定义。外科医生使用"稳定性"来表达骨折处在应力作用下移位的程度。

稳定骨折是指在生理性应力下不出现明显移位的骨折。绝对稳定的骨折是指骨折在生理性应力下没有任何移位。稳定的程度决定了骨折愈合的类型。

骨折通常都不稳定，以下情况除外：干骺端的嵌插骨折、骨膜完整的无移位骨折、股骨颈头下型外展骨折和青枝骨折。这些骨折不需要复位，只有在生理性应力下会出现移位的骨折才需要固定，即骨折不稳定时。

骨折固定的目标包括：
· 维持已获得的复位。
· 恢复骨折部位的刚度（从而允许功能恢复）。
· 最大限度缓解骨折部位移动导致的疼痛。

绝对稳定固定的目标是为骨愈合提供一个机械中性环境，即骨折部位无活动。但是，这同时会减少修复时骨痂形成所带来的机械刺激，所以骨愈合通过骨重塑完成（一期愈合）。

相对稳定固定的目标是维持复位，并保持骨折通过骨痂形成而修复时所需的机械刺激。

相对稳定获得成功的先决条件是应力下的移位是弹性的，即移位是可逆的，而不是永久的。通过骨痂形成实现的骨愈合可在一个很宽泛的力学环境中发生。钛的弹性髓内针与锁定的桥接钢板比较，其骨折处微动的差别非常大，但是，如果使用得当，都可以形成骨痂并实现骨愈合。

相对稳定固定过于稳定或过于不稳定，都会导致骨愈合延迟。如果骨折处没有移动，就无法形成骨痂，而如果移动过大就说明固定不牢固，愈合也会延迟。

5.2 骨折的非手术治疗

5.2.1 无治疗时的骨愈合

骨折不采取治疗，由于疼痛导致周围肌肉收缩所带来的自然状态下骨折的稳定可能会导致短缩和畸形愈合。同时，血肿和肿胀暂时增加了组织的膨胀性，也有轻微的稳定骨折的效果。观察不采取任何治疗时的骨愈合有助于我们了解治疗措施所带来的正面和负面效果。令人意外的是，初始骨折的不稳定性与最终牢固的愈合并不矛盾（图 1.2-4）。此时，残留的问题是力线的异常和功能障碍。

5.2.2 非手术治疗

非手术治疗需要闭合复位以恢复力线，并纠正旋转。接下来需要维持复位，减少骨折端的移动，通过骨痂形成而实现间接愈合。非手术治疗通过以下方式实现骨折的稳定。

牵引

可以通过皮肤和在骨折远端插入金属针（骨牵引）来实现。在骨的纵轴牵引可以通过韧带的整复作用实现骨块的复位，并可减少移位，提供一定的稳定性（图 1.2-5）。

外夹板

使用木制、塑料或石膏等外部夹板可以在一定程度上稳定骨折。夹板的大小是最重要的力学影响因素。管型夹板由于其弯曲的几何外形，坚硬且牢固。但是，外部夹板固定本身就不稳定，因为夹板与骨之间存在软组织。外用夹板通过三点接触维持复位。

> 弯曲的石膏管型固定出直的骨，而直的石膏管型固定出弯的骨。

周围组织的静水压可以减少骨折块的移动。对于骨干骨折，恢复骨折的长度、力线和旋转都是恢复肢体良好功能所需要的。对于关节内骨折，精准的解剖复位很重要，可以避免关节的不匹配或不稳定，否则可能导致继发性关节炎（参阅第 2 篇第 3 章）。

5.3 相对稳定的手术固定

5.3.1 相对稳定技术的力学机制

相对稳定时，骨折部位在受到生理性应力时骨折块之间会发生移位。施加的应力增加，移位也会增加，而固定装置的稳定性越高，移位就会越小。至于需要或者能承受的弹性大小则没有明确界定。通常来讲，如果在生理性应力下，被固定的骨折块之间有移动，就认为这种固定方式是弹性的。因此，除了加压技术之外，其他所有的固定方法都可以看作是弹性固定，可以提供相对稳定。

5.3.2 固定物

诸如外固定架、髓内针和钢板等固定物都可以提供相对稳定。固定的弹性程度并不相同，取决于手术医生使用固定装置的方式和应力的方式。所有这些固定装置都允许骨折块之间的活动，刺激骨痂形成。但是，固定装置使用不恰当会导致活动过度或活动太小，都不利于骨愈合。

外固定架

尽管一些环形外固定架可以用来加压，实现绝对稳定，但是通常来讲外固定架提供的是相对稳

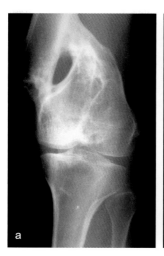
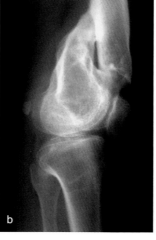

图 1.2-4 越南战争受害者股骨骨折自发愈合。
a 正位片。
b 侧位片。

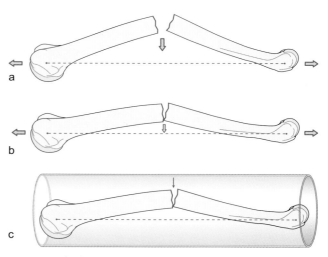

图 1.2-5 牵引下骨折的复位和稳定。
a-b 随着力线的恢复，垂直于骨长轴的应力降低，从而使得明显的活动减少，但微动持续存在。
c 使用石膏固定骨折。石膏的作用类似于夹板，软组织的压力可以维持力线。这样可以减少骨折端活动，但不会消除活动。石膏管型像一个硬夹板。石膏因为只能通过软组织松弛地固定骨折，所以骨折端会有活动。如果石膏固定太紧，会发生筋膜室综合征。

定。单边外固定架偏心性放置，表现为不对称的力学行为。应力作用于 Schanz 钉平面比垂直于 Schanz 钉平面时，固定更稳定。环形外固定架在各个平面的力学特性几乎相同，所以骨折块与骨折块之间的相对移位主要是轴向的。

外固定架固定骨折的稳定性取决于很多因素。

· 使用的固定物类型，例如 Schanz 钉和连接杆。
· 外固定架各组件之间的几何构型及与骨的关系，例如单平面、双平面或环形外架。
· 固定物与骨的连接方式，例如 Shanz 钉、张力钢丝。

影响固定稳定性最重要的因素如下。

· 连接杆的硬度。
· 连接杆与骨长轴的距离，距离越近，固定越牢固，稳定性越好。
· Shanz 钉或钢丝的数量、间距和直径，以及其预张力大小。

应力下单边外固定架固定的骨折块之间的移动是轴向、弯曲和剪切运动的综合。双边外固定架在 200~400 N 部分负荷作用下可以使骨折块之间出现数毫米的移动，能够促进骨痂形成。外固定架是唯一一套手术医生可以通过调整固定装置而不需要额外手术即可调控稳定性的固定系统。该系统可称作动态固定系统，可在骨折愈合过程中调节应力。该过程可通过增加连接杆与骨之间的距离或减少连接杆数量来实现。此外，某些外固定架允许轴向伸缩来促进骨折愈合。

髓内钉

经典的 Küntscher 针在对抗弯曲应力和垂直于骨长轴的剪切应力时可以提供良好的稳定性，但是对于扭转应力的控制不佳，而且不能预防轴向短缩。带槽髓内钉的扭转稳定性低，而且髓内钉和骨之间扭转和轴向连接松弛。因此，在过去这种设计的髓内钉只能局限地用于简单横断或短斜行骨折中，此类骨折不会发生短缩，而且互相交叉可以预

防旋转。Küntscher 针的优势是其弹性好，有助于骨痂形成。

锁定髓内钉和实心或空心髓内钉的引入克服了上述很多限制。锁定髓内钉对抗扭转应力和轴向应力的效果更好[16]。其对抗此类应力的稳定性取决于钉的直径、几何构型、锁定数量以及其空间排列。对抗弯曲应力的稳定性取决于钉与髓腔的匹配程度、骨折的程度以及近端和远端锁钉的距离。

锁定髓内钉唯一的缺点是其骨－钉结构的非线性刚度。为了便于置钉，锁钉孔的直径比锁钉要大。即使在较低应力下在结合处也允许部分活动。这种活动度可能会在置入多枚锁钉或使用角稳定锁钉系统（例如专家型胫骨髓内钉）时降低。

锁定钢板桥接骨折——内支架

锁定钢板配合锁定螺钉置于多个骨折块的两侧，可以以类似外固定的方式跨过骨折，起到弹性夹板的作用。此类内固定装置的稳定性取决于钢板的大小、螺钉的数量和位置、螺钉与钢板的结合程度以及螺钉与骨的结合程度，同时还受到钢板设计、骨骼类型和骨质疏松程度的影响。该固定方式的力学机制将分别在桥接钢板（参阅第 3 篇第 3 章第 2 节）和锁定钢板（参阅第 3 篇第 3 章第 4 节）相应章节中详细介绍。

钢板在提供相对稳定时只应该用于粉碎骨折，绝不能用于简单骨折，因为这会在骨折处制造出一个高应变环境，导致较高的延迟愈合和不愈合发生率。如果简单骨折使用钢板，则必须使用绝对稳定技术。

5.3.3 间接或二期愈合的力学生物学

骨折块之间的运动促进骨痂的形成，是正常骨折愈合过程的一部分[17, 18]。随着骨痂的成熟，其变得愈发坚硬，骨折块之间的运动也降至较低水平，从而允许硬骨痂完成桥接（图 1.2-6）。在愈合

早期，当骨折间隙中主要是软组织时，骨折比愈合晚期骨痂内主要是钙化组织时能够承受更大的形变或更高的组织应力。影响骨折愈合的机械方式可通过 Perren 应变原理解释（图 / 动画 1.2-7）。应变是指施加应力时某种材料（例如骨折间隙内的肉芽组织）发生的相对形变。正常应变使用应力下长度的变化值（Δl）与原始长度（l）的比值表示，即 $\Delta l/l$。应变没有单位，通常用百分比表示。在不丧失功能的前提下组织可以承受变形的程度称为应变耐受度。不同组织间差别极大。完整骨骼（在骨折前）的正常应变耐受度为 2%，而肉芽组织的应变耐受度为 100%。远端和近端骨痂之间的骨性桥接只有在局部应变小于间隙内编织骨形成所能耐受的应变

时才能发生。随着骨折的愈合，骨折间隙变窄，骨折间隙内的应变增加。在骨折端之间的应变过大时，硬骨痂无法桥接骨折间隙（例如，高于编织骨的应变耐受度）[19]，会阻止骨折愈合，导致骨折不愈合。机体自然状态下解决这个问题的方式是增加软骨痂的容积，使得骨痂外围组织的应变降低至可以形成骨性桥接的水平。然后在骨痂外周的骨折间隙形成骨性桥接，随着应变不断降低，骨折由外周向中心逐渐愈合。在狭窄的骨折间隙内，机体还可以通过更巧妙的方式进一步降低应变，骨单位在骨折间隙内不是直线排列，而是呈螺旋形，像弹簧一样跨过骨折间隙，从而创造出一个可以允许骨折桥接的低应变环境[18]（图 1.2-8）。这种类型的愈合导

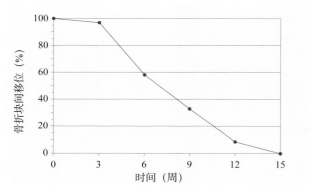

图 1.2-6 人胫骨干骨折骨折块间移位的典型过程。在 300 N 的轴向应力下术后早期骨折块之间的移位随着时间的推移逐渐降低（最开始标准化为 100%）。13 周后，骨痂形成使骨折变稳定。

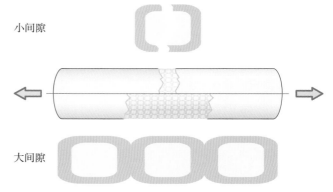

图 / 动画 1.2-7 Perren 应变理论。

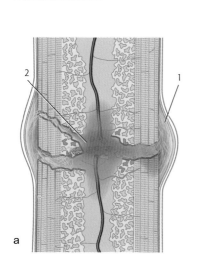
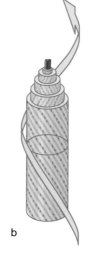
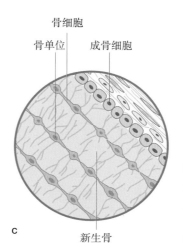

图 1.2-8 骨单位在骨折间隙内不是直线排列，而是在骨痂外周像弹簧一样呈螺旋形分布，这样可以减少张力，允许骨化发生。

1 外周膜外骨形成产生硬骨痂
2 中央膜内骨化形成软骨痂

致的结果是愈合后期骨折狭窄间隙的过度负荷（和高应力）不能被良好耐受[20, 21]。

在细胞水平，骨再生和组织分化的基本过程更为复杂。骨痂内诸如应变和液体压力等生物力学状况呈不均匀分布。骨痂内细胞的力学调控形成反馈回路，信号由施加的应力释放，由骨痂组织调控。骨痂组织的机械应力产生局部生物物理刺激，并被细胞感应。细胞接收到应力信号后诱导产生生长因子，调节细胞的表型、增殖、凋亡及代谢活动。同时，由于细胞外基质及组织特性的改变也可调控由机械应力产生的生物物理刺激，即使在相同的应力下也会产生不同的生物物理信号。在正常的骨折愈合过程中，当骨痂发生骨化，原始骨皮质再生时，这一反馈过程即达到稳定状态，可以进行正常的自身调节和骨转换。生物物理信号本身以及其相互作用产生生物反应的方式仍在研究中。目前已有数个力学调控法则假说被提出，并被证实与骨折愈合的某些方面吻合，但是仍需要进一步综合验证。这些刺激在细胞内的传导及细胞外信号系统目前也正在研究；所以生理和分子治疗方法将来都可能被用于治疗骨折延迟愈合和不愈合。

骨折被固定后，骨折块之间的移位取决于：

· 外部应力的大小和方向。
· 固定的牢固程度。
· 骨折桥接组织的牢固程度。

骨折端之间可以耐受更多的移动，因为整体的活动可以在多个平面内发生，这可以减少骨折间隙的组织应变或相对形变（视频 1.2-2）。目前，临床经验和实验数据均证实弹性固定可以促进骨痂形成，进而加速骨愈合[17]。骨干骨折使用髓内钉、外固定架和桥接钢板固定均可观察到这种情况。

> 如果骨折块之间的应变过大（不稳定）或骨折间隙过大，即使有很好的骨痂形成，也不会出现硬骨痂的骨性桥接，从而形成肥大型骨不连[22]。

当有很大的骨折间隙需要桥接时，刺激骨痂形成的能力受限或不充分。这种情况下，动力化（髓内钉或外固定架解锁）可能通过减少骨折间隙、增加稳定性促进骨性桥接的发生。

> 骨痂形成需要一定的机械刺激，应变过低时不能形成骨痂。如果固定装置过度牢固或骨折间隙过大，都会导致低应变环境，并导致骨折延迟愈合或不愈合。

同样，动力化可能解决这个问题。如果患者患肢负重过低，增加负重可能有助于刺激骨痂形成。

5.4 绝对稳定的手术固定

如果骨折被牢固连接固定，其活动性降低，功能应力下几乎不发生移位。尽管牢固的固定装置有助于减少骨折的活动度，但是实际消除活动的唯一技术是骨折的解剖复位及骨块间加压。

绝对稳定消除了生理应力下骨折部位修复组织的形变（应变），可以实现骨折的一期愈合。将应变降低至一定水平可以减少促进骨痂形成的刺激，骨折在没有可见骨痂的情况下愈合。

> 在低应变环境中，骨愈合直接通过骨单位重塑

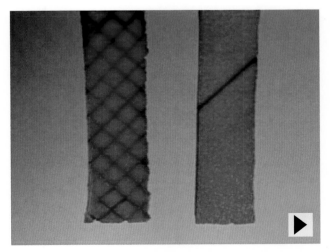

视频 1.2-2　相同应力下简单骨折比粉碎骨折在骨折处产生更大应变。

实现——与正常生理性骨转换的体内平衡机制相同。

这一过程也称为一期愈合，其过程比通过骨痂形成愈合慢很多，因此内固定不仅必须要提供并维持长期的绝对稳定，而且必须足够牢固以在长期的骨折愈合过程中对抗疲劳断裂。

直接愈合不是此类固定的主要目标，更确切地说是为了获得和维持良好解剖复位所带来的不可避免的结果。解剖复位和早期活动才是关节内骨折和部分简单骨干骨折（例如前臂骨折）手术的真正目标。

由于固定过于不稳定导致的高应变环境会导致骨生物学或血管形成受损，这远比骨折延迟愈合或不愈合严重，而且治疗也更困难。

处理由于骨折端活力受损导致的并发症比处理简单的肥大型不愈合需要更多的经验和更成熟的技术，因为简单肥大型不愈合的治疗只需要加强机械稳定性（参阅第 5 篇第 2 和第 3 章）。

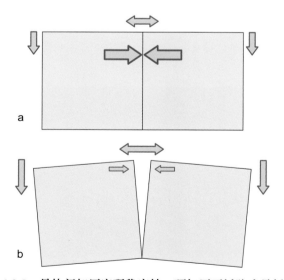

图 1.2-9 骨块间加压实现稳定性。预加压可以防止骨折块的移位，只要加压压力大于机体任一牵引力，即可实现绝对稳定。

5.4.1 绝对稳定技术的力学机制

绝对稳定技术通过预加压和摩擦实现。

预加压

加压用于维持两骨折块之间的紧密接触，骨折部位的压力需要超过作用于骨折端的牵引力（图 1.2-9）。绵羊动物实验表明预加压（静态压缩），不论是使用拉力螺钉还是钢板的轴向加压，都不会导致压力性骨坏死[23]，甚至过度负荷也不会导致压力性骨坏死，而且可以维持整体的稳定性。

摩擦力

当骨折表面之间存在相互压力时，就会产生摩擦力。摩擦力可以抵挡剪切应力，从而避免滑动移位（图 1.2-10）。剪切应力大部分情况下源自肢体的扭转，这比垂直于骨长轴的应力更重要。

防止剪切移位的能力取决于加压所产生的摩擦力的大小以及接触面之间的几何构型（交错对插）。对于光滑的骨表面，产生的正向力比摩擦力小 40%。粗糙表面允许牢固固定及骨块间交错结合，可以进一步防止剪切应力导致的移位。

5.4.2 固定物

拉力螺钉

拉力螺钉是一种单纯通过加压来固定骨折的内固定物（参阅第 3 篇第 2 章第 1 节）。其只把持住

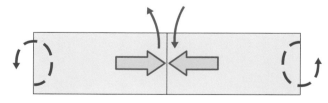

图 1.2-10 通过骨折块间加压（大绿色箭头）产生摩擦力实现稳定性。只要摩擦力大于骨折平面使骨折发生移位的应力，都可以维持绝对稳定，不管是扭转产生的切线力（红色箭头）还是垂直于骨长轴的应力（小绿色箭头）。动态加压钢板螺钉固定也是基于这一原理。

远侧骨皮质，螺纹与螺钉头之间的骨块彼此接近，实现两侧骨皮质之间的骨块间加压。因此，在近端和远端骨皮质之间的骨折被加压，并通过预压力和摩擦力达到绝对稳定。

体内实验已经证实，拉力螺钉可以产生极大的加压力（大于 2 500 N）（图 1.2-11），而且可以维持超过骨折愈合需要的时间。与钢板产生的加压相比，拉力螺钉的加压来自并作用于骨折内，加压方式最佳（参阅第 3 篇第 2 章第 2 节）。

单纯使用拉力螺钉加压固定有两个缺点。加压螺钉虽然可以产生很高的加压力，但是多数情况下，压力的力臂太小，不能对抗功能性应力。弯曲应力和剪切应力都不能有效对抗，因为从螺钉的轴向角度看，加压螺钉加压的区域过小。因此，在治疗骨干骨折时，加压螺钉必须与钢板联合使用，以防止骨折在受到上述应力时移位（保护钢板，之前称为中和钢板）。拉力螺钉的另一缺点是缺乏对单次超负荷的耐受性。当螺钉螺纹松动时，其加压作用即丧失，不能行使其功能；与之相反，钢板固定时，单枚螺钉松动时其功能可由其他螺钉代偿。

拉力螺钉和钢板螺钉一定不能在互相影响时锁紧。如果发生这种情况，骨内的螺纹会部分受损，螺钉也可能发生弹性变形，最终可能导致固定失败。

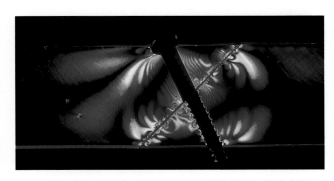

图 1.2-11 斜行截骨加压固定的光测弹性模型。拉力螺钉可以产生 2 500~3 000 N 的压力。

螺钉拧得越紧，失败的风险也越高。骨内的螺纹可能松动，螺钉也可能发生断裂，导致固定完全失败。使用钛金属螺钉时尤其需要注意这一点，因为钛螺钉几乎不能给手术医生提供触觉反馈，可能会导致拧得过紧。钛螺钉的强度只比钢钉稍差（参阅第 1 篇第 3 章），但其韧性（发生断裂前的弹性变形程度）较低。

钢板

使用单枚或多枚拉力螺钉固定骨折可以实现无移位固定（绝对稳定），但通常其只能耐受很小的应力。骨折部位的桥接固定可以降低作用于拉力螺钉的应力。因此，拉力螺钉通常与钢板联合使用，钢板的作用类似夹板，通过减少剪切和弯曲应力保护拉力螺钉。保护钢板（之前称为中和钢板）指的就是行使此功能的钢板。

钢板可通过 6 种不同的方式发挥功能（参阅第 3 篇第 2 章第 2 节）：

· 保护。
· 加压。
· 张力带。
· 桥接。
· 支撑。
· 复位（工具）。

钢板可置于骨折的一侧，然后沿着骨（和骨折）的长轴进行加压（通过在钢板上偏心置入螺钉或使用铰链式加压装置实现）。这仅在治疗简单横断骨折和短斜行骨折时有效。尽管如此，当在直骨上放置直钢板时，会在钢板下产生压力，并在对侧皮质产生轻度的牵开力（图 1.2-12）。这并不是一个稳定的状态。折弯钢板，使得钢板与骨之间在骨折处产生一个小缝隙，可以同时实现远近皮质的加压，达到绝对稳定（图 1.2-13）。钢板可置于骨的张力侧，发挥张力带的作用。当承受应力时，钢板将对侧皮质的张力转变成压力，实现绝对稳定。这一原理将在第 3 篇第 2 章第 3 节中详细介绍。

支撑钢板用于干骺端骨折的治疗。支撑钢板在垂直于可能产生畸形的轴施加应力，来对抗轴向应力。这种情况下，钢板在最开始要承受全部功能性应力。支撑钢板可提供绝对稳定，常与拉力螺钉同时使用。从力学角度讲，支撑钢板是一种坚强的固定装置。

桥接钢板用于粉碎骨折的治疗。其仅固定两侧主骨折端，恢复骨折的长度、力线和旋转。对骨折处的干扰极小，其他骨块也不再固定。该技术仅能提供相对稳定，通过骨痂形成实现骨愈合。钢板的功能和应用在第 3 篇第 3 章第 2 节中有详细介绍。

LCP 可发挥上述 5 种钢板的所有功能。因此，LCP 既可以提供绝对稳定，也可以提供相对稳定。其类似于 LC-DCP，但是有不同功能的钉孔。动态加压的光滑部分可以置入普通螺钉，从而发挥 DCP 或 LC-DCP 作用。锁定孔可以置入锁定钉，从而实现钢板和螺钉的机械结合。在治疗粉碎骨折时，LCP 可以用作标准的桥接钢板。但是，如果固定时全部使用锁螺钉，钢板相对于骨皮质不

能被压缩，作用像外固定架一样。这就是内固定架原理。其可以提供相对稳定，对骨折处的血供破坏极少。

使用 LCP 时，手术医生必须了解钢板的不同功能，明确如何使用钢板来实现手术目标。必须要制订详细的术前计划，包括螺钉的置入顺序。置入顺序不同会从根本上改变钢板的生物力学功能。

LCP 的使用详见第 3 篇第 3 章第 4 节。

外固定架

环形外固定架由 Ilizarov 发明，可以完全控制骨折的长度、力线和旋转。该装置可以实现骨折的绝对稳定。运用相同的原理，环形外固定架还可以用来治疗肥大型骨不连，达到绝对稳定可以实现骨折的快速愈合。环形外固定架也可以对斜行骨折进行加压，但是需要详细的术前计划和更为复杂的外

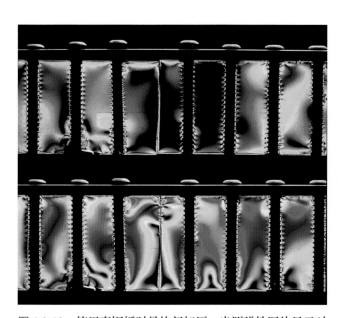

图 1.2-12　使用直钢板时骨块间加压。光测弹性图片显示对钢板施加应力，骨折端会产生压力。压力在骨内沿骨长轴传递。因此，这种加压作用仅在横断骨折中有效。使用直钢板，仅能在钢板下附近骨皮质产生压力。

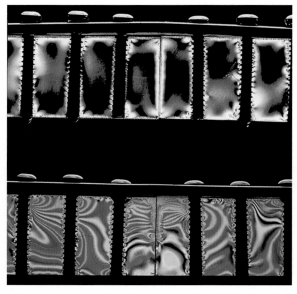

图 1.2-13　预弯钢板的骨块间加压。预弯钢板可以实现对称性加压。轻度弯曲的钢板置于骨表面时中央部隆起。拧紧螺钉后，远处钢板对侧的骨皮质也被加压。

固定架设计。外固定架的调整可以实现不同平面的加压，但是计算困难，不过目前电脑程序可以帮助手术医生实现这一目标。

5.4.3 直接愈合或一期愈合的力学生物学

骨皮质和骨松质的愈合过程不同。其基本构成类似，但是由于其单位体积和单位面积的血供不同，骨松质的愈合速度通常更快，愈合效果也更佳。

骨干骨折

对于骨干骨折，通过骨折端的加压可以达到绝对稳定，骨折的位置维持恒定（参阅第 3 篇第 2 章第 2 节），疼痛消失，在术后数日内即可开始早期功能锻炼。

影像学上仅能观察到轻微的改变：绝对稳定固定时，仅有少量可见骨痂形成，或者无骨痂形成[24]。骨折端紧密接触，X 线片上只能看到一条细线。这使得对骨折愈合的判断变得很困难。骨折线逐渐消失并有骨小梁长入是一个好的征象，而骨折线变宽则提示不稳定。外科医生通过影像学上刺激征象的消失以及临床症状来判断愈合的进展，例如骨吸收或云雾状"刺激"骨痂的形成、疼痛和肿胀的存在或消失等。手术医生还应该仔细观察螺钉和

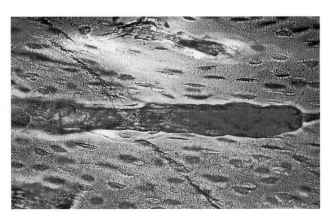

图 1.2-14 骨皮质直接愈合的组织学表现。坏死和受损区域骨组织被内部哈弗斯系统重塑。为增加效果，图中骨折线被人为加强了。

骨结合处。螺钉周围的骨溶解可能是骨折不愈合和钢板应力过大的最早征象，并可导致内植物－骨结合的失败。

绝对稳定时，骨愈合的组织学顺序为：

- 在术后最初几天，骨折附近只有很少的反应。血肿被吸收或转变成修复组织。随着手术切口的愈合，肿胀减轻。
- 数周后，Schenk 和 Willenegger 发现哈弗斯系统开始进行骨重塑（图 1.2-14，图 1.2-15）[25]。同时，对于没有完全对合的骨表面间隙，如果间隙稳定的话，开始被板层骨填充，板层骨的方向相对于骨长轴而言横行排列。
- 在随后的几周里骨单位长入骨折端，从有接触或只有微小间隙的部位穿过骨折线[26]。穿过间隙生长的骨单位形成微桥接或交错。

骨松质骨折

干骺端的骨折有一个相对较大且血管分布丰富的骨折面，因此更有助于实现牢固固定，有效地对抗弯曲和扭转应力。这些骨折更加稳定，愈合也更快。由于骨小梁骨松质三维结构复杂，影像学评估在一定程度上并不准确。骨松质骨愈合的主要组织学反应发生在骨小梁水平。由于单位体积内的表面积大，愈合速度比骨皮质快。同样，因为骨松质血管分布比骨皮质多，也很少发生坏死。

绝对稳定的优点是可以维持良好的关节面复位，并允许早期功能锻炼。缺点是内部哈弗斯系统重塑发生晚，持续时间长，骨折间隙没有任何活动，不

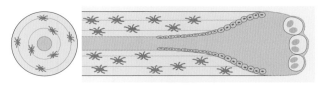

图 1.2-15 哈弗斯系统重塑。骨单位的顶端是一群破骨细胞，其在死骨中钻出一条隧道。顶端的后方，成骨细胞形成由鲜活细胞组成的新生骨，内部有毛细血管连接。

能刺激骨痂形成。因此，内植物必须独自提供初始稳定性，而且持续的时间要比相对稳定的骨折长。

血供的恢复

绝对稳定对血供的恢复也有好处。在稳定的状态下，血管更容易跨过骨折部位。尽管为了达到绝对稳定，手术操作会对局部血供造成破坏，但是一旦实现了绝对稳定，就会支持对血管的修复（图 1.2-16）。

钢板固定时，传统钢板与骨相对较大的接触面积（印迹）对血管重建不利。骨折可以良好地耐受机械应力，而且可以保证内部血供不受钢板影响。但是，由外骨膜和内骨膜长入骨的血管对任何外部刺激都很敏感。当钢板置于骨表面时，很可能会干扰骨膜的血供。传统钢板的部分稳定性需要通过钢板与骨之间的摩擦力获得，需要很小的接触面积。任何内植物与骨之间广泛、连续接触都会导致其下方骨皮质局部骨坏死。有可能会导致短暂性骨空洞形成，特殊情况下可导致死骨形成。减少骨与内植物界面的接触可能有助于预防局部感染，促进骨愈合（图 1.2-17）。

6 展望

对于生物性骨愈合与生物力学应力之间的相互影响的研究，目前已经取得了巨大进展。两者之间任意一方都会对另一方产生直接影响，骨愈合是两种信号共同作用的结果（图 1.2-18）。生物力学环境可以调节生物学反应，对这一过程的了解有助于临床决策的制订[21]。有趣的是，新的治疗方法包括了生物学部分的运用，手术医生应该提醒自己这些生物学作用方式及可能导致的副作用。在存在生物学缺陷的情况下，手术医生有接受新疗法的意愿，这将有助于采取更多的措施来促进骨折愈合。

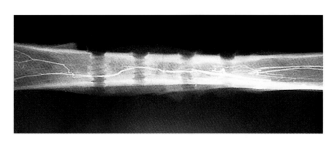

图 1.2-16 稳定性对血管重建的影响。将兔的胫骨截骨后复位并牢固固定，2 周后将骨和髓腔完全劈开，即可见到血管已重建并可正常行使功能。图为术后 14 天时的血管造影图。

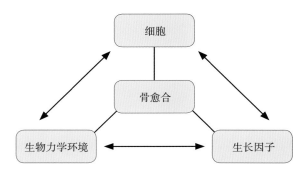

图 1.2-18 生物力学环境、细胞和生长因子之间相互作用，直接影响愈合结果。

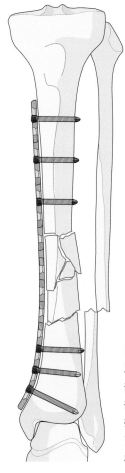

图 1.2-17 桥接钢板。钢板跨过主要骨折区域，仅与骨折两端附近固定。因此，骨折处可以避免钢板与骨膜的接触，避免对血供产生影响，而且可以在桥接区放置骨移植物。

参考文献

1. **Perren SM.** Minimally invasive internal fixation: history, essence and potential of a new approach. *Injury.* 2001 May;32:Suppl 1:S-A1–3.

2. **Perren SM.** Evolution of the internal fixation of long bone fractures. The scientific basis of biological internal fixation: choosing a new balance between stability and biology. *J Bone Joint Surg Br.* 2002 Nov;84(8):1093–1110.

3. **Farouk O, Krettek C, Miclau T, et al.** The topography of the perforating vessels of the deep femoral artery. *Clin Orthop Relat Res.* 1999 Nov;(368):255–259.

4. **Gautier E, Cordey J, Mathys R, et al.** *Porosity and Remodeling of Plated Bone After Internal Fixation: Result of Stress Shielding or Vascular Damage?* Amsterdam: Elsevier Science Publishers; 1984:195–200.

5. **Perren SM.** The concept of biological plating using the limited contact-dynamic compression plate (LC-DCP). Scientific background, design and application. *Injury.* 1991;22(Suppl 1):1–41.

6. **Grundnes O, Reikeras O.** Blood flow and mechanical properties of healing bone. Femoral osteotomies studied in rats. *Acta Orthop Scand.* 1992 Oct;63(5):487–491.

7. **Kelly PJ, Montgomery RJ, Bronk JT.** Reaction of the circulatory system to injury and regeneration *Clin Orthop Relat Res.* 1990 May;(254):275–288.

8. **Brookes M, Revell WJ.** *Blood Supply of Bone Scientific Aspects.* London: Springer-Verlag; 1998.

9. **Rhinelander FW.** Tibial blood supply in relation to fracture healing. *Clin Orthop*

Relat Res. 1974 Nov-Dec;(105):34–81.

10. **Klein MP, Rahn BA, Frigg R, et al.** Reaming versus non-reaming in medullary nailing: interference with cortical circulation of the canine tibia. *Arch Orthop Trauma Surg.* 1990;109(6):314–316.

11. **Pfister U.** [Biomechanical and histological studies following intramedullary nailing of the tibia]. *Fortschr Med.* 1983 Oct;101(37):1652– 1659. German.

12. **Claes L, Heitemeyer U, Krischak G, et al.** Fixation technique influences osteogenesis of comminuted fractures. *Clin Orthop Relat Res.* 1999 Aug;(365):221–229.

13. **Farouk O, Krettek C, Miclau T, et al.** Minimally invasive plate osteosynthesis: does percutaneous plating disrupt femoral blood supply less than the traditional technique? *J Orthop Trauma.* 1999 Aug;13(6):401– 406.

14. **Sarmiento A, Latta LL.** *Functional Fracture Bracing.* Berlin Heidelberg New York: Springer-Verlag; 1995.

15. **Urist MR.** Bone: formation by autoinduction. *Science.* 1965 Nov 12;150(3698): 893–899.

16. **Schandelmaier P, Krettek C, Tscherne H.** Biomechanical study of nine different tibia locking nails. *J Orthop Trauma.* 1996;10(1):37–44.

17. **Claes LE, Wilke HJ, Augat P, et al.** Effect of dynamization on gap healing of diaphyseal fractures under external fixation. *Clin Biomech.* 1995 Jul;10(5):227–234.

18. **Claes LE, Heigele CA, Neidlinger-Wilke C, et al.** Effects of mechanical factors on the fracture healing process. *Clin Orthop Relat*

Res. 1998 Oct;(355 Suppl):S132–147.

19. **Perren SM, Cordey J.** *The Concept of Interfragmentary Strain.* Berlin Heidelberg New York: Springer-Verlag; 1980.

20. **Claes LE, Heigele CA.** Magnitudes of local stress and strain along bony surfaces predict the course and type of fracture healing. *J Biomech.* 1999 Mar;32(3):255–266.

21. **Elliott DS, Newman KJ, Forward DP, et al.** A unified theory of bone healing and nonunion: BHN theory. *Bone Joint J.* 2016 Jul;98-B(7):884–891

22. **Schenk RK, Müller J, Willenegger H.** [Experimental histological contribution to the development and treatment of pseudarthrosis]. *Hefte Unfallheilkd.* 1968;94:15–24. German.

23. **Perren SM, Huggler A, Russenberger M, et al.** The reaction of cortical bone to compression. *Acta Orthop Scand Suppl.* 1969;125:19–29.

24. **van Frank Haasnoot E, Münch TW, Matter P, et al.** Radiological sequences of healing in internal plates and splints of different contact surface to bone. (DCP, LC-DCP and PC-Fix). *Injury.* 1995;26 (Suppl 2):28–36.

25. **Schenk R, Willenegger H.** [On the histological picture of so-called primary healing of pressure osteosynthesis in experimental osteotomies in the dog.] *Experientia.* 1963 Nov 15;19:593–595. German.

26. **Rahn BA, Gallinaro P, Baltensperger A, et al.** Primary bone healing. An experimental study in the rabbit *J Bone Joint Surg Am.* 1971 Jun;53(4):783–786.

致谢 · 感谢 Stephan Perren 和 Keita Ito 在《骨折治疗的 AO 原则》第 2 版中对本章做出的贡献。

李庭 译

第 3 章 内植物及生物技术
Implants and biotechnology

1 一般要求

数十年来使用金属固定骨折取得了巨大成功，因为金属具有高刚度、高强度，延展性好，生物耐受性佳（生物相容性），没有毒性和炎症反应，并且功能可靠。

符合国际标准的内植物材料通常具有足够的生物相容性（在特定部位用于特定用途时材料表现出恰当宿主反应的能力）。需要注意的是，金属在用于骨折固定时可能表现出极佳的力学和生物学性能，也可能导致某些生物学问题。

目前临床使用的金属包括电抛光不锈钢（electropolished stailess steel，EPSS）（ISO 5832-1）和商业纯钛（commercially pure titanium，cpTi）（ISO 5832-2）[1-3]，还有钛合金，比如钛铝铌合金（titanium aluminum niobium，TAN）（ISO 5832-11）。尽管这些金属之间存在很多差别，但均可获得满意的临床效果。尽管内植物特性和生物反应存在明显差别，但是其在固定骨折时可以提供相似的生物力学和生物学需求，成功率也相似[1]。陶瓷、高分子材料、碳复合材料和可降解材料在特殊情况下也会使用[3]，但预期应力高时不能使用，除非与金属固定物同时使用。

内植物材料用于内固定时必须符合某些基本要求；对患者而言，可靠的功能和低副作用发生率同样重要。必须针对不同的需求选择不同的材料和内植物设计。本章将介绍内固定装置材料选择的基本原理。

2 材料的力学特性

2.1 刚度

刚度的定义是材料对抗形变的能力，通过施加到材料的应力和导致的弹性形变之间的关系进行测量。

材料的刚度是指其弹性模量。内植物的刚度由其自身的弹性模量、形状及大小决定。例如，cpTi的弹性模量（110 GPa）明显小于 EPSS（186 GPa），因此，在相同的应力下，钛的形变更多。但是，实际内植物的大小也很重要：将标准 cpTi 钢板的厚度增加零点几毫米就可以增加其抗弯曲刚度。EPSS 明显比钛硬，可能会影响邻近骨的正常受力。cpTi 及其合金的弹性更大，与 EPSS 相比，其弹性形变与骨骼接近（20 GPa）。因此，cpTi 及其合金比 EPSS 抗疲劳强度更高，在周期性负荷下比钢更具优越性[3]。

骨折固定手术暂时性恢复骨的刚度，直到骨折愈合后骨的刚度才永久恢复。

当计划使用内植物（螺钉、髓内钉、钢板或外固定架）固定骨折时，内植物的刚度必须能够防止骨折部位发生形变。为了使骨折愈合，固定装置必须将骨折处的活动降低到特定水平，以使愈合组织形成。在生物学分化的系列变化过程中，骨折处组织由血肿变为肉芽组织，再变为软骨，最后变为骨，强度逐渐增加，而应变耐受性逐渐降低。肉芽组织可以耐受 100% 的应变，软骨可耐受 15%，这些组织也是在一个较高的动态形变（应变）环境中形成的，比最终矿化组织形成的应变环境高。骨皮质仅能耐受 2% 的应变。正常情况下，愈合组织的硬度和强度逐渐增加，每一种新组织都是在之前组织的保护下形成（参阅第 1 篇第 2 章）。

过去，学者们已经尝试过使用塑料或碳增强复合材料生产刚度与骨类似的材料[4]。在使用坚硬金属内植物时会发生应力遮挡，正常骨的应力降低，这些内植物原本是想降低应力遮挡。临床前实验使用活体血管染色和多重荧光标记骨重建过程，结果发现是坏死诱导的内部骨皮质重塑导致了内植物部位的骨溶解，而并不是因为不负重[5]。Perren 的坏死理论被进一步证实：①在内部骨重建过程中骨溶解是暂时的；②重建区的重建模式与周围循环密切相关，而与应力无关；③弹性钢板可能比不锈钢钢板导致更严重骨溶解；④使用改良钢板改善血液循环可以减少骨溶解。低硬度的材料制作的内植物并不能在生物学和力学性能之间获得满意的平衡。

2.2 强度

强度是材料对抗应力时不出现形变或者断裂的能力。

因此，强度决定了内植物能够对抗应力的大小。金属在断裂前，可能会出现不可逆的形变（塑性形变）。内植物的大小常比材料本身的强度更重要。cpTi 的强度大约比钢低 10%（表 1.3-1），但是增加内植物横断面积可以弥补材料强度本身的不

表 1.3-1　用于制作骨螺钉材料的典型力学特征

内植物材料	国际标准编号	极限拉伸强度（MPa）	延伸率（%）
不锈钢（冷加工）	ISO 5832-1	960	15
4B 级纯（商业纯）钛（冷加工）	ISO 5832-2	860	18
Ti-6Al-7Nb	ISO 5832-11	1 060	15

足。强度决定了应力（单位面积应力值）的极值，超过该值即可导致变形。

对于内固定而言，内植物对抗反复应力的能力是一个关键问题，反复应力可导致内固定疲劳断裂。

与钢相比，cpTi 在某种程度上对抗单一应力的能力较差，但在受到高频反复应力时，cpTi 则表现出巨大的优越性[5]。

2.3 延展性

材料的延展性是指在发生断裂前材料可以耐受永久性形变的程度（材料未断裂时的弹性形变）。

材料的延展性决定了手术医生根据不同的解剖需求可以对内植物（例如钢板）进行塑形的程度。一般来讲，高强度材料，例如钛合金和高度冷加工 cpTi，延展性比钢差（尽管 EPSS 骨折固定装置是冷加工的，例如骨螺钉、钢板和髓内钉，但其拉伸性能和延展性处于中间水平）。延展性可以使材料在即将发生断裂时出现一些前兆，例如在拧入螺钉时。根据国际标准，4.5 mm 皮质骨螺钉（ISO 6475）在断裂前必须能够耐受大于 180° 的弹性和可塑性成角畸形。但是，cpTi 的延展性低，触觉反馈（预警）少，这也就意味着手术医生在术中使用此类内植物前需积累一些不同操作方法的动手操作经验。

cpTi 低延展性的不足目前已经部分被解剖钢板克服，解剖钢板不需要手术医生预弯（而且理论上

也不应该被预弯）。折弯钢板会使锁定加压钢板的锁定孔螺纹变形，无法匹配锁定螺钉，因此，也不建议对锁定钢板进行预弯。

cpTi 和钛合金主要有两种力学类型：退火型（更软）和冷加工型。退火型用于低应力情况，比如制作微小钢板。冷加工 cpTi（和钛合金）强度更高，用于钢板、螺钉和髓内钉的制作。

2.4 扭转特性

扭转是物体在扭转应力（使物体围绕一个轴转动的应力，即旋转的应力）作用下发生的扭曲变形。钢在扭转特性方面具有临床优势。当钢钉在拧入并达到最大扭矩时，螺钉将不再维持原扭转特性，完全拧入后即不再继续前进。即使继续转动螺钉，扭矩也将维持恒定。在断裂前，螺钉头部将可以继续旋转大概 1.5 圈。这一特性对手术医生有利，在拧入螺钉时有触觉反馈，可以减少滑丝发生的概率。cpTi（和钛合金）螺钉的触觉反应不如钢钉。螺钉完全拧入后，也不会达到最大扭矩，继续拧入螺钉，扭矩将继续增加。继续拧入 3~4 圈后，螺钉将发生断裂。限力改锥有助于预防这一问题。一项临床相关性研究比较了 EPSS 和钛合金胫骨髓内钉的扭转表现，使用远端锁定孔和专用交叉螺钉分别进行远端锁定[6]。力学测试发现钛合金髓内钉系统的平均抗扭刚度为 40.9 N/m^2，EPSS 髓内钉系统为 34.6 N/m^2。EPSS 髓内针中央区理论计算得到的抗扭刚度为 83 N/m^2，钛合金髓内针为 66 N/m^2。

该研究表明，整个内植物系统的生物力学特性与临床密切相关，不应只考虑内植物材料的特征。

3 材料生物相容性特征

3.1 抗腐蚀性和毒性

腐蚀性是指金属离子释放导致金属破坏的电化学过程。

腐蚀性在由单一金属构成的内植物和多种金属构成的内植物系统中存在差异。不锈钢、cpTi 和 TAN 在作为单一部件（例如只用作钢板或螺钉，而不是两者的结合）进行测试时，即使在体液环境中，也具有极高的抗腐蚀性。这是由于其表面有一层保护性钝化膜。钛和钛合金化学惰性极高。钛和钛合金形成的氧化物钝化膜的抗腐蚀性和热力学稳定性明显优于不锈钢形成的氧化铬膜。钛的钝化膜形成快，且电绝缘，内植物几乎无腐蚀现象（图 1.3-1）。不锈钢易发生缝隙腐蚀。钴铬钼合金（cobalt chromium molybdenum，CCM）抗腐蚀性好，但去钝化后会释放"毒性"离子（2012 年 2 月美国食品与药品管理局担心事项）。

近来，体外和体内实验研究了一种由多种成分构成的不锈钢内植物，包括铬、钴、铁和镍等，但是主要问题是其毒性，毒性反应可以累及血管、免疫、泌尿、生殖、皮肤和神经等多个系统[1, 7, 8]。钛和钛合金无这些问题，而且在对抗机械应力（周期性应力）方面比 EPSS 更有优势。与 EPSS 相比，钛氧化层可以快速再生，从而更好地预防大量金属离子的释放。

钴合金目前已经作为单独组件成功用于关节假体的制作，但是由于其与钢接触时容易发生电化

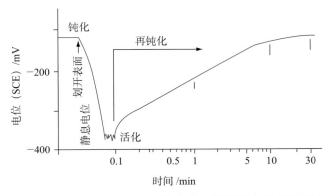

图 1.3-1 钛在 0.9% NaCl 溶液中使用针划开表面后的再钝化反应。

学腐蚀，目前尚未用于内固定系统。由于 cpTi 和 TAN 的极化情况相似，因此可以作为组合装置使用，预期不会发生电化学腐蚀。内在腐蚀的首要问题是混合使用差别较大的材料有可能会增加电阻耦合问题，不过不同金属用做空心钉和导针的临床前研究并没有发现体内的不良反应[9]。

腐蚀是由于内植物表面的结构性降解而发生的物理过程，可以产生纳米级别的金属碎屑。

在骨科，腐蚀的主要类型是组装式内固定系统中出现的微动磨损性腐蚀，例如螺钉头相对于螺钉孔的移动。微动磨损是指发生于两个相邻内植物表面的微小活动，会导致超微米大小的微粒向周围组织释放。微动磨损微粒会导致大量临床并发症。实验中钢、cpTi 和 Ti-15Mo 合金产生的碎屑在体外均会出现巨噬细胞的吞噬反应，而且该反应呈剂量依赖性。钢微粒还会抑制细胞增殖，导致细胞膜损伤，甚至在不与细胞直接接触的情况下也可发生。当两种 cpTi 内植物在应力作用下互相移动时，在局部周围区域可观察到腐蚀产生的金属碎屑（微粒的大小通常大于 $10\ \mu m$）[10]，导致周围组织出现无害性颜色改变。钢产生的磨损微粒已经在远离内固定的组织中观察到，表明碎屑可以在体内扩散[7]。钢微动磨损产生的微粒小于 $0.5\ \mu m$[10]，易于向远处扩散。超微米级的钛微粒即使发生远处播散，也不会诱发组织反应，因为其生物相容性好。有报道称，接受脊柱内固定治疗的患者，头发内 cpTi 离子含量增加[11]。但据我们所知，目前尚无远离 cpTi 内植物部位出现组织反应的报道。在进行弹性固定时，预期会发生微动而产生微动磨损，钛或钛合金内植物是一种不错的选择。

3.2 表面特性

EPSS、cpTi 及其合金的表面氧化组分不同，这是蛋白和细胞吸附以及最终是纤维－骨长入还是直接骨长入的主要决定因素[1]。

在体内置入内植物后，内植物立即被水、血液和蛋白质所包围，最大限度地降低了内植物与周围组织的实际接触程度。之后，纤维－骨长入或直接骨长入形成。在没有细胞黏附并存在微动的情况下，会形成纤维囊[12]。内植物的表面特征，例如表面微形态和化学特征，有助于通过蛋白质与细胞的相互作用决定最终的组织反应形式。表面微形态的影响从内植物置入开始一直持续到数月后最终组织反应完成。如果想了解该领域更多信息，建议读者翻阅相关综述，包括"有效粗糙度谱"原理，这是一个关于细胞表面整合控制的假说[13]。该假说基于以下概念：细胞个体需要感知微观粗糙度，才能发生表面介导的细胞反应。骨－内植物界面的稳定是内固定（比如螺钉）成功固定骨折的关键。内植物的表面结构是接触（直接骨长入）还是邻近接触（纤维－骨长入）骨表面非常重要，因为应力就是在此界面传递。一项关于兔的体内实验表明，在"有效粗糙度谱"范围内对钢制内固定钢板进行简单的表面粗糙度修饰，即可以诱导更多的内植物表面骨形成，而两表面之间无纤维组织形成（图 1.3-2）。

数项研究表明[14-16]，在 EPSS 装置和骨之间有 1~2 层连续性纤维细胞层（当 EPSS 的表面形态不在／低于"有效粗糙度谱"范围时）。cpTi（非抛光）及其合金 TAN 支持直接骨长入（cpTi 及其合金 TAN 的表面形态在"有效粗糙度谱"范围内），无连续纤维间隔形成。研究发现[17]，骨内植物间隔内有一胶原蛋白层，靠近 cpTi 内植物（非抛光）有一层致密的有序排列的胶原束，而 EPSS 内植物无此胶原束（EPSS 的表面形态不在／低于"有效粗糙度谱"范围）。这有助于加速 cpTi 及其合金的骨长入，因为可以加速伤口愈合过程中形成的透明质酸网的降解[16]。与 EPSS 光滑的骨表面（不

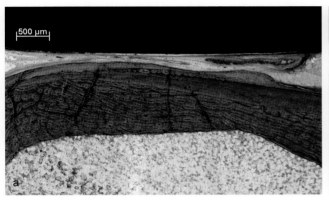
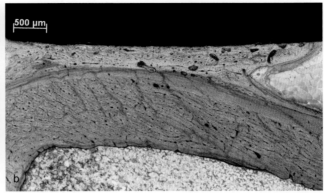

图 1.3-2　兔非骨折模型中，钢板置入 12 周时钢板下表面的组织学表现。

a　光滑的不锈钢钢板，在钢板与骨之间形成软组织囊。

b　粗糙的不锈钢钢板，骨向钢板长入并附着在钢板的下表面。

在"有效粗糙度谱"范围内）相比，cpTi 及其合金（非抛光）微观不连续的 3D 表面微形态可以增加内植物上纤维蛋白支架的附着[13]。临床前研究发现，EPSS 内植物形成的直接纤维界面不会对内植物的稳定性产生任何影响，包括骨螺钉[14]、锁定加压钢板和锁定螺钉[16]，以及髓内钉[15]。与标准微粗糙化 cpTi 和钛合金相比，EPSS 内植物和抛光 cpTi 及抛光钛合金内植物形成的纤维界面会明显降低螺钉取出时所需扭力及髓内钉拔出力[14-16]。体外实验对成骨细胞的研究表明，抛光不仅单纯影响力学特性，还会对细胞水平产生影响[18]。鉴于 EPSS 在骨折固定中已成功使用，且未发生重大并发症，大量的研究结果对这一未被证实的理论提出了巨大挑战，即内固定的稳定需要直接骨长入；纤维－骨长入被认为是足够的。现代的骨折固定装置（锁定钢板和锁定螺钉）由于内固定设计的改进可以实现即刻稳定，因此，此类内固定也不需要直接骨长入来维持稳定性。在这种情况下，不支持直接骨长入的内植物表面就足够了。纤维－骨长入表面更利于内固定取出，利于表面组织的滑动（例如肌腱、肌肉、神经），还可以抑制蛋白质、细胞和细菌的附着，减少内植物生物膜的形成。

尽管（非抛光）cpTi 及其合金在支持直接骨长入方面比 EPSS 具有明显的优势，但是这种优势在很多解剖部位会受到限制。例如，在手部手术中，内植物表面和肌腱之间限制性粘连的形成就是一个很大的临床问题。（非抛光）cpTi 内植物比光滑 EPSS 内植物这种粘连的发生更常见[19]。一项关于桡骨远端内植物对伸肌腱功能影响的临床前实验表明[20]，使用 EPSS 钢板时肌腱可以 100% 地自由滑动，而（非抛光）cpTi 的滑动只有 43%。研究表明，EPSS 和抛光 cpTi 内植物附近很容易形成液体填充囊，因为其光滑表面缺乏微小不连续界面[21]。表面形态的这种效果也被体外实验证实，与标准微粗糙化（非抛光）钛合金相比，"光滑或抛光"内植物成纤维细胞的生长和扩散增加[20]。在临床上，cpTi 及其合金的 3D 微粗糙化表面的这一作用在进行内固定取出时会导致各种并发症的发生，例如螺钉滑丝、螺钉 / 钢板断裂、骨长入锁定螺钉－钢板界面，导致内固定取出困难，以及从骨上分离内固定时可能导致骨折。使用光滑表面减少骨长入可以降低螺钉取出时所需的应力。

临床工作中，标准 EPSS 钢板比标准（非抛光）cpTi 钢板的纤维囊形成更普遍（图 1.3-3）。这就是 EPSS 可以允许组织自由滑动的原因，例如肌腱可以在内植物表面轻松滑动而无任何临床症状。

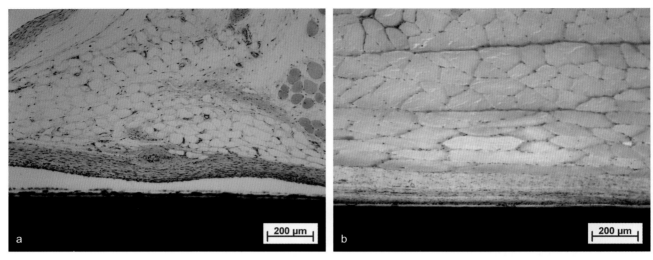

图 1.3-3 非骨折兔模型中，内植物置入 12 周后钢板上表面的组织学表现。
a 光滑不锈钢钢板纤维囊形成，之间被死腔或液体填充。
b cpTi 钢板接触性结缔组织形成，无液体填充腔形成。早期非特异性反应过后，cpTi 钢板几乎观察不到炎症反应，也无纤维囊形成。

3.3 内植物感染敏感性

兔的临床前实验表明，对于锁钉装置（例如锁定加压钢板）而言，置入时对骨膜的破坏极小，EPSS 和钛之间的感染敏感性无差别。研究表明，骨膜破坏的范围对感染敏感性有直接影响。在感染模型中，对动物施加损伤的严重程度也会对整体结果产生影响，不过当骨膜完整时没有差别。对外固定而言，EPSS 的钉道感染率比 cpTi 和钛合金以及涂层装置高[23]。对于骨折金属内固定装置而言，近期的临床前研究表明内植物表面微形态不会影响感染敏感性[22, 24, 25]。需要注意的是，目前临床前的体外和体内抗菌研究与真正的临床结果之间的关系是当前研究的主要障碍[26]。体外和体内内植物感染相关临床前研究与临床结果既不相关，又没有预测价值[26]，当前正在进行的主要工作也是为了改善这一领域。目前，用来降低内植物感染率或预防感染的表面处理措施大致可以分为两类：①改良表面特性，减少或防止细菌附着；②内植物、抗菌制剂结合，主动杀灭局部污染细菌。

目前临床前研究表明，临床使用的内植物的表面微形态不影响感染敏感性。

3.4 过敏反应

内固定高品质不锈钢含 13%~16% 重量的镍，而镍属于最常见的皮肤过敏原。含镍不锈钢装置内固定术后发生临床相关性过敏反应的概率为 1%~2%。镍、铬和钴可以抑制 DNA 修复，改变基因表达，产生活性氧[27]，并与神经退行性疾病的发生和发展密切相关[28]。对于已知对镍过敏的患者，应该选择 cpTi 或钛合金内植物进行内固定治疗。低镍不锈钢（约 0.03%）并不是不含镍，其可以降低发生过敏的风险，但尚不知是否完全没有风险。

含镍不锈钢内植物内固定术后发生临床相关性过敏反应的概率为 1%~2%。如果仅使用 cpTi 内植物，目前尚无过敏反应相关的报道。

3.5 诱发肿瘤

在特殊情况下，对组织的持续刺激可能会导致肿瘤形成。这种情况可见于瘢痕组织，也可由强腐蚀性金属导致，比如弹药碎片。在人类中由内固定材料导致肿瘤形成（由内固定诱发的原始肿瘤）的发生率极低，骨折愈合后无数的内固定都没有被取出。在对犬的研究中有在不锈钢内植物附近发生肉瘤的报道，但是，肿瘤的形成也受感染和物理刺激的影响[29]。

4 MRI 兼容性

经 AO 批准的钛内植物（无论是 cpTi 还是钛合金，例如 TAN）完全没有磁性，使用此类内植物的患者不影响做 MRI 检查。与 EPSS 内植物（包括低镍钢）比较，钛内植物在 MRI 下产生的伪影更少，磁敏感性更低。伪影的大小与内植物的大小成正比。AO 批准的高品质内植物 316L EPSS 可分为顺磁性材料和非磁性材料。由于 cpTi（及其合金）和 EPSS 内植物的磁敏感性不高，在进行 MRI 检查时内固定发生移位或松动的风险也极小。体内有此类内植物的患者可以安全地进行 MRI 检查。

MRI 的安全性是指设备可以在磁扫描仪内或周围使用而无风险，但可能会影响成像的质量。MRI 的兼容性是指设备不仅可以安全使用，而且对诊断信息没有影响。某些外固定装置可能含有磁性部分，手术医生应该注意鉴别哪些部件不能置于 MRI 扫描仪中。

5 涂层

内植物松动和钉道感染是使用外固定时尚未解决的并发症。通常认为，可以通过调整内植物 - 骨接触界面，提高骨长入来解决松动问题。还可以通过相同的调整方式，提高内植物 - 软组织 - 空气界面的软组织长入来减少钉道感染。使用羟基磷灰石（HA）或磷酸钙涂层可能有助于提高组织长入，可以为长入提供界面的初始稳定性。实验研究和临床研究均表明[30]，具有羟基磷灰石涂层的针可以与活体骨组织形成紧密连接，还可以减少钉道

感染，这有可能是通过内植物 - 软组织 - 空气界面的改善，促进软组织长入来实现的。生物陶瓷材料在用于此用途时有良好的生物相容性，无系统毒性，降解率低，甚至可以与骨形成化学结合。但是，由于其与内植物表面的黏附力低，刚度高，层内凝聚力弱（10~60 μm 厚），限制了羟基磷灰石的使用。这些因素会导致涂层与内植物分离。

6 聚合材料

6.1 生物可降解聚合材料

在某些临床情况下，骨折愈合后推荐将内植物取出。内固定取出需要二次手术，临床效果不可预测，有发生并发症风险，而且会增加花费。生物可降解材料在置入一定时期之后会在体内被吸收，形成对身体无害的副产物，这些副产物再通过正常的代谢过程排出体外。理论上讲，在骨折已经愈合、内固定已经不起作用时，此类材料可以解决内植物取出的问题。

聚乳酸和聚氨酯是原始合成物，具有良好的组织耐受性。但是由于其力学强度低，仅可用于对抗较小应力的内植物的制作。

此类内植物有固定关节面软骨或骨软骨小缺损的针、缝合锚，用于颌面部（包括眼眶和颅骨）骨折治疗的薄板和螺钉等。尽管目前在该领域有大量的临床前研究[31]，但是由于材料的力学特性、生物相容性和降解过程尚未达到临床要求，目前还没有向临床应用转化。

临床前研究的重大进展领域是愈合部位局部的活性分子传递，这一领域极有可能转化到临床应用中[31]。生物材料与生物分子传递技术结合是创伤骨科未来很有前景的一个发展方向。活性分子传递可以用于促进自然状态下骨愈合反应（使用成骨物质

促进骨祖细胞增殖或促进血管形成），控制炎症反应（使用炎症因子分子），促进骨替代物合成（使用分子促进骨传导、骨诱导和骨形成），以及感染的治疗（使用局部释放的抗生素）。局部生物可降解性聚合抗生素载体有可能实现真实感染部位活性分子的控制性释放。聚合载体目前已经被开发出来，可以实现活性分子最佳的靶向结合和释放，例如抗生素。不过目前，具有这些用途的生物材料临床上几乎还没有[31]。

6.2 非生物降解性聚合内植物

聚芳醚酮聚合物包括聚醚醚酮（PEEK）和聚醚酮酮（PEKK）热塑性塑料，其在骨中具有生物相容性，而且可以使用蒸汽等大多数方法进行灭菌，不过在暴露于伽马射线时会出现 5% 左右强度的丢失。其在 X 线下不显影，且无磁性，因此具有 MRI 兼容性。聚芳醚酮聚合物不像金属一样会发生腐蚀，但是其原组分（软化剂、催化剂、非聚合基础成分和溶剂）可能发生泄漏。PEEK 的抗张强度为 90~100 MPa，碳纤维强化后可使抗张强度加倍。目前，这些材料的价格昂贵，限制了其应用。由于 PEEK 可以加工成复杂的形状，其可被制作用于腰椎椎体间融合的椎间融合器，患者个体化颅颌面部内植物（例如颅骨钢板），以及用于修复膝关节撕裂半月板的缝合锚。

7 骨再生与修复以及骨移植替代物

与瘢痕组织不同，成人骨几乎是唯一一种具有再生能力并形成正常骨的组织。这一机制涉及大量的反应过程。

- 骨生成：由骨祖细胞生成新骨。
- 骨传导：是材料的物理性能，可以提供微支架，利于成骨细胞的长入。
- 骨诱导：促进新骨形成的能力。

影响骨修复和再生的物质和因子可以分为 4 类：

- 骨形成物质：包括自体骨、骨髓和浓缩血液，某种程度上还包括同种异体骨。
- 骨传导物质：包括硫酸钙、磷酸钙 / 羟基磷灰石，磷酸钙 / 胶原复合材料和脱矿骨基质。
- 骨诱导因子：包括骨形态发生蛋白（BMP）。
- 组织修复因子：包括成纤维细胞生长因子、血小板源性生长因子、血管内皮生长因子、凝血酶肽类、前列腺素受体激动剂、胰岛素样生长因子和生长激素。

某些物质同时具有骨生成、骨传导和骨诱导特性，例如自体骨。

外科医生经常会碰到需要治疗的骨缺损。骨缺损可以源自原始创伤，也可由感染或血供缺乏引起。缺损可以立即进行骨填充，也可间隔一段时间待缺损部位的条件准备好后填充。移植物的金标准仍然是自体骨。自体骨优于其他任何目前临床上可用的替代物。但是，自体骨的供应有限，而且常出现取骨区疼痛。被批准可用于临床的合成骨移植替代物大部分为陶瓷材料，包括硫酸钙和磷酸钙。以磷酸钙为基础的生物材料与骨的矿物组分类似，通常可表现出良好的生物相容性，无免疫原性，骨传导性好。临床上用于骨再生的，以磷酸钙为基础的常见生物材料有羟基磷灰石、β 磷酸三钙，以及两者的结合物，即双相磷酸钙。但是，此类替代物易碎，这也限制了其应用范围，仅能用于低应力或无应力环境。羟基磷灰石的再吸收率长达数十年，因此可认为其不可吸收。β 磷酸三钙的溶解性与骨矿物组分的溶解性接近。因此，β 磷酸三钙颗粒或团块在体内通常可在 1~2 年内吸收。与坏死骨降解的方式相同，β 磷酸三钙通过破骨细胞活性反应降解。双相磷酸钙的生物特性介于 β 磷酸三钙和羟基磷灰石之间，降解率取决于两者之间的比例：β 磷酸三钙比例越高，降解越快。

固体块状材料不允许细胞浸润和血管长入。互相联通的微观孔隙（1~10 μm）允许通过多孔支架进行液体的流动、营养的供应以及废物的处理。互相联通的宏观孔隙（200~300 μm）也允许细胞浸润和微血管长入。互相联通的孔隙还具有骨传递作用，利于细胞浸润。增加孔隙率虽然对细胞、血管以及后期的骨浸润有好处，但是会降低支架的力学强度。目前以磷酸钙为基础的产品也有了含生物可降解聚合物（通常为胶原）的复合材料（条状或海绵状）[31]。这些替代物很有吸引力，但是理想的替代物必须同时有可靠的力学强度和骨传导和（或）骨诱导作用，促进骨愈合。替代物的吸收不应该影响愈合过程，以及局部抗感染能力。

骨生物制剂目前也已用于临床。其中一个例子就是重组人骨形态发生蛋白（rhBMP-2）。目前 FDA 已经批准其用于脊柱融合和胫骨骨折的治疗，但是由于有副作用，该产品的安全性仍受到质疑。这可能源于其传递系统的设计不佳，从而不能很好地控制 rhBMP-2 的释放[31]。自然状态下，被批准用于人的骨再生的材料和支架包括同种异体材料（脱矿骨基质）、异种材料（通常为纯化的牛骨矿物质）和珊瑚衍生材料。安全性始终是需要关注的问题，因此，需要严格控制生产过程，包括供体的选择、微生物检测、病毒灭活检测以及血清学试验[31]。

8 生物制剂、生长因子

数项临床前研究[31, 32]检测了生长因子、传递系统和生物材料在骨缺损修复中的效果。在临床中已经被证实可以促进骨修复，并经欧洲药品管理局和美国食品与药品管理局批准的生物制剂有 BMP-2、BMP-7/OP-1、PDGF、PTH 和 PTHrP。关于 BMP 的更多内容请参阅第 1 篇第 2 章相关内容。在患者中使用这些经严格审批的生长因子可以增加骨生成。但是，我们对这一极度复杂过程的理解是有限的，也是暂时的，生长因子释放的调节必须与生物修复过程、活性持续时间、生物活性以及载体的释放动力学同步。

一个促进愈合的简单方法是诱导修复环境中的细胞自身产生更多天然生长因子。通过生物力学和内植物表面刺激，可以诱导和促进天然生长因子按照正确的生物学反应顺序产生，而且可以释放出具有生物学意义的数量[33]。在过去的 20 年中，各种研究已经表明内植物表面微形态会影响成骨细胞分化，同时可以决定内植物表面是直接骨长入还是纤维－骨长入。

9 未来发展前景

叠层制造技术（additive manufacturing，AM）可以通过连续分层打印制作出 3D 立体产物。因为可以快速实现内植物在形状和结构上不同变化的需求，其可以制作出符合患者特殊需求的内植物。叠层制造工艺预期并不会取代传统的加工过程，但其可在特定领域发展，生产出比其他方法更合适的个性化内植物。可以避免手术中患者麻醉状态下手术医生对批量生产的内植物的调整和塑形，降低并发症风险。在骨再生领域，个体化内植物可以通过预塑形内植物的经典铣削方法生产，不过，叠层制造技术的主要优势之一是可以生产有重要临床价值的可打印生物材料，其同时具有生物性能和物理性能，可以针对患者的特殊情况（骨折部位、节段性骨缺损、大小、生物学及患者合并疾病）进行生产，这是其他方法无法实现的。叠层制造还可以实现预订内植物的快速生产，从而得到与医生术前计划一致的、专门为患者定制的内植物。此外，生产还可以在医院进行。生物打印是 3D 打印技术一个新的前沿领域。其需要在生物材料内植入活体细胞或者其他生物元素，以实现自动化内植物 / 组织生产。叠层制造和 3D 可打印生物材料的创新以及 3D 生物打印技术的突破，使该技术在未来充满了无限可能。

参考文献

1. **Hayes JS, Richards RG.** The use of titanium and stainless steel in fracture fixation. *Expert Rev Med Devices.* 2010 Nov;7(6);843–853.

2. **Perren SM, Pohler O, Schneider E.** Titanium as implant material for osteosynthesis applications. In: Brunette DM, Tengvall P, Textor M, et al, eds. *Titanium in Medicine.* 1st ed. Berlin Heidelberg New York: Springer-Verlag; 2001.

3. **Perren SM, Gasser B.** Materials in bone surgery. *Injury.* 2000 Dec;31(Suppl 4):D1–D80.

4. **Tonino AJ, Davidson CL, Klopper PJ, et al.** Protection from stress in bone and its effects. Experiments with stainless steel and plastic plates in dogs. *J Bone Joint Surg Br.* 1976 Feb;58(1):107–113.

5. **Perren SM, Cordey J, Rahn, et al.** Early temporary porosis of bone induced by internal fixation implants. A reaction to necrosis, not to stress protection? *Clin Orthop Relat Res.* 1988 Jul;(232):139–151.

6. **Aitchison GA, Johnstone AJ, Shepherd DE, et al.** A comparison of the torsional performance of stainless steel and titanium alloy tibial intramedullary nails: a clinically relevant approach. *Biomed Mater Eng.* 2004;14(3);235–240.

7. **Case CP, Langkamer VG, James C, et al.** Widespread dissemination of metal debris from implants. *J Bone Joint Surg Br.* 1994 Sep;76(5):701–712.

8. **Keegan GM, Learmonth ID, Case CP.** Orthopaedic metals and their potential toxicity in the arthroplasty patient. *J Bone Joint Surg Br.* 2007 May;89(5):567–573.

9. **Devine DM, Leitner M, Perren SM, et al.** Tissue reaction to implants of different metals: a study using guide wires in cannulated screws. *Eur Cell Mater.* 2009 Oct;18:40–48.

10. **ap Gwynn I, Wilson C.** Characterizing fretting particles by analysis of SEM images. *Eur Cell Mater.* 2001 Jan;1:1–11.

11. **Kasai Y, Iida R, Uchida A.** Metal concentrations in the serum and hair of patients with titanium alloy spinal implants. *Spine (Phila Pa 1976).* 2003 Jun;15:28(12):1320–1326.

12. **Hayes JS, Welton JL, Wieling R, et al.** In vivo evaluation of defined polished titanium surfaces to prevent soft tissue adhesion. *J Biomed Mater Res B Appl Biomater.* 2012 Apr;100(3):611–617.

13. **Hayes JS, Richards RG.** Surfaces to control tissue adhesion for osteosynthesis with metal implants: in vitro and in vivo studies to bring solutions to the patient. *Expert Rev Med Devices.* 2010 Jan;7(1);131–142.

14. **Pearce AI, Pearce SG, Schwieger K, et al.** Effect of surface topography on removal of cortical bone screws in a novel sheep model. *J Orthop Res.* 2008 Oct;26(10):1377–1383.

15. **Hayes JS, Vos DI, Hahn J, et al.** An in vivo evaluation of surface polishing of TAN intramedullary nails for ease of removal. *Eur Cells Mat.* 2009 Sep 21;18:15–26.

16. **Hayes JS, Seidenglanz U, Pearce AI, et al.** Surface polishing positively influences ease of fracture fixation plate and screw removal. *Eur Cells Mat.* 2010 Feb 26;19:117–126.

17. **Klinger MM, Rahemtulla F, Prince CW, et al.** Proteoglycans at the bone-implant interface. *Crit Rev Oral Biol Med.* 1998;9(4):449–463.

18. **Hayes JS, Khan IM, Archer CW, et al.** The role of surface microtopography in the modulation of osteoblast differentiation. *Eur Cells Mat.* 2010 Jul 21;20:98–108.

19. **Tay SC, Theo LC.** Soft tissue complications in osteosynthesis. In: Herren DB, Nagy L, Campbell D, eds. *Osteosynthesis in the Hand: Current Concepts.* Basel: Karger; 2008;135–141.

20. **Sinicropi SM, Su BW, Raia FJ, et al.** The effects of implant composition on extensor tenosynovitis in a canine distal radius fracture model. *J Hand Surg Am.* 2005 Mar;30(2):300–307.

21. **Meredith DO, Eschbach L, Riehle MO, et al.** Microtopography of metal surfaces influence fibroblast growth by modifying cell shape, cytoskeleton and adhesion. *J Orthop Res.* 2007 Nov;25(11):1523–1533.

22. **Moriarty TF, Debefve L, Boure L, et al.** Influence of material and microtopography on the development of local infection in vivo: experimental investigation in rabbits. *Int J Artif Organs.* 2009 Sep;32(9):663–670.

23. **Neuhoff D, Thompson RE, Frauchiger VM, et al.** Anodic plasma chemical treatment of titanium Schanz screws reduces pin loosening. *J Orthop Trauma.* 2005 Sep;19(8):543–550.

24. **Moriarty TF, Campoccia D, Nees SK, et al.** In vivo evaluation of the effect of intramedullary nail microtopography on the development of local infection in rabbits. *Int J Artif Organs.* 2010 Sep;33(9):667–675.

25. **Moriarty TF, Schlegel U, Perren S, et al.** Infection in fracture fixation: can we influence infection rates through implant design? *J Mater Sci Mater Med.* 2010 Mar;21(3):1031–1035.

26. **Moriarty TF, Grainger D, Richards RG.** Challenges in linking preclinical anti-microbial research strategies with clinical outcomes for device-associated infections. *Eur Cell Mater.* 2014 Sep12;28:112–128.

27. **Valko M, Rhodes CJ, Moncol J, et al.** Free radicals, metals and antioxidants in oxidative stress-induced cancer. *Chem Biol Interact.* 2006 Mar 10;160(1):1–40.

28. **Olivieri G, Novakovic M, Savaskan E, et al.** The effects of beta-estradiol on SHSY5Y neuroblastoma cells during heavy metal induced oxidative stress, neurotoxicity and beta-amyloid secretion. *Neuroscience.* 2002;113(4):849–855.

29. **Stevenson S, Hohn RB, Pohler OE, et al.** Fracture-associated sarcoma in the dog. *J Am Vet Med Assoc.* 1982 May;180(10):1189–1196.

30. **Moroni A, Orienti L, Stea S, et al.** Improvement of the bone-pin interface with hydroxyapatite coating: an in vivo long-term experimental study. *J Orthop Trauma.* 1996;10(4):236–242.

31. **D'Este M, Eglin D, Alini M, et al.** Bone regeneration with biomaterials and active molecules delivery. *Curr Pharm Biotechnol.* 2015;16(7): 582–605.

32. **Gothard D, EL Smith, JM Kanczler, et al.** Tissue engineered bone using select growth factors: a comprehensive review of animal studies and clinical translation studies in man. *Eur Cell Mater.* 2014 Oct 6;28:166–207.

33. **Hayes JS, Kahn IM, Archer CW, et al.** The role of surface microtopography in the modulation of osteoblast differentiation. *Eur Cell Mater.* 2010 Jul 21;20:98–108.

致谢 · 感谢 Stephan M Perren 在《骨折治疗的 AO 原则》第 2 版中对本章做出的贡献。

贾健 译

第 **4** 章 | **骨折分类**
Fracture classification

1 引言

只有当一种分类方法既能描绘出骨折的严重程度，又能为评估和治疗提供依据时，才称得上是有用的分类。
—— Maurice E Müller

骨折的部位和损伤的严重程度是影响骨科医生选择治疗方法和患者功能预后的重要因素。这些因素常被归类形成一个分类系统。该系统应该能够促进医生之间的交流，帮助医生治疗，有助于病例资料归档、研究和评估患者预后[1-3]。几乎每种骨折都至少有一种分类。然而，这些分类通常是独立的，且缺乏协调性，对不同方法治疗结果之间的比较没有帮助[3-5]。我们真正所需要的是一个能广泛应用和被普遍接受的分类系统。Maurice E Müller 和他的同事着手这项历史性的工作，并提出了长管状骨骨折的 Müller AO/OTA 骨折分类系统[6]。这个 AO 骨折分类系统最初是以法语发表的[6, 7]。该长管状骨的分类系统被不断地扩展，已经添加了骨盆骨折[8]、脊柱骨折[9]、手部骨折[10]和足部骨折[11]的分类。1996 年，AO 基金会和美国骨创伤协会基于 Müller 系统的原则和命名统一提出了骨折分类系统，包括所有的四肢骨折、骨盆和脊柱骨折[12, 13]。该分类系统最近一次更新是在 2018 年[14]。儿童骨折经过最初的科学验证后也被归入到该分类系统中[15-17]。

2 AO/OTA 骨折和脱位分类原则（基于 Müller 分类）

2.1 总体结构和特点

诊断是一个持续不断采集骨折信息的过程。在临床实践中，很多情况下在获得所有信息之前便可以确定治疗决策。

然而骨折分类是所有骨折信息都搜集完全时才能完成的，包括手术中所观察到的信息。

AO/OTA 分类系统是以准确定义的命名术语为基础，而这可以使医生在描述骨折时能够尽量详细以满足临床工作的需要。这些描述是骨折分类的关键，有助于理解骨折的生物力学和生物学术语。由此形成了使用字母数字编码骨折的基础，方便了资料归档和研究。

骨折分类的首要目标就是确定 Müller 所谓的"骨折的本质"。这是每例骨折所具有的独特的特点，并且使每例骨折归入到特定的类型中而不是其他类型。这些精确定义的命名术语将骨折主要的特点转化为文字和随后的代码，从而对其进行分类。

骨折分类系统中的命名术语对骨折部位（骨的节段）和骨折形态提供了详细的描述（图 1.4-1）。

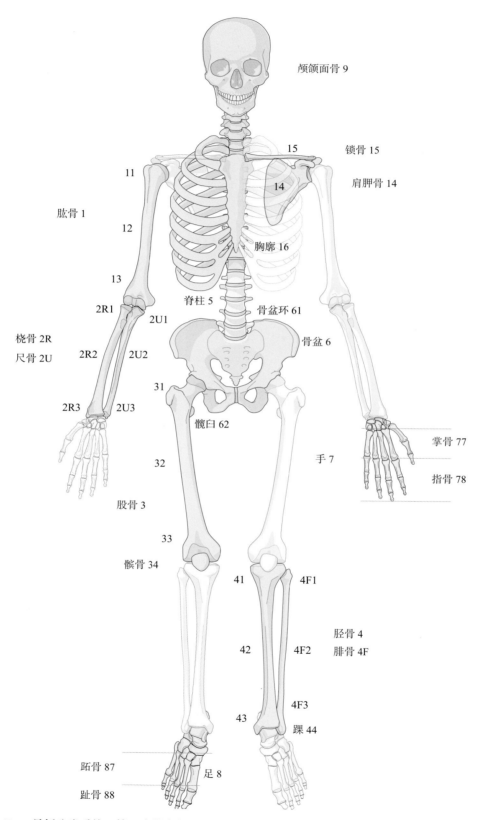

图 1.4-1 AO/OTA 骨折分类系统。第一个数字代表骨，第二个数字代表解剖部位（近端 =1；中部或干部 =2；远端 =3）。

2.2 骨折部位描述：骨和节段

骨折的描述方法是这样的：前面是骨的解剖名字，接下来是骨折部位。骨的数字命名根据传统的方法决定，从图 1.4-1 中一目了然。这个描述被翻译成字母数字代码的第一个数字（图 1.4-2）。

对每一个节段的确认需要考虑得更多一些。每个长管状骨分为 3 个部分：中间部分（骨干）和两末端部分（干骺端）。胫、腓骨由于踝（44）是一个例外。由于踝与胫骨的解剖关系，以及 Weber 距

小腿关节（踝关节）骨折分类在世界上的广泛应用，因此踝被定义为胫、腓骨的第 4 个节段。

在成人，因为骨骺和干骺端已经融合，被认为是一个节段——干骺端或末端。长管状骨末端定义为：以干骺端最宽部分为边长在干骺端做正方形，该正方形区域为末端（股骨近端除外）。因此，每个成人的长管状骨有 3 个部分：干（骨干）和两个末端（干骺端）。近侧的干骺端标为 1，骨干为 2，远侧的干骺端为 3（图 1.4-3）。

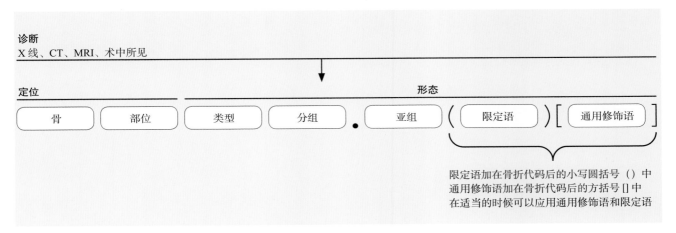

图 1.4-2　基于 Müller 分类的 AO/OTA 骨折和脱位分类系统的字母数字结构。

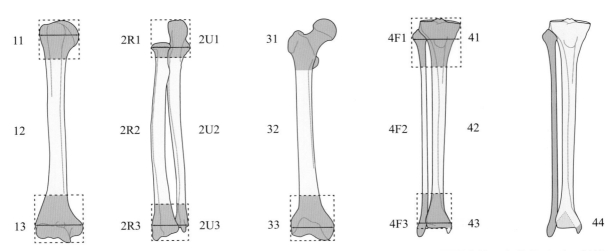

图 1.4-3　骨折由两个数字来解剖定位：一个表示骨，一个表示骨的节段。胫骨是个例外，踝代表第 4 个节段（44）。长骨的近端和远端定义是以干骺端最宽部分的长度为边长在干骺端画正方形，该正方形区域内就是骨的末端（31 除外）。

2.3 骨折形态的描述：类型、组、亚组、限定语和修饰语

骨折的形态特点是用精确的定义来描述，从而使医生能够确定骨折的类型、组和亚组。

2.3.1 骨折类型

描述骨干和干骺端（末端）的骨折类型是有区别的（表 1.4-1）。骨折可以是简单的，只有一条骨折线两个骨折块，或者有额外的骨折线，从而导致多个骨折块（三块或更多）。

骨干骨折类型：

· 简单骨折——A 型，累及整个骨周长的单一骨折。

· 楔形骨折——B 型，有一块或多块的中间骨块。复位后骨折远近端主骨折块间有皮质接触。

· 粉碎骨折——C 型，有一块或多块的中间骨块。复位后骨折远近端和主骨折块间没有皮质接触。

表 1.4-1　成人长管状骨骨折类型的定义（例外情况见表 1.4-2）

节　段	类型		
	A	B	C
1 近端	关节外	部分关节内	完全关节内
2 骨干	简单	楔形	粉碎
3 远端	关节外	部分关节内	完全关节内

末端（干骺端）骨折类型：

- 关节外骨折——A 型，骨折没有累及关节面。
- 部分关节内骨折——B 型，骨折累及一部分关节面，剩余的关节面仍与干骺端、骨干相连。
- 完全关节内骨折——C 型，骨折累及整个关节面，关节面与骨干不相连。

对于肱骨近端、股骨近端和踝关节骨折，有特殊的命名定义。肱骨近端骨折应用"处"描述骨折线。单处骨折表示有一条骨折线（A 型），双处骨折表示两条骨折线（B 型），C 型表示关节内骨折。股骨近端定义为小转子下缘横线上方的股骨部分，分为转子间骨折（A 型）、股骨颈和股骨头下骨折（B 型）、关节内骨折（C 型）。踝关节骨折根据外踝骨折线相对于下胫腓联合的位置来定义。骨折线位于下胫腓联合水平以下为 A 型，骨折线位于下胫腓联合水平为 B 型，骨折线位于下胫腓联合水平以上为 C 型（表 1.4-2）。

表 1.4-2　骨折分类系统中的例外情况

骨与节段	类型		
	A	**B**	**C**
11- 肱骨近端	**关节外，单处，2 部分** 结节，干骺端嵌插或非嵌插	**关节外，双处，3 部分** 伴或不伴干骺端嵌插，或盂肱关节脱位	**关节内或 4 部分骨折** 移位，嵌插或脱位
31- 股骨近端	**关节外转子区骨折** 经大转子的简单或粉碎骨折或转子间骨折	**关节外股骨颈骨折** 头下或经颈骨折	**关节内股骨头骨折** 劈裂凹陷（可累及股骨颈）
44- 胫骨，踝	**下胫腓联合下** 伴或不伴内侧损伤	**下胫腓联合水平，腓骨骨折** 伴或不伴内侧或后侧损伤	**下胫腓联合上，腓骨骨折** 伴或不伴内侧或后侧损伤

2.3.2 组和亚组

不管骨折部位在哪个节段，只要被分为 A、B、C 3 种类型之一，就可以进一步分组。

对于骨干骨折，简单骨折可以分为 3 组：A1 螺旋形，A2 斜行（骨折线与骨长轴成角 ≥ 30°），A3 横行（骨折线与骨长轴成角 <30°）。楔形骨折可以分为 2 组：B2 完整楔形骨折，只有一个楔形骨块。B3 碎块楔形骨折，有多于 1 个楔形骨块。粉碎骨折（以前命名为复杂骨折）分为 2 组：完整多节段骨折 C2 型，碎多节段骨折 C3 型（表 1.4-3，参阅本章 "5 修订过程"）。因为更专业的需要，这些分组又进一步被分成 3 个亚组，且每一亚组都是基于骨折部位或形态。在错综复杂的亚组分组中，可以应用限定语来描述。骨折分类限定语的应用可以有助于指导治疗，或在特殊骨折中预测治疗的结果。

对于末端（干骺端）骨折，干骺端关节外骨折类型分组为：A1 撕脱骨折，A2 简单骨折，A3 粉

表 1.4-3　骨干骨折的分组

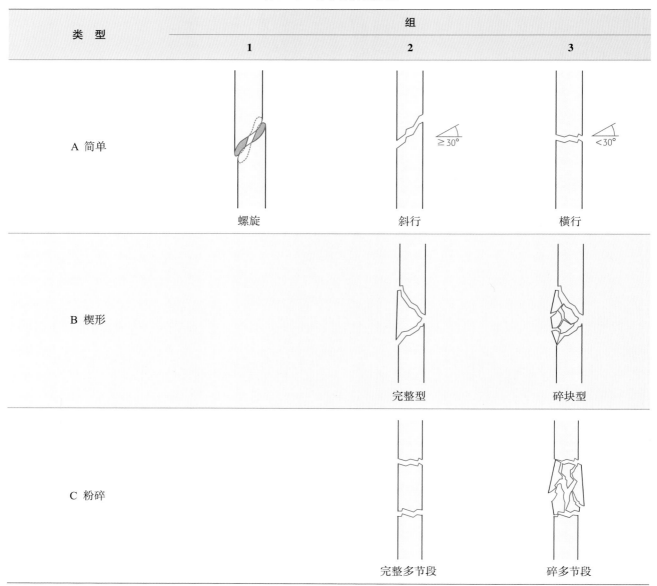

类　型	组		
	1	**2**	**3**
A 简单	螺旋	斜行 ≥30°	横行 <30°
B 楔形		完整型	碎块型
C 粉碎		完整多节段	碎多节段

碎骨折。部分关节内骨折分为：B1 简单骨折，B2 根据受累的骨折部位而不同，B3 碎块骨折。完全关节内骨折分为：C1 简单关节内、简单干骺端骨折，C2 简单关节内、粉碎干骺端骨折，C3 粉碎关节内、粉碎干骺端骨折（表 1.4-4）。对于更多信息和进一步的分类，可查看发表于 *Journal of Orthopaedic Trauma* 增刊上的《骨折和脱位分类》（2018 版）[14]。

当识别骨折分类所需要的信息时，医生就必须

先学会确定骨折的发生机制、严重程度和预后，并且了解治疗中可能出现的问题。一旦骨折可以描述，那么它就可以被转换成字母数字编码形式。这种编码形式对计算机数据检索有极大的帮助，对熟悉此编码的医生来说也是一种交流方式。然而，对于初次使用此编码描述骨折并且希望做出精确诊断的医生来说，与同事们用此方式每日进行交流是非常有必要的。

表 1.4-4　末端骨折的分组

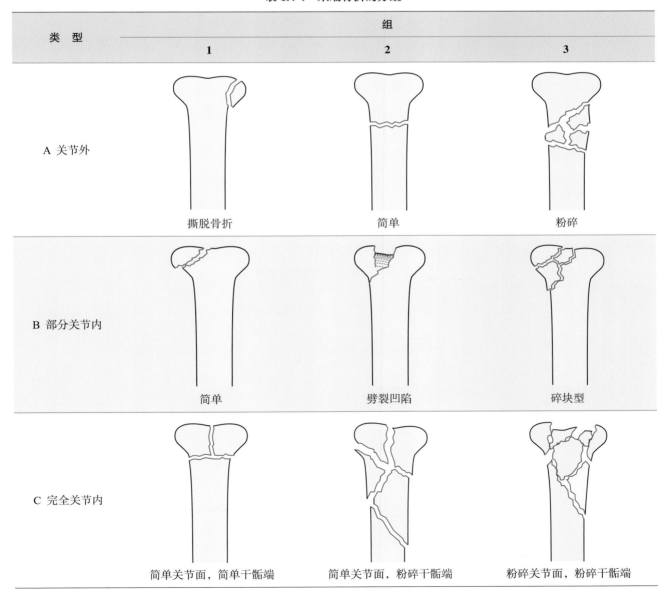

类　型	组		
	1	2	3
A 关节外	撕脱骨折	简单	粉碎
B 部分关节内	简单	劈裂凹陷	碎块型
C 完全关节内	简单关节面，简单干骺端	简单关节面，粉碎干骺端	粉碎关节面，粉碎干骺端

3 分类过程的定义

骨折分类过程很简单，只有当临床医生获得所有的骨折信息后才能做出最终的分类。下面列出的是诊断和分类中的关键步骤：

第一步：通过病史和体格检查确定受伤机制、软组织状态和临床情况。

第二步：骨折可视化：

· 影像诊断：需要拍两个成 90° 角的 X 线片。对于一些简单骨折，这就足够了，但是可能会漏掉隐匿性骨折，且不能准确确定骨折碎块。CT 扫描可增加对复杂骨折的理解；很少需要 MRI 检查。在这个过程中的任何阶段，都可能需要做出诊断和治疗方案的选择。然而，直到治疗结束，可能都没有足够的信息来确定骨折分类。

· 在闭合复位术中透视或切开复位中对骨折部位的直视下观察是骨折分类的最终确定方式。

3.1 逐步对骨折进行分类

首先明显的问题是"哪块骨？"然后是"哪个骨折部位？"为了将骨折的节段进行划分就必须确定骨折的中心。对于简单骨折来说，斜行骨折和螺旋形骨折线的中点就很明显是骨折的中心。对于横行骨折就更明显了。楔形骨折的中心在楔形骨折块的最宽部分，或者复位后所有碎骨折块的中心。对于粉碎骨折，将所有碎骨折块的范围确定并且复位后才能确定骨折中心，这样的话可能迫使医生在治疗后对骨折进行分类，实际上有针对粉碎骨折的已被普遍接受的指南来指导治疗决策。有移位的关节内骨折可以分类到末端骨折类型中，而不必注意其骨干的骨折类型，因为关节内骨折对治疗和预后来说是最重要的。通常采取一种非此即彼的二选一方法来决定骨折的类型、组和亚组。对于大多数问题中的两种或三种可能性，往往只有一个答案。

3.1.1 骨干骨折

对于长管状骨的骨干骨折（表 1.4-5），第一个问题决定骨折类型，是简单 A 型、楔形 B 型，还是粉碎 C 型？第二个问题决定骨折的分组。第三个问题决定骨折的亚组。在 2018 版骨折和脱位分类系统中，这些步骤简化为骨折形态的描述。

表 1.4-5　确定骨干骨折的步骤

步　骤	问　题	回　答
1	哪块骨	具体的骨
2	骨折部位在骨的中间还是两端	中间——骨干骨折（2）
3	骨折类型	简单（A） 楔形（B） 粉碎（C）
4a	组：如果是简单（A），骨折分组	螺旋（1） 斜行（2） 横行（3）
4b	组：如果是楔形（B），骨折分组	完整（2） 碎块（3）
4c	组：如果是多段的（C），骨折分组	完整（2） 碎块（3）
5	增加限定语／通用修饰语	

3.1.2 末端（干骺端）骨折

在被定义为末端（干骺端）骨折中（表 1.4-6），首先要明确关节面是否受累，然后决定骨折是关节外骨折（A 型）还是关节内骨折。如果是关节内骨折，第二个问题就必须明确是否整个关节面与骨干分离（完全关节内骨折为 C 型，部分关节内骨折为 B 型）。下一个问题就是确定分组。对于部分关节内骨折，主要骨折线的平面和骨折块的多少决定了骨折分组。完全关节内骨折的分组和亚组取决于关节面和干骺端骨块的多少（一条骨折线 = 简单；超过一条 = 粉碎性）。最后的问题是干骺端骨折情况（简单还是粉碎性）（图 1.4-4，视频 1.4-1）。

上面的概述描述了 AO/OTA 骨折和脱位分类的标准使用方法。但是，没有一种分类方法能涵盖所有的骨折，对这个分类系统而言就有一些例外

（表 1.4-2）。这主要取决于解剖部位的不同，如肩部（11）和髋部（31）骨折，或者已广泛应用的骨折分类，如踝关节骨折（44）（图 1.4-2）。

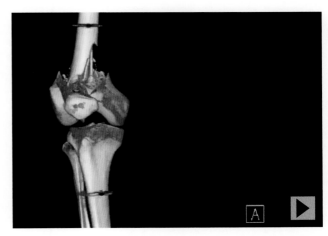

视频 1.4-1　股骨远端骨折的 3D CT 影像，显示干骺端和关节内骨折线，为 33C3 型。

表 1.4-6　确定末端骨折的步骤

步 骤	问 题	回 答
1	哪块骨	具体的骨
2	骨折部位是近端还是远端	近端（1） 远端（3）
3	类型：骨折是否累及关节面	否——关节外骨折（A），到步骤 5 是——关节内骨折（B 或 C），到步骤 4
4a	类型：如果是关节内骨折，是部分型（部分关节面与干骺端相连）	是（B），到步骤 6
4b	类型：如果是关节内骨折，是完全型（没有关节面与干骺端相连）	是（C），到步骤 7
5	组：如果是关节外（A），骨折分组	撕脱（1） 简单（2） 粉碎（3）
6	组：如果是部分关节内（B），骨折分组	简单（1） 劈裂凹陷（2） 碎块（3）
7	组：如果是完全关节内（C），骨折分组	简单（1） 粉碎（2）
8	亚组：如果是完全关节内（C），取决于关节面和干骺端骨折类型	简单关节面－简单干骺端（1） 简单关节面－粉碎干骺端（2） 粉碎关节面－粉碎干骺端（3）
9	添加限定语／通用修饰语	

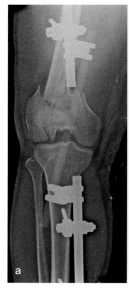
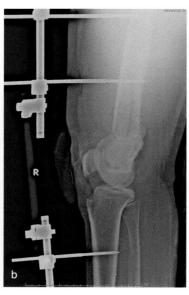

图 1.4-4　一个骨折的 AO/OTA 骨折与脱位分类。股骨 (3) 骨折位于远端 (3)。骨折为完全关节内，为 C 型。分组为关节粉碎、干骺端粉碎 (3)。亚组为干骺端骨干粉碎 (3)，进一步确定干骺端骨折的复杂性质。最终分类为股骨远端完全骨折，关节内粉碎骨折延伸到干骺端骨干粉碎骨折 (33C3.3)。

4　骨折分类的有效性

骨折分类必须可靠、准确、有效。可靠性用来评估不同医生对于相同的骨折应用分类系统的结果符合程度。

分类者之间的可靠性取决于：
· 分类时机。
· 分类人员的类型和训练：外科专家，医疗受训人员，研究助理，或放射专家。
· 记录工具的使用：影像片上的标尺，测量尺，或者特定的分类软件[16]。
· 系统和标准的分类编码方法。
· 分类方法：单一分类或两个或多个观察者的一致分类。

准确性用来评估骨折分类与骨折的真实状态（金标准）的一致程度。有效性意味着分类系统包含所有可能的骨折类型。在一个分类系统被应用于临床之前，确定这些参数被称为分类的有效性[5, 6, 18-20]。一个分类系统一旦被证明为有效的，那么其作为结果研究是可靠的。没有多少分类系统经过验证，用来预测效果的分类系统就更少了。

5　修订过程

自从美国骨创伤协会 (OTA) 和 AO 基金会在 1996 年发表了骨折分类系统，开始了 10 年的审查过程[12]。第一次修订在 2007 年完成[13]。第二次修订于 2014 年开始，2018 年发表[14]。这次最新修订的目的是：
· 根据常见用法和使用频率，更新和简化编码。
· 根据文献添加新的分类或修改之前的定义。
· 解决现有命名术语的争议。

修订的重点是维持原通用骨折分类 (CCF) 的基本原则和命名定义[6]。

2018 版本重要的改变有：
· 术语"复杂"和"粉碎"在应用中产生混乱。在本版本中，术语"粉碎"代替"复杂"，以便更准确地描述骨折类型。粉碎骨折不再用来描述楔形和复杂骨折（骨干骨折的 B 型和 C 型）。骨干骨折分为简单、楔形和粉碎骨折 3 种类型。之前用来描述 B 型和 C 型的粉碎亚组被替换为碎块。
· 骨干骨折分为 3 部分是最佳的。
· 在前两个版本中，许多的限定语和亚限定语从骨到骨折都是重复的。在一项对使用者的调查中，这些限定语并没有被常规使用。为了简化应用，常用的修饰语在通用修饰语列表中列出。特殊骨折的特定限定语被保留。
· 胫骨近端骨折分类按照 Mauricio Kfuri 和 Joseph Schatzker 所建议的进行了修改，将关节内骨折定义成多个象限，在 B 型和 C 型胫骨近端骨折类型中作为限制语能更好地定位和描述关节面骨块或移位[21-23]。
· 为了方便编码中的数据输入和减少错误率，连字符被删除。

- 为了方便临床医生对肱骨近端骨折中术语单处骨折和双处骨折的理解，在编码描述中加入了 Neer 分型。
- 为了更好地描述股骨近端骨折的稳定性和移位程度，对分类命名术语重新进行了定义和修改。
- 根据 CCF 的原则，增添了腓骨骨折的编码，而腓骨骨折与踝关节骨折不再相关。
- 对复杂损伤分类编码是很困难的，如肘关节恐怖三联征和经鹰嘴肘关节骨折脱位。这是因为前臂尺、桡骨通用一个编码。这也使得对于尺骨和桡骨应用骨折分类原则是困难的。委员会决定将尺、桡骨分开，单独编码。结合使用通用修饰语，对肘关节复杂损伤的分类将更加一致和准确。这也更符合对每块骨单独编码的 ICD-10 系统。

该版本必须遵守 CCF 和之前两个版本的原则和命名定义，这也得到了 AO/OTA 国际骨折和脱位分类委员会的认可。该委员会也意识到会改变一些编码。2018 版本是 2007 版本的精简版，提供了一个更简洁、更贴近临床的版本。使用者会发现该版本能更好地满足临床资料归档、教学和科研。我们希望能够整合其他标准的分类到该分类系统中，这对骨科的其他亚专业很有价值。

6 结论

骨折分类对临床决策和骨折管理的研究具有重要意义。而 Müller 通用骨折分类系统为我们提供了依据。关键是有一套明确的命名法和定义的逻辑构架，这使临床医生和研究人员之间能够准确和一致地交流。

7 分类命名术语

分类是基于已定义的术语的理解和应用。研究表明，任何分类系统的准确应用都依赖于命名术语的应用。下面所列为与骨折分类相关的名词术语，可以帮助读者理解本章的相关内容。

骨折分类过程：外科医生将骨折进行分类的方法。这样的过程可理解为诊断测试。

骨折分类系统：是一套骨折的归类系统，其结构决定了骨折的诊断。

碎块骨折：该术语用来描述楔形骨折或粉碎骨折中的骨折块。

嵌插骨折：骨折断端相互嵌入好像一个整体，需要依靠临床和影像学进行诊断。

粉碎骨折：骨折线多于一条，有三块或更多的骨折块。复位后骨折远近端不接触。该术语被用来描述一个骨折类型。

碎块压缩骨折：关节内骨折，部分关节面压缩，并且有超过 3 块关节面骨块。

单纯压缩骨折：在关节内骨折中，只有一处关节面压缩且没有劈裂。压缩部位可能位于中央，也可能位于外周。

劈裂骨折：在关节内骨折中有一纵向的干骺端和关节劈裂，同时不伴有其他骨软骨损伤。

参考文献

1. **Rockwood CA, Green DP, Bucholz RW, et al.** *Rockwood and Green's Fractures in Adults*. 4th ed. Philadelphia New York: Lippincott-Raven; 1996.
2. **Browner BD, Jupiter JB, Levine AM, et al.** *Skeletal Trauma—Fractures, Dislocations, Ligamentous Injuries*. 2nd ed. Philadelphia London Toronto Montreal Sydney Tokyo: WB. Saunders; 1998.
3. **Bernstein J, Monaghan BA, Silber JS, et al.** Taxonomy and treatment—a classification of fracture classifications. *J Bone Joint Surg Br*. 1997 Sep;79(5):706–707.
4. **Colton CL.** Telling the bones. *J Bone Joint Surg Br*. 1991;73(3):362–364.

5. **Colton CL.** Fracture classification—A response to Bernstein et al. *J Bone Joint Surg Br.* 1997 Sep;79 (5):708–709.

6. **Müller ME, Nazarian S, Koch P, et al.** *The Comprehensive Classification of Fractures of Long Bones.* 1st ed. Berlin, Heidelberg, New York: Springer-Verlag; 1990.

7. **Müller ME, Nazarian S, Koch P.** *Classification AO des fractures. Tome I. Les os longs.* 1st ed. Berlin: Springer-Verlag; 1987. French

8. **Tile M.** *Fractures of the Pelvis and Acetabulum.* 3rd ed. Philadelphia: Williams & Wilkins; 2003.

9. **Magerl F, Aebi M, Gertzbein SD, et al.** A comprehensive classification of thoracic and lumbar injuries. *Eur Spine J.* 1994;3(4):184–201.

10. **Petracic B, Siebert H.** AO Classification of fractures of the hand bones. *Handchir Mikrochir Plast Chir.* 1998;30(1):40–44.

11. **Zwipp H, Baumgart F, Cronier P, et al.** Integral classification of injuries (ICI) to the bones, joints, and ligaments—application to injuries of the foot. *Injury.* 2004 Sep;35(Suppl 2):SB3–9.

12. **Orthopaedic Trauma Association Committee for Coding and Classification.** Fracture and dislocation compendium. *J Orthop Trauma.* 1996;10 (Suppl 1):V–IX, 1–154.

13. **Orthopaedic Trauma Association Committee for Coding and Classification.** Fracture and dislocation compendium. *J Orthop Trauma.* 2007;21(Suppl):1–163.

14. **Meinberg E, Agel J, Roberts C, et al.** Fracture and Dislocation Classification Compendium—2018. *J Orthopaed Trauma.* 2018 Jan;32(Suppl 1)

15. **Audigé L, Bhandari M, Kellam J.** How reliable are reliability studies of fracture classifications? A systematic review of their methodologies. *Acta Orthop Scand.* 2004;75(2):184–194.

16. **Slongo T, Audigé L, Schlickewei W, et al.** Development and validation of the AO pediatric comprehensive classification of long-bone fractures by the Pediatric Expert Group of the AO Foundation in collaboration with AO Clinical Investigation and Documentation and the International Association for Pediatric Traumatology. *J Paediatr Orthop.* 2006;26(1):43–49.

17. **Schneidmüller D, Röder C, Kraus R, et al.** Development and validation of a paediatric long-bone fracture classification. A prospective multicentre study in 13 *European paediatric trauma centres. BMC Musculoskelet Disord.* 2011 May 6;12:89.

18. **Garbuz DS, Masri BA, Esdaile J, et al.** Classification systems in orthopaedics. *J Am Acad Orthop Surg.* 2002;10(4):290–297.

19. **Burstein AH.** Fracture classification systems: do they work and are they useful? *J Bone Joint Surg Am.* 1993;75(12):1743–1744.

20. **Meling T, Harboe K, Enoksen C et al.** How reliable and accurate is the AO/OTA comprehensive classification system for adult long bone fractures? *J Trauma Acute Care.* 2012 Jul;73:224–231.

21. **Luo CF, Sun H, Zhang B, et al.** Three-column fixation for complex tibial plateau fractures. *J Orthop Trauma.* 2010 Nov;24(11):683–692.

22. **Parsons BO, Klepps SJ, Miller S, et al.** Reliability and reproducibility of radiographs of greater tuberosity displacement. A cadaveric study. *J Bone Joint Surg Am.* 2005;87:58–65.

23. **Crist BD, Martin SL, Stannard JP.** Tibial plateau fractures. In: Stannard JP, Schmidt AH, eds. *Surgical Treatment of Orthopaedic Trauma 2nd ed.* New York: Thieme; 2016:913–945.

致谢 · 我们在此感谢 Laurent Audigé 在《骨折治疗的 AO 原则》第 2 版中所做的贡献，也特别感谢 AO/OTA 国际通用骨折和脱位分类委员会（Eric Meinberg，Julie Agel，James Kellam，Craig Roberts，Matthew Karam）在更新分类系统中所做的贡献。

东靖明 译

第 **5** 章 | 软组织损伤：病理生理、评估和分类

Soft-tissue injury: pathophysiology, evaluation, and classification

1 引言

骨的愈合与多种生物学因素相关，其中最为重要的是骨折周围软组织的状态。Girdle stone 将骨骼比作植物，而它的根是包埋于软组织当中。这一比喻十分形象，创伤骨科医生应牢记。

骨折的有效治疗有赖于良好的软组织处理。

导致骨折的能量会同时造成附近软组织的损伤，从而在骨折周围形成一个"损伤区"。本章从软组织损伤的评估、分型和病理生理改变入手，为创伤患者的治疗奠定基础。

多发伤常常导致开放性骨折和伴有严重软组织损伤的闭合性骨折。拯救生命永远都是第一位的，因此医生必须同时考虑局部损伤以及患者的全身情况。评估骨折的同时也要确定软组织损伤的程度，这是治疗的关键因素。医生除了需要熟悉软组织损伤的病理生理改变以外，还要了解不同治疗手段的应用时机、风险及其优势。

掌握各种骨折治疗方法十分重要，而最新的伤口护理策略以及伤口愈合的生理知识同样重要，可辅助创伤骨科医生做出正确的治疗策略。

2 病理生理学和生物力学

损伤后伤口的情况取决于多种因素，包括：

- 损伤类型和接触面积（钝性伤、穿透伤、挤压伤、枪击伤等）。
- 受力大小。
- 受力方向。
- 躯体受伤面积。
- 伤口污染程度。
- 患者的全身情况。

这些因素的组合会导致不同类型的伤口（表1.5-1）。这些伤口不仅外观上看起来不同，在治疗和预后方面也不尽相同[1]。所有的损伤都会引起出血和组织破坏，进而激活体液和细胞机制来止血和抵抗感染。创伤发生后，序贯性愈合过程立即启

表 1.5-1 伤口类型

作用力类型	损伤类型
锐性，尖刺	刺伤，切割伤
钝性	挫伤，打击伤
牵拉，扭转	撕裂伤
剪切力	脱套伤，皮肤缺损，撕脱伤，擦伤
混合外力	冲击伤，撞击伤，咬伤，枪伤
碾压	创伤性截肢，破裂，挤压伤
热损伤	烧伤

动，并可分为以下 3 期：

- 渗出或炎症期。
- 增生期。
- 修复期。

3 愈合过程中的病理生理反应

生长因子等生物活性蛋白对于组织的愈合至关重要，它们在血小板激活的同时被释放出来，例如血小板源性生长因子（PDGF）、转化生长因子（TGF）、血管内皮生长因子（VEGF）、胰岛素样生长因子（IGF）、表皮生长因子（EGF）。细胞外基质（ECM）不仅能促进细胞的生长和分化，也能激活修复系统并释放生长因子，然后又反过来受到诸如 TGF-β 等生长因子的调控[2]。这些生物活性蛋白均是组织增殖因子，是组织愈合的关键，包括细胞趋化、增生、分化、碎片清除、血管再生以及 ECM 的形成。有研究分析了血浆制品生物材料对软组织和骨愈合的影响，结果显示，软组织修复情况似乎得到了改善，感染率有所降低，但骨愈合是否得以改善尚缺乏确定性的证据[3]。

3.1 炎症期

炎症期内，白细胞和受损的微血管内皮之间的相互作用增加。创伤导致的内皮下胶原暴露使血小板集聚，进而释放血清素、肾上腺素和血栓素 -A，引起血管收缩并生成 PDGF 和 TGF-β 等细胞因子。这些细胞因子对巨噬细胞、多形核中性粒细胞、淋巴细胞和成纤维细胞具有强烈的趋化和促有丝分裂效应。血管收缩和血小板聚集有利于血凝块形成，这是出凝血过程中的重要一步。但这会导致损伤部位灌注不足，引起损伤部位缺氧和酸中毒。最早从微血管向损伤组织移动的细胞为多形核中性粒细胞（PMN）和巨噬细胞。多形核中性粒细胞迅速动员并产生极为强烈的初始反应，而巨噬细胞的主要功能则是清除坏死组织和微生物（吞噬作用和

分泌蛋白酶），以及生成和分泌细胞因子（PDGF：促分裂和趋化作用；TNF-α：促炎和血管生成作用；β-FGF、EGF、PDGF 和 TGF-β：促分裂作用[4]）。

巨噬细胞可以激活细胞因子介导的免疫细胞激活，抑制和破坏细菌，并清除损伤组织内的细胞碎片。然而巨噬细胞的吞噬能力是有限的，如果坏死组织过多则会超过巨噬细胞的吞噬能力，会导致单核吞噬细胞的抗菌活性下降。由于吞噬活性有赖于过氧化物的生成且氧耗量高，缺氧和无血供区域发生感染和形成细菌生物膜的风险就尤其显著。因此，坏死组织需彻底外科清创的病理生理学理论基础就在于这样做有利于巨噬细胞的吞噬作用。

包括激肽释放酶在内的趋化性物质通过释放纳米肽、缓激肽能够增加血管的通透性和渗出，它们均属于 α2 球蛋白片段。源于组织碎片的前列腺素通过刺激肥大细胞释放组胺可引起局部充血，这是伤口愈合过程的必要步骤。此外，膜磷脂氧化释放的高活性氧和羟自由基会导致细胞膜进一步不稳定。这些作用的结果就是毛细血管内皮通透性受损，加剧了损伤区域的缺氧和酸中毒程度。渗出的粒细胞和巨噬细胞具有抗感染及吞噬细胞碎屑与细菌（生理性伤口清创）的能力，在创伤组织的炎症反应中发挥着关键的作用，因而对后续的修复过程有决定性的影响。

3.2 增生和修复期

当跟随内皮细胞的成纤维细胞转移到受伤区域并开始增殖时，增生期就开始了。这个过程由促分裂生长因子刺激发生。这些细胞的表面有一系列生长因子受体，通过旁分泌和内分泌机制释放多种细胞因子，并合成细胞外基质结构蛋白，比如胶原。纤维连接蛋白——由水解酶作用于成纤维细胞表面脱离的蛋白质——能促进 I 型胶原结合至 α1 链。这是修复细胞逐步增生的重要前提条件。

与修复同期进行的是增生的血管内皮细胞同步形成内生毛细血管，这也是肉芽组织的典型特征。

修复期末，含水量减少，早期形成的胶原被 III 型交联胶原替代，随后出现纤维化和瘢痕形成。瘢痕形成过程中生长因子的作用尚不明确，但 TGF-β 似乎发挥重要作用[5]。

4 闭合性软组织损伤的诊断和治疗

4.1 诊断和评估过程中存在的问题

没有可见伤口会让临床医生低估闭合性损伤的严重程度。无法明确损伤的程度和组织的缺血范围使得诊断和治疗方案的确定非常困难[6]。很多现代影像学技术能对闭合性软组织损伤做出定性评估，但缺乏对临床有指导意义的定量标准。目前没有诊断标准能够在术前明确判断损伤组织的可修复性（有活力）和不可逆（已坏死或正在坏死）。因此，在选择治疗方法和预测预后时，临床经验和良好的判断仍是关键。现在已有研究正在开发能够减小创伤后微血管功能障碍并恢复受损微循环的药物[7]。

4.2 继发性损伤

创伤后免疫应答使白细胞和内皮细胞的相互作用急剧提升，进而导致内皮完整性丧失，微血管通透性增加（图 1.5-1）。这会导致血浆经内皮外渗，出现间质水肿[8]。邻近区域的微血管血供因水肿而减少，可能导致未受创伤直接损伤的边缘区域的骨骼肌或皮肤出现继发性坏死。

4.3 软组织损伤的全身反应

严重的软组织损伤除了导致局部微血管和细胞损害以外，还可以通过促炎细胞因子（TNF-α、IL-1、IL-6、IL-10）的释放引发显著的全身炎症反应。全身反应会对多个器官的血管内皮造成影响，导致多形核中性粒细胞黏附、迁移和激活，毛细血管通透性增加，间质水肿和炎性反应。全身炎症反

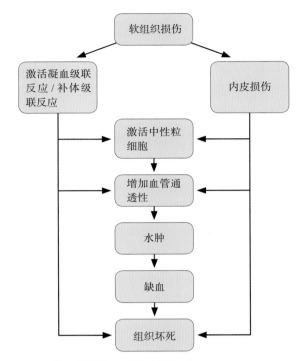

图 1.5-1 软组织损伤：病理生理评估。

应综合征（SIRS）可对多种器官造成伤害，导致多器官功能障碍综合征（MODS）。这种损害不仅影响各种器官，如肺（ARDS）、肝、胃肠道、肾、心肌和中枢神经系统，还将影响整个免疫系统；败血症仍然是此类患者最常见的死因。因此，软组织创伤后损伤组织内部的病理生理改变是一个恶性循环的产物。

4.4 软组织损伤的评估

4.4.1 病史

为了确定合适的治疗手段和时机，医生需要了解损伤发生的时间、地点和原因。举例来说，长时间卡在汽车内有发生筋膜室综合征的可能性，而谷仓内发生的损伤则有较大风险出现感染。枪伤的严重程度与子弹速度和随之产生的空腔大小相关，空腔内会产生一个明显的不可忽视的潜行损伤。

了解引发损伤的力或能量的大小和方向是非常重要的，这将决定损伤的严重程度和治疗的必要步骤。力量越大，损伤和后遗症就越严重。

4.4.2 全身检查

皮肤和肌肉的评估

闭合性骨折时的软组织损伤不如开放性骨折那么明显，但其重要性仍不言而喻。闭合性损伤的评估远比开放性损伤困难，且其严重程度易被低估。简单的皮擦伤就代表皮肤的生理屏障受到损伤，进而可能发生深部感染。

"闭合性皮肤脱套伤"可在遭受剪切力时发生，此时皮肤与下方筋膜层分离，但皮肤的外观没有任何破坏。产生的空腔可由浆液或血肿填充，而真皮的血供和神经支配都遭到破坏，会使丧失感觉的皮肤区域表现出"光滑的"触感，这是闭合性脱套伤的体征。治疗手段包括积液的急诊引流和加压包扎，某些情况下还应留置原位引流并逐步拔出。治疗的目的是让分离的两层重新接触，起到原位植皮的作用。受累皮肤区域必须积极观察以确保没有坏死发生。假如脱套伤伴有皮肤损伤，则被称为"开放性脱套伤"，其治疗大体相同，但如果还同时伴有骨折，那么该损伤应被视为开放性骨折。

研究显示，皮内积液有受到污染的风险，可能成为深部感染的感染源（骨盆和髋臼骨折时的 Morel-Lavallée 损伤就是个例子）[9, 10]。

当肢体发生显著的急性肿胀时，表皮层在相应的剪切力作用下会形成"骨折水疱"。骨折水疱是无菌性的，最好的治疗措施是单纯抗水肿治疗。但骨折血疱就严重多了，因为这提示深部组织有明显的破坏，愈合可能延迟（图 1.5-2）。

开放性骨折时（参阅第 4 篇第 2 章），在急诊室对伤口彻底冲洗后应使用潮湿的无菌敷料进行伤口覆盖，在进入手术室之前不应移除此无菌纱布。只有在手术室无菌条件下才能够对软组织损伤的程度充分评估。一些作者建议对损伤区域拍照以利于团队制订手术计划。报道显示，反复暴露伤口会明显地增加感染的发生率。手术室的无菌条件和极佳的光线有助于进行进一步的评估，还可能影响最终的分类和预后。伤口污染的程度十分重要，对损伤

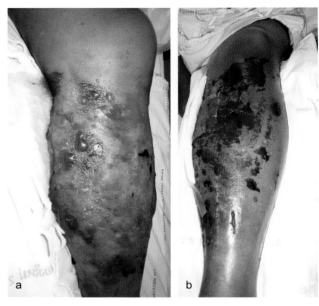

图 1.5-2 胫骨近端骨折伴严重的软组织损伤。骨折水疱在第 2 天（a）和第 14 天（b）的进展情况。

的进程和结果都会产生影响。异物和泥土颗粒的存在是污染程度的重要信息，有助于医生对损伤进行分级。高速枪伤、爆炸伤和农场损伤都被认为会合并严重的污染。

外科清创也是一种诊断性操作，清创过程中会检查皮肤边缘、皮下脂肪、肌肉和筋膜组织的活力和渗血情况。软组织损伤的确定性评估需要由经验丰富的外科医生完成，因为评估结果决定了治疗方案、手术入路和骨折固定的内植物选择[11]。

血管情况的评估

确定所有受伤肢体的血供情况是必需的。必须检查周围动脉搏动、皮温以及毛细血管充盈情况，并与未受伤侧进行对比。血管的情况必须在病历中进行记录。尽管动脉搏动未触及高度提示潜在的血管损伤，但可触及的动脉搏动或良好的毛细血管充盈并不能确保血供是完整的。对损伤和未损伤肢体进行多普勒检查有助于筛查血管损伤，踝肱指数（ABI）同样有效[12]。对怀疑，或者病史、查体或骨折的影像学类型提示有血管损伤的情况，必须迅

速征求血管外科医生的意见。治疗方案包括在血管影像室行急诊血管造影、急诊室床上即刻行血管造影，或直接显露损伤血管。选择哪种方法需根据医院的设施、时机和治疗计划来决定。

神经状态的评估

多发伤患者神志不清时很难进行神经情况的评估。但有明显的神经损伤时，反射和对强烈疼痛刺激的反应情况能够提供一些重要提示。这些查体必须反复进行几次，因为对于严重损伤的肢体来说，确认主要神经是否受损是选择保肢或截肢的决定性因素。

骨折的评估

骨折的影像学检查能够提供软组织损伤的一些重要的间接信息，能显示异物、泥土、软组织密度以及骨折部位周围和（或）其远端滞留的空气。骨折的类型能够反映出骨的受力情况，同时提示相同的力量可能作用于软组织上。

清创时，应谨慎处理骨折碎片，认真检查其与软组织及血供之间的关系，再结合 X 线所提供的信息，对损伤做出正确的评估。

4.5 筋膜室综合征

筋膜室综合征是指闭合性筋膜室或骨筋膜室内压力升高导致局部组织缺血。筋膜室综合征能够引发神经、血管功能障碍，造成肌肉坏死和功能丧失、感染，甚至需要截肢[13, 14]。

筋膜室综合征最常见于小腿，但前臂、臀部、大腿、手和足部也可发生。创伤或手术后最初几天内的任何时候都可能发生。

4.5.1 病理生理学

闭合性骨折伴软组织损伤时，不可低估出现筋膜室综合征的风险。当肌肉内容量增加并且密闭的

骨筋膜间隙内压力升高至超过微血管灌注压水平时[15]，就会触发筋膜室综合征。其可由外源性压力（如限制性石膏管型）引起，也可因筋膜室内容量增加导致的内源性压力所致，后者可继发于多种情况，如出血、血管周围注射或因为长时间缺血或再灌注导致毛细血管通透性异常所引起的水肿（图1.5-3）。如果组织内压力增高引起的微循环损害持续存在，就会因缺氧而发生严重且不可逆的神经血管功能障碍，进而导致肌肉坏死和轴索断裂。

最初认为，发生筋膜室综合征的阈值是肌肉内压力持续大于 30 mmHg。但现在意识到，舒张压（DBP）和肌肉内压力（IMP）的差值才是关键因素，这将决定平均肌肉灌注压的大小（MPP/DeltaP），比如说：78（DBP）−51（IMP）=27（MPP/DeltaP）。

$$DBP-IMP=MPP/DeltaP$$

肌肉灌注压低于 30 mmHg 就会发生缺氧和细胞无氧代谢。值得注意的是，血压和灌注压之间有直接关联。因此，伴有低血压和缺氧的多发伤患者易于发生筋膜室综合征。伴有周围组织缺血和再灌注的血管损伤、高能量创伤、严重的软组织挤压伤以及胫骨的复杂骨折具有发生筋膜室综合征的较高风险[11]。任何治疗手段都必须通过皮肤筋膜切开

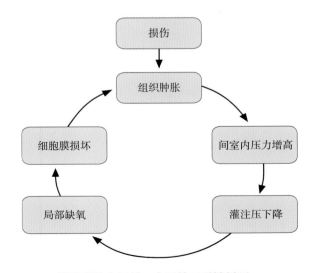

图 1.5-3　筋膜室综合征是一个恶性正反馈循环。

术达到筋膜室即刻减压、毛细血管床进行再灌注的目的。

急性筋膜室综合征通常具有进行性的特征，需要紧急处理以避免不可逆的肌肉和组织损害。此时可利用与膜通透性和平衡相关的 Laplace 定律进行治疗。

4.5.2 筋膜室综合征的临床表现

筋膜室是一个四周被骨或深筋膜所包围的解剖间隙，内部包含一块或多块肌肉。此外，外周的肌膜、皮肤或环形敷料都能造成类似的边界狭小的空间。一旦肌肉组织水肿，这些相对缺乏延展性的间室边界将导致间室内的压力升高。

意识清醒的患者如果存在持续性缺血性肌肉疼痛的临床表现，且常规用量止痛药无法缓解（不成比例的疼痛），可做出筋膜室综合征的诊断。

任何通过受累筋膜室的神经都将发生缺血，常引起神经分布区的麻木和刺痛感。当患者意识清楚、敏感且查体合作时，如果其本体感觉或反应没有受到牵张性损伤、头外伤、酒精或药物的影响，上述症状的出现对患者会是一个警示。

查体会发现筋膜室肿胀、张力高，触诊会诱发疼痛，被动牵拉受累筋膜室内的肌肉时疼痛也会增加。尽管没有特异性，但被动牵拉痛的体征仍然有助于诊断。通过筋膜室的神经感觉异常可有可无，肌力减弱则是晚期变化。发生筋膜室综合征时，动脉搏动基本上都可以触及，因为对于血压正常的患者来说，肌肉内压力很少超过收缩压。而对于失去意识的患者来说，如果排除了可导致筋膜室综合征的其他原因（比如血容量不足），那么无法解释的持续性心动过速或高乳酸水平同样应被看作是筋膜室综合征的可能指征。

筋膜室内的压力和微血管压力之间的平衡决定灌注是否充足以及肌肉的氧供情况。

间室内压超过个体的阈值水平并持续一段时间会导致组织发生坏死。如果筋膜室综合征没有得到治疗或者被忽视，患者就会出现缺血性挛缩，表现为

肢体挛缩、功能丧失（Volkmann 缺血性挛缩）。医生必须意识到，所有肢体损伤都有发生筋膜室综合征的风险。高能量骨折和挤压伤时最为常见，但一些不伴有骨折的简单损伤后也会出现。正在接受抗凝治疗的患者发生筋膜室综合征的风险较高，年轻患者风险更高，这可能是由于这类患者的筋膜相对较厚且弹性差。缺血肢体再灌注后也可能出现筋膜室综合征，常见于意识丧失数小时的患者（如吸毒者）和动脉损伤修复术后的患者。因此，动脉修补或重建术后的患者必须在远端预防性地给予筋膜切开（图 / 动画 1.5-4）。

4.5.3 筋膜室综合征的诊断

鉴别诊断包括动脉损伤和外周神经损伤：脉搏消失提示动脉损伤；外周神经损伤则是一个排除性诊断。不漏诊筋膜室综合征的关键是秉持高度重视的态度。医生必须保持警惕性，因为症状和体征可能非常隐蔽。止痛药可能掩盖症状，这一点医护人员必须引起注意，尤其是术后使用自控型镇痛泵（PCA）的患者。如果需要过量使用 PCA 时，医疗团队就要警惕筋膜室综合征的可能性。医生还应该意识到，伴有周围神经损伤的患者存在感觉异常，发生筋膜室综合征时可能并没有痛感。

通过测量组织压力也可对筋膜室综合征做出诊

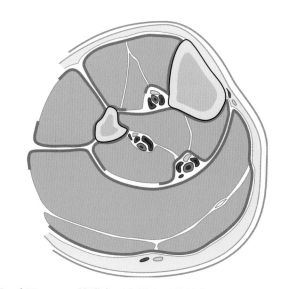

图 / 动画 1.5-4　筋膜室压力增高后的效应。

断，这对于诊断那些由于颅脑外伤或毒品过量无法准确进行临床检查的患者非常有效。组织压力通常在出现症状和体征之前就已经升高，所以压力测定可发现筋膜室综合征的前期表现，也可用于术后高风险患者的监测。Heppenstall 诊断标准 [15] 指出的筋膜室压力与 DBP 之间的差值在 20 mmHg 以内时肌肉灌注就会受到抑制的标准已经应用多年，但现在推荐使用前述有关 MPP/DeltaP 的计算方法。

影响压力测定准确性的因素包括：

- 测定仪器正确校准和使用。
- 导管尖部置于正确的解剖位置。
- 探针插入的深度。
- 测试过程中肢体末端的位置和稳定性。

举例来说，虽然小腿前间室和外侧间室的测量非常容易，但后深间室的测定就是众所周知的不可靠，至于潜在的"第五间室"（胫后肌），更是经常无法充分评估。

超声引导可协助导管的放置，各种诊断慢性运动筋膜室综合征（CECS）的导管放置技术也可在紧急情况下使用。不过，急性创伤的环境并不利于做出精确的诊断。

压力测定有多种技术。注射技术简单持续，但可使症状加重，且其压力阈值通常高于其他方法。针芯技术（wick technique）是指在导管内放置一些

精细的材料维持导管开放以进行持续的监测。棍技术（stick technique）的使用简单可靠，但需要购买相应的设备。过去几年里，又有细针和筋膜室内压力传感器开发应用。这些技术简单可靠，允许在围手术期进行持续的压力监测 [16]。诊断方法的发展包括磁共振成像、近红外光谱以及彩色多普勒超声，但这些方法更适合 CECS 的诊断 [17]。

一旦考虑到筋膜室综合征的诊断，就必须积极地予以排除。如果不可能排除，就必须紧急请资深医生查看患者并优先考虑外科减压。延迟处置将导致显著的并发症。

4.5.4 筋膜室综合征的治疗

初始治疗应包括移除所有环形敷料并将肢体抬高至心脏水平（最大限度地提升组织灌注压）。

筋膜室综合征是一种外科急症，应进行即刻的皮肤筋膜切开术。
发生创伤时，经皮筋膜切开术并不适合，因为只要皮肤保持完整，它就会构成一层限制性膜而继续维持筋膜室综合征持续存在。

筋膜室综合征最常见于小腿（图 1.5-5）。所有

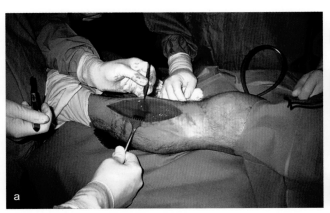
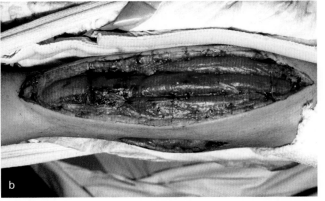

图 1.5-5 筋膜室减压后的外观照。
a 存活的肌肉。
b 筋膜室内肌肉全部坏死。

4 个间室必须都进行减压，可使用 Mubarak 双切口切开术或 Matsen 等 [13] 报道的腓骨旁皮肤筋膜切开术。血管外科流行的腓骨切除—筋膜切开术禁用于创伤患者。即便仅有 1 个或 2 个间室的压力增高也必须对所有 4 个间室进行完全减压。该原则同样适用于上肢或下肢每一个可能发生筋膜室综合征的部位。

应牢记一个理念，即间室内容积的增加是为了满足增高的压力。切开筋膜后肢体的直径增加 2 cm 会使其容量增大 44%，可显著降低内部压力。伤口的延迟闭合有多种技术可选。英国骨科学会创伤治疗标准（British Orthopaedic Association Standards for Trauma，BOAST 10）中推荐的技术可作为治疗指南 [18]。若想在无张力的条件下完全闭合伤口，很有可能需要进行植皮。

5 开放性软组织损伤

文献中常将开放性软组织损伤称为"复合伤"。但这种叫法并不正确，且该术语已经过时。由于皮肤完整性破坏且很可能有微生物定植或存在污染，所以任何伴有开放性软组织损伤的骨折都更容易发生感染。此外，细胞外基质以及潜在生长因子和趋化因子的释放可能导致骨和软组织愈合延迟，从而增加不愈合的发生率。

开放性骨折的治疗在第 4 篇第 2 章中进行了专门的讲解，但对于软组织损伤来说，必须掌握先进的伤口敷料技术相关知识才能对创伤进行充分的治疗，包括纳米银离子敷料和伤口负压吸引敷料的应用。

LEAP 研究的发现颠覆了一直以来有关清创的时机以及一期还是二期闭合伤口的理念，但是否应用这些推荐还应根据当地的保障能力以及患者和医生的情况而定 [19, 20]。

6 骨折软组织损伤的分型

软组织损伤的分型应考虑所有的重要影响因素，并能对治疗起到指导作用。精准的损伤分型能通过预防可避免的治疗错误而减少并发症的发生，同时对改善预后也有一定价值，在监测和标准化治疗方案对比方面也可能发挥作用。最常用的软组织损伤分型是 Gustilo-Anderson 分型 [21, 22] 和 Tscherne 分型 [23]。

治疗复杂骨折时的很多问题都是因高速损伤引起的严重软组织损害所致。目前最常用的分型在应用于此类损伤时已显示出其不足。Brumback 和 Jones 的研究 [24] 显示，Gustilo-Anderson 法对开放性骨折的分型仅有中等程度的观察者间可信度。

实际应用中，所有的分型系统都存在效度以及使用者依从性、理解度和应用方面的问题，由此促成了字母和数字结合的 AO/OTA 骨折脱位分型系统的产生。然而，许多医生还是更喜欢使用他们熟悉的更为简单的分型系统。简言之，一项分型系统应便于参与治疗的所有医务人员之间的沟通和理解。

6.1 开放性骨折的 Gustilo-Anderson 分型

Gustilo 和 Anderson 在对 1 025 例开放性骨折的回顾性和前瞻性分析的基础上提出了他们的分型系统。他们最初只描述了 3 种类型，但随着临床实践的深入，Gustilo、Mendoza 和 Williams 又对系统进行了延伸，将严重损伤（Ⅲ 型）分成了 A、B、C 3 个亚型。

- Ⅰ 型：骨折伴 1 cm 以内的清洁伤口，没有污染或轻微污染。这种伤口是由某个骨折端由内向外穿透皮肤所致。骨折类型简单，如螺旋形或短斜行骨折。
- Ⅱ 型：皮肤撕裂伤长度大于 1 cm，但周围组织没有挫伤或只有轻微挫伤。没有坏死的肌肉组织，骨折程度中等，也可以为严重骨折。
- Ⅲ 型：严重软组织损伤，常伴有血管损伤，伴或不伴伤口严重污染。此骨折类型复杂，骨折明显不稳定。

由于 Ⅲ 型损伤存在很多不同的因素，Gustilo[22]

提出了 3 个亚型。

- **ⅢA 型**：通常由高能量创伤导致，尽管软组织广泛撕裂或形成皮瓣但骨折部位软组织覆盖尚充分（类似 AO/OTA 分型的 IO 2 型）。
- **ⅢB 型**：软组织广泛缺失，骨膜剥离，骨组织外露。该型损伤需要软组织覆盖治疗，且可能存在大面积污染（类似 AO/OTA 分型的 IO 3 型）。
- **ⅢC 型**：伴有动脉损伤且需要修补的任何开放性骨折，与骨折类型无关（类似 AO/OTA 分型的 IO 4 型）。

Gustilo-Anderson 分型系统应被视为对伤口大小、污染程度、软组织损伤程度（包括血管）和骨损伤程度（包括骨膜剥离的表现）的渐进性提示，可以反映该损伤是需要简单还是复杂的重建手术技术（表 1.5-2）。

6.2 开放性软组织损伤的 Tscherne 分型

Tscherne 分型[23]中，软组织损伤根据严重程度被分为 4 级。开放性或闭合性骨折被分别标记为"O"或"C"。

- **开放性骨折Ⅰ级（Fr. O 1）**：皮肤被骨折片从内部撕裂，皮肤没有挫伤或轻微挫伤。这种简单骨折是间接创伤的结果（AO/OTA 分型的 A1 和 A2 型骨折）。
- **开放性骨折Ⅱ级（Fr. O 2）**：皮肤撕裂，周围

皮肤或软组织挫伤，中度污染。所有此类骨折都由直接创伤导致（AO/OTA 分型的 A3、B 和 C 型骨折）。

- **开放性骨折Ⅲ级（Fr. O 3）**：软组织损伤广泛，常伴重要血管和（或）神经的损伤。所有伴缺血的开放性骨折和严重的粉碎性骨折都属于该型。农场损伤、高速枪伤和筋膜室综合征也属于这一型，因为上述损伤的感染风险很高。
- **开放性骨折Ⅳ级（Fr. O 4）**：肢体不完全离断和完全离断。国际重建外科协会再植委员会（Replantation Committee of the International Society for Reconstructive Surgery）对不完全离断的定义是"所有重要解剖结构分离，尤其是主要血管，伴完全缺血"。剩余的软组织桥小于肢体周长的 1/4。

需要重建血运的病例被列入Ⅲ或Ⅳ级开放性骨折。

6.3 闭合性骨折的 Tscherne 分型

Tscherne 提出了一个独特的软组织分型系统，因为他意识到闭合性损伤的严重程度经常被低估。

- **闭合性骨折 0 级（Fr. C 0）**：间接创伤导致的简单骨折，软组织没有或轻微损伤。一个典型的例子是滑雪伤导致的胫骨螺旋骨折。
- **闭合性骨折Ⅰ级（Fr. C 1）**：皮肤浅表擦伤或挫伤，骨折类型简单或中等复杂。典型的损伤是踝关节旋前－外旋型骨折脱位，内踝处软组

表 1.5-2　Gustilo-Anderson 分型

分　型	伤口长度（cm）	污染程度	软组织损伤	骨损伤
Ⅰ	≤ 1	清洁	轻微	简单骨折，轻度粉碎
Ⅱ	1~10	中度	中度，伴部分肌肉损伤	中度粉碎
ⅢA	>10	重度	严重，伴挤压伤	中度，有软组织覆盖
ⅢB	>10	重度	严重，覆盖缺失	需重建手术
ⅢC	>10	重度	严重，伴需要修补的血管损伤	需重建手术

织因骨折块的压力而发生损伤。

- 闭合性骨折 Ⅱ 级 (Fr. C 2)：直接创伤导致，有明显污染的皮擦伤，局部皮肤或肌肉挫伤。潜在的筋膜室综合征也属于此类。损伤源于横行或复杂骨折。典型例子是汽车挡泥板直接撞击导致的胫骨节段性骨折。
- 闭合性骨折 Ⅲ 级 (Fr. C 3)：皮肤广泛挫伤，肌肉破坏或皮下组织撕裂（闭合性脱套），包括有症状的筋膜室综合征和血管损伤。骨折类型复杂。

重要的是要意识到皮肤色素沉着可能会对闭合性软组织损伤的评估造成迷惑，因为这种情况下不易观察到挫伤。

6.4 AO 软组织分型系统

现存分型系统存在缺陷，比如观察者间可信度仅为中度，且易将许多不同损伤分入同一亚型中。鉴于此，AO 开发出一种更为精细的骨折伴软组织损伤的分型系统。该系统需辨认不同解剖结构的损伤，然后将其归入不同损伤程度的群组中。目标解剖结构包括皮肤或表皮 (I)、肌肉 (M) 和肌腱 (T)，以及神经、血管系统 (NV)。骨折的分型则依据 AO/OTA 骨折分型来完成。开放性 (O) 或闭合性 (C) 骨折的皮肤损害还需分别分型，每一型都根据损害的严重程度分为 5 个亚型（表 1.5-3，表 1.5-4，图 1.5-6~ 图 1.5-15）。因此，无明显皮肤损伤的闭合性骨折将被归为 IC 1。数字"1"表示最为轻微的损伤，IC 5 则代表最为严重的软组织损伤。

尽管肌肉组织可能有相当严重的损伤，但除非是遭受严重的创伤，肌腱损伤却比较少见（表 1.5-5）。血管、神经系统受累（表 1.5-6）往往提示损伤类型相当严重，如 Gustilo Ⅲ B 和 Ⅲ C 型损伤，并发症发生率很高。肌肉、肌腱损伤和血管、神经损

伤对预测肢体的预后具有较高的价值。

该系统可以对复杂损伤进行全面的描述。数字和字母的应用有利于电子化、审核和研究。在日常的临床实践当中，只有使用精确的描述性术语才有助于沟通及决策。比如说，滑雪伤导致的胫骨中段简单闭合性螺旋形骨折，无皮肤、肌肉、肌腱、神经或血管损伤，其分型为：42-A1.2/IC 1-MT1-NV1。

作为对比，图 1.5-16 展示的是一例肘关节孟氏骨折脱位伴广泛肌肉、肌腱损伤，但没有神经、血管损伤。这是一例简单的粉碎性经鹰嘴肘关节前骨折脱位，分型为 IO 5-MT4-NV1。图 1.5-14 是一例复杂的开放性胫骨干多段骨折，其开放性伤口超过 5 cm，伴肌肉缺损、肌腱撕裂，神经没有损伤，但有腓动脉损伤。这样的损伤其分型则为 42-C2.3/IO 4-MT4-NV3[25]。

表 1.5-3　AO 软组织分型：闭合性皮肤损伤（IC）

IC 1	无明确的皮肤损伤（图 1.5-6）
IC 2	无皮肤撕裂伤，但有挫伤（图 1.5-7）
IC 3	局部脱套伤（图 1.5-8）
IC 4	广泛的闭合性脱套伤（图 1.5-9）
IC 5	挫伤部位坏死（图 1.5-10）

表 1.5-4　AO 软组织分型：开放性皮肤损伤（IO）

IO 1	由内向外刺破皮肤（图 1.5-11）
IO 2	由外向内的皮肤破裂，伤口 <5 cm，边缘挫伤（图 1.5-12）
IO 3	由外向内的皮肤破裂，伤口 >5 cm，挫伤范围增大，边缘坏死（图 1.5-13）
IO 4	严重的全层挫伤，碾压伤，广泛的开放性脱套伤，皮肤缺损（图 1.5-14）
IO 5	广泛脱套伤（图 1.5-15）

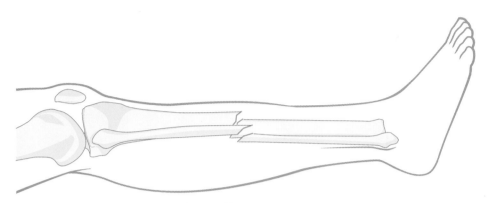

图 1.5-6　AO 软组织分型：无明确的皮肤损伤（IC 1）。

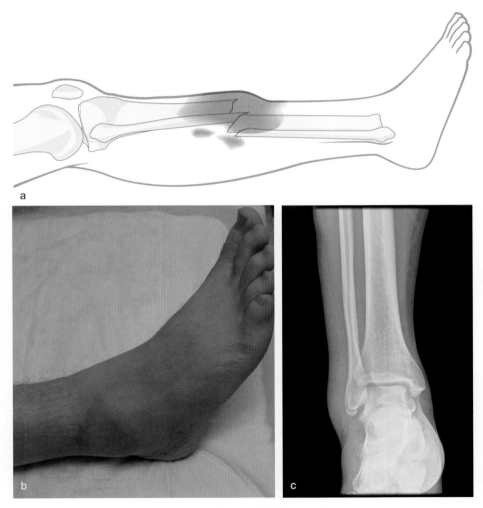

图 1.5-7　AO 软组织分型：无皮肤撕裂伤，但有挫伤（IC 2）。

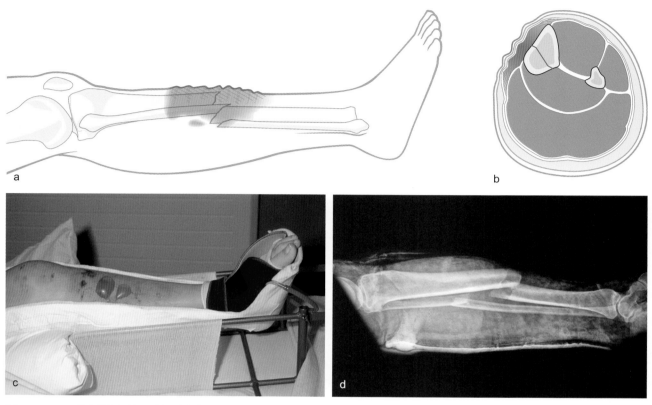

图 1.5-8　AO 软组织分型：局部脱套伤（IC 3）。

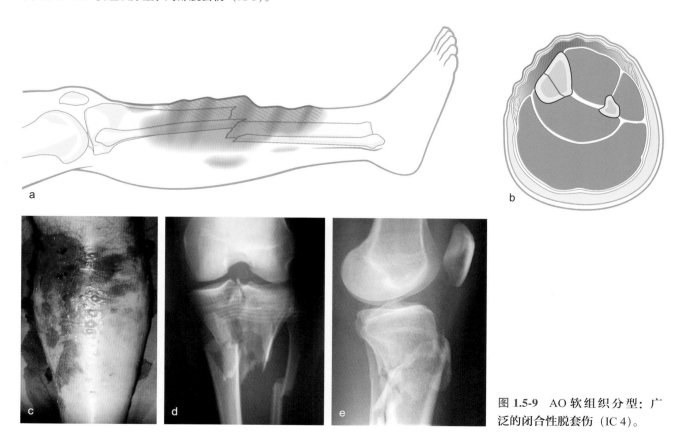

图 1.5-9　AO 软组织分型：广泛的闭合性脱套伤（IC 4）。

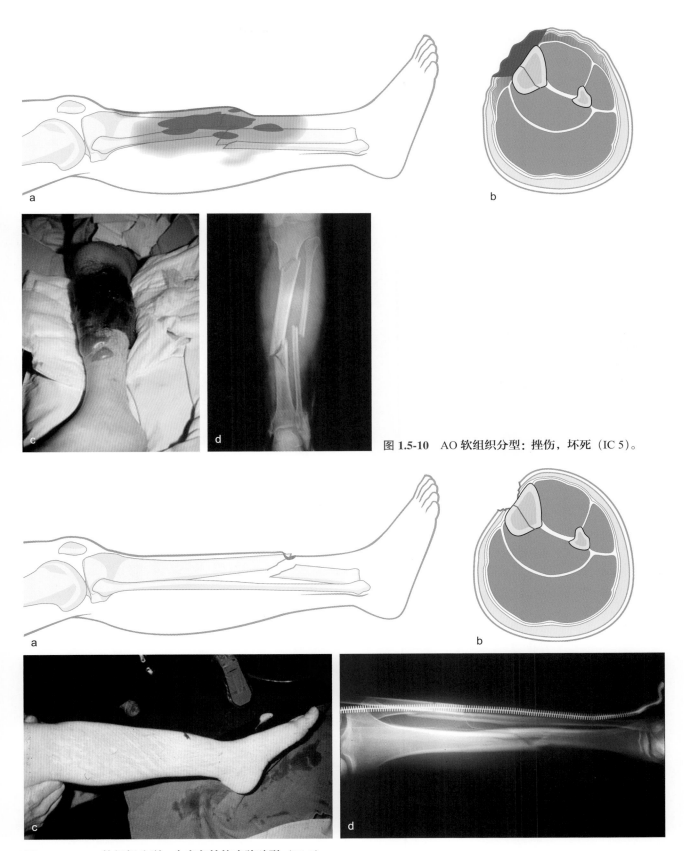

图 1.5-10 AO 软组织分型：挫伤，坏死（IC 5）。

图 1.5-11 AO 软组织分型：由内向外的皮肤破裂（IO 1）。

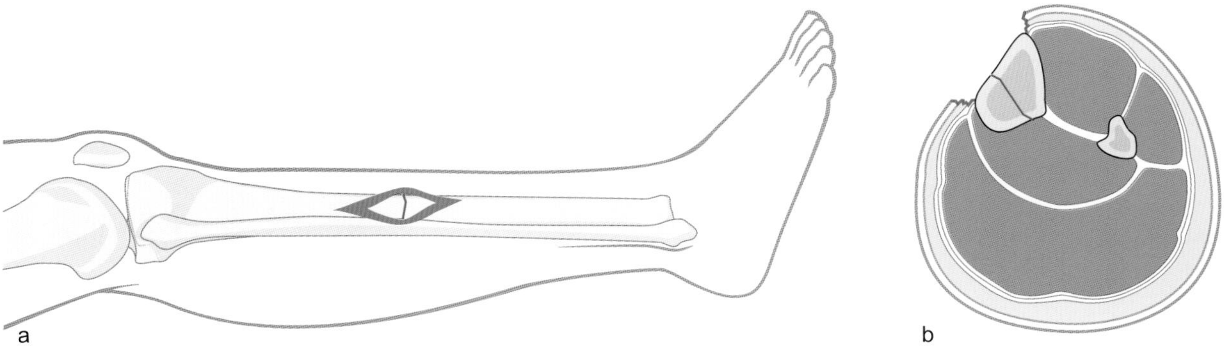

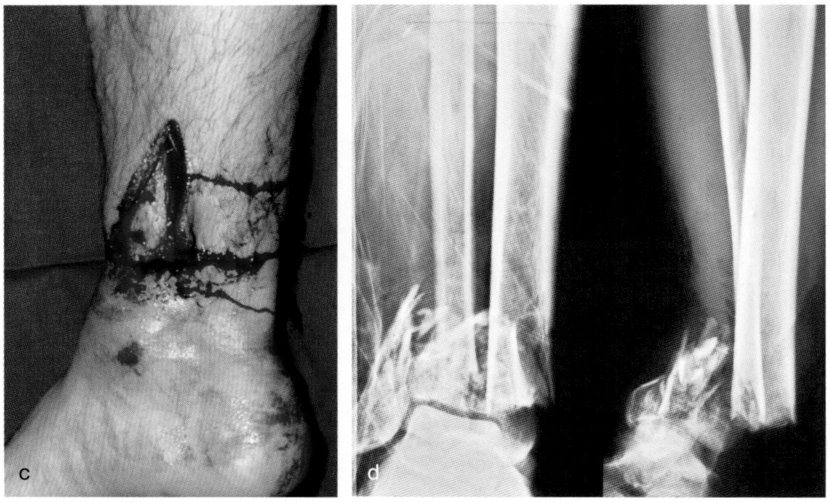

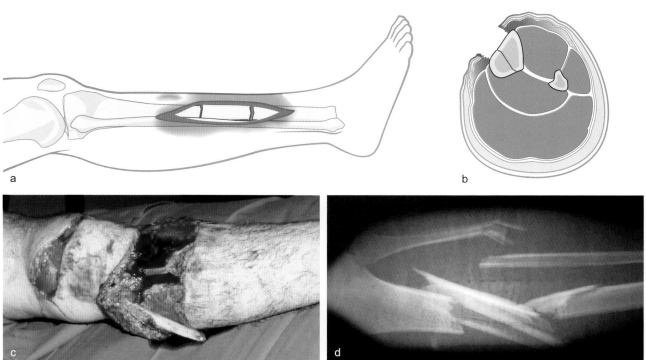

图 1.5-12 AO 软组织分型：由外向内的皮肤破裂，伤口 <5 cm，边缘挫伤（IO 2）。

图 1.5-13 AO 软组织分型：由外向内的皮肤破裂，伤口 >5 cm，挫伤范围增大，边缘坏死（IO 3）。

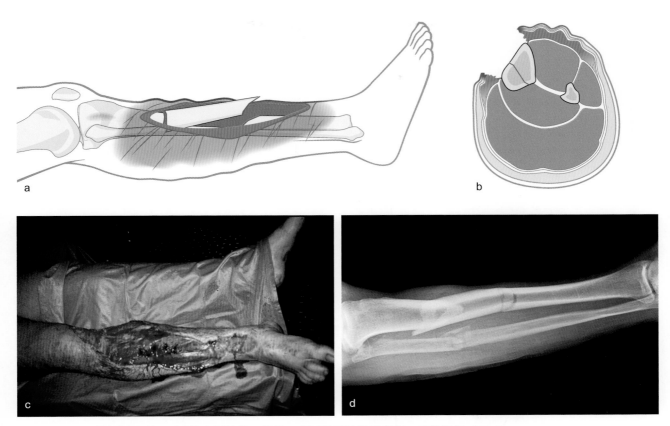

图 1.5-14 AO 软组织分型：严重的全层挫伤，擦伤，广泛的开放性脱套伤，皮肤缺损（IO 4）。

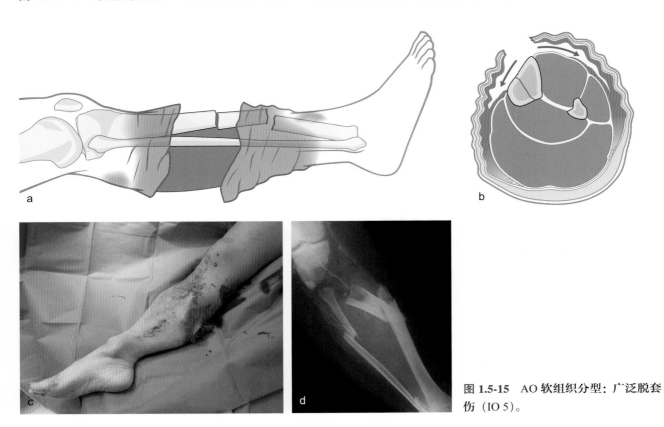

图 1.5-15 AO 软组织分型：广泛脱套伤（IO 5）。

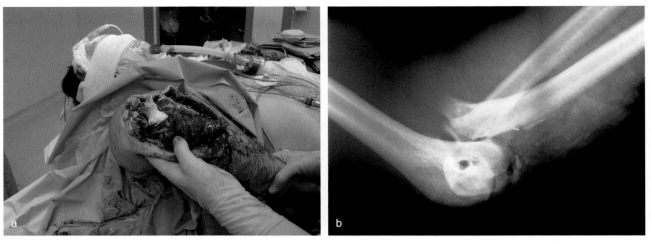

图 1.5-16 一例开放性粉碎性经鹰嘴肘关节前方骨折脱位，肌肉、肌腱广泛损伤，但没有神经、血管损伤。

表 1.5-5　AO 软组织分型：肌肉和肌腱损伤（MT）

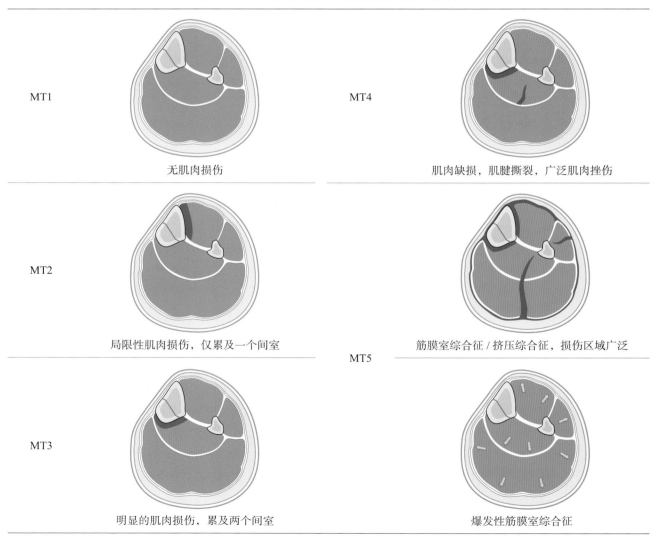

MT1	无肌肉损伤
MT2	局限性肌肉损伤，仅累及一个间室
MT3	明显的肌肉损伤，累及两个间室
MT4	肌肉缺损，肌腱撕裂，广泛肌肉挫伤
MT5	筋膜室综合征 / 挤压综合征，损伤区域广泛
	爆发性筋膜室综合征

表 1.5-6　AO 软组织分型：神经和血管损伤（NV）

NV1

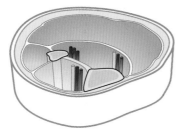

无神经血管损伤

NV4

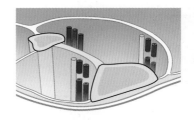

广泛的血管多段损伤

NV2

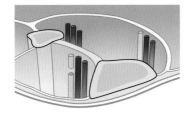

单根神经损伤

NV5

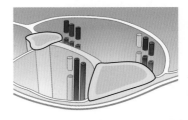

神经血管联合损伤，包括不完全或完全离断

NV3

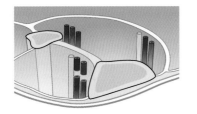

局部血管损伤

6.5　分型系统的使用

Gustilo-Anderson 分型中严重的开放性骨折和 Tscherne 分型中严重的闭合性骨折的治疗非常棘手。这些损伤的并发症发生率最高，且可导致严重的残疾。分型系统有多种目的，如：

- 易于交流。
- 辅助制订治疗方案。
- 明确治疗手段。
- 预测可能发生的问题。
- 提供治疗策略并预测结果。
- 确保相似病例间对比。
- 辅助病历记录和管理。

7　结论

骨折的有效治疗与软组织的良好处理密不可分。医生必须谨慎地评估损伤，系统性地检查每一个可能受损的结构，如皮肤、皮下组织、肌肉、肌腱、神经、血管和骨组织。要时刻警惕发生筋膜室综合征的可能性，必须意识到闭合性损伤可能伴有严重的软组织损害。通过细心的评估，医生能够使用某个全面的分型系统对骨折进行分型，进而引导制订治疗方案，方便交流沟通，并预测潜在的并发症和疗效。掌握最新的伤口护理技术和伤口愈合的病理生理学知识并予以合理的应用，对创伤患者的治疗和康复非常有益。

参考文献

1. **Levin LS.** Personality of soft-tissue injury. *Tech Orthop.* 1995;10:65–72.

2. **Schultz GS, Wysocki A.** Interactions between extracellular matrix and growth factors in wound healing. *Wound Repair Regen.* 2009 Mar-Apr;17(2):153–162.

3. **Bernstein BP, Maqungo S, Nortje M, et al.** First Clinical Use of a Novel Plasma Based Biomaterial to Augment the Healing of Open Tibia Fractures. Scientific poster No. 128 presented at: Annual Meeting of the Orthopaedic Trauma Association; October 15-18, 2014; Tampa, Fla, USA.

4. **Steenfos HH.** Growth factors and wound healing. *Scand J Plast Reconstr Surg Hand Surg.* 1994 Jun;28(2):95–105.

5. **Schmid P, Itin P, Cherry G, et al.** Enhanced expression of transforming growth factor-beta type I and type II receptors in wound granulation tissue and hypertrophic scar. *Am J Pathol.* 1998 Feb;152(2):485–493.

6. **Levin LS, Condit DP.** Combined injuries—soft tissue management. *Clin Orthop Relat Res.* 1996 Jun;(327):172–181.

7. **Gierer P, Mittlmeier T, Bordel R, et al.** Selective cyclooxygenase-2 inhibition reverses microcirculatory and inflammatory sequelae of closed soft-tissue trauma in an animal model. *J Bone Joint Surg Am.* 2005 Jan;87(1):153–160.

8. **Mittlmeier T, Schaser K, Kroppenstedt S, et al.** Microvascular response to closed soft tissue injury. *Trans Orthop Res Soc.* 1997;44:317.

9. **Morel-Lavallée M.** [Decollements traumatiques de la peau et des couches sous-jacentes. *Arch Gen Med.* 1863;1:20–38,172–200,300–332.] French.

10. **Tseng S, Tornetta P 3rd.** Percutaneous management of Morel-Lavallée lesions. *J Bone Joint Surg Am.* 2006 Jan;88(1): 92–96.

11. **Mundy R, Chaudhry H, Niroopan G, et al.** Open tibial fractures: updated guidelines for management. *J Bone Joint Surg Rev.* 2015;3(2):e1.

12. **Mills WJ, Barei DP, McNair P.** The value of the ankle-brachial index for diagnosing arterial injury after knee dislocation: a prospective study. *J Trauma.* 2004 Jun;56(6):1261–1265.

13. **Matsen FA 3rd, Winquist RA, Krugmire RB Jr.** Diagnosis and management of compartment syndromes. *J Bone Joint Surg Am.* 1980 Mar;62(2):286–291.

14. **Shrier I, Magder S.** Pressure-flow relationships in in vitro model of compartment syndrome. *J Appl Physiol (1995).* 1995 Jul;79(1):214–221.

15. **Heppenstall RB.** Compartment syndrome: pathophysiology, diagnosis, and treatment. *Techn Orthop.* 1997;12:92–108.

16. **Willy C, Gerngross H, Sterk J.** Measurement of intracompartmental pressure with use of a new electronic transducer-tipped catheter system. *J Bone Joint Surg Am.* 1999 Feb;81(2):158–168.

17. **Shuler MS, Reisman WM, Whitesides TE Jr, et al.** Near-infrared spectroscopy in lower extremity trauma. *J Bone Joint Surg Am.* 2009 Jun;91(6):1360–1368.

18. British Orthopedic Association Standards for Trauma (BOAST). BOAST 10: Diagnosis and management of compartment syndrome of the limbs. Available at: www.boa.ac.uk. Accessed June 2017.

19. **MacKenzie EJ, Bosse MJ.** Factors influencing outcome following limb-threatening lower limb trauma: lessons learned from the Lower Extremity Assessment Project (LEAP). *J Am Acad Orthop Surg.* 2006;14(10 Spec No.):S205–210.

20. **Higgens TF, Klatt JB, Beals TC.** Lower Extremity Assessment Project (LEAP): the best available evidence on limb-threatening lower extremity trauma. *Orthop Clin North Am.* 2010 Apr;41(2):233–239.

21. **Gustilo RB, Anderson JT.** Prevention of infection in the treatment of one thousand and twenty-five open fractures of long bones: retrospective and prospective analyses. *J Bone Joint Surg Am.* 1976 Jun;58(4):453–458.

22. **Gustilo RB, Mendoza RM, Williams DN.** Problems in the management of type III (severe) open fractures: a new classification of type III open fractures. *J Trauma.* 1984 Aug;24(8):742–746.

23. **Tscherne H, Oestern HJ.** [A new classification of soft-tissue damage in open and closed fractures]. *Unfallheilkunde.* 1982 Mar;85(3):111–115. German.

24. **Brumback RJ, Jones AL.** Interobserver agreement in the classification of open fractures of the tibia. The results of a survey of two hundred and forty-five orthopaedic surgeons. *J Bone Joint Surg Am.* 1994 Aug;76(8):1162–1166.

25. **Volgas DA.** Classification Systems. In Volgas DA, Harder Y, eds. *Manual of Soft-Tissue Management in Orthopaedic Trauma.* Stuttgart New York; Georg Thieme Verlag; 2011:62–70.

致谢 · 我们感谢 Norbert Sudkamp 在《骨折治疗的 AO 原则》第 2 版中对此章节所做的贡献。

Decision making and planning

第2篇

决策与计划

王天兵 译

第 **1** 章 患者和创伤：创伤手术的决策

The patient and the injury: decision making in trauma surgery

1 引言

决策和沟通是手术成功的关键因素；好的外科医生会做出明智的决策。向患者建议具体手术方案之前，必须对患者进行全面的评估，掌握损伤的程度，预测和预防术后并发症，并判断康复的潜力。

任何时候治疗的首要目标都是挽救患者的生命。处理胸部、腹部、头部损伤也应置于优先地位。单纯骨折很少会危及生命，但有时骨盆骨折需要及时制动、外固定以及腹膜后间隙填塞、血管栓塞以控制严重的出血。排在第二位的是通过早期处理血管损伤和开放性骨折来挽救肢体。关节脱位以及一些严重的骨折移位需要复位，大多数的骨折可以临时采用外固定，以便于稳定患者病情，进一步检查，并制订一个明确的治疗方案。

外科医生必须了解损伤的"个性"，包括以下几点：

- 患者自身因素。
- 软组织损伤情况。
- 骨折情况。

外科决策必须依据现有的条件因地制宜。本章将具体介绍决策制订过程中需考虑的各种关键要素（图 2.1-1）。

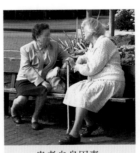

患者自身因素

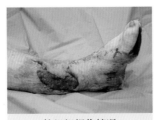

软组织损伤情况

损伤的"个性"

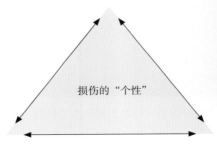

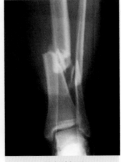

骨折情况

图 2.1-1 决定损伤"个性"的因素

2 多发伤

对所有存在多发伤患者的最初评估和处理（参阅第 4 篇第 1 章）应遵循高级创伤生命支持指南（ATLS）。治疗分为 4 个阶段：

- 初步检查。
- 复苏。
- 进一步检查。
- 具体治疗。

2.1 初步检查和复苏

初步评估和复苏是同时进行的，最好是由一个多学科的创伤团队进行。初步评估的目的是确定所有立即危及生命的情况，并遵循"cABCDE"原则开始治疗：

c —— 控制急性大出血。

A —— 气道和颈椎状况的管理。

B —— 通气。

C —— 循环。

D —— 残疾评估。

E —— 暴露和控制体温。

如果有创伤急救团队，这些环节可由不同成员同时执行（图 2.1-2）。急性大出血通常是由于大动脉的开放性损伤所致，必须立即通过直接压迫来控制出血。如果受伤部位条件允许，可以在近端使用止血带。颈部和脊柱必须妥善保护，直到脊柱损伤被排除。最常见的危及生命的损伤往往发生在胸部、腹部和头部，因此这些损伤必须及时得到处理。早期放射学评估十分必要：理想情况下，可通过一个早期全身（创伤）计算机断层静脉增强扫描（WBCT），从头部到骨盆，包括股骨在内，以完成评估[1]。如果不能立即行 CT 检查，那么必须获得早期胸部和骨盆的 X 线检查。同时骨盆应避免过度活动，因可能会使骨盆骨折已形成的血凝块脱落，从而增加患者出血。目前通常用骨盆兜来处理固定骨盆骨折。但在早期没有条件时，一个简单的布兜或捆绑的床单可能也有效果。

骨折很少危及生命，除非存在导致严重出血的骨盆骨折、开放性骨折或多发的长骨骨折。骨折的早期制动可以促使血凝块形成，减少骨折端出血。避免患者体温过低十分重要，因为体温过低会抑制凝血的级联机制。钝性或穿透性损伤的患者存在明显失血时，应在受伤后 3 小时内采用静脉注射氨甲环酸[2, 3]。对于那些存在持续的低血容量性休克患者，应早期使用血液制品，如新鲜的冷冻血浆、血小板、冷沉淀，目的是以 1:1:1 的比例提供红细胞、血浆和血小板[4]。

2.2 进一步检查

在初步检查完成后即开始进行进一步检查。应向患者（如果可能的话）、护理人员以及患者家属详细了解受伤时的情况。既往的医疗情况以及用药史亦必须了解。

通过从头到脚、从前胸到后背的彻底检查，医生应当能够确定依然存在的损伤。

对于各个肢体所有的骨与关节均应详细检查，以确定是否存在压痛以及关节的稳定性如何；有必

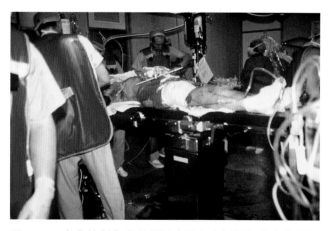

图 2.1-2 多发性创伤患者最好由具有良好组织的多学科创伤救治小组治疗。

要评估肢体的感觉、运动及血运情况。所有伤口都要仔细检查，并清除伤口内较大的异物。如果可能的话，应在伤口被无菌生理盐水浸润的敷料覆盖前拍照记录。在手术室对伤口进行妥善处理前应尽可能少地刺激伤口。应及时注射破伤风抗毒素并恰当应用抗生素治疗。对所有怀疑存在骨折的部位均必须行 X 线检查。对于脊柱、骨盆和复杂的关节骨折 CT 检查很有帮助。

2.3 具体治疗

对于多发伤患者，制订治疗决策往往是困难的，经验丰富的高年资外科医生应该尽早参与决策。多发伤治疗的关键是是否进行创伤控制手术，早期全面或适当护理也在不断发展变化中。

2.3.1 创伤控制手术

对于那些仍存在血流动力学不稳定、低体温、酸碱平衡紊乱或凝血障碍的患者，应当考虑创伤控制手术。

目前没有一项研究能提供明确的多发伤决策指南，但患者当前的整体生理状况提供了最好的指南。患者的免疫反应可能是一个重要因素[5]，但是在临床实践中没有快速可靠的免疫检测。对于那些尚未复苏并处于异常生理状态下的患者，只做那些有助于抢救患者生命或保肢的手术。长骨骨折可以用石膏、夹板或骨牵引来固定，也可以通过简单、临时的外固定架来迅速稳定下来。固定的钢针应在受伤区域之外，如果可能，应在未来手术区域范围之外（图 2.1-3）。

对于那些生理状况不稳定且存在需要修复的血管损伤（为了保肢）的患者来说，手术决策是很困难的。在这种情况下，拖延血管重建的时间可能会有生命危险，应考虑截肢手术。所以必须尽快、安全地进行创伤控制手术，患者应尽快转移到重症监护病房。对骨折的最终确定性手术应推迟至患者一般情况稳定后，通常在创伤后的 5~10 天[6]。

2.3.2 早期全面治疗

早期全面治疗对绝大多数多发伤患者是有益

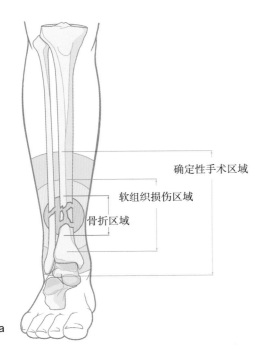

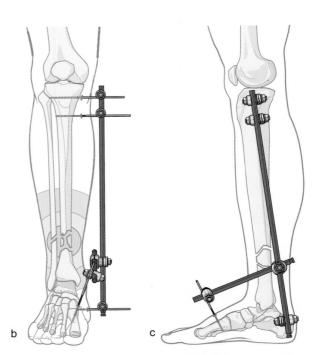

图 2.1-3 应用外固定架进行创伤控制手术时钢针应放置在损伤区域之外，如果可能，也应放在未来确定性手术区域范围之外。

的。这包括在治疗的早期阶段（通常在最初的 24 小时内）对所有长骨骨折施以最终的手术固定。这可以减少肺部并发症的发生率，而且可以开始早期的康复治疗[7]。

早期全面治疗适合于已经完全复苏，并且血流动力学稳定，血气、凝血和体温正常的多发伤患者。

若患者有持续性低血压、心动过速、少尿或有凝血障碍以及核心温度低于 35.5 ℃或血气异常，则不应进行最终的骨折固定手术。静脉血中乳酸值是评估复苏状态的一个良好指标。如果乳酸大于 3.0 mmol/L，则不应进行最终的骨折固定手术，复苏应该持续进行。如患者状况无法改善，应采取创伤控制策略。如果进行骨折固定手术，则有必要对手术顺序和时机进行仔细规划。但由于患者病情变化也可能随时改变手术计划。同时，与重症监护和麻醉团队保持密切合作也是至关重要的。

2.3.3 早期恰当的治疗

早期恰当的治疗是一个新概念，对于那些完全复苏、关键生理参数都恢复正常的患者，伤后 36 小时再行骨折手术治疗[8]。此时，可行不稳定的骨盆骨折和脊柱骨折固定手术，而之前已行夹板或牵引治疗的长骨骨折也可同时手术固定。如果软组织条件良好，并且有完整的手术团队，在这个时期内也可考虑行关节周围骨折手术固定，以利于患者更早地进行康复活动。

2.4 孤立的损伤

对于那些只表现出某部位孤立损伤的患者，首先要考虑的是：

- 是否还有其他损伤。
- 根据受伤的机制，患者是否可能存在多发伤。
- 发现已明确受伤部位的上、下相邻关节是

受损。

对于多发伤患者，其身上的每一处损伤均应得到全面的检查。评估患者整体的情况，是否存在其他合并疾病。这对于确定治疗方案至关重要。局部损伤的评估有两个关键点：软组织的损伤和骨折情况。这两点与整体情况共同决定了损伤的特点及后续所要采取的治疗。

3 损伤的特点

3.1 患者

对患者的整体分析至关重要，完整的病史问诊和体格检查必须与恰当的检查同时进行。

影响决策的重要因素包括：患者年龄、整体健康情况、心理健康、职业和社会因素。

3.2 年龄

年龄无疑是很重要的，特别是在未成年时，骨骼在不断生长，因而有重新塑形的能力；而另一方面，这一年龄阶段的创伤也可能对生长造成影响。老年人的骨质疏松对手术技术来说有着明显的影响，然而仅仅凭借年龄不足以对老年患者做出全面的评估。此外，受伤前的活动能力、居住状况、认知功能、长期用药情况、伤前医疗状况等都是影响治疗决策的重要因素[9, 10]。

3.3 整体健康情况

心脏疾病： 会影响到手术麻醉的选择，是评估患者是否适于接受手术的重要参考因素。越来越多的心血管疾病患者使用抗凝和抗血小板治疗，这也是一个需要考虑的重要因素。

糖尿病： 会改变患者对创伤的代谢反应，在围手术期间需要注意其对患者的影响。糖尿病患者中性粒细胞的功能并不正常，因而这些患者更易发生

感染。同时，糖尿病患者还存在小血管病变，可能导致伤口愈合延迟，进而增加感染的风险。这些患者还可能发生神经性的不愈合或关节毁损（Charcot 关节）。所以对患者肢体的神经和血管状况仔细评估十分必要，医生应让患者了解到糖尿病所带来的风险[11]。

周围动脉疾病：对软组织和骨折愈合有明显的影响，所有病例中均应测量踝/肱指数。

静脉疾病：腿部静脉疾病会导致慢性肿胀、静脉瘀血和溃疡，从而影响治疗和预后。对于急性血管炎患者，应尽可能避免手术。此外在有系统性炎症性疾病的患者中，如风湿性关节炎和全身性红斑狼疮患者，也应考虑避免手术。

肾脏疾病和慢性肾功能衰竭：可导致骨代谢异常，有时需要在治疗骨折的同时对患者进行透析治疗。这些患者很可能能有电解质紊乱和凝血障碍，从而增加感染和不愈合的风险。由于先前存在的肾脏疾病是手术后急性肾功能衰竭发展的一个重要因素，肾内科医生参与围手术期治疗十分重要。

肝脏疾病：会使患者更容易产生骨质疏松和骨折。存在肝硬化的患者更容易发生出血、凝血障碍，手术前必须检测肝功能和凝血功能。病毒性肝炎会使参与治疗的医护人员面临交叉感染的危险。

神经情况：如卒中和帕金森病，会影响患者的负重和配合康复的能力。这些患者再次摔倒的风险较高，因而可能需要额外的外固定保护。存在颅脑损伤的患者更容易出现异位骨化，而且可能由于肌肉痉挛而出现关节挛缩，因此必须应用理疗或外固定治疗来预防这些情况的发生。

恶性肿瘤：可能导致病理性骨折。对于那些出现在年轻患者身上的病理性骨折，需要考虑原发性骨肿瘤的可能性。对于存在晚期恶性肿瘤并出现病理性骨折的患者，处理决策困难，需要与患者、家属及负责姑息治疗的团队之间进行充分沟通。

关节疾病：例如骨性关节炎或类风湿关节炎，在对任何骨折进行评估的时候都必须对此加以评估。

如患者有晚期骨关节炎，一些关节内和关节周围骨折可早期行关节置换治疗。

对于那些关节置换后假体周围骨折患者，需要认真评估骨折前人工关节是否存在松动或感染，骨折的原因，以及骨折线与假体之间的关系。

肥胖：是西方国家中最常见的健康问题，也是发展中国家日益严重的问题。病态的肥胖给创伤外科医生和麻醉医生带来了一些特殊的问题。患者可能因体型过大而无法进行 CT 扫描或 MRI 检查，不能使用常规手术台，仰卧位可能会影响呼吸功能。患者对于康复治疗的依从性可能较差，另外普通的夹板或石膏可能很难用于这类患者[12]。

用药情况：如皮质类固醇会导致骨质疏松，影响伤口愈合，并增加感染的风险。对于那些长期大剂量使用激素的患者，一旦停药可出现肾上腺皮质危象。正在接受免疫抑制剂治疗的患者同样存在较高的感染风险，而且其出现凝血功能异常的风险也较高。正在使用 β 受体阻断剂或者其他心血管病药物治疗的患者，有可能对于低血压难以做出正常的反应。抗凝血剂如华法林目前临床应用较广泛，应用时需要密切监测凝血指标。使用非甾体抗炎药可能是某些骨折不愈合的原因，因此在骨折不愈合手术后限制使用这种药物[13]。近年来已普遍认为，长期使用双膦酸盐治疗骨质疏松症的患者可能发生股骨转子下或股骨干的应力性骨折。因骨折愈合慢，治疗时应对手术技术及内植物的选择加以考虑[14]。许多患者存在维生素 D 缺乏症，需补充维生素 D[15]。

3.4 精神健康

精神健康可对创伤患者的预后有很大影响。应认真考虑患者伤前的任何精神问题，而创伤后的精神问题也十分常见。抑郁和焦虑被认为与创伤后的不良结果有关。当患者被确诊存在此类疾病时，通过相关专家的治疗可使患者获益[16]。这种情况下对疼痛的治疗可能十分复杂和困难，需要相关领域专家的帮助。这类患者对手术治疗、物理治疗和康复治疗的依从性常有问题，需要精神科医生参与治疗。目前我们认识到，如果存在工伤赔付的问题，那么患者对受伤和治疗的反应可能与普通患者有明显的不同[17]。

3.5 职业

职业可以对患者功能恢复的目标有明显的影响。例如在严重的手部创伤后，宝石匠对其手的功能要求和重体力劳工的要求可能大相径庭。考虑到这种不同的要求，手术方案和康复计划可能完全不同。此外，职业运动员以及女性对功能恢复的需求也可能影响治疗方案。

3.6 社会因素

影响骨折管理的社会因素包括吸烟以及酗酒。吸烟会导致软组织和骨折延迟愈合，酗酒可能使患者容易摔倒和骨质疏松。依从性和康复也是这类患者的主要问题。滥用静脉注射药物的患者同样存在以上问题，并且罹患血液传播疾病如乙型、丙型、戊型肝炎和 HIV 的风险较高。医务人员必须采取预防措施，防止医务人员交叉感染。

4 软组织

软组织是决定手术时机、手术入路和并发症风险的重要因素。

软组织损伤的处理原则已在本书第 1 篇第 5 章中提到。战伤具有其独特的特点，对这些软组织损伤的处理和手术经验将有助于决策的制订。各个层次的软组织损伤都需要仔细评估以确定损伤的累及范围：

- 皮肤：伤口，擦伤，脱套伤（闭合或开放）。
- 肌肉和肌腱：功能，筋膜室综合征。
- 神经：运动和感觉。

- 血管：外周脉搏，毛细血管再充盈情况。

上述检查之后，就可以确定软组织损伤情况并对其进行分型，明确此处骨折的特点（详见第 1 篇第 5 章相关内容）。

5 骨折

需拍摄 X 线片来诊断骨折的情况。X 线片需在相互垂直的两个平面拍摄：除损伤部位以外还需要拍摄损伤部位相邻的上、下两个关节的 X 线片。大多数骨折的有关信息可从普通 X 线片上得到。患者麻醉后在牵引状态下拍片可为骨折固定方式提供有价值的信息，通常有必要进行进一步检查。对于关节内骨折，CT 检查可提供有关骨折累及范围、部位以及骨折移位情况等有价值的信息。经计算机处理后获得的骨折部位矢状面、冠状面甚至三维重建图像对于制订骨折的治疗方案很有帮助。磁共振成像能提供骨性损伤的许多细节信息，对于那些合并骨骼和软组织损伤的情况很有帮助（如胫骨平台骨折合并半月板和韧带损伤：参阅第 6 篇第 7 章第 2 节的相关内容）。

"范围""扫描"和"计划"的概念为决策提供了坚实的基础。对骨折部位进行全面评估使我们可以进行准确分型并制订手术计划。但骨折的手术时机并非由骨折本身决定，而是取决于患者的生理状况和软组织损伤情况。

6 手术时机

选择合适的时机进行手术十分重要，这取决于患者损伤的特点。错误的时机可能对患者造成灾难性的后果。血流动力学尚不稳定的多发伤患者应仅采用较小的手术以挽救生命或保存肢体，而非复杂的重建手术来改善关节功能。对已经明显肿胀的区域进行手术会增加伤口破溃及感染的风险。

临床中大部分患者所患的骨折是单一部位的闭

合骨折。对此类患者不应紧急手术，而应经过适当的检查和计划后再行手术。手术的时机取决于患者的健康状况和软组织情况。理想情况下，手术应当在受伤后 1~3 天内实施，以减少住院时间并使患者早期开展功能锻炼（表 2.1-1）。单纯闭合性股骨干骨折应在伤后 24 小时内进行手术，这样可以降低呼吸系统并发症的风险[18]。

血流动力学稳定且适合接受早期全面治疗的多发伤患者应尽早进行骨折固定。局部软组织条件决定了应采取何种治疗措施。如果条件允许，最理想的是早期对骨折进行最终的确定性固定。对于血流动力学不稳定或不适合长时间手术（如体温过低）的多发伤患者应进行创伤控制手术或持续复苏，以恢复正常生理情况并允许早期适当治疗。对于需要临时夹板或外固定等创伤控制的患者，确定最终手术时机很困难，医生在制订治疗决策时需与重症监护团队协商。目前的证据表明，最终治疗最好在伤后 5~10 天进行（参阅第 4 篇第 1 章）。这一段时间的延迟可以使患者从最初创伤后的全身炎症反应阶段恢复过来，同时减少由于外固定针道内细菌迁移而导致感染的风险。

开放骨折最好在伤后 6 小时内进行急诊清创手术。但是对于较清洁的伤口和儿童，为了避免在凌晨进行手术以及能够在合适的场所对较重的伤口进行处理[19, 20]，略微推迟手术时间也是可以接受的，但必须给予抗生素治疗，并安排尽早手术。但是Ⅲ类伤口，尤其是位于下肢，由于存在迟发感染的风险，故严禁拖延治疗，必须迅速清创。手术究竟是采取局部创伤控制手术（如伤口的清创并使用外固定架固定骨折），还是采用最终的确定性治疗（如伤口清创后采用局部确定性骨折固定），这取决于许多因素，包括受伤至手术的时间，软组织损伤情况，可供使用的设施情况，以及手术医生的经验。大多数伤口需要在 5 天内进行延迟的一期关闭或采

表 2.1-1　骨折手术时机

损伤类型	损伤细节	首次手术时间	首次手术类型	早期重建手术时间	确定重建手术
多发伤	血流动力学不稳定	立刻	创伤控制手术，外固定架	5~10 天的窗口时机	3 周后
	血流动力学稳定	立刻	早期合适的治疗	—	—
开放骨折	Ⅰ～ⅢA 型	<12~24 小时	清创术和确定性骨折固定	24~72 小时再次清创和软组织覆盖	6~20 周后，骨移植和软组织管理
	ⅢB 和ⅢC 型	<6 小时	清创，确定性骨折固定或者局部损伤控制	24~72 小时再次清创和软组织覆盖 5 天，在伤口清洁时进行确定性骨折内固定	—
闭合骨折	软组织条件好	1~3 天	确定性骨折固定	—	—
	软组织条件差	<24 小时	局部损伤控制，跨关节外固定架	—	10~18 天后，当皮肤褶皱出现时进行确定性骨折固定
不稳定骨折脱位	软组织条件好	<12 小时	确定性骨折固定	—	—
	软组织条件差	立刻	局部损伤控制，跨关节外固定架	—	10~18 天后，当皮肤褶皱出现时进行确定性骨折固定

用皮瓣覆盖。如果急诊已使用临时的外固定进行骨折固定，那么在进行伤口的延迟关闭或皮瓣覆盖手术时，可同时对骨折改用确定性固定。

对闭合性骨折脱位或复杂的关节内骨折需充分重视。此类患者的软组织肿胀通常非常严重，且合并明显的水疱。如果患者在软组织肿胀之前就诊，那么在准备齐全的情况下（如 CT 检查）早期进行骨折的最终治疗是最好的一种选择。但是在对局部软组织条件进行检查后，若存在下列情况应考虑局部损伤控制手术。

- 软组织情况欠佳。
- 患者存在需要在手术之前治疗的合并症。
- 目前没有手术所需的医生或护士。
- 目前没有手术需要的特殊内植物和器械。

许多骨折（如手腕、跟骨骨折）可以简单复位，用夹板制动并抬高患肢，直到患肢肿胀消退。但是，在某些情况下（例如 Pilon 骨折、膝关节骨折），临时的跨关节外固定架可以使骨折复位，保护软组织免受进一步损伤，并预防缩短、关节半脱位和关节面的额外损伤。这样的治疗有利于软组织愈合，并且通常使患者可以在家中等待 7~18 天直至肿胀消退。在这期间可以计划最终的手术。

7 沟通

外科医生应是治疗创伤患者医疗团队的领导者。

与团队内的医生、护士、患者及家属进行良好的沟通是外科医生必备的技能。

一旦外科医生完成了对损伤的全面评估，他或她必须制订出治疗计划并可以清楚地交代这一计划。治疗计划应包括 3 个关键方面：

- 手术规划。
- 手术策略。
- 手术计划。

手术规划是指对患者整体的治疗计划，包括手术前检查、手术和其他非手术治疗以及康复治疗。在对多发伤患者的治疗过程中，与各方面专家的良好沟通非常重要，这样才能决定何种治疗需要优先，治疗的顺序，以及各种治疗过程的时间。有一名高年资医生对整个治疗负责十分必要，这名医生通常是创伤外科医生。

手术策略是指每次手术时在手术室内的统筹安排和计划。只有做到统筹安排和计划，外科医生、麻醉师和手术室工作人员才能对手术做出完善的准备。需要互相沟通的关键信息包括：计划进行何种手术，患者的体位，需要的手术床、器械及内植物，是否需要术中摄像或输血，术后是否需要特殊的支具以及其他特殊的术后要求（如术后是否需要准备重症监护床位）。

手术计划是指外科医生在手术前必须对每处骨折的固定方法有一个详细的蓝图。在术前医生需要在头脑中对手术过程进行预演，觉得术中应采取的解剖入路（因而也需要确定患者的体位），并选择所需的内植物。术中可能出现的并发症和问题需要提前发现并避免。对于创伤骨科医生来说这是一个重要的原则，这部分内容在第2篇第4章中有详细的阐述。

与患者及其家属的良好沟通非常重要。他们需要对创伤的情况有清楚的认识，愿意接受手术和康复治疗。患者和家属必须对手术的效果有一个比较现实的预期。与他们的良好沟通能够防止彼此间信任的丧失以及随之而来的诉讼。

8 治疗环境

用于治疗创伤患者的医疗机构设施千差万别。这种差别不仅仅存在于不同国家之间，也存在于同一国家的不同区域之间，甚至不同城市间也有很大差别。用于治疗的设施对于能够提供何种医疗服务来说是个关键因素。在开始治疗前，特别是对一些罕见损伤或复杂病例进行治疗前，外科医生必须了解两个问题。

- 医院是否有开展计划手术所需的人员、设备以及内植物。
- 手术医生是否有足够的技术、经验及专业知识。

手术规划和策略的制订对于外科医生是十分重要的，有助于外科医生预计所需要的器械和内植物，是否需要进行一些特殊的手术，如游离皮瓣移植，以及术后是否需要转入监护病房。然后可以依照手术计划确定目前院内所能提供的设施以及专业服务。

外科医生必须对他们自己的手术技术以及局限性有现实的认识。在没有适当的设施和接受过充分培训的人员的情况下进行一些复杂的重建手术可能是不安全的，因而在这种情况下应该将患者（尽可能迅速和安全地）转运到具备这些条件的医院。

当患者治疗所需要的条件超过了所在医院所能提供的范围时，应将患者及时转至合适的医院。

另一个必须具备的条件是良好的康复师和相应的设施。如果患者在术后不能得到适当的康复治疗，以使他们在伤后最大限度地恢复功能，即使骨折愈合得很好，也是对时间和资源的一种浪费[21]。

9 结论

总之，创伤外科医生必须对骨折进行通盘考虑。骨折极少会威胁到生命，因而治疗重要脏器损伤在抢救过程中往往更为优先。确切治疗计划的形成取决于患者因素、软组织损伤情况以及骨折本身的特点。这三方面决定了损伤的"个性"，因而需要在治疗前予以充分的评估。

参考文献

1. **Huber-Wagner S, Lefering S, Qvick L-M, et al.** Effect of whole-body CT during trauma resuscitation on survival: a retrospective, multicentre study. *Lancet.* 2009 Apr 25;373(9673):1455–1461.

2. **CRASH-2 trial collaborators. Shakur H, Roberts I, et al.** Effects of tranexamic acid on death, vascular occlusive events, and blood transfusion in trauma patients with significant haemorrhage (CRASH-2): a randomised, placebo-controlled trial. *Lancet.* 2010 Jul 3;376(9734):23–32.

3. **CRASH-2 collaborators, Roberts I, Shakur H, et al.** The importance of early treatment with tranexamic acid in bleeding trauma patients: an exploratory analysis of the CRASH-2 randomised controlled trial. *Lancet.* 2011 Mar 26;377(9771):1096–1101.

4. **Holcomb JB, Tilley BC, Baraniuk S, et al.** Transfusion of plasma, platelets, and red blood cells in a 1:1:1 vs a 1:1:2 ratio and mortality in patients with severe trauma: the PROPPR randomized clinical trial. *JAMA.* 2015 Feb 3;313(5):471–482.

5. **Harwood PJ, Giannoudis PV, van Griensven M, et al.** Alterations in the systemic inflammatory response after early total care and damage control procedures for femoral shaft fracture in severely injured patients. *J Trauma.* 2005 Mar;58(3):446–454.

6. **Pape HC, Grimme K, van Griensven M, et al.** Impact of intramedullary instrumentation versus damage control for femoral fractures on immunoinflammatory parameters: prospective randomized analysis by the EPOFF Study Group. *J Trauma.* 2003 Jul;55(1):7–13.

7. **Pape HG.** *Damage-Control Orthopaedic Surgery in Polytrauma: Influence on the Clinical Course and Its Pathogenetic Background.* European Instructional Lectures. Berlin Heidelberg: Springer; 2009:67–74.

8. **Vallier HA, Wang X, Moore TA, et al.** Timing of orthopaedic surgery in multiple trauma patients: development of a protocol for early appropriate care. *J Orthop Trauma.* 2013 Oct;27(10):543–551.

9. **Alegre-Lopez J, Cordero-Guevara J, Alonso-Valdivielso JL, et al.** Factors associated with mortality and functional disability after hip fracture: an inception cohort study. *Osteoporos Int.* 2005 Jul;16(7):729–736.

10. **Todd CJ, Freeman CJ, Camilleri-Ferrante C, et al.** Differences in mortality after fracture of hip: the east Anglian audit. *BMJ.* 1995 Apr 8;310(6984):904–908.

11. **McCormack RG, Leith JM.** Ankle fractures in diabetics. Complications of surgical management. *J Bone Joint Surg Br.* 1998 Jul;80(4):689–692.

12. **McKee MD, Waddell JP.** Intramedullary nailing of femoral fractures in morbidly obese patients. *J Trauma.* 1994 Feb;36(2):208–210.

13. **Giannoudis PV, MacDonald DA, Matthews SJ, et al.** Nonunion of the femoral diaphysis. The influence of reaming and non-steroidal anti-inflammatory drugs. *J Bone Joint Surg Br.* 2000 Jul;82(5):655–658.

14. **Thompson RN, Phillips JR, McCauley**

SH, et al. Atypical femoral fractures and bisphosphonate treatment: experience in two large United Kingdom teaching hospitals. *J Bone Joint Surg Br*. 2012 Mar;94(3):385–390.

15. **Sprague S, Petrisor B, Scott T, et al.** What is the role of vitamin D supplementation in acute fracture patients? A systematic review and meta-analysis of the prevalence of hypovitaminosis D and supplementation efficacy. *J Orthop Trauma*. 2016 Feb;30(2):53–63.

16. **Starr AJ.** Fracture repair: successful advances, persistent problems, and the psychological burden of trauma. *J Bone Joint Surg Am*. 2008;90(Suppl 1):132–137.

17. **Harris I, Mulford J, Solomon M, et al.** Association between compensation status and outcome after surgery: a meta-analysis. *JAMA*. 2005 Apr 6;293(13):1644–1652.

18. **Bone LB, Johnson KD, Weigelt J, et al.** Early versus delayed stabilization of femoral fractures. A prospective randomized study. *J Bone Joint Surg Am*. 1989 Mar;71(3):336–340.

19. **Weber D, Dulai SK, Bergman J, et al.** Time to initial operative treatment following open fracture does not impact development of deep infection: a prospective cohort study of 736 subjects. *J Orthop Trauma*. 2014 Nov;28(11):613–619.

20. **Skaggs DL, Friend L, Alman B, et al.** The effect of surgical delay on acute infection following 554 open fractures in children. *J Bone Joint Surg Am*. 2005 Jan;87(1):8–12.

21. **Deren M, Huleatt J, Winkler M, et al.** Assessment and treatment of malnutrition in orthopedic surgery. *J Bone Joint Surg Rev.*, 2014;2(9) e1.

王天兵 译

第2章 | 骨干骨折：原则
Diaphyseal fractures: principles

1 引言

在微创手术时代，骨干骨折的处理在不断发展和进步。基于对骨折修复的生物学以及周围软组织在愈合过程中作用的认识不断加深，新的复位和固定理念不断产生[1]。

恢复肢体的长度、力线和旋转是必要的，但要使肢体恢复正常功能，并不需要每处骨折都达到解剖复位。

由于可供选择的治疗方案越来越多，临床医生做决定时变得越发困难。对于那些影响到骨干骨折能否得到正确处理的相关因素，很有必要不断地进行总结。

2 功能考虑

长管状骨的骨干有许多功能，其中最重要的两个功能是：使其远近端关节保持正确的空间关系，并为活动关节所需要的肌肉提供附着点。在长管状骨中，应恢复肢体正常力线（图 2.2-1）。这就要求骨折端在没有短缩、旋转以及成角的情况下愈合。在这种情况下，即使某些骨折块没有解剖复位，也可以恢复较好的功能。

下肢可以代偿一定程度的残留畸形而不出现明

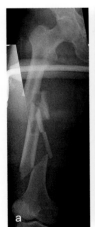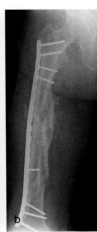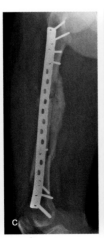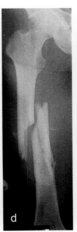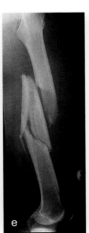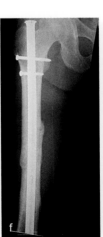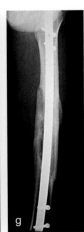

a　b　c　d　e　f　g

图 2.2-1　间接复位恢复长度、力线和旋转。
a-c　利用长桥接钢板进行固定。
d-g　利用带锁髓内钉进行固定。

显功能障碍。例如，小于 1 cm 的下肢短缩或在相邻关节活动平面内很小的成角畸形是可以接受的。胫骨骨折如果存在向前或向后成角不超过 10° 的畸形愈合，患者的踝关节功能可较好地恢复，仅残留一些外观上的问题。但胫骨骨折即使残留 5° 的内翻或者外翻畸形，也会使关节承受异常的应力而导致创伤后关节炎[2]。另外，对于像运动员这样对功能要求很高的患者群体，必须恢复下肢解剖对线。

肱骨干存在轻度的短缩只会导致很小的功能障碍。肩关节在全身各关节中活动度最大，因而 20° 的旋转畸形或者 30° 的成角畸形可以被很好地代偿。相反，尺、桡骨的远近端参与构成包括桡尺近远侧关节在内的复杂的关节，因此需要解剖复位以恢复正常的关节功能。

3 发生率

世界上许多地方都通过改进汽车设计，限制酒驾或驾驶立法，道路设计和限制车速以及使用安全带，大大减少了骨干骨折的发生率。但在发展中国家，由于机械运输的广泛运用，特别是摩托车的大量使用，造成了很多骨干骨折的出现。其中很多是开放性骨折，且由于转运过程中的延误使患者伤后较长时间才就诊。虽然其中低能量损伤患者的数量并没有显著增加，但开放骨折所占比例却增加了。另外，由于人口老龄化加剧，骨折患者合并骨质疏松的比例明显上升[3]。

4 机制

4.1 损伤的类型

骨折可能是由直接或间接的暴力导致的。间接暴力比起直接暴力强度较低，因而在局部产生较少骨折碎块，合并软组织损伤也较轻[4]。开放性骨折更多由直接暴力所致。有关损伤机制的讨论可以参

阅有关 AO 骨折分型部分的内容[5]（详见第 1 篇第 4 和第 5 章以及第 4 篇第 2 章）。

螺旋骨折（A1）由间接旋转暴力导致。这种类型骨折断端接触面较大，合并软组织损伤较小。因而这种骨折愈合较快，也很少引起并发症。但如不采取固定，维持复位会非常困难。

楔形骨折（B2）由折弯暴力引起。肢体所受暴力较大，合并明显的软组织和骨膜损伤。此类骨折愈合时间较长。直接切开骨折端进行手术治疗可能会进一步破坏骨折端的血运。

横行骨折（A3）、多骨折块的楔形骨折（B3）以及复杂骨折（C）通常由直接作用的巨大暴力导致，尤其是发生在股骨的上述 3 种骨折类型。如果骨质正常，骨折移位明显，那么骨折往往伴有广泛的软组织损伤。即使术前骨折端表面皮肤完整，手术直接切开显露骨折时仍会进一步加重周围软组织的损伤。因此，通过骨折的类型和移位程度可以很好地判断周围软组织情况（图 2.2-2）。周围软组织损伤越重，就越要慎重地选择手术时机以及手术入路、复位技术和固定物（详见第 3 篇第 1 章相关内容）。

5 早期评估

5.1 患者情况

采集详细的病史对分析骨干骨折至关重要，通过分析受伤时的情况可以得出损伤的机制以及造成骨折的暴力情况。摩托车事故导致损伤的暴力是普通摔伤暴力的 100 倍。虽然两者的 X 线表现近似，但所合并的软组织损伤却明显不同。

大多数移位骨折通过视诊就可以发现。当局部没有明显的骨折时，可通过触诊诱发局部的压痛点以辅助诊断。查体中最重要的部分在于血管、神经损伤的检查。对于一些特殊类型的骨折如股骨远端或胫骨近端的移位骨折，特别需要排除血管损伤。

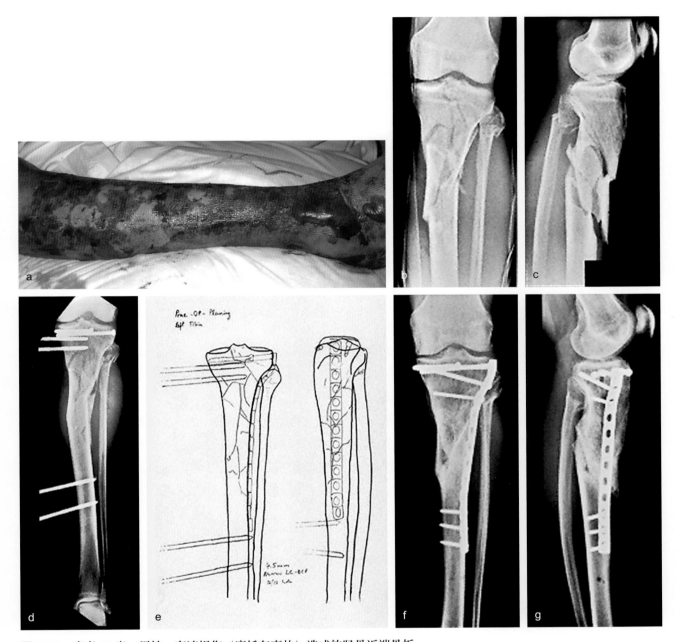

图 2.2-2 患者 30 岁，男性，高速损伤（摩托车事故）造成的胫骨近端骨折。

a   胫骨近端粉碎骨折，骨折线延伸至胫骨近端关节面。

b-c   虽然是闭合性骨折，但复杂的骨折类型提示骨折端周围有广泛的软组织损伤。

d-e   关节内骨折采用闭合复位、经皮空心钉固定。骨干骨折使用单边外固定架固定。两种固定方法均避免了对骨折端软组织的进一步损伤。术后应用连续被动活动机（CPM）锻炼膝关节功能。伤后 10 天，当骨折端周围软组织损伤已恢复，在胫骨外侧采用桥接钢板固定骨折端。根据骨折部位及选定的钢板长度，在钢板的远近端各做一个小切口，置入钢板。因为单纯使用钢板并不能提供足够的稳定性防止内翻畸形，因此保留外固定架，使患者能够继续患肢功能锻炼。伤后 8 周骨折端有骨痂形成后，拆除外固定架。

f-g   骨折于伤后 16 周愈合，未出现任何并发症。注意肢体的对线、长度恢复良好，无旋转畸形。

由于需要立即采取适当的方法固定骨折端并重建血管，血管损伤本身将主导医生选择治疗方案。骨筋膜室综合征需要紧急处理。这种情况常发生于小腿，但也可见于大腿、前臂、臀部和足。

骨筋膜室综合征可发生于伤后最初几天的任何时刻。常见于骨折明显移位的患者，也可以发生在简单骨折、开放骨折以及骨折髓内钉固定术后。第 1 篇第 5 章详细描述了骨筋膜室综合征的临床表现和处理原则。

5.2 放射学评估

X 线是诊断的主要依据。对于多数的病例需要拍摄包括损伤部位相邻关节在内的正位和侧位 X 线片，对于干骺端骨折有时需拍摄斜位片。通过 X 线检查可以对骨干骨折进行准确分型。拍摄对侧标准 X 线片对于制订术前计划很有帮助（详见第 2 篇第 4 章）。虽然 CT 和 MRI 检查无助于分析新鲜骨干骨折，但有助于评估干骺端骨折累及关节面的程度，或对复杂畸形愈合的重建手术制订术前计划有帮助。

5.3 合并损伤

骨折合并的软组织损伤常会影响甚至决定骨干骨折的治疗方案。闭合、简单、有移位的胫骨干横断骨折可以使用髓内钉、钢板或者外固定架治疗。而如果表皮挫伤很严重，则不适用钢板固定。因为钢板固定所需要的软组织剥离会进一步加重软组织损伤。如果伤口存在严重的污染，考虑到术后感染的风险，可能不适用一期髓内钉固定。这种情况下，初期采用外固定架固定骨折可能更为明智。

同样，急性动脉损伤和骨筋膜室综合征都需要急诊处理。在需要进行血管修补或对肌间隔进行广泛松解时，需要同时固定伴随的骨折。因此合并损伤不仅会决定骨折是否需要固定，而且决定了固定所采用的手术入路和手术时机。由于时间紧迫，最好采用与血管探查相同的入路对骨折进行固定。

处理危及生命的损伤总是优先于处理骨干骨折。

如果同一肢体合并多处骨折，尤其当其使某一关节处于"漂浮"状态时，需要对该多处骨折进行固定。

某个肢体单发骨折时非手术治疗可能为最佳治疗方案。多个肢体同时骨折，如双侧肱骨干骨折，可使患者生活难以自理，也更倾向于手术治疗。

近年来，因接受过关节置换手术的老年骨质疏松症患者越来越多，导致假体周围骨折发生率急剧上升。这是当前发达国家使用股骨钢板最常见的原因 [6]。

6 骨折手术固定的指征

在不同的国家，由于可供使用的设备不同，骨干骨折的内固定或外固定指征可能会有所区别。但有一些情况可称为手术的绝对适应证，可将其分为挽救患者生命和保存肢体两个方面。

6.1 绝对适应证

6.1.1 挽救生命

对于多发伤患者，立刻进行股骨干骨折的固定会明显降低并发症的发生率和死亡率（参阅第 4 篇第 1 章）[7]。但对于选择钢板固定还是髓内钉固定仍存在争议 [8]。

随着人们对创伤的炎症过程及其治疗认识的不断加深，使得目前越来越倾向于将外固定架临时固定股骨干骨折作为多发患者处理中的一项急救措施。为了区分哪些患者可以从损伤控制中受益，而不是早期全面治疗，我们将多发伤患者分为 4 组：复苏后状态稳定、临界、复苏后不稳定和极端危险的患者。稳定的患者可获益于早期的全面护理。不稳定和极端危险的患者可以从损伤控制手术中受益。尽管对临界患者的最佳治疗尚存争议，但早期应适当处理，包括使用夹板固定骨折、重症监护室持续复苏至正常生理状态并在伤后 36 小时内对长骨骨折行最终固定[9, 10]（参阅第 4 篇第 1 章）。

> 早期固定股骨干骨折可挽救生命，但采用的类型和方法仍然存在争议。

6.1.2 保存肢体

在急性血管损伤、骨筋膜室综合征或开放性骨折时，骨干骨折的固定是保肢所需紧急手术的一部分。骨折端的不稳定不仅会影响血管的修复，还会影响任何软组织损伤的愈合。

6.2 相对适应证

非手术治疗无法复位或维持骨折时，需行手术治疗。牵引很难复位并维持股骨干骨折，因而，只有在不具备适当的手术条件时才能选择非手术牵引治疗。

胫骨干骨折通常比较容易通过手法复位，但是复位后的稳定性取决于骨折的形态。复位良好的横行骨折可能对轴向的应力比较稳定，但通常愈合比较慢。不稳定的粉碎骨折采用非手术治疗后，出现缩短、旋转畸形和对位、对线差等情况的风险较高[11]。

肱骨干骨折通常难以通过非手术复位并保持复位后位置。但即使很严重的畸形愈合仍然可以良好地恢复肢体功能，因此手术固定并非常规所需。

前臂骨折难以通过非手术治疗达到解剖复位并维持稳定的固定。即使很小的对位畸形也会严重影响肢体的功能，因而通常需要手术治疗。

6.3 患者的早期活动

早期肢体活动对于患者尤其是老年患者来说十分有利。骨干骨折的固定可以尽早活动邻近关节，从而避免由于长期失用和固定所导致的僵硬、无力和肌肉萎缩（"骨折病"）。早期运动也可降低 I 型复杂局部疼痛综合征（CRPS）的发病率（参阅第 4 篇第 7 章）。成功的骨折固定还可以缩短住院时间，使患者较早地恢复工作，并降低赔偿 / 失用所需的社会护理成本。

从社会经济方面考虑，早期活动也有优势。例如，股骨干骨折的非手术治疗需要住院数周，而应用髓内钉手术治疗仅需住院几天。这使得很多发达国家非手术治疗股骨干骨折的费用非常昂贵。但是，手术治疗后的严重并发症可以大幅改变成本 / 收益比。在大多数发达国家，患者的需求和期望也是影响决策的重要因素。互联网使得当代患者的知情程度较高，他们往往不愿意忍受长期的石膏固定。不幸的是，许多网站都有商业偏见。经治医师必须确保自己的决定不会被患者的选择所主导。应告知患者手术所有的潜在风险，尤其是那些非手术治疗可以取得良好结果的情况（例如肱骨干骨折）[12, 13]。

7 非手术治疗

非手术治疗通常包括牵引和（或）石膏固定，可作为临时的制动手段，也可以是最终的治疗方案。手术治疗移位的骨干骨折通常比非手术治疗取得更好的功能结果（肱骨干骨折除外）[13]。

优点：
- 感染风险较低。
- 所需的设备和设施较少。
- 大部分骨折的住院费用较低。

缺点：
- 畸形愈合、废用性骨质疏松症及邻近关节僵硬的风险较高。
- 股骨骨折的住院时间较长。

在成年患者中，某些骨折最好采用非手术治疗。无移位或微小移位的胫骨和肱骨骨折可以通过塑形良好的石膏固定或支具有效地进行非手术治疗（图 2.2-3）。但这需要定期随访，因为骨折愈合前经常会出现再移位。

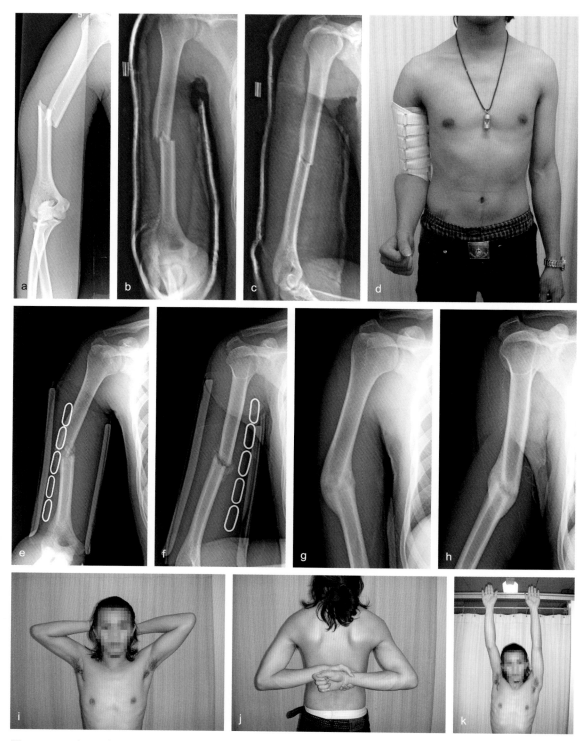

图 2.2-3 一名 23 岁男子遭受摩托车损伤。

a 肱骨中段骨折。

b-c 闭合复位后采用 U 形石膏固定。

d 伤后 2 周后更换为功能支具。

e-f 伤后 4 周 X 线片显示在功能支具下骨折端有骨痂形成，对位、对线可以接受。

g-h 伤后 5 个月 X 线显示骨折端骨痂连接，骨折愈合。前后位及侧方成角可以接受。

i-k 功能完全恢复。

如果具备手术所需的足够设施及经验，股骨干骨折不应采用非手术治疗。股骨干骨折的非手术治疗十分耗时，并且肢体缩短和成角畸形的发生率很高。但如果当地不具备所需的设备或器械，我们仍推荐对股骨干骨折进行非手术治疗[14]。畸形愈合的结局比慢性骨髓炎来得好。即使在 21 世纪，世界很多地方仍选择非手术治疗作为股骨和胫骨干骨折的治疗方法。正确地使用牵引和夹板仍然是这些地区医师需要具备的重要技能。

两种可用的主要非手术治疗方法是牵引和石膏固定。两者都需要技巧、经验和监管。牵引比较费时，并且可能导致胫骨延迟愈合。但是，如果没有外固定架，等待确定性手术时，牵引是一种临时固定的好方法。石膏固定只要实施得当仍是一种较为安全的方法。采用石膏固定经常需要固定相邻的关节，可能导致关节僵硬。采用铰链式支具可以减少这一问题的发生[13]。石膏固定可以有效纠正成角畸形，但是在某些骨折中可能难以控制旋转和缩短畸形。

Sarmiento 和 Latta[13] 曾经发表了应用非手术治疗胫骨干骨折取得良好效果的研究。他们指出，在治疗骨折的过程中所发生的移位不会超过骨折发生时产生的最大移位。但是必须注意到，外科医生通常不知道初始的骨折移位曾严重到何种程度。因为这仅发生在创伤后的几毫秒内，入院时拍摄的 X 线没有显示出骨折最严重的移位情况。对于成年骨干骨折患者，使用石膏固定制动主要限于那些微小移位和稳定的病例。

8 手术治疗原则

有关不同部位的各种特定骨折的更多详细信息，请参阅第 6 篇。

8.1 手术时机

手术治疗骨干骨折的时机至关重要。在没有仔细评估患者的整体情况前不应计划任何手术。血管损伤、骨筋膜室综合征和开放性骨折需要急诊手术处理。

一般来说，如果计划采用切开复位内固定治疗，那么手术越早实施越好。随着伤后时间的延长，骨折端周围软组织的肿胀越来越严重，经肿胀的组织进行手术会导致伤口闭合困难，并且有继发伤口裂开的可能。如需直接切开复位，除外特殊解剖部位（例如胫骨近端骨折、Pilon 骨折及跟骨骨折），建议大多数骨折在伤后 6~48 小时内实施手术。如果早期已有明显的软组织肿胀，那么比较安全的方法是予以临时夹板固定或稳定，等待 7~15 天直到肿胀消退。

> 如果对软组织的活力存在任何怀疑的话，那么采用跨关节外固定架作临时固定并等待软组织自行恢复是一个更为安全的治疗方案。

胫骨和股骨干骨折常采用间接复位髓内钉固定。在这种情况下，由于肿胀的软组织并不位于手术区域，骨折周围肿胀的软组织不会对手术造成明显的影响，因此手术时机就显得不那么重要。髓内钉固定技术需要大量的专业知识，因此手术可能需要等待经验丰富的医师和手术室团队进行（图 2.2-4）。

8.2 术前计划和手术入路

所有骨干骨折的手术治疗都应仔细计划。有关术前计划技术参阅第 2 篇第 4 章。有效的计划应确保手术所需的人员和设备按时就位，否则外科医生不能进行手术。处理开放骨折时，十分关键的一点是要在第一次手术时就应考虑最终如何进行软组织覆盖。例如，用于临时固定的外固定可能会妨碍软组织皮瓣或内固定的位置。

处理骨折的手术入路显然取决于骨折的部位、软组织的条件、预计的复位及固定物的选择。解剖学知识非常重要，术中显露应当轻柔。当计划中的入路不熟悉时，必须参考标准的手术入路进行[15]，

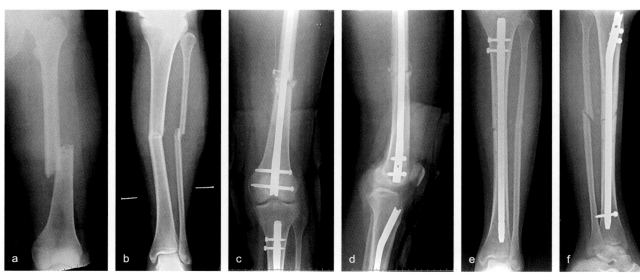

图 2.2-4　一名 25 岁女子遭遇摩托车碰撞事故。
a-b　股骨干和胫骨干骨折（浮膝）。
c-d　股骨用逆行股骨钉治疗。
e-f　胫骨采用顺行胫骨钉治疗。

最好先在尸体标本上熟悉入路的过程。

采用微创技术一般需要在 X 线监视下进行经皮的操作。微创技术可减少软组织的创伤，但在技术上要求较高。不过，应避免为获得更小的切口而过度牵引皮肤。在这些情况下，掌握相关解剖和复位技术的需要同样重要，因为外科医生无法看到软组织下方的组织和结构[15]。

8.3　复位和固定技术

骨干骨折可以通过直接或间接复位技术进行复位。复位的具体原则详见第 3 篇第 1 章第 1 节相关内容。

无论采用何种技术，任何复位操作都要尽可能地轻柔以保护周围软组织和骨膜现有的血液供应。

骨干骨折最常用的固定技术包括髓内钉、钢板内固定和外固定。

髓内钉充当内部夹板，可分担载荷，并允许术后早期负重。髓内固定后骨折断端可有一定程度的微动（相对稳定），骨折愈合时有骨痂形成，骨折愈合较快[4]。带锁髓内钉控制骨折端的旋转，用来治疗粉碎骨折时，可以维持肢体的长度。在处理下肢骨折时，载荷分担性内植物允许术后早期负重，是优先选择的内植物。当骨折出现延迟愈合时，钢板和螺钉固定更易发生疲劳失效[4]。但是，髓内钉不适用于髓腔较细或存在畸形、髓腔被内植物或假体占据以及生长板未闭合的儿童。

钢板螺钉固定适于治疗累及干骺端或有关节受累的骨干骨折，可以使用直接或间接复位技术置入钢板。简单骨折比较容易实现解剖复位，可使用骨块间加压螺钉结合保护钢板固定，最好采用钢板螺钉内固定，也可选择细致的保守治疗（图 2.2-3）。

桥接钢板只能提供相对稳定，治疗简单骨折时由于骨折部位的应变较高导致不愈合风险很高，因而，在此时不是一种好的选择[16]。

使用钢板治疗复杂的多段骨干骨折时，应采用微创操作技术，间接复位，并将钢板作为桥接钢板使用，以提供相对稳定性，并不对骨折端做任何干扰（参阅第 3 篇第 1 章和第 3 章的相关内容）。

骨质量非常重要。严重的骨质疏松症会降低螺钉或螺栓或外固定针的把持力。在骨质疏松患者使用传统的钢板和螺钉对骨折进行内固定或外固定可能会导致固定失败。

锁定钢板（参阅第 3 篇第 3 章第 4 节的相关内容）较大地扩展了使用钢板治疗骨干骨折的适用范围，尤其是在那些骨干骨折累及干骺端的情况下。对于骨质疏松或者干骺端骨折较短而不适于采用髓内钉治疗的骨干骨折，采用锁定钢板可提供比传统钢板更强的生物力学稳定性。现在，解剖型及预弯钢板可以用于处理所有干骺端的骨折，使得我们可以只用一个内植物就能治疗那些累及干骺端或有关节内受累的骨干骨折。对于那些存在严重软组织损伤的病例，外固定架仍是治疗的金标准。另外，在那些存在设备及技术原因的不发达地区，如手术室无菌条件不达标或缺少 X 线监视设备，外固定架也是较好的选择。然而，钉道问题（如感染及松动）比较常见，并且太坚强的框架可能导致延迟愈合或者畸形愈合。因此，外固定并非骨折固定的最终方案。一旦骨折早期的问题解决后，通常需考虑换用其他固定方法（参阅第 3 篇第 3 章第 3 节的相关内容）。

将外固定架作为临时固定使软组织得以愈合这一方法现在已经越来越普遍，应用外固定架固定多发创伤患者的股骨干骨折就是一个例子。

病理性骨折的治疗需要予以特殊考虑。对于预期寿命有限的患者，治疗的目标更倾向于通过增加活动和缓解疼痛以改善生活质量，而非实现良好的复位。尽管辅助技术（如骨水泥）可能会延缓骨折愈合，但必要时也可以采用。如果骨干和干骺端存在广泛的疾病，关节置换也可能是一种可供选择的方案。

9 术后治疗

一个患者术后是否能够早期活动，常常受其合并的损伤、整体健康状况和心理及社会问题的影响。

决定术后是否可以进行活动和功能负重的最重要因素是手术医生对于术后骨折稳定性的评估。

必须统一考虑骨折端的解剖和固定技术。如果对于骨折端的稳定性有所疑虑，就应该推迟患肢活动并仔细监控手术部位的变化。

术后应当尽早开始针对肌肉组织的康复治疗，直到肢体的功能恢复正常。

最好术后早期就开始肌肉和关节的主动运动，但早期活动会感到局部疼痛。因此必须辅以详尽而且有计划的疼痛管理方案（参阅第 4 篇第 7 章）。如果使用连续被动活动机（CPM）[17]，应始终结合主动肌肉锻炼以降低肌肉萎缩的风险。

骨折端传导负荷对于骨骼生长是一种很好的刺激，而长期的不负重会导致明显的废用性骨萎缩、关节软骨及肌肉萎缩。因此，手术的目的是使骨折达到一种稳定结构，以便使能够合作的患者尽早开始部分或完全负重。良好的术前计划是避免手术固定强度不足从而导致无法活动或负重的关键。

10 结论

患者的治疗效果因损伤的严重程度不同而有极大的差别，有关患者的并发症情况亦是如此（参阅第 5 篇和第 6 篇）。不合并软组织损伤的低能量损伤在得到正确治疗后可以完全恢复功能。伴有软组织缺损的高能量损伤可能无法恢复正常功能。但是，术前仔细评估与计划，术中认真操作，尽可能地保存软组织，结合术后良好的康复治疗，会保证患者最大限度地恢复功能。

参考文献

1. **Buckwalter J, Einhorn T, Simon S,** eds. *Orthopedic Basic Science.* 2nd ed. Chicago: American Academy of Orthopaedic Society; 2000:371–400.

2. **Pauwels F.** *Biomechanics of the Locomotor Apparatus: Contributions on the Functional Anatomy of the Locomotor Apparatus.* Berlin Heidelberg New York: Springer-Verlag; 1980.

3. **Johnell O, Kanis J.** Epidemiology of osteoporotic fractures. *Osteoporos Int.* 2005 Mar;16(Suppl 2)S3–7.

4. **Perren SM.** The biomechanics and biology of internal fixation using plates and nails. *Orthopedics.* 1989 Jan;12(1):21–34.

5. **Müller ME, Nazarian S, Koch P, et al.** *The Comprehensive Classification of Long Bone Fractures.* Berlin Heidelberg New York: Springer-Verlag; 1990.

6. **Sidler-Maier CC, Waddell JP.** Incidence and predisposing factors of periprosthetic proximal femoral fractures: a literature review. *Int Orthop.* 2015 Sep;39(9):1673–1682.

7. **Pape HC, Hildebrand F, Pertschy S, et al.** Changes in the management of femoral shaft fractures in polytrauma patients: from early total care to damage control orthopedic surgery. *J Trauma.* 2002 Sep;53(3):452–461; discussion 461–462.

8. **Boulanger BR, Stephen D, Brenneman FD.** Thoracic trauma and early intramedullary nailing of femur fractures: are we doing harm? *J Trauma.* 1997 Jul;43(1):24–28.

9. **Vallier HA, Wang X, Moore TA, et al.** Timing of orthopaedic surgery in multiple trauma patients: development of a protocol for early appropriate care. *J Orthop Trauma.* 2013 Oct;27(10):543–551.

10. **Nicholas B, Toth L, van Wessem K, et al.** Borderline femur fracture patients: early total care or damage control orthopaedics? *ANZ Surg.* 2011 Mar;81(3):148–153.

11. **Bone LB, Sucato D, Stegemann PM, et al.** Displaced isolated fractures of the tibial shaft treated with either a cast or intramedullary nailing: an outcome analysis of matched pairs of patients. *J Bone Joint Surg Am.* 1997;79(7):1336–1341.

12. **Wallny T, Sagebiel C, Westerman K, et al.** Comparative results of bracing and interlocking nailing in the treatment of humeral shaft fractures. *Int Orthop.* 1997;21(6):374–379.

13. **Sarmiento A, Latta LL.** *Closed Functional Treatment of Fracture Bracing.* Berlin Heidelberg New York: Springer-Verlag;1995.

14. **Dresing K, Trafton P, Engelen J.** *Casts, Splints, and Support Bandages—Nonoperative Treatment and Perioperative Protection.* New York Stuttgart: Thieme: 2014.

15. **Hoppenfeld S, de Boer P, Buckley R.** Surgical approaches in orthopaedics. In: *The Anatomy Method.* 6th ed. Philadelphia: Lippincott; 2016.

16. **Paluvadi S, Lal H, Mittal D, et al.** Management of fractures of the distal third tibia by minimally invasive plate osteosynthesis: a prospective series of 50 patients. *J Clin Orthop Trauma.* 2014 Sep;5(3):129–136.

17. **Salter RB.** The physiologic basis of continuous passive motion for articular cartilage healing and regeneration. *Hand Clin.* 1994 May;10(2):211–219.

傅中国 译

第3章 关节骨折：原则

Articular fractures: principles

1 引言

组成关节的结构遭受任何破坏都有可能造成关节内纤维化和骨性关节炎，进而导致关节功能的改变。例如，移位的关节内骨折常使部分或全部的关节面及其以下的干骺端或骨干的连续性遭受破坏，从而使关节面出现裂隙和台阶。这种关节形态的改变可即刻影响关节的稳定性，导致疼痛，或使关节不能正常活动。损伤所导致的炎症反应会使受损关节及周围软组织产生广泛纤维化。不恰当的制动和手术会加重这一纤维化过程。由于这些原因，采取闭合复位外固定治疗移位性关节内骨折往往不能成功，早期常出现骨折的畸形，并伴随关节的疼痛、僵硬和功能丧失。关节活动可以通过牵引或关节锻炼得到改善，但关节的不稳定和对合不良将持续存在。为了避免保守治疗的并发症，Charnley[1] 提出只有通过手术切开复位内固定，才能获得良好的解剖复位和关节活动。然而，早期的内植物并不能为患者术后即刻开始活动并避免后期出现移位提供足够的稳定性。因此，采用早期内植物治疗的患者往往需要面临最坏的治疗选择：既要承担切开复位所带来的风险，术后又必须接受长期关节外固定导致的并发症问题。因此，手术治疗的结果常常不能令人满意，大多数学者建议关节骨折采取保守治疗。

随着抗生素的发展，软组织处理技术的提高，新的内植物的出现，以及手术医生对创伤处理认识的进一步深入，切开复位内固定手术治疗关节内骨折已经变得越来越安全，因而被广泛接受。按照 AO 骨折及脱位治疗原则进行治疗的早期结果证实，绝对稳定的内固定和早期关节活动可有效改善术后影像学和临床治疗效果[2]。

2 功能方面的考虑

手术医生应关注可能影响关节功能和创伤后关节炎风险的三个重要因素：关节面对位不良、对线不良和关节不稳。

关节面对位不良可导致关节接触面的应力增加[3]。如果关节面对位不良合并关节不稳，在不适宜的异常接触应力下可能导致异常活动。关节面对位不良会在解剖结构上改变关节面负载模式，引起继发炎症导致创伤后骨关节炎，进而引起关节功能退变。虽然关节面对位不良和创伤后骨关节炎之间联系的临床研究尚无定论，但仍需重视恢复损伤关节的关节面匹配。

对线不良可能会导致关节面的负载模式改变，在继发性骨关节炎的形成过程中作用显著。力线改变后新的关节面接触点不能通过重塑承受重复的软骨负荷，从而导致整个关节的退变。尤其在下肢，损伤后恢复解剖力线十分重要（图 2.3-1）[4]。

对线不良使一个关节的关节面负荷方式发生改变，对随后发生的骨关节炎的进展起决定性作用。

新的接触点可能被滥用于关节软骨的负重，不可能迅速通过再塑形来适应负荷方式的转变，结果导致整个关节的退变。尤其在下肢，恢复解剖轴线是非常重要的[5]。

骨折引起的不稳定、韧带或半月板损伤也会导致软骨退变，对损伤预后起主要作用。例如，髋臼后壁粉碎性骨折术后，后方半脱位的发生率较高，常是固定失败的原因（图 2.3-2）。这表示髋关节的半脱位或不稳定是导致髋臼后壁骨折内固定治疗术后关节退变的重要因素。胫骨平台骨折时，术中切除半月板会增加关节载荷，可能会引起膝关节不稳

定。骨折术后骨性关节炎的进展和预后不良较常见，现代手术技术强调保留半月板和重建膝关节稳定的重要性，通常可以通过韧带修复或重建达到这一目的（参阅第 6 篇第 7 章第 2 节）。

关节力线不良、关节不稳和关节面对位不良在创伤后关节炎的发展中起重要作用。然而，每种因素在导致关节炎进展中的比重尚无定论。多种因素的合并存在比单一因素作用导致的预后更差。病变累及关节也是影响预后的因素之一，通常负重关节更容易出现症状性骨性关节炎[6, 7]。

因此，多数作者认为关节面的解剖复位、重建

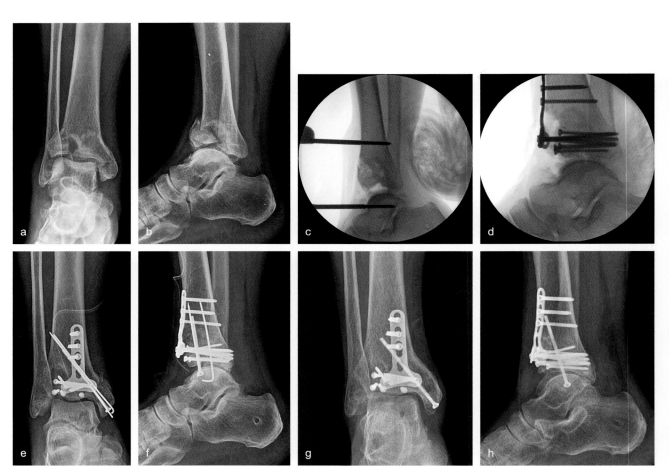

图 2.3-1 通过稳定固定重建关节面允许关节早期活动，通过关节分散应力，有益于获得良好的长期预后。
a-b 胫骨远端关节面复位。
c-d 在撑开器帮助下，将关节面仔细复位。
e-f 关节面的准确复位和稳定固定，早期开始踝关节功能锻炼。
g-h 术后 3 年，影像学上有骨性关节炎表现，但关节功能仍较好。

关节稳定性和正常的力线能够最大限度地保障患者获得持久的关节功能保护。

目前关节骨折手术治疗的指征主要依据以下几点[8]：

- 关节内骨折，采用石膏固定会造成关节僵硬。
- 关节内骨折切开复位内固定后再进行石膏固定会造成更加严重的关节僵硬。
- 关节面中部的压缩骨折造成关节软骨下骨质塌陷，不能通过牵引和闭合复位的方法复位。
- 大块的关节面塌陷不能通过纤维软骨表面填充

修复，骨块移位所导致的关节不稳将持续存在。

- 解剖复位和稳定固定是重建和维持关节完整性的必要操作。
- 已复位的关节面下的骨缺损必须植骨，或使用其他替代物填充，以防止关节面骨块再移位。
- 骨骺及干骺端部位的移位必须予以纠正，以恢复正常的肢体力线，避免过度负荷。
- 早期活动对于预防关节僵硬并保证关节愈合和功能恢复很有必要，前提是对骨折进行稳定的内固定。

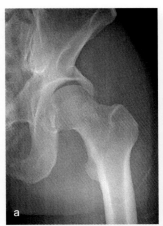
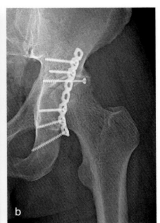
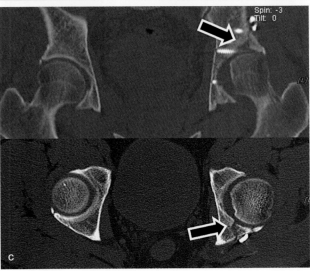
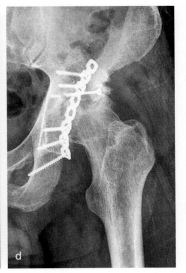

图 2.3-2 如果关节重建很差，很快就会发生关节炎。

a 髋臼后壁骨折。

b 用螺钉和重建钢板复位。

c 术后 CT 扫描显示复位不好，关节面不平。

d 术后 6 个月，髋关节狭窄，诊断为关节炎。

3 损伤机制

关节内骨折通常有以下两种常见的损伤机制：

间接暴力：产生经关节的弯曲力矩，驱使关节的一部分进入相对的关节面。通常情况下，关节周围的韧带足够强韧以抵消这种偏心的负荷，将弯曲的应力转化为轴向负荷，引起关节面的骨折。这种损伤的典型结果是导致部分关节面骨折（图 2.3-3a-b）。

直接暴力：作用于关节的干骺端或骨干，或者通过骨干传导（图 2.3-3c-e）。直接挤压或轴向作用力可导致骨爆裂，同时将应力扩散到周围软组织。这种损伤机制常导致关节内粉碎骨折，合并严重的软组织损伤（图 2.3-4）。骨折类型常取决于骨质情况、受伤时肢体的方向和作用力的方向。

4 患者和损伤情况评估

4.1 临床评估

许多关节内骨折是由高能量损伤导致的，因此

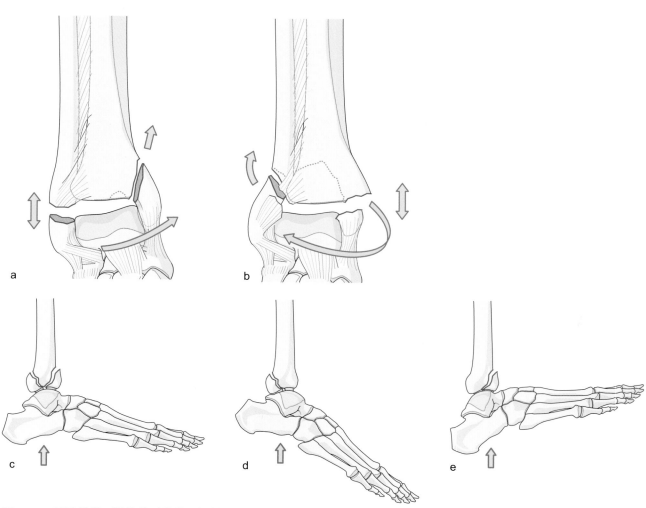

图 2.3-3　导致关节面损伤的两种常见机制。

a-b 偏心负荷或间接暴力作用于关节，导致关节出现过度旋前或旋后，内翻或外翻。施加在关节一侧的负荷通常导致劈裂骨折或剪切骨折，而对侧韧带附着处遭受牵拉会造成撕脱骨折或韧带损伤。

c-e 另一种损伤机制是关节受到轴向暴力作用，导致关节的一侧像一把锤子一样砸向另一侧骨端，产生关节面的压缩骨折，更严重的可累及干骺端甚至骨干。

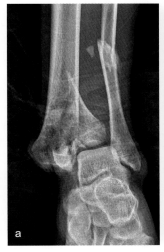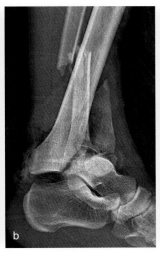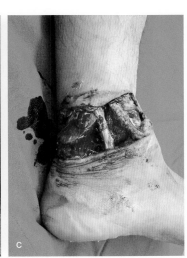

图 2.3-4 直接的压力传导（从高处坠下），导致严重的骨折损伤或脱位（a、b），合并软组织损伤（c）。

很重要的一点就是全面评估患者的病情，以便发现合并的多发损伤。排除威胁生命的损伤之后，必须对关节损伤情况进行系统的评估。

在评估某一关节损伤时，要重视关节周围软组织的情况。关节内骨折可以导致肢体整体的力线异常，关节的半脱位或脱位。沿韧带走行进行触诊可以检查是否合并韧带损伤，在对骨折进行固定后需再次确认韧带损伤情况。应仔细评估损伤远端的血管情况，并在病历中记录。最有效的评估方法是检查损伤部位远端肢体是否有正常的动脉搏动。如果损伤部位远端未触及动脉搏动或搏动情况与对侧不一致，则有必要进行多普勒超声检查，并评估肢端颜色、皮温以及毛细血管再充盈情况。踝肱指数可提供可靠的客观指标，用以评价下肢钝性损伤或贯通伤后局部动脉的情况。如果踝肱指数小于 0.9，则提示可能存在血管损伤[9]。受伤肢体的神经支配情况也需要详细评估并记录。

通常，进行闭合复位操作前应拍摄损伤部位 X 线片，如检查提示有神经、血管损伤，则应立即进行闭合复位。如果进行影像学检查需要时间较长，则应先恢复肢体的力线。恢复肢体力线并用夹板进行简单制动后，再重复检查并记录肢体的血运及神经支配情况，然后进行下一步的影像学评估。

损伤部位存在广泛的开放伤口，皮肤裂伤及皮肤脱套伤时较容易被发现，但在骨折断端附近，即便存在很小的皮肤裂伤，也需要仔细检查，以确定是否与骨折端或关节相通。如果发现血性滑液、血液中含有脂肪球或关节内注射液漏出，均证明骨折端或关节损伤与外界相通。

在没有开放伤口时，仍有可能合并广泛的软组织损伤。确定损伤机制有助于判断软组织受累的情况。要注意伤口是否存在皮肤擦伤、关节液渗出、皮肤水疱及软组织肿胀，如果有的话，还需要注意它们的位置。韧带止点处压痛可能是提示韧带损伤的唯一体征。应仔细检查以除外骨筋膜室综合征的可能。

4.2 影像学评估

X 线平片可以提供大量有关骨骼损伤的信息，甚至一些周围软组织损伤的线索。传统上 X 线片一直是骨科医生评估和处理骨折所依靠的最重要的工具。最初的 X 线片需要包括以损伤部位为中心的两个相互垂直的平面（图 2.3-5a-b）。如果有临床指征，肢体的其他部位也需要进行 X 线检查。

对于简单类型的骨折，正侧位的 X 线片足够进行诊断。对于复杂的骨折，拍摄与冠状面成 45° 角投射的斜位片可以帮助确定骨折块的位置（图 2.3-5c-d）。标准平片所显示的关节面和干骺端骨折粉碎以及移位情况可以帮助医生制订治疗计划。若在平片上看到软骨下骨内存在局部的高密度影，则提示可能有镶嵌在关节下骨松质内的游离关节面（图 2.3-5a-d）。这种被嵌插入干骺端的骨块由于没有周围软组织的附着，不能通过闭合整复达到复位。确定嵌入的骨折块十分重要，需要通过手术复位治疗。

如果存在广泛的骨折粉碎和畸形，在透视过程中可以通过牵引来更好地了解损伤情况。必要时，可以在麻醉状态下进行牵引位的影像学检查，有助于手术计划的制订（参阅第 2 篇第 4 章）。

CT 检查可以进行冠状位和矢状位的重建，提供关节内骨折块的数量和位置、是否存在关节面的压缩骨折、干骺端骨折线的位置以及损伤的整体形态等更多的信息（图 2.3-5g-i）。这有助于医生在术前选择手术入路、螺钉及内植物的位置。CT 能够提供严重畸形恢复力线后的大多数信息，因此最好在安置跨关节临时外固定器之后再做 CT（图 2.3-5e-f）。

5 手术治疗的指征

伤后肢体功能的重建依赖于充分且无痛的关节活动功能。切开复位内固定适用移位的关节内骨折，以期达到关节面的解剖复位和稳定固定。决定采取手术治疗的因素不仅是骨折本身，还包括骨折周围软组织情况以及患者自身的情况，即损伤的个体化因素。此外，某些关节比其他关节对关节对位不良的耐受性更高，所以，损伤累及的关节也是决定手术决策的因素。

高龄、体弱又合并骨关节炎患者的手术治疗极具挑战性，手术结果常不尽人意。此时，一期关节置换可能会得到更好的预后，尤其适用于股骨近端头下型骨折[10]，以及髋臼和肱骨髁上骨折[11]。

5.1 绝对适应证

以下类型的关节内骨折需要手术治疗：

- 开放性骨折（修复软组织）。
- 难复性骨折脱位。
- 合并神经损伤，移位骨折块压迫神经。
- 合并血管损伤。
- 合并骨筋膜室综合征。

5.2 相对适应证

以下类型的关节内骨折建议手术治疗：

- 关节面移位大于 2 mm。
- 关节内游离骨折块。
- 导致关节不稳的移位骨折。
- 肢体机械力线的明显移位。

5.3 患者早期功能锻炼

Salter 等认为关节损伤后的制动导致关节僵硬和关节软骨退化。研究认为，这是由于关节内缺乏营养和形成具有破坏性的血管翳。在对幼兔进一步研究表明，持续被动功能锻炼能帮助修复全厚层关节软骨损伤。在高能量损伤导致的胫骨平台骨折，用于控制软组织损伤的临时外固定架可能是导致关节纤维化的危险因素。在最近的报道中[12]，手术固定治疗后采用持续被动功能锻炼能减少这种并发症的发生。

6 保守治疗

非移位型骨折或许可以采取保守治疗方法。就是有一些移位的关节内骨折患者，若采取保守治疗方式可能会更好，尤其是那些有明显的合并症、长期吸烟和依从性差的患者。外科医生需要权衡手术利弊来做出正确的选择。

7 手术治疗的一般原则

7.1 手术时机

对患者自身情况和骨折情况进行全面评估之

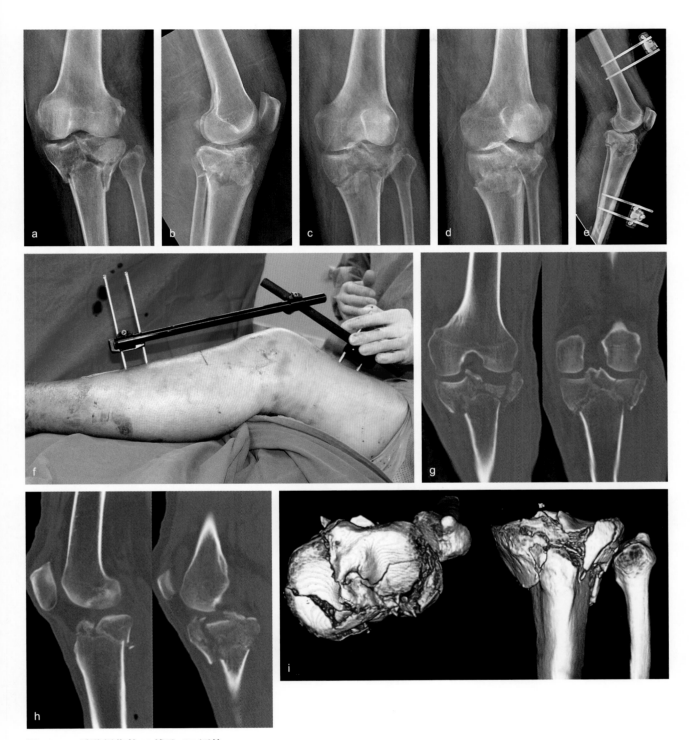

图 2.3-5　骨骼损伤的 X 线及 CT 评估。

a-b　标准的正、侧位 X 线片上可以看到主要的骨折块。从软骨下的不连续和干骺端骨质的密度不均一可以发现关节面的压缩。

c-d　在不同角度下拍摄斜位片可以提供关节损伤的更多信息，帮助医生了解损伤累及的范围和程度。

e-f　跨关节外固定可帮助控制软组织损伤。

g-i　外固定后行 CT 扫描，二维重建显示双髁撞击关节面造成的压缩和骨折塌陷。三维重建提供了损伤关节的全面信息，可帮助制订术前治疗方案。

后，某些特定因素可能会影响手术时机的选择。对于多发伤患者，手术时机的选择往往取决于复苏的效果。在创伤控制手术中，需要对累及关节骨折患者进行处理的情况仅限于合并血管损伤、骨筋膜室综合征或严重的伤口污染，手术仅是为了重建血运以及伤口清创。关节需要用夹板或外固定架固定。复杂骨折复位最好等到伤后 5~10 天（窗口期）软组织消肿后再进行（详见第 4 篇第 1 章）。早期的关节骨折修复适用于那些复苏效果较好且适合早期治疗的患者。但是目前没有证据表明在长骨骨折累及关节面的病例中，早期固定有利于功能恢复。因此，对于合并多发伤的复杂关节骨折，手术时机的选择取决于软组织的情况、术前计划以及外科团队的实力。

对于关节损伤患者，关节及其周围软组织的出血常引起关节周围很快出现明显的肿胀。即刻手术可以清除血肿，对骨折的及时复位和固定也可以减少进一步的出血，从而避免肿胀的进展[13]。因此对于有经验的外科团队，骨折后早期进行复位固定的最佳手术时机是伤后即刻。

对于开放伤的关节骨折，必须尽快手术（伤后 6 小时内），暴露的关节软骨必须进行清创和冲洗，并早期闭合关节。否则将会导致关节软骨变性，引起早期的关节退变和功能破坏。

如果受伤关节周围软组织有明显的肿胀、挫伤甚至脱套伤，在伤后的数天内应避免行手术治疗。早期对下肢关节内骨折行手术治疗可能是费时的，并且会增加伤口愈合的并发症[14]。在这种情况下推迟几天再行手术治疗或许更合适。通过跨关节的临时外固定夹板对骨折端进行固定，有助于防止周围软组织损伤的加重，并维持骨折端的对线。外固定架应固定于伤口以及潜在的手术区域之外，这样不仅仅能减轻疼痛，促进软组织肿胀的消退，并且能够降低二期重建的手术难度。最终确定性治疗的手术时机是由患者的一般状况以及软组织愈合情况决定的。当计划行手术治疗部位皮肤

的肿胀消退、出现褶皱时再行手术治疗相对比较安全。

皮肤擦伤和水疱需要等其出现上皮化并且干燥后再在其周围进行手术治疗。如果出现闭合的皮下组织脱套或皮下脂肪挤压伤时，早期进行手术清创可为确定性手术治疗创造较好的软组织条件。

不可否认，推迟手术造成血肿机化、软组织硬化会导致骨折复位困难，加大了手术的难度。这些将会导致手术暴露主要血管（大血管尤其容易受损）因受到牵拉而损伤。因此，外科医生需要权衡早期手术所带来的伤口并发症的增加，以及延迟手术对骨折复位的影响。在髋臼骨折中，受伤 5 天内进行手术治疗往往能够取得满意的骨折复位和较好的治疗效果[15]。

7.2 术前计划

周密的术前计划对关节内骨折的手术治疗非常重要。完善的 X 线检查以及对于周围软组织条件的充分评估，可使临床医生充分了解损伤的特点以及如何操作才能达到外科目的。术前决定手术过程中的各个细节，包括所需手术台，术中患者的体位，手术入路，所需的特殊器械、内植物，以及是否需要术中透视，这些可以使手术更加顺利，并避免遇到因术前计划不周而导致的风险（详见第 2 篇第 4 章）。

对关节内骨折采取具体的治疗措施前应制订详尽的手术计划，内容包括具体的手术步骤和策略。这也可作为一种对年轻医师的培训，以及上级医生进行质控的手段。

7.3 复位与固定技术

对于有软组织附着的骨折块（通常为关节囊附着）可以通过牵引复位术进行间接复位，对于关节中央的压缩骨折或游离骨折块需进行直接复位。必须清除所有的骨折断端上的血凝块和早期骨痂。无论关节内骨折块的大小如何，都应予以保留以利于

最终复位。游离的骨软骨块可以清除掉，但暂时不要将压缩于软骨下骨床内的骨块撬起。当关节内的碎屑被清理干净，可以稍减少施加在骨折端的牵引以使骨折块解剖复位。如果存在关节不稳，可能需要使用大的牵开器或外固定架以保持骨折端的牵引，从而维持力线，并起到一定的间接复位作用（图 2.3-6a）。通过关节内残留的完整关节面或组成关节的对侧骨端关节面作为参照来复位移位或压缩的关节骨折。

将压缩的骨软骨块连同一定量的骨松质块用骨刀或骨膜起子从关节面下方的干骺端骨松质内顶起复位。原理是由于关节软骨和其下骨皮质、骨松质仍为一体，以后固定这一骨软骨块就会更加容易（图 2.3-6b）。

游离软骨或没有附带任何骨松质的骨软骨块（<4 mm）在复位关节内主骨折块时有一定帮助，但由于它们难以维持和牢固固定，能否长期存活也存在疑问。一般在它们帮助复位的任务完成之后最好将其移除。

干骺端的骨缺损可以通过自体骨、同种异体骨或骨替代物进行填充，能够为复位后的关节面提供早期的结构支撑并促进干骺端的骨质重建。关节开始早期负重时，填充的骨质还可以对关节面提供支撑作用。骨皮质复位和软组织附着点有利于关节骨块以及相应关节面的复位。术中 X 线透视证明骨折复位满意后可以用点式复位钳或克氏针临时固定骨折（图 2.3-6c）。

对于简单的部分关节面的劈裂骨折，可以通过透视或关节镜的引导下行闭合复位，然后通过微小切口打入拉力螺钉固定。对于累及干骺端的完全关节内骨折（C3 型骨折），关节面骨折部分和骨干完全分离，术者有两种治疗策略供选择：重建关节面（将 C 型骨折转变为 A 型骨折），然后将关节面与干骺端接合或者将干骺端骨块进行复位，然后将干骺端与骨干接合（将 C 型骨折转变为相对简单的 B 型骨折），然后将剩余的关节和干骺端骨折部分进

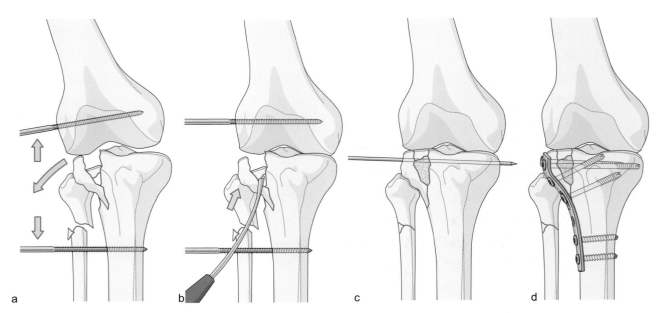

图 2.3-6 通过髌骨外侧直切口重建胫骨平台骨折。

a 通过跨关节的外固定架恢复关节力线，并通过韧带重建达到对韧带止点处骨块的间接复位。

b 经骨折线或在干骺端骨皮质上开窗，插入弯曲的顶棒，复位关节面塌陷的大骨块。

c 用克氏针临时固定复位的骨折块，在关节面下干骺端骨缺损处填充自体骨松质或骨皮质松质块进行支撑。

d 完成重建的外侧平台以普通或锁定钢板加以固定。用 6.5 mm 骨松质拉力螺钉替代克氏针。

行固定以达到解剖复位。

无论是通过关节切开或关节镜技术直视下检查关节面都有助于评估其复位情况。术中透视可以提供有关骨折复位的相关信息。一旦骨折达到满意的复位，就可以对其进行固定（图 2.3-7）。拉力螺钉可以提供骨块间的加压，从而达到稳定的固定。若存在许多较小的骨折块，必须注意不要对小骨折块进行过度加压。在这种情况下，可以通过全螺纹位置螺钉使得骨折获得复位和支撑，但此时不能获得绝对稳定固定。另一种较好的方式是，从软骨下骨打入多枚 3.5 mm 螺钉对骨折块进行支撑固定。这种被称为"救生筏"的技术最好采用锁定螺钉配合锁定钢板来完成，为关节面提供角度支撑作用。但是这一技术对于局部的骨与软骨的生物学影响仍不清楚。

7.4 累及干骺端或者骨干的关节骨折

一旦关节内的骨块达到解剖复位并且牢固固定，下一步的任务是在保证对线和旋转复位准确的前提下将其与骨干固定在一起。干骺端骨折断端的骨皮质并不需要做到解剖复位。为了术后患者可以早期开始关节功能锻炼，骨折的固定必须可靠。为了达到绝对稳定的固定，可以采用钢板、外固定架或带有锁定钉的髓内钉对其进行固定。较大的骨松质缺损可能需要植骨或骨替代物进行填充（图 2.3-6d）。

可使用复杂的外固定架或环形外固定架在微创的前提下固定干骺端或骨干的骨折[16]。外固定架可承受相当大的应力，整个系统的稳定强度足以承受早期活动。

外科医生或许非常希望复位所有的干骺端骨折块，甚至是骨干上的骨折块。这样虽然能增加稳定性。但代价是破坏骨折周围生理结构（比如骨折块的血运）。这也说明不佳的手术技术将会增加感染及不愈合的风险。

7.5 软组织修复

关节内骨折合并韧带损伤很常见，但并不一定能被及时诊断。损伤的韧带可能会影响骨折的复位（如踝关节骨折中的三角韧带损伤），或者影响稳定性（如膝关节后外侧角损伤）。治疗的方法需根据关节受累的情况来决定采取一期修补、二期修补或不修补。关节损伤时半月板可能同时受损。例如膝关节损伤时，强烈建议同时修复外侧半月板，因为这样有利于关节的稳定，并且减少发生创伤后关节炎的风险[17]。

8 术后治疗

手术目的是提供稳定的固定，以便尽早在理疗师指导下开展术后功能锻炼。术后第一天就可以开始等长肌力训练。

为了在关节周围肌力恢复之前维持关节处于正确的位置，可以考虑使用可拆卸的关节支具，这将有助于软组织的修复。虽然早期关节活动对于软骨和韧带愈合的重要性已被证明，但术后早期可能仍需进行制动以利于愈合，特别是当患者的依从性不良或固定并不十分确切时。这种情况更有可能会导致术后关节的粘连。一般在术后 6~8 周时开始有限制的负重练习（10~15 kg）。此后可根据临床检查及 X 线方面恢复的情况逐渐增加负重。

术后有规律地复查 X 线片有助于发现复位或固定失效，指导康复治疗，并能够及时对这种失效进行纠正处理。

9 结论

对关节骨折进行处理的主要原则是对关节内骨折进行解剖复位，恢复肢体的正常力线并予以绝对稳定的固定，以使患者可以进行早期关节活动。是否手术治疗取决于患者的情况和局部软组织条件。

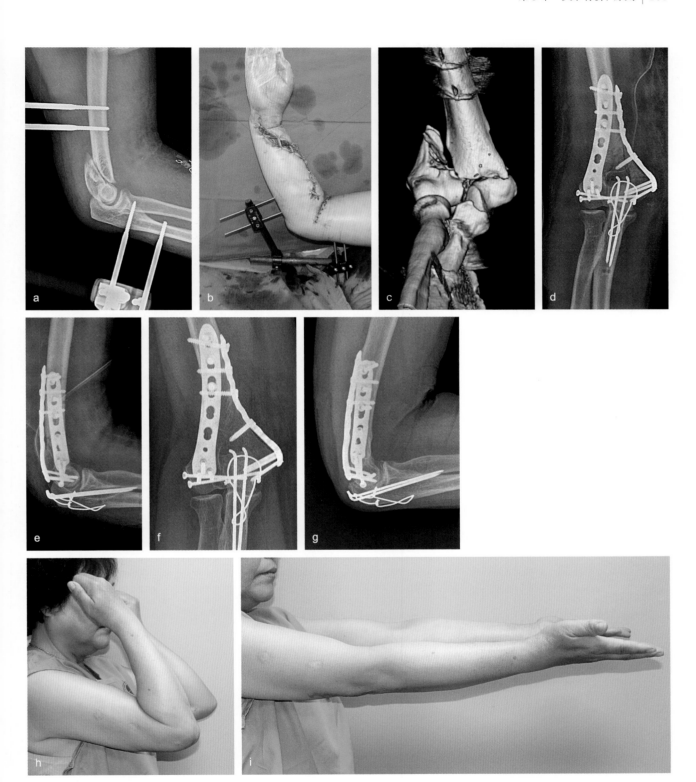

图 2.3-7 肱骨远端骨折合并动脉损伤。

a-b 在肱动脉修复后行临时性跨关节外固定以进行损伤控制。

c CT 重建显示关节内骨折。

d-e 2 周后取出外固定架，进行切开复位内固定。关节碎片被清除，关节骨折块减少。采用 3.5 mm 皮质骨螺钉作为拉力螺钉以维持滑车的重建。同时采用 3.5 mm 肱骨远端 LCP 进行骨折固定。

f-i 术后 2 年，患者肘关节屈曲不受限制，伸展稍显不足。

处理关节骨折需要依靠外科医生丰富的经验、详细的术前计划以及高超的技术，术后还应给予恰当的处理，这样才能得到最佳的结果。可能基于其生物力学结构、排列或半月板的存在，某些关节骨折后比其他关节骨折较少出现创伤后关节炎[18]。研究证明，关节面的重建对于减少创伤后关节炎的发生至关重要，但是初始关节面台阶或间隙的大小以及到底是哪些关节需要治疗，仍不明确。

参考文献

1. **Charnley J.** *The Closed Treatment of Common Fractures*. Edinburgh: Churchill Livingstone; 1961.

2. **Salter RB, Simmonds DF, Malcolm BW, et al.** The biological effect of continuous passive motion on the healing of full-thickness defects in articular cartilage. An experimental investigation in the rabbit. *J Bone Joint Surg Am.* 1980 Dec;62(8):1232–1251.

3. **Dirschl DR, Marsh JL, Buckwalter JA, et al.** Articular fractures. *J Am Acad Orthop Surg.* 2004 Nov-Dec;12(6):416–423.

4. **Marsh JL, Buckwalter J, Gelberman R, et al.** Articular fractures: does an anatomic reduction really change the result? *J Bone Joint Surg Am.* 2002 Jul;84-A(7):1257–1259.

5. **Giannoudis PV, Tzioupis C, Papathanassopoulos A, et al.** Articular step-off and risk of post-traumatic osteoarthritis. Evidence today. *Injury.* 2010 Oct;41(10):986–995.

6. **Schenker ML, Mauck RL, Ahn J, et al.** Pathogenesis and prevention of posttraumatic osteoarthritis after intra-articular fracture. *J Am Acad Orthop Surg.* 2014 Jan; 22(1):20–28.

7. **Furman BD, Olson SA, Guilak F.** The development of posttraumatic arthritis after articular fracture. *J Orthop Trauma* 2006 Nov-Dec;20(10):719–725.

8. **Schatzker J.** Intrarticular fractures. In: Schatzker J, Tile M, Axelrod T, et al. *The Rationale of Operative Fracture Care.* 3rd ed. Berlin: Springer-Verlag; 2005:33–42.

9. **Mills WJ, Barei DP, McNair P.** The value of the ankle-brachial index for diagnosing arterial injury after knee dislocation: a prospective study. *J Trauma.* 2004 Jun;56(6):1261–1265.

10. **Boraiah S, Ragsdale M, Achor T, et al.** Open reduction internal fixation and primary total hip arthroplasty of selected acetabular fractures. *J Orthop Trauma* 2009 Apr;23(4):243–248.

11. **Popovic D, King GJ.** Fragility fractures of the distal humerus: what is the optimal treatment? *J Bone Joint Surg Br.* 2012 Jan;94(1):16–22.

12. **Haller JM, Holt DC, McFadden ML, et al.** Arthrofibrosis of the knee following a fracture of the tibial plateau. *Bone Joint J.* 2015 Jan;97-B(1):109–114.

13. **White TO, Guy P, Cooke CJ, et al.** The results of early primary open reduction and internal fixation for treatment of OTA 43.C-type tibial pilon fractures: a cohort study. *J Orthop Trauma.* 2010 Dec;24(12):757–763.

14. **Sirkin M, Sanders R, DiPasquale T, et al.** A staged protocol for soft tissue management in the treatment of complex pilon fractures. *J Orthop Trauma.* 1999 Feb;13(2):78–84.

15. **Deo SD, Tavares SP, Pandey RK, et al.** Operative management of acetabular fractures in Oxford. *Injury.* 2001 Sep; 32(7):581–586.

16. **Ahearn N, Oppy A, Halliday R, et al.** The outcome following fixation of bicondylar tibial plateau fractures. *Bone Joint J.* 2014 Jul;96-B (7):956–962.

17. **Weigel DP, Marsh JL.** High-energy fractures of the tibial plateau Knee function after longer follow-up. *J Bone Joint Surg Am.* 2002 Sep;84-A (9):1541–1551.

18. **Peters AC, Lafferty PM, Jacobson AR, et al.** The effect of articular reduction after fractures on posttraumatic degenerative arthritis: a critical analysis review. *JBJS Reviews.* 2013 Dec; 1 (2): e4. http://dx.doi.org/10.2106/JBJS.RVW.M.00041.

致谢·我们对 Michael Stover 和 James Kellam 在《骨折治疗的 AO 原则》第 2 版中对本章所做的贡献表示感谢。

张保中 译

第4章 | 术前计划
Preoperative planning

1 引言

术前计划是任何骨折手术治疗的第一步，不应当被认为是可有可无的。这一点已经被许多创伤专家所理解，但有人却错误地认为术前计划是浪费时间、没有什么用处。那些严格遵守规程对骨折治疗进行术前计划的医生就能深刻理解到"凡事预则立、不预则废"这一格言的重要性。外科医生的一个重要责任就是确保进行术前计划。本章主要讨论成功手术计划制订的关键步骤。

2 为什么要做术前计划

术前计划是骨折手术治疗中的重要一步，进行

术前计划可以使骨科医生充分关注骨折的类型、固定方式和手术入路。骨科医生可以在脑海中进行手术预演，可以提前准备设备和器材，可以给手术团队进行简报，预测术中可能出现的各种困难，从而可以尽量避免或者准备备用方案来应对和处理这些困难（图 2.4-1）。

术前计划准备不充分，术中可能会遇到以下问题：

· 参加手术人员对所使用的器材不够熟悉。
· 为患者采用的麻醉方式或阻滞方式不合适。
· 没有预订到最合适的手术台。
· 手术器械没有准备好（被使用过了或没有消毒）。
· 没有内植物可用。
· 术中透视设备已经被其他手术间预订。

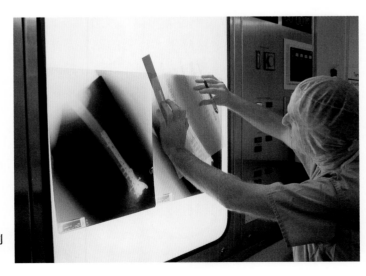

图 2.4-1 术前计划是一个重要的手术步骤，"凡事预则立，不预则废"。

- 切口部位错误。
- 为了复位进行过多的分离和软组织剥离。
- 当进行内固定操作时，无法获得复位或维持复位。
- 需要时间等待未准备好的器械或内植物到位。
- 1 枚螺钉的位置妨碍了其他螺钉从另外一个方向的置入。
- 内植物位置错误。
- 发生预料不到的并发症。
- 手术时间延长。
- 切口关闭方式错误。
- 术后治疗方式不正确。

不进行术前计划，就无法确定能否有一种固定方式达到绝对或相对的稳定性。这可能导致不能按照正确的原则进行手术，最后会导致内植物失效和（或）骨折不愈合。

3 评估

在治疗骨折时，要尽可能多地获得骨折相关信息。放射学检查是诊断骨折的主要方式，包括上、下关节的两个平面上的清晰 X 线片，这是诊断所必需的。在手术开始之前进行的透视检查，因为清晰度低，而且视野有限，是无法替代高质量 X 线检查的。一旦患者接受了麻醉，可以在牵引状态下对伤肢进行 X 线检查，这对手术计划的制订是非常有帮助的。高质量的 X 线片只有在进行仔细阅片的基础上才能体现价值。对 X 线片的读片要超过 1 分钟，否则一些隐匿的信息很容易被忽略，而这些信息会对手术产生重要的影响。

X 线检查，即使再加上斜位的补充，有时也是不够充分的，所以如果对骨折有疑问，就应该使用 CT 扫描（需要的话还可以进行 3D 重建进行补充）来建立骨折的二维和三维图像，使骨科医生能完成术前计划。这一点在关节周围骨折尤其重要，因为

这类骨折要求精确的解剖复位。在评估关节面骨折方面，CT 的 2D 图像要优于 3D 图像，因为前者能在轴位、矢状位和冠状位上显示骨折，而后者仅能显示骨外表面和骨折大概轮廓。

如果有不止一种的合理方式来固定骨折，那么在做出决定前，所有的方式都要进行纸上推演，包括固定方法、入路和所需的器械。在一些情况下，手术医生往往需要多个手术计划；当一个计划行不通时，就执行第二个。这一过程能让医生在纸上明确手术步骤、在脑中进行手术预演。通过这一方式，手术失误就能留在废纸篓里，而不会发生在患者身上。

当手术的具体细节确定以后，手术团队就可以检查手术设备和内植物是否齐备，通知其他科室如放射科做好配合准备。在手术过程中，手术团队和麻醉团队能够按照计划逐步实施手术；经过认真计划的手术往往遇到的问题少、所花费时间也少。麻醉方式对一些手术是非常重要的。对肌松要求高的，如骨盆和髋臼手术应当采用全麻，而大部分上肢骨折则只需要局麻或选择性阻滞麻醉就可以了。

术前计划允许对不同的选择进行细节分析、对手术的风险和获益以及并发症进行更好的评估，这些可以与患者进行讨论以获得知情同意。在医疗文书中纳入术前计划和手术步骤能够清晰地反映对手术进行的思考和设计。这是一种非常职业的流程，这一流程也能降低应对诉讼的难度。

4 如何进行术前计划

根据目的不同，术前计划可以分为 4 个连续步骤。前三步——重建、决策和固定——会制订出带有细节的草图和计划固定方式的预演。最后一步，制订手术步骤，就是把将要在手术室执行的、根据设计好的固定方式按顺序进行每一步的列表。

在现实中，这些步骤在手术医生脑中是平行进行的。但是，问题越复杂，术前计划过程就应该越正式。

这里列出的步骤是所有术前设计方法的基础。可能会有一些变化和更便捷的方式，因为放射学的数字化正在推动着专用设计软件的发展，从而不再需要笔和描记纸。然而，总的原则是一样的。

所需的材料有：

- 骨折的 X 线片：非常重要的一点是要看到骨折上、下的关节。如果骨折块明显移位或者旋转（通常在复杂肘关节骨折中是个问题），可以在麻醉后拍摄牵引下的 X 线片，来改善图像。

- 未受伤一侧肢体的 X 线片：这张 X 线片可以通过翻转得到一个镜像，用来作为骨折复位的模板。双侧 X 线片的放大率应当保持一致。

- 内植物模板：模板的放大率应当与 X 线片的放大率相同。大部分商业模板的放大率为 115%。如果必要，可以在复印机上进行放大或缩小。

- 描图纸。

- 彩色铅笔：用不同颜色的铅笔画图，分别画出骨轮廓、骨折线和内植物，比较方便，也容易理解，当然这不是必需的。

4.1 重建

这一步包括确定和拼接骨折块，更像是做一个拼图游戏。

- 第一步，描出完整的骨的图像。将一张描图纸放在正常的 X 线片上，描画出完整骨的轮廓（放在灯箱上做最好）。如果骨之间有明显的重叠（例如前臂的侧位像），应当每个骨分开描出（图 2.4-2）。

- 第二步，描出骨折线。再取一张描图纸，放在骨折的 X 线片上面，描记出骨折块的轮廓。在骨折块重叠的地方要分开描记，使其彼此间要略微分开，因为骨折块之间的相对位置并不重要（图 2.4-3）。

- 第三步，进行骨折重建。将完整骨图像放在骨折图像上面。通过移动骨折图纸上层正常骨的图纸，可以在正常骨上描出骨折块，一旦骨折块完全复位，骨折块之间就会彼此匹配（图 2.4-4）。

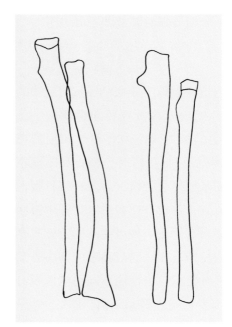

图 2.4-2　完整的骨描图。注意桡骨和尺骨的侧位片已经被分开。

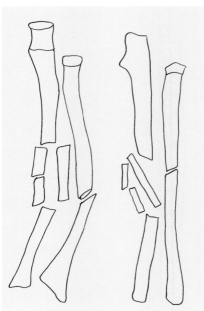

图 2.4-3　骨折块轮廓的描图。所有重叠的骨折块已经被分开了。

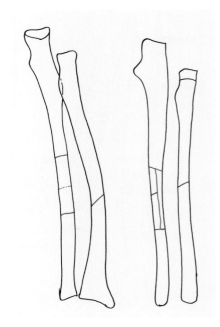

图 2.4-4　骨折复位：将完整的骨描图（图 2.4-2）放在骨折块描图（图 2.4-3）上，然后在完整的骨描图上画上骨折线。

经过重建过程，就能得到正常骨图像上骨折块的标记。在复杂骨折中，建议对这一图纸进行复印，因为往往可能需要一种以上的固定方式（图/动画 2.4-5）。而在简单骨折中，有时候可以在不使用正常骨图纸作为模板引导的情况下就能重组骨折块，就像在做拼图游戏时不用看原版图片，因为拼图图片之间是可以彼此匹配的。

4.2 决策

在确定如何固定已经复位好的骨折前，想清楚下列问题[1]：

· 我希望的骨折愈合形式（例如，直接愈合还是间接愈合）？

· 骨折的固定方式提供的是绝对稳定还是相对

稳定？

· 何种内植物可以满足稳定性的要求：髓内钉、接骨板螺钉还是外固定架？

· 患者的手术体位？ C 臂透视机的位置？手术床的类型？

· 骨折如何复位？直接复位还是间接复位？

· 对于不同的骨折复位技术，对应的手术入路是什么？

· 如何维持骨折复位的同时不妨碍骨折的固定？

· 手术入路和固定技术的联合方式中，哪一种是对软组织损伤最轻微的？

· 如何按顺序一步步地固定骨折？

· 如何关闭切口？

· 术后的治疗措施是什么？

对骨折手术治疗和如何完成这一治疗进行思考，这是术前设计中最重要的一步，在每一例手术之前都要进行。

对任何一位外科医生或医学生来说，将手术步骤的每一步书写下来的过程能够帮助厘清思路。

4.3 固定

选择合适的内植物钢板，放在已经重建完毕的骨折图纸上。最佳的内植物位置要在重建图上画出，并添加上需要的螺钉（应当有相应单独的模板）。当需要对接骨板进行折弯时，模板和图纸也应当一起进行移动来模拟这种情况。要在接骨板上标记需要折弯的位置，这样方便在手术过程中对接骨板进行塑形。如果有不止一种可能的固定方式存在，或者骨折较为复杂，在达成最满意的解决方案之前可能会进行多种尝试。当使用不同功能的螺钉时（如拉力螺钉或者锁定螺钉），螺钉置入的顺序是至关重要的，所以要用数字清晰地标明顺序[2]。这也有助于对每一枚螺钉的功能进行理解（图/动画 2.4-5）。

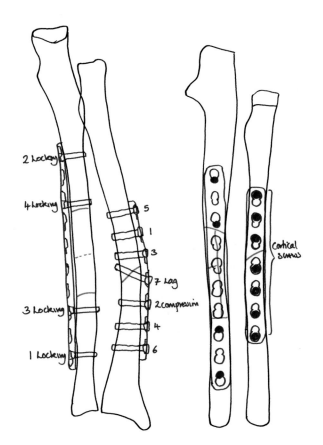

图/动画 2.4-5 三步法来完成最后的术前设计：使用合适的模板在已经复位的骨折上画上接骨板和螺钉；螺钉置入的顺序要用数字标注；更进一步的细节要在手术策略中写明。

4.4 制订手术步骤

制订手术步骤的重要性至少与画出草图相当。这样就能够安排出各步骤的逻辑顺序，包括骨折复位、固定和患者术后康复。手术步骤的制订包括 4 个部分。

4.4.1 器械要求

所需要的手术器材和内植物要在手术团队内进行讨论，而且要尽可能在手术之前，越提前准备越好[3]。还要预定和检查一些特殊的内植物作为预案，以防术中并发症出现（例如，在对肱骨近端复杂和关节内骨折进行内固定治疗的同时，要做半肩关节置换的准备）。一些附加设备的需求，例如术中透视或计算机导航，也要提前准备（图 2.4-6）。器械列表准备得越细致，术中发生延误的可能性就越小。在复杂病例中，列出必需器械（在手术开始时就直接使用的）详表，同时也列出已经备好、随时可用但暂时不必上台的器材列表。这是有帮助的。

4.4.2 必要准备

这部分包括一些细节问题，包括麻醉方式、手术台的种类、是否需要止血带、患者的体位、是否需要准备植骨及其取骨区与手术入路。在手术室内团队的整个布局，包括麻醉医生、骨科医生、器械护士、术中透视机和术中透视机屏幕的位置都要明

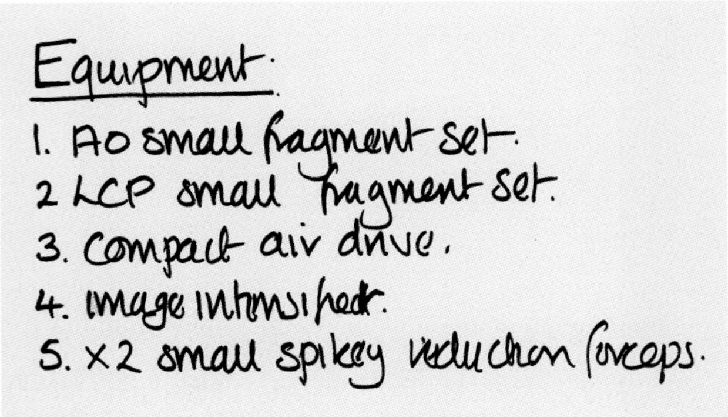

图 2.4-6　前臂骨折所需要器械的列表示例。

确，要让手术团队能容易地看到屏幕，并画出简图来帮助手术室进行安排。

4.4.3 复位和固定

· 复位方法：骨科医生决定使用直接复位还是间接复位，并要考虑到具体技术细节和所需的手术器材。

· 临时固定：要注意在稳定骨折的同时（例如，克氏针或者复位钳），不要妨碍接下来接骨板螺钉的安放。尤其要注意应尽可能减少对软组织的损伤。

· 最终固定：这一步应当在手术设计（固定部分）内显示，接骨板和每一枚螺钉的安放顺序都要明确。尤其是在不同功能螺钉（例如，拉力螺钉和锁定螺钉）联合使用时，这一点尤其重要。

4.4.4 切口关闭和术后治疗

这一部分包括切口关闭的方法、引流和术后夹板的使用、术后康复措施以及随访细节问题。

要将手术步骤书面化，按照从开始到最后的逻辑顺序排列，以方便手术团队执行。然而重要的是，要知道这一执行顺序和手术步骤的制订顺序并不一致。术前设计是先确定固定方式，再向前逆推至临时固定、复位和手术入路，然后是向后顺推至切口关闭和术后康复。只有当最终的固定方式确定以后，才能够考虑其他的细节和列出所需的器械列表[4]（图 2.4-7）。

4.5 完成计划

完成手术计划的最后步骤包括以下三个部分：

· 书写手术具体步骤。

· 对草图进行注释。

· 列出器械清单。

进行术前计划能够大大方便手术，提高患者的疗效（图 2.4-8）。同样的方法也能用于截骨手术和骨折不愈合的手术（视频 2.4-1）。

Tactic:
1. GA.
2. No tourniquet.
3. lateral position elbow over bolster
4. Posterior approach
5. Chevron osteotomy of olecranon
6. Expose fracture site
   + I.D. Ulnar N.
7. Reduce articular fragments &
   hold with K wire.
8. Pass single cortical lag screw (1)
9. Reduce distal fragment onto shaft
   hold with spikey + then K wires
10. Contour 1/3rd tubular plate 6 hole.
11. Insert screw 2 as lag screw (cortical)
12. Insert screw 3 (cancellous)
13. Contour LCP recon plate 7 holes
14. Insert screw 4 (cortical position screw)
15. Insert screw 5 IN COMPRESSION.
16. Insert screws 6-9 (locking)
17. Insert screws 10 -12
18. Reduce olecranon & hold with tension band wires
19. Close wounds - vycril + clips to skin.
20. Post op: wool & crepe.
    elevate arm.
    * immediate mobilisation *.
    (active)
    ROS 10 days.

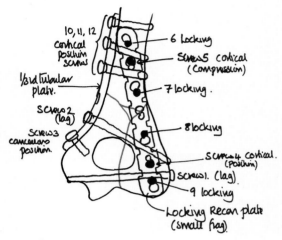

10, 11, 12
cortical
position
screw

6 locking

Screw5 cortical
(Compression)

1/3rd tubular
plate.

7 locking.

Screw 2
(lag)

8 locking

Screw3
cancellous
position.

Screw 4 cortical
(Position)

Screw1. (lag)

9 locking

Locking Recon plate
(small frag.)

Equipment.
1. AO small fragment set.
2. LCP small fragment set
3. Compact air drive
4. Micro saw.
5. wiring set.
6. osteotomes
7. x2 large spikey reduction forceps
* Need image intensifier throughout. *.

图 2.4-7　完整的设计和手术策略包括列出所需器械和术后处理措施。

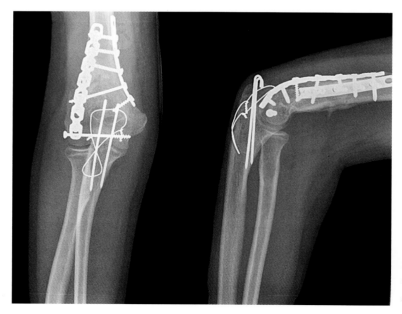

图 2.4-8　图 2.4-7 所示骨折患者的术后 X 线片。这一复杂骨折的复位很好，并使用了绝对稳定的技术进行内固定。认真的术前计划使骨折得到了很好的固定，为患者良好的预后提供最大支持。

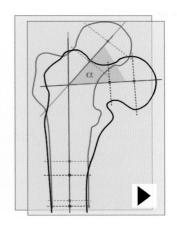

视频 2.4-1　使用 120° 角状板进行外展和延长截骨治疗股骨近端骨折不愈合的术前设计过程。

5　技巧与提示

随着经验的增加，会有一些捷径来使术前计划制订速度加快，同时不影响效果。当计划使用髓内钉时，可能就没有必要正式画图列表，但钉的长度和直径还是要进行检查的。对一些简单类型的明确骨折来说，只在一个平面的 X 线片上进行设计就足够了。用速写草图来描述固定方式即可，不必采用正式的内植物模板进行描记（图 2.4-9）。但是，还是要明确手术步骤。对更复杂的骨折，就需要在两个平面上进行术前设计。

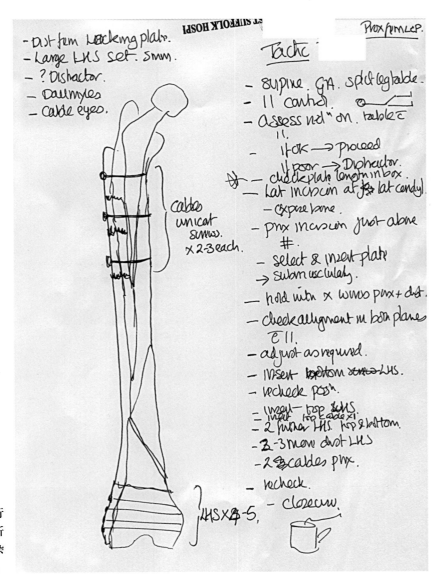

图 2.4-9　对一个实际病例在单平面上进行构图来计划手术策略。对于一些简单骨折病例，这种设计就足够了，但如果是复杂病例，就需要进行如图 2.4-5 所示的设计。

对于关节内骨折，CT扫描可以明确所有骨折块的位置，单独使用 X 线片就达不到这个目的。这些骨折块还是要采用描记的方法进行处理，但是进行重建时可以考虑根据 CT 断层扫描来确定关键螺钉的精确位置。

数字放射学的快速发展产生了一些问题，例如图像的格式不统一，可能会找不到合适的模板。对于简单骨折，可以直接绘制草图，甚至可以直接从电脑屏幕上描记到纸上，然后再添加内植物（图/动画 2.4-5）。对于更复杂的骨折，就需要骨折的片子上带有已知长度的标志，以用来计算尺寸。专有的计划软件程序能在重建完整的骨骼时，还能如同在描记纸上做的一样模拟安放合适尺寸的内植物 [5]。软件程序还能够根据 CT 图像进行 3D 设计，3D 打印机可以制作出真实尺寸的模型。这在进行复杂截骨手术时是非常有帮助的，可以用来预演手术。当骨折被打印复制出来后，可以使用对侧未受伤肢体的镜像来作为模板，接骨板的长度和位置、螺钉的位置都能在手术前得以确定。

6 结论

做术前计划看上去费时费力。然而，这是一项非常重要的专业训练，当对这一过程熟练掌握后，简单骨折的术前设计就会很快，而复杂骨折则要花费稍长一点的时间。到目前为止，术前计划中最重要的一步是在仔细阅片后进行手术细节的思考。这一步应当转化成正式的、书面的策略，另外，当骨折固定操作较为复杂时，还要加用草图或等比例的正式图纸进行补充。完成术前计划可以大大降低一些不利情况发生的可能性，如对 X 线片进行了错误理解，手术中的困难被忽略，当手术开始后才发现没有合适尺寸的内植物等。对手术者和手术团队而言，进行术前计划所带来的益处表明这是值得花费必要的时间去做的。好的术前计划会减少手术时间，患者的疗效也更好。

参考文献

1. **Holdsworth BJ.** Planning in fracture surgery. In: Bunker TD, ed. *Frontiers in Fracture Surgery.* London: Martin Dunitz; 1989.

2. **Mast J, Jakob R, Ganz R.** *Planning and Reduction Technique in Fracture Surgery.* Berlin Heidelberg: Springer-Verlag; 1989.

3. **Porteous M, Bauerle S, eds.** *Techniques and Principles for the Operating Room.* Stuttgart: Thieme; 2010.

4. **Hak DJ, Rose J, Stahel PE.** Preoperative planning in orthopedic trauma: benefits and contemporary uses. *Orthopedics.* 2010 Aug;33(8):581–584.

5. **Suero EM, Hüfner T, Stübig T, et al.** Use of a virtual 3-D software for planning tibial plateau fracture reconstruction. *Injury.* 2010 Jun;41(6):589–591.

致谢 · 我们对 Norbert Sudkamp 和 Joseph Schatzker 在《骨折治疗的 AO 原则》第 2 版中所做的贡献表示感谢。

Reduction, approaches, and fixation techniques

第3篇

复位、入路与内固定技术

第 1 章 复位与入路
Reduction and approaches

第 1 节 手术复位
Surgical reduction

张立海 译

1 骨折块的移位和骨的形变与压缩

骨干骨折通常将骨分为两个主要骨块：分别包含邻近关节的近端骨块和远端骨块。主骨块相对于其他骨块的基本移位方式共有 6 种，分别是 3 种横向移位和沿 x、y 和 z 轴的 3 种旋转移位。大多数骨折移位是上述移位方式的组合。骨折块的移位程度和方向常常反映了暴力和残余附着肌肉牵拉的向量总和（图 3.1.1-1）。而对于儿童，骨骺骨可以在骨皮质没有完全断裂的情况下发生弹性

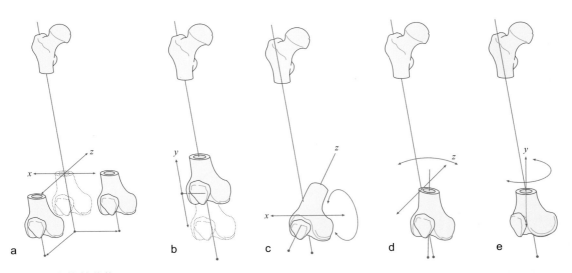

图 3.1.1-1　横行和旋转移位。
a-b　横行或线性移位可发生于所有的 3 个空间轴内：x、y 和 z 轴。沿 x 轴的移位为内侧或外侧移位，沿 z 轴的移位为前方或后方移位（a）。沿 y 轴的移位为短缩或延长（b）。
c-e　旋转移位同样可能发生于 3 个空间轴内。成角移位，发生在矢状面内（环绕 x 轴）是屈曲或伸直位的轴向对线不良（c）。发生在冠状面内（环绕 z 轴）是外展或内收位的轴向对线不良（d）。而发生在水平面内（环绕 y 轴）则表示旋转对线不良（e）。

形变。

传统的垂直双平面 X 线检查可以清楚显示骨干和干骺端骨块的移位情况。45°斜位片有助于显示干骺端和骨骺的移位情况，但通常需要进行计算机断层扫描和多平面重建对骨折的粉碎程度、移位、形变和嵌插情况进行完全评估。仔细分析骨骼发生形变的位置和形变程度，同时评估移位的方向和程度，对于确定最佳复位方案至关重要，也可以进一步选择最为合适的手术入路、固定方法和内固定器材。

2 骨折复位

复位是恢复骨折块正确对位关系和位置的过程。骨折的复位包括压缩的骨松质以及关节面的重建。换句话说，复位是重建骨折块之间相互空间关系的过程（视频 3.1.1-1）。

复位过程是将暴力所产生骨折移位的过程进行逆转，需要施加与产生骨折相反方向的作用力（图 3.1.1-2）。无论采用何种治疗手段（如手术治疗或

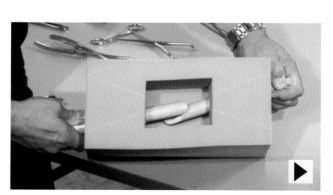

视频 3.1.1-1　直接复位与间接复位。

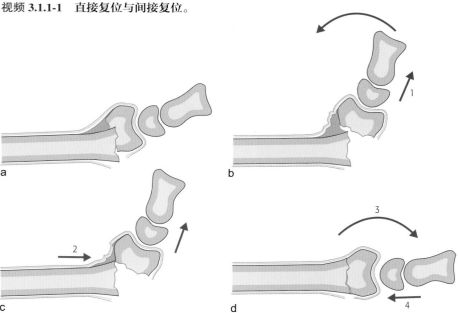

图 3.1.1-2　利用产生骨折的反向力进行闭合复位。
a　桡骨远端骨折伴短缩、向后移位和背侧成角。由于骨折断端的嵌插，背侧完整的骨膜会阻碍骨折的牵引复位。
b　骨折复位的第一步是通过伸展腕关节以及背侧成角牵引使得软组织铰链得到松弛（箭头 1），从而将骨折断端分离。
c　在背侧牵引下推挤远端骨块使其回到正确位置（箭头 2），同时使背侧皮质接触复位。
d　施加屈曲力同时继续推挤（箭头 3），远端骨块会恢复正常对线，同时骨折块紧密接触复位（箭头 4）。

非手术治疗），对骨折移位和形变进行分析，同时具备肌肉止点位置和肌肉牵拉作用力的相关知识，有助于确定骨折复位的步骤[1-3]。

2.1 复位的目标

在骨干和干骺端部位，骨折复位的目标是恢复长度、力线和旋转对位，使得骨折近端和远端的关节处于正确的位置。

无论简单骨折或者粉碎性、节段性骨折，甚至骨缺损，都应当遵循上述原则。在复位过程中无需将每一个骨块进行完美复位，但骨的初始长度、力线和旋转对位必须得到恢复（图3.1.1-3）。

关节内骨折的复位目标是完全恢复关节面的平整性和关节稳定性，最大限度恢复关节正常活动。一些病例可能由于暴力产生的冲击导致关节软骨发生不可修复的损伤。对于临床医生来讲，关节面的解剖复位以及下肢轴线的恢复是降低创伤后关节炎发生风险的可控因素，这对于下肢骨折尤为重

要[4]。理想状态下，不应残留任何关节面移位。然而，不同关节在不同负重情况下对于关节面不平整的耐受程度并不相同[5, 6]。同轴关节（如髋关节或踝关节）对于关节面平整度的要求较非同轴关节（如膝关节）更高。而对于膝关节，全下肢轴向力线的恢复、韧带重建以及半月板的稳定性可能与关节面的解剖复位同等重要。

为获得精确的复位，手术医生必须理解骨折块的移位情况，提前计划复位手法。复位及维持复位常常是手术最为困难的部分，大师级的外科医生会提前对骨折复位以及预期发生的问题进行规划。

2.2 复位技术

骨折的复位技术必须轻柔，尽可能不产生额外的损伤。

骨折的复位必须保留其周围软组织袖套以及一切与骨块附着组织的血供。如果骨的生物学环境遭到严重破坏，骨愈合过程将发生延迟或停滞，同时感染风险也会增加[7-9]。

固定所获得的稳定程度（绝对稳定或相对稳定）是生物学反应的力学因素，决定了骨折愈合的方式（一期愈合或骨痂形成）。

骨折愈合过程受手术显露、复位方法和固定器械的使用所引起的骨与周围软组织袖套的额外损伤的调节。

骨折复位的基本技术有两种：直接复位和间接复位（表3.1.1-1）。

直接复位意味着直视下用手或器械直接接触骨折块进行复位。

对于简单的骨干骨折（如前臂骨干简单骨折），直接复位在技术上更为简单，其效果具有良好的可

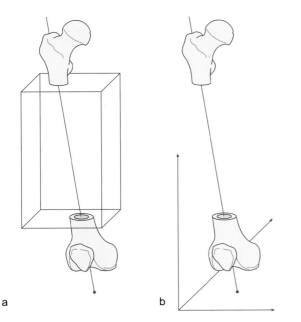

图3.1.1-3　骨干骨折的复位。骨折部位就像黑盒子一样，考虑到骨折复位的目标，黑盒子内部的情况并不重要。骨折复位后，近端和远端主骨块需要回到其正确的空间位置。

重复性。两个主骨块的精确复位可以恢复解剖长度、力线和旋转对位。谨慎的手术显露不应增加骨或软组织的血管损伤，从而维持骨的生物学环境。然而，这仅在手术操作轻柔、软组织处理谨慎和骨膜剥离有限的情况下才能实现[10]。

对于更为复杂的骨干骨折，直接复位技术可能需要尝试对每一独立骨块进行显露、复位和固定。为了达到这一目标，手术医生可能会由于对骨膜和软组织进行剥离而造成骨块的血供破坏。

反复使用持骨钳和其他复位工具可能会完全破坏骨块的血供。X线结果并不会提示手术过程中进行了多少次复位操作。然而这一手法会对骨折愈合过程产生灾难性后果，包括延迟愈合、不愈合、感染和内固定失效。只有对骨、骨膜和软组织的生物学特性有了充分的理解，手术医生才能避免切开复位内固定手术遭到的失败[1, 9]。

间接复位意味着骨折块不显露，通过在远离骨折端的位置施加矫正力进行复位。在此过程中需要术中透视监测以确保骨折复位的位置。

通过间接技术获得正确复位是十分困难的。这需要对骨折类型、解剖（肌肉牵拉）有着充分的理解，同时进行详尽的术前规划。复位的具体过程对技术要求更为苛刻，同时需要使用术中透视监测。从生物学角度讲，间接复位技术具有更明显的优势。如果能够正确应用，间接复位仅对组织造成极小的损伤。所有复位工具的应用都远离骨折部位，因此器械本身所造成的局部损伤将不会对骨折愈合产生影响。

大多数当今可使用的器械和内植物都可以用来实施直接复位或间接复位。成功保护组织的生物学环境并不取决于使用何种特定的器械或内植物，而是取决于手术医生的技术。在这一过程中，无论如何强调手术计划的重要性都不为过。

将预期的间接复位改为未经计划的直接复位会导致明显的软组织损伤。X线结果或手术记录并不会体现这一过程，但却会为患者增加发生严重并发症的额外风险。

2.2.1 牵引或牵张

牵引是骨折复位最重要的机制，通常在肢体长轴上施加牵引。

对于粉碎性关节内骨折，跨关节牵引可以通过韧带复位效应使骨块复位。可以通过手法、骨折牵

表 3.1.1-1　两种复位技术的比较：直接复位和间接复位

项　　目	直接复位	间接复位	
主要应用范围	关节内骨折和简单的骨干骨折	特殊的关节内骨折（韧带牵拉复位） 多骨片骨干骨折（软组织牵拉复位）	
复位的难度	相对容易	技术有要求	
复位的控制	直接暴露，X线，影像增强器	技术：临床，放射检查，或者影像增强，关节镜，计算机辅助	
软组织分离	比较广泛	有限	
骨骼血运的破坏	比较广泛	轻微	
常用的固定原则	绝对稳定	相对稳定	

引床或牵张器施加牵引（视频 3.1.1-2）。骨折牵引床要求牵引至少跨越一个关节。其缺点是手术医生不能移动肢体，进而不得不在手术入路和肢体力线上做出妥协。牵张器可以直接作用于主骨块，允许在手术过程中对肢体进行操控。然而，牵张器的应用技术要求苛刻，需要张力维持；纠正成角和旋转移位可能非常困难，同时牵张器本身可能对手术操作造成影响。另外，弯曲骨在牵张过程中存在变直的趋势，单边牵张器所施加的偏心力可能会产生额外的畸形（图 3.1.1-4）。

牵张器也可以跨关节应用，通过韧带复位效应协助关节内骨折的复位。关节的牵开也有助于对关节面进行直接观察（图 3.1.1-5）。

外固定架可用于间接复位，但采用外固定架进行延长过于轻柔，与牵张器相比牵引更为困难。通过跨越骨折区域周围的关节、韧带和软组织施加牵引有助于获得复位，无论通过韧带复位或软组织复位。其主要适应证是软组织条件或骨折粉碎程度不允许施行切开复位的粉碎性干骺端或关节内骨折[10]。

骨折的牵引和牵张复位同样也应用于骨盆和髋臼的手术中，此时需要使用特殊设计的复位架和经皮复位钳。

2.2.2 复位器械

各种复位器械的设计和功能参见表 3.1.1-2。

点式复位钳（Weber 钳）

点式复位钳是复位的首选工具，对骨膜损伤小，可用于直接和间接复位。

双钳技术是使用复位钳分别抓持横行骨折的两个主骨块进行复位的技术（视频 3.1.1-3）。可以通

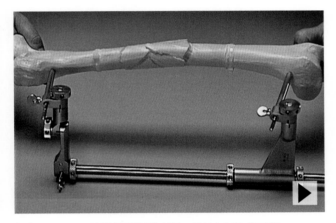

视频 3.1.1-2　股骨骨折间接复位可以用大的牵开器。

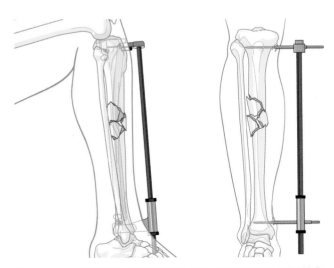

图 3.1.1-4　使用单边牵张器对多段胫骨干骨折进行间接复位。注意 Schanz 螺钉的位置，避免其阻挡髓内钉的入钉。

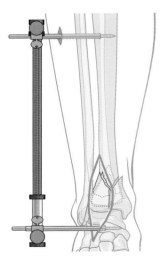

图 3.1.1-5　使用跨踝关节牵张器治疗 Pilon 骨折。牵张器能够提供间接复位或力线，通过旋转同时进入关节可以对关节面骨块进行直接复位。

表 3.1.1-2　复位钳的设计和功能

器　械	器械图片	描　述	应用技巧
点式复位钳（Weber 钳）	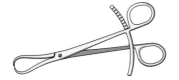	该器械在每个尖端呈点状，能够穿入骨内，协助控制和复位骨块。对于大多数 A 型以及一些 B1 和 B2 型骨折十分有用	将复位钳的尖端置于骨（直接或经小的钻孔），并控制骨折块直至获得复位（视频 3.1.1-3 和视频 3.1.1-4）
有齿复位钳	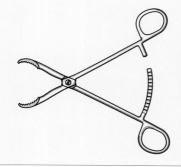	与点式复位钳相似，其尖端在骨面的接触更多，有助于接骨板在小型骨（前臂和腓骨）表面的放置（把持接骨板）	将一侧尖端与骨接触，另一侧与接骨板接触，以此把持接骨板，直至使用螺钉固定（图 3.1.1-8）。同样也可以用于单钳或双钳技术中简单骨折类型的骨块控制
持骨钳，自动定心型（Verbrugge 钳）	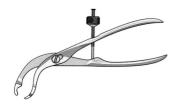	一端与 Hohmann 拉钩类似，另一端设计用于把持接骨板和骨。设计环绕骨应用，对软组织损伤较大	Hohmann 拉钩一侧环绕骨固定，接骨板把持一侧会将接骨板置于骨的中心（图 3.1.1-9）。持骨器也可以在牵拉技术中提供加压（图 3.1.1-8b）
骨撑开器	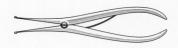	协助获得骨块之间的牵张，以及通过推拉技术获得长度	其末端由固定于骨的独立螺钉支撑，另一端与接骨板末端支撑进行牵开（图 3.1.1-8a，视频 3.1.1-12）

（续表）

器　械	器械图片	描　述	应用技巧
线性复位钳	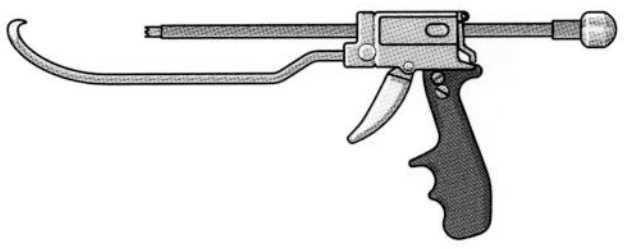	设计用于提供线性力进行骨折块的复位/加压，或在骨表面把持接骨板。按照需要，具有不同的复位臂	可经皮应用进行加压（股骨远端骨折、下胫腓联合）或应用于切开复位（经前方入路复位髋臼后柱）。同时有助于在 MIPO 技术下把持接骨板位置
球头骨盆复位钳（皇后钳）	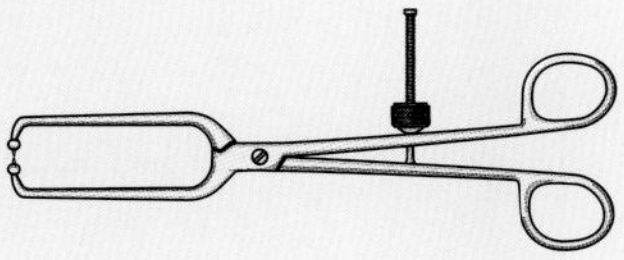	类似于 Weber 钳，但更大，能提供更大的力。球头用于防止过度刺入皮质	在关节损伤中，如股骨远端和胫骨近端骨折，有助于经点状切口对简单骨折进行复位和加压
成角骨盆复位钳（Matta 钳）	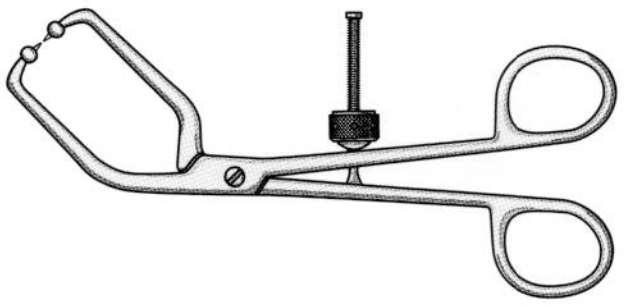	复位钳的成角使得其能够在骨盆和髋臼手术中伸入难以到达的区域	有助于经后路对髋臼横行骨折进行加压和复位（经坐骨大切迹滑入）
骨盆复位钳（Farabeuf 钳）	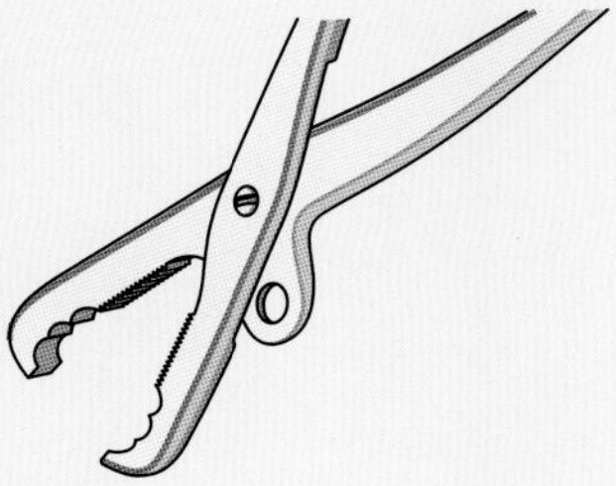	复位钳的末端用以抓持螺钉头（3.5 mm 和 4.5 mm 螺钉）	当独立的螺钉与骨固定后，使用该复位钳抓持螺钉头并在不同平面内对骨块进行控制（视频 3.1.1-6）。同样可用于经前路抓持前柱骨块
骨盆复位钳（Jungbluth 钳）	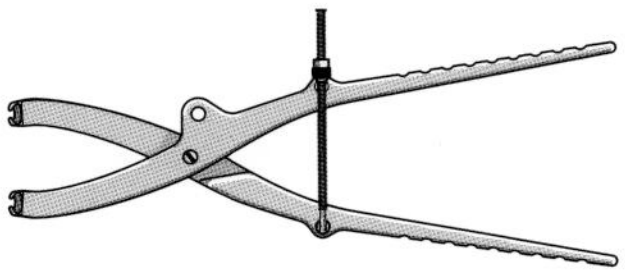	使用螺钉将复位钳的双臂末端固定于骨（3.5 mm 和 4.5 mm 螺钉）	使用螺钉将复位钳的双臂固定于骨，之后将双臂组装，在不同平面控制骨折块（图 3.1.1-13，视频 3.1.1-6）

过手法牵引获得复位，复位后可以去除复位钳，横行骨折的内在稳定性即可维持复位（图 3.1.1-6）。

对于仅需要稍延长的斜行骨折，使用点式复位钳分别钳夹每一主骨块并轻度倾斜（单钳技术）可以获得复位。通过结合复位钳的旋转动作进行加压可以获得长度的纠正（视频 3.1.1-4）。通常需要使用第 2 把复位钳代替第 1 把复位钳垂直于骨折平面放置以维持骨块的复位（图 3.1.1-7）。

有齿复位钳

该复位钳通常用于骨折的直接复位。

基于其尺寸和爪型设计，有齿复位钳可能会划伤骨表面，进一步破坏骨膜套袖。

有齿复位钳通常用于骨折复位和接骨板位置的调整。

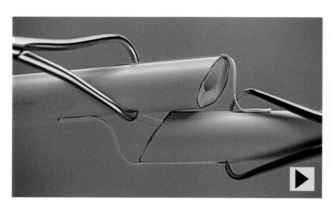

视频 3.1.1-3　使用两把点状复位钳进行复位。

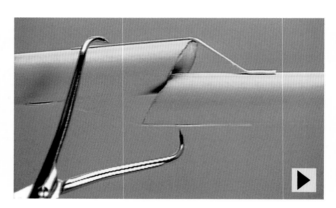

视频 3.1.1-4　使用一把点状复位钳复位斜行骨折。

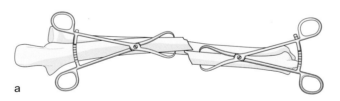

a

b

图 3.1.1-6　使用两把点式复位钳进行直接手法复位。
a　分别使用一把点式复位钳抓持一个主骨块。
b　手法牵引进行延长，同时利用点式复位钳控制旋转和轴向对线。

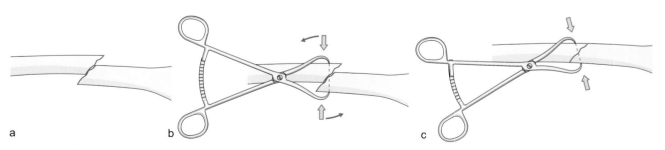

a

b

c

图 3.1.1-7　骨干斜行骨折的直接复位。
a　骨干斜行骨折。
b　使用一把点式复位钳略带倾斜地抓持住两个骨块，轻柔地旋转复位钳同时加压，使骨折延长复位。
c　使用第 2 把复位钳垂直骨折端夹持，固定骨折。

骨撑开器

将撑开器放置于两个骨块或接骨板和一枚距离接骨板末端 1cm 的螺钉之间可以起到牵张作用（推进技术）（图 3.1.1-8a）。

持骨钳，自动定心型（Verbrugge 钳）

持骨钳的主要功能是维持接骨板和干性骨的位置。基于其设计，持骨钳会导致相当广泛的环骨折断端显露，因为其点状末端需要完全绕过骨干（图 3.1.1-9）。持骨钳的第 2 个功能是加压：其点状末端可以勾住接骨板最末端的钉孔，而较宽的另一端则环绕一枚独立螺钉的钉头，并通过收紧持骨钳实现加压（牵拉技术）（图 3.1.1-8b）。

线性复位钳

该复位钳具有可以实现线性移动的滑动装置。

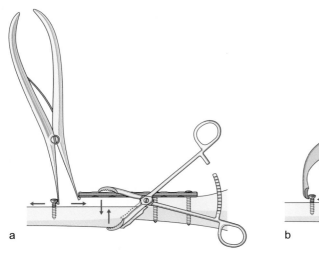
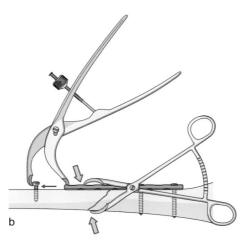

图 3.1.1-8　推拉技术。
a　将撑开器置于接骨板末端和一枚独立螺钉之间，可以进行牵张，或将骨块进行推移复位。
b　利用同一枚独立螺钉，使用一把小的 Verbrugge 钳将接骨板末端拉向螺钉实现骨块间加压。

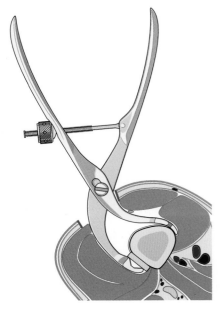

图 3.1.1-9　Verbrugge 钳是一种自定中心持骨钳，可用于抓持接骨板。应在远离骨折断端的位置使用，避免对血供造成破坏。

其钩状设计能够跨越骨骼，而无需对软组织进行剥离（图 3.1.1-10）[11]。

带点状球头的骨盆复位钳（"国王钳""皇后钳"）

这种复位钳主要用于骨盆、髋臼和胫骨平台骨折的复位。为了避免复位钳的点状尖端刺入骨内，可以使用活动垫片固定球头。国王钳也可以用于其他关节骨折的间接复位，如胫骨平台骨折。通过点状切口经皮置入复位钳的一个或两个球头（图 3.1.1-11），而宽大的钳臂在收紧时能够最大限度地避免损伤软组织。

成角骨盆复位钳（Matta 钳）

这种复位钳同样用于骨盆和髋臼骨折的复位。成角有助于将复位钳置入难以触及的解剖部位（如

经过坐骨沟）。球头以及可安装垫片能够降低复位钳施加于薄弱骨所产生的点状应力。

骨盆复位钳（Farabeuf 钳）

Farabeuf 钳设计用于抓持置于骨折线两侧的螺钉头（3.5 mm 或 4.5 mm 螺钉）（图 3.1.1-12）。复位钳可以进行加压，同时允许在两个不同的平面进行有限操作（视频 3.1.1-5）。然而，这种复位钳无法实现骨折间隙的牵张。

骨盆复位钳（Jungbluth 钳）

Jungbluth 钳是利用 3.5 mm 或 4.5 mm 螺钉固定于骨折块。通过该方法可以在 3 个平面内对骨折块进行移动和复位（牵张和加压，以及两个平面上的侧向移动）（图 3.1.1-13，视频 3.1.1-6）。

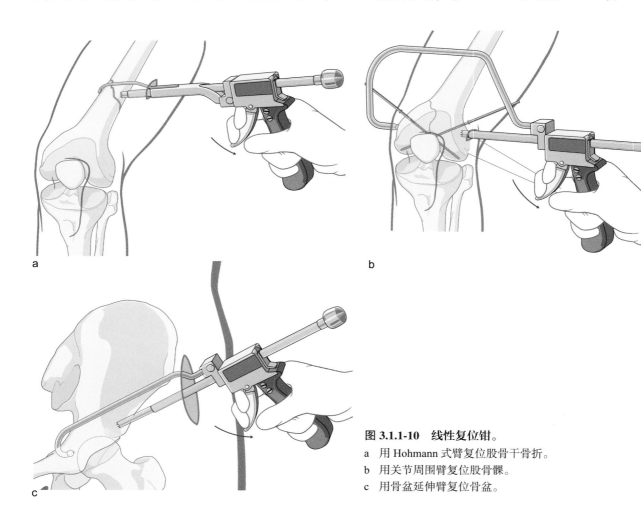

a

b

c

图 3.1.1-10　线性复位钳。
a　用 Hohmann 式臂复位股骨干骨折。
b　用关节周围臂复位股骨髁。
c　用骨盆延伸臂复位骨盆。

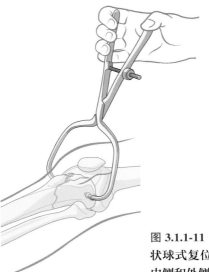

图 **3.1.1-11** 通过小切口，采用大的点状球式复位钳（国王钳）抓住骨片的内侧和外侧来调整大骨块的位置。

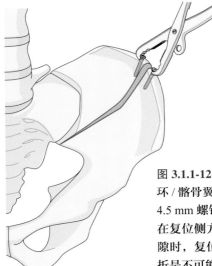

图 **3.1.1-12** Farabeuf 钳主要用于骨盆环/髂骨翼骨折的复位。将 3.5 mm 或 4.5 mm 螺钉固定在骨折的两侧。只有在复位侧方移位或者用于闭合骨折间隙时，复位钳才有所帮助。要牵开骨折是不可能的。

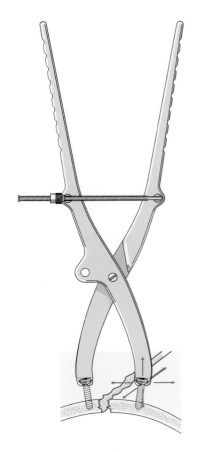

图 **3.1.1-13** 用 4.5 mm 皮质骨螺钉将 Jungbluth 钳固定在骨片上。这种牢固的连接允许在所有 3 个平面上进行平移复位操作。

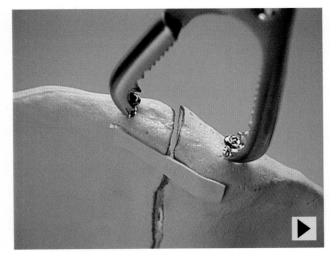

视频 **3.1.1-5** 通过螺钉帽应用 Farabeuf 钳。

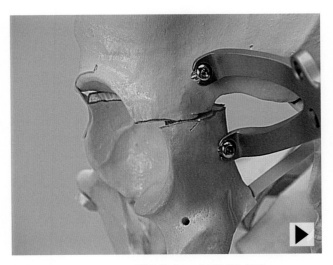

视频 **3.1.1-6** Jungbluth 钳允许在 3 个平面上复位。

Hohmann 拉钩

对于皮质骨骨折，Hohmann 拉钩的细小尖端可用作杠杆或推杆获得复位。将 Hohmann 拉钩的尖端插入两个干性骨折块之间，将拉钩翻转 180°插入对侧骨块。向 Hohmann 拉钩施加弯曲力，可以获得两侧骨皮质的重新对线，通过上述办法可以轻柔地复位骨折。取出拉钩通常需要将其再次翻转（图 3.1.1-14）[1]。由于拉钩的尖端完全插入骨折断端，因此该复位手法无需增加任何额外的软组织剥离（视频 3.1.1-7）。然而，如果存在没有发现的骨折裂痕或骨质疏松，使用 Hohmann 拉钩可能造成额外的骨折移位。

Hohmann 拉钩可以进一步应用于髂骨翼松质骨折的平行移位复位。首先将 Hohmann 拉钩轻轻地锤入骨松质内，然后将其翻转并施加弯曲力使得骨折获得复位（图 3.1.1-15，视频 3.1.1-8）。该手法通常会在受到推力一侧的薄骨皮质上造成小块的压缩。

球头刺、锤骨棒、骨钩

单方向的骨折复位可以通过使用具有推拉功能的器械实现。使用球头刺可以将骨块向正确方向推移。锤骨棒可以从内部将自关节面压缩的骨块复位

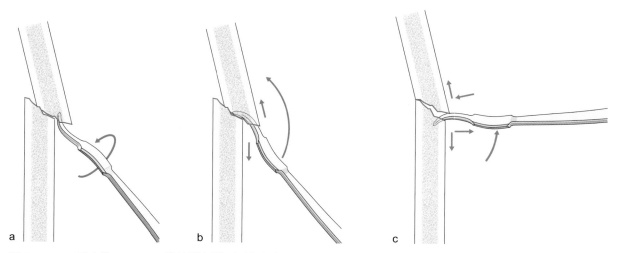

图 3.1.1-14　用小的 Hohmann 拉钩进行骨干骨折的复位。将 Hohmann 拉钩置于 2 个骨片之间的骨皮质上，通过来回弯曲拉钩的柄，使骨折片解除绞锁并复位。往往需要做另一个翻转以移除 Hohmann 拉钩。

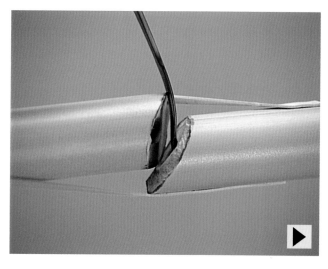

视频 3.1.1-7　用小的 Hohmann 拉钩进行骨折复位。

（抬高）。牙科钩（锐口刮匙）或常规骨钩对于骨折块复位的微调最为有效。

撬棒复位（Joystick 复位）

该技术通过 Schanz 螺钉或克氏针在不同平面内操纵骨折块；可以单独应用或与其他复位技术联合应用（牵张、复位钳）。在坐骨内打入 Schanz 螺钉是复位髋臼后柱骨块的常用技术（后柱骨折、横行骨折或"T"形骨折）。同样的技术也可以用于股骨髁上骨折 - 髁间骨折的复位中控制股骨干或股骨髁的旋转。切开或经皮置入螺纹克氏针或无螺纹克氏针可以在直视条件或非直视条件下复位骨折块（图 3.1.1-16，视频 3.1.1-9）[3, 12]。

Kapandji 复位

将一枚克氏针插入骨折间隙，从而使用类似于 Hohmann 拉钩的技术和旋转桡骨远端骨折中的桡骨茎突骨块。将克氏针打入对侧骨皮质从而获得最终的稳定（参阅第 6 篇第 3 章第 3 节）。

环扎钢丝

环扎的定义是使用钢丝垂直于骨的长轴环绕骨骼固定。环扎产生向心力，能够将放射状移位的骨块聚拢复位[13-16]。环扎钢丝可作为复位工具和固定器械进

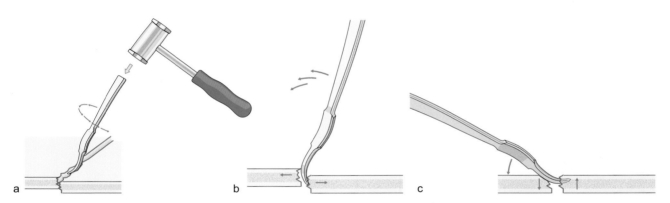

图 3.1.1-15 用 Hohmann 拉钩进行松质骨骨折的复位。将 Hohmann 拉钩稍微弯曲的尖端置于两个重叠的骨片之间，然后旋转倾斜拉钩使骨折复位并彼此交错对合。前提是必须有一层硬的骨骼。

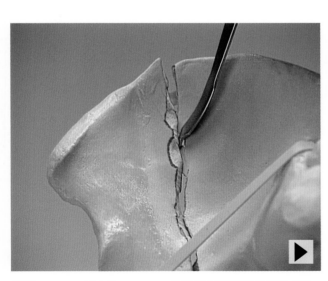

视频 3.1.1-8 用小的 Hohmann 拉钩进行髂骨翼骨折的复位。

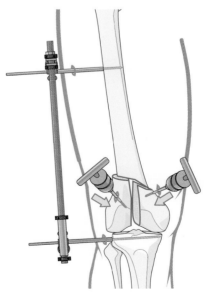

图 3.1.1-16 撬棒技术与股骨牵开器结合使用。

行应用。当前研究证实,通过微创技术和钢丝导向器经皮应用环扎钢丝对软组织和骨产生的伤害极小(图3.1.1-17)[16]。Wähnert 等发现[15],扭结的弹性形变决定了环扎钢丝的稳定性,其关键在于扭结最深部的一转。在施加扭力的同时,向远离骨面的方向对扭结施加牵引力能够获得最大的稳定性(视频3.1.1-10)。

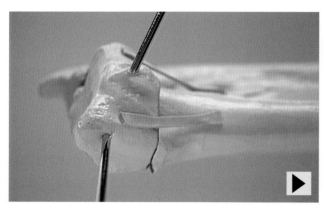

视频 **3.1.1-9** 桡骨远端骨折用克氏针进行撬棒复位。

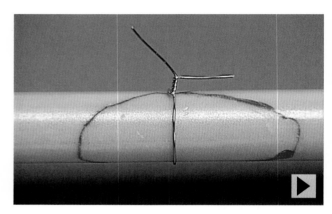

视频 **3.1.1-10** 用环扎钢丝复位。软组织的剥离必须最小化。

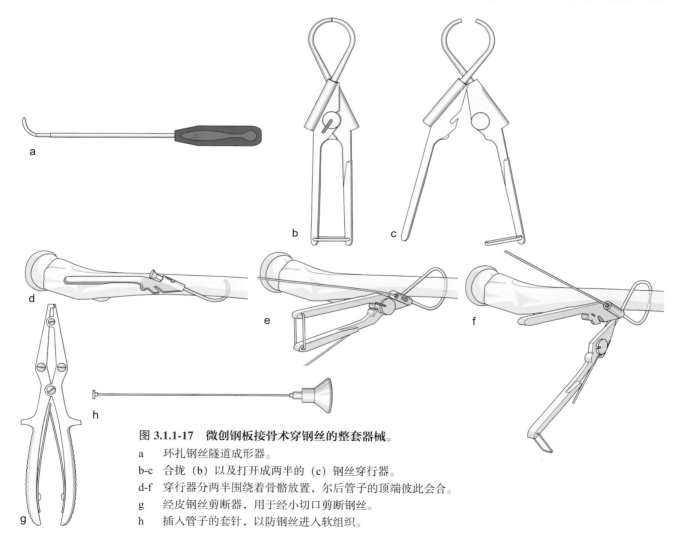

图 **3.1.1-17** 微创钢板接骨术穿钢丝的整套器械。

a 环扎钢丝隧道成形器。

b-c 合拢(b)以及打开成两半的(c)钢丝穿行器。

d-f 穿行器分两半围绕着骨骼放置,尔后管子的顶端彼此会合。

g 经皮钢丝剪断器,用于经小切口剪断钢丝。

h 插入管子的套针,以防钢丝进入软组织。

如果采用环扎技术作为复位工具，则应当在远离骨折尖端至少 1 cm 处实施，尤其对于斜行、螺旋形和蝶形骨块。对于较大的斜行或蝶形骨块，可以采用多道环扎钢丝。

环扎工具的应用在近些年逐渐增加，尤其更多地应用于假体周围骨折和股骨近端或远端螺旋形骨折的治疗[13]。

2.2.3 利用内植物协助复位

内植物可用于骨折的复位和固定。

利用解剖型髓内钉获得复位是一个简单的例子。随着髓内钉从一侧骨块穿过骨折端进入具有相同直径的另一侧，必将导致冠状面和矢状面的复位。在干性骨多段骨折的治疗中，锁定远端锁钉后，向远端锤击髓内钉能够获得一定程度的延长。然而，手术前必须进行精细的规划，在 X 线上进行对侧骨全长和选择髓内钉长度的测量[17]。

利用接骨板复位

在最终固定前，骨干直的骨段骨折可以用接骨板复位以恢复力线排列（视频 3.1.1-11）。

通过对骨折进行牵张，软组织张力增加，使得骨块趋于回到其原有位置。使用撑开器和 Verbrugge 复位钳的推拉技术是一种对骨折进行牵张和复位的优雅技术，例如，前臂骨折或延期手术的 B 型或 C 型踝关节骨折（图 3.1.1-18，视频 3.1.1-12）。

支撑 / 抗滑动接骨板

另一种简单有力的复位方法利用了接骨板的支撑功能。在斜行干骺端骨折中，将合适塑形的接骨板安置在骨干上，可使骨折自动复位。这一技术可以同时纠正骨折块微小的移位和成角，在复位的同时也可以维持稳定性（图 3.1.1-19，视频 3.1.1-13）。

角度刃钢板

将角度刃钢板正确地插入股骨近端或远端干骺端骨块可以通过其形状将骨干骨块解剖复位。这一技术主要应用于骨折畸形愈合或不愈合的畸形矫正（图 3.1.1-18）。

解剖塑形接骨板

此类新一代内植物的复位目标与传统接骨板相

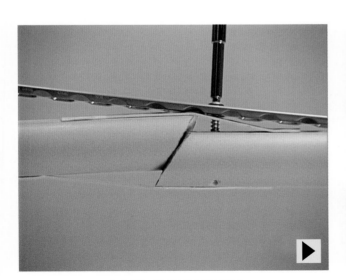

视频 3.1.1-11　用钢板做工具复位斜行骨折。

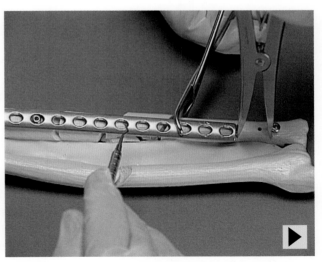

视频 3.1.1-12　应用骨骼张开器使骨折分离以允许复位。

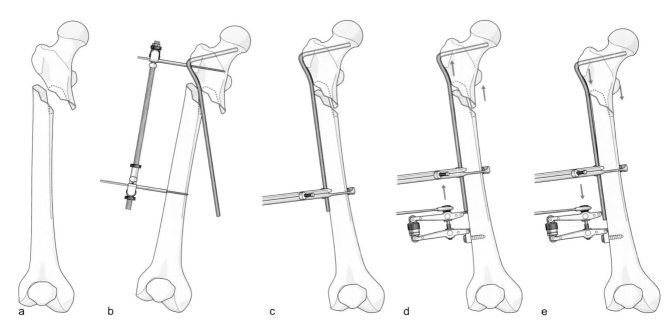

图 3.1.1-18 借助髁刀型钢板进行复位。

a 股骨近端移位骨折，近侧骨块内收屈曲移位。

b 插入 95° 刀型角钢板（髁刀型钢板）并用大的牵开器使骨折分离。

c 远端用复位钳临时固定。

d 用带关节的张力装置使骨折分离以容许近侧骨折完全复位。

e 通过倒转小钩应用张力装置进行骨片间加压。

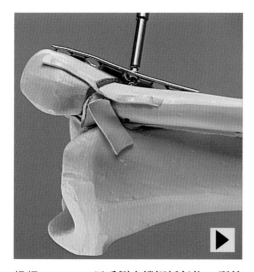

视频 3.1.1-13 用后侧支撑钢板复位 B 型外踝骨折。

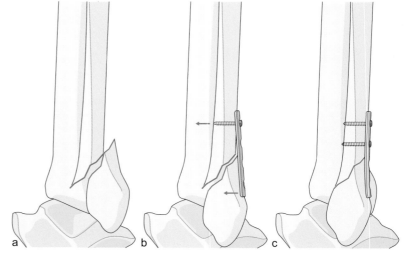

图 3.1.1-19 应用起支撑或防滑作用的钢板进行间接复位。

a 外踝后侧移位骨折（B 型）。

b 于后侧将 4 孔或 5 孔 1/3 管型钢板固定至近侧骨片。

c 旋紧螺钉将迫使远侧骨片沿着斜行骨折面向远侧前侧滑动进入正确的位置，骨片被钢板紧紧地锁定在那里；现在可以通过钢板跨越斜行骨折线安置 1 枚拉力螺钉。

同。然而，如果在肌肉下或皮下插入接骨板，同时应用间接复位技术，这类内植物的使用可能对手术操作的要求更为苛刻。有必要对骨折复位、内植物插入和螺钉放置顺序提前进行规划（图 3.1.1-20，图 3.1.1-21）。

如果传统螺钉和锁定螺钉同时应用于同一骨块，那么螺钉的置入顺序十分重要。

迷你接骨板和单皮质螺钉

迷你骨块接骨板（2.7、2.4 和 2.0）及螺钉在协助上肢长骨骨折复位中的应用逐年增加 [18, 19]，尤其常用于复杂的关节周围骨折中（参阅本篇第 2 章第 2 节内容）。

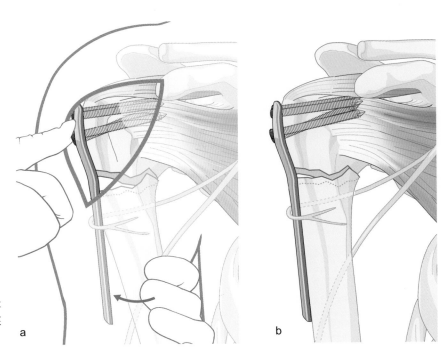

图 3.1.1-20 用解剖型钢板帮助肱骨近端骨折的复位。注意：钢板在腋神经深面通过。

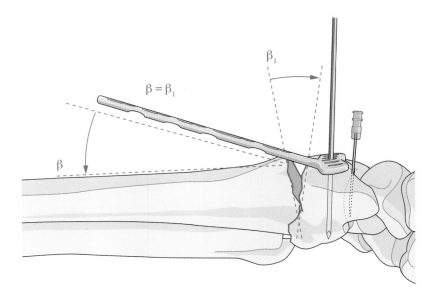

图 3.1.1-21 腕部前侧（掌侧）入路时用桡骨远侧解剖钢板帮助复位，需要对复位和钢板的安置做仔细的计划。注意：在复位之前必须先固定远侧，接着再固定近侧。

3 复位的评估

骨折一旦通过直接或间接技术进行了复位，必须检查其是否恢复了正确的力线和旋转对位。

检查复位的方法很多（表 3.1.1-3），包括直视、触摸（手指或器械）、术中 X 线或影像增强器、关节镜以及计算机辅助系统。

如果骨折可以直视，其中出现的细小压痕或移位都必须要进行复位（拼图技术）；骨折表面无法直视时，用指尖轻轻触诊有助于判断骨折是否复位；在骨盆的四边体表面进行触诊可以控制髋臼骨折的复位。与之类似，合适的器械，如骨膜剥离器也可以在非直视的情况下用于检查关节面复位的精准程度，如胫骨平台骨折。依此对骨折复位后的轴向对线和旋转进行临床评估可能困难且不可靠；然而这种评估却常常是必要的，尤其在闭合复位髓内钉固定时更是如此。

即便施行直接复位，也应当通过两个平面的 X 线或影像增强器检查对骨折的复位和固定进行术中监控。骨折成角在有限的术野内可能难以发现。

据文献报道，可以应用关节镜辅助进行关节内骨折的复位或检查（如胫骨平台）。

最新的进展包括使用计算机导航系统放置器械和内植物，或对骨块进行空间定位。使用数学算法，骨折端的近端和远端解剖标记可以作为参照物计算残留的（横行或旋转）移位。随着专用软件和跟踪器的应用，导航下长骨骨折的复位已经成为可能。这使得手术可以在更少的放射暴露下获得快速精确的复位[20, 21]。

表 3.1.1-3 复位的监控

监控方法	应用范围	优 点	缺 点
解剖 / 重建的直视监控	关节内 / 简单的骨干骨折（肱骨和前臂骨折）	直视，准确	暴露骨折片，暴露时损伤软组织
触摸	髋臼和骨盆骨折	任何骨折都可以做	需要经验，准确性不如直视
肢体的视觉监控	下肢的力线排列	容易做，可以用影像增强器辅助	不够准确，对侧肢体必须是正常的
	临床监控肢体的旋转	与健侧比较，容易做	不够准确，对侧肢体必须是正常的
术中 X 线监控	任何骨折，应用 MIO 技术	影像比 C 臂机的好，对骨干对线的评估准确	花费时间
三维影像增强	关节内骨折	准确	成本高，费时间，放射线暴露
CT 扫描	对关节内骨折和骨干骨折的旋转进行评估	准确	大多数手术室没有该设备
关节镜监控	关节内骨折	关节面评估准确	需要经验，生理盐水会泵入关节和软组织
计算机辅助导航	关节内、骨盆、髋臼、脊柱骨折	准确，没有放射线	成本高，需要时间学习技术

注：CT，计算机断层扫描；MIO，微创接骨术。

参考文献

1. **Mast J, Jakob R, Ganz R.** *Planning and Reduction Technique in Fracture Surgery.* 1st ed. Berlin Heidelberg New York: Springer-Verlag; 1989.

2. **Müller ME, Allgöwer M, Schneider R, et al.** *Manual of Internal Fixation.* 3rd ed. Berlin Heidelberg New York: Springer-Verlag; 1990.

3. **Schatzker J, Tile M.** *The Rationale of Operative Fracture Care.* 3rd ed. Berlin Heidelberg New York: Springer-Verlag; 1987.

4. **Marsh JL, Buckwalter J, Gelberman R, et al.** Articular fractures: does anatomical reduction really change the result? *J Bone Joint Surg Am.* 2002 Jul;84(7):1259–1271.

5. **Matta JM.** Fractures of the acetabulum: accuracy of reduction and clinical results in patients managed operatively within three weeks after the injury. *J Bone Joint Surg Am.* 1996 Nov;78(11):1632–1645.

6. **Olson SA, Matta JM.** The computerized tomography subchondral arc: a new method of assessing acetabular articular continuity after fracture (a preliminary report). *J Orthop Trauma.* 1993;7(5):402–413.

7. **Rhinelander FW.** Tibial blood supply in relation to fracture healing. *Clin Orthop Relat Res.* 1974 Nov-Dec;(105):34–81.

8. **Trueta J.** Blood supply and the rate of healing of tibial fractures. *Clin Orthop Relat Res.* 1974 Nov-Dec;(105):11–26.

9. **Wilson JW.** Blood supply to developing, mature, and healing bone. In: Sumner-Smith G,ed. *Bone in Clinical Orthopedics,* 2nd ed. Stuttgart New York: Georg Thieme Verlag; 2002:23–116.

10. **Volgas D, Harder Y.** *Manual of Soft-Tissue Management in Orthopedic Trauma.* New York: Thieme; 2011.

11. **Link BC, Rosenkranz J, Winkler J, et al.** Minimally invasive plate osteosynthesis of the distal femur. *Oper Orthop Traumatol.* 2012 Sep;24(4-5):324–334.

12. **Siegall E, Ziran B.** En bloc joystick reduction of a comminuted intra-articular distal radius fracture: technical trick. *Am J Orthop (Belle Mead NJ).* 2014 Aug;43 (8):351–353.

13. **Mouhsine E, Garofalo R, Borens O, et al.** Cable fixation and early total hip arthroplasty in the treatment of acetabular fractures in elderly patients. *J Arthroplasty.* 2004 Apr;19(3):344–348.

14. **Perren SM, Fernandez Dell'Oca A, Lenz M, et al.** Cerclage, evolution and potential of a Cinderella technology. An overview with reference to periprosthetic fractures. *Acta Chir Orthop Traumatol Cech.* 2011;78(3):190–199.

15. **Wähnert D, Lenz M, Schlegel U, et al.** Cerclage handling for improved fracture treatment. A biomechanics study on the twisting procedure. *Acta Chir Orthop Traumatol Cech.* 2011;78(3):208–214.

16. **Apivatthakakul T, Phaliphot J, Leuvitoonvechkit S.** Percutaneous cerclage wiring, does it disrupt femoral blood supply? A cadaveric injection study. *Injury.* 2013 Feb;44(2):168–174.

17. **Krettek C, Miclau T, Grün O, et al.** Intraoperative control of axes, rotation and length in femoral and tibial fractures. Technical note. *Injury.* 1998;29(Suppl 3):C29–39.

18. **Archdeacon MT, Wyrick JD.** Reduction plating for provisional fracture fixation. *J Orthop Trauma.* 2006 Mar;20(3):206–211.

19. **Oh JK, Sahu D, Park JW, et al.** Use of 2.0 Miniplate system as reduction plate. *Arch Orthop Trauma Surg.* 2010 Oct;130(10):1239–1242.

20. **Khaler D.** Navigated long-bone fracture reduction. *J Bone Joint Surg Am.* 2009 Feb;91 Suppl 1:102–107.

21. **Khoury A, Beyth S, Mosheiff R, et al.** Computer-assisted orthopaedic fracture reduction: clinical evaluation of a second generation prototype. *Curr Orthop Pract.* 2011;22(1):109–115.

致谢·我们对 Emmenuel Gautuier 在《骨折治疗的 AO 原则》第 2 版中对这一章所做的贡献表示感谢。

第 **2** 节 | 入路和术中软组织处理

Approaches and intraoperative handling of soft tissues

—— 张立海 译

1 引言

"显露是外科手术的关键"——这一古老的箴言在当代得到了修订。创伤手术已经不再接受很长的皮肤切口和广泛的皮下显露。环绕骨折的软组织的健康程度,当前被认为是骨折成功愈合的关键。骨折发生时软组织的损伤范围和程度在愈合过程中扮演了重要的角色,也是决定损伤特性的重要因素。患者因素,包括高龄、吸烟,以及全身合并症如糖尿病和血管炎,可能同样对软组织愈合产生影响,在骨折的处理中必须仔细分辨这些合并症。正确解读软组织损伤程度,充分了解软组织损伤的相关解剖和血供知识,仔细规划切口,同时精密处理软组织,这有助于避免进一步的损伤,降低并发症。

2 软组织层的解剖和血供

骨、骨内膜、骨膜、肌肉及其周围的筋膜层、皮下组织,包括其表浅筋膜层(皮下组织)[1] 以及皮肤,可以作为同一个解剖单位。

所有这些组织的血供相互紧密关联并且互相依赖,因此理解血管和血流的复杂网络结构,对于成功规划并安全、正确地进行骨折的显露至关重要。

皮肤的血供主要来源于以下两个方面:筋膜血管系统和肌肉血管网络[2]。筋膜血管系统穿通组织,如筋膜或肌肉隔膜。肌肉血管系统由 3 种血管组成:

· 段动脉,与主动脉延续,提供灌注压,通常在肌肉下方走行,并有独立的伴行大静脉,通常也有外周神经伴行[3],例如桡动脉。

· 穿支血管,也被称为肌肉穿支,穿过肌肉或隔膜,连接段血管和皮循环。这些导管或穿支血管与肌肉连接并向其供血。

· 皮血管,由以下组成:
 — 肌皮动脉,垂直皮肤表面走行。
 — 直接的皮肤血管,平行皮肤走行。
 后者可分为筋膜、皮下和皮支(图 3.1.2-1)[4]。

肌肉筋膜主要由筋膜前和筋膜下层分支组成,血供丰富。相反,皮下组织则是缺乏血管的脂肪组织,由含皮下血管丛而血供丰富且质硬的浅筋膜割开[1]。筋膜在躯干和大腿发育良好。皮肤由一复杂的血供系统进行供血,在不同平面具有多个水平分支,包括表皮下层、真皮层和真皮下层(图 3.1.2-1)。

不同平面的血管分支通过垂直发出的血管相互连接,并穿过肌肉、隔膜和皮下组织。这些垂直血管来自皮肤和肌皮血管系统。

在水平面上,这些分支形成一片血管区域,是由其供血血管滋养的皮肤及其下方深部组织所构成

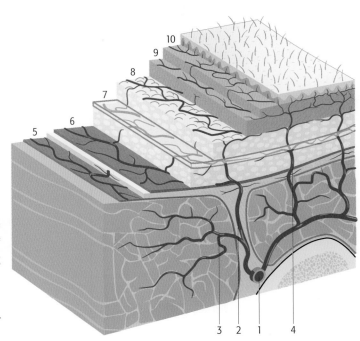

图 3.1.2-1　皮肤血液循环。段动脉（1）发出肌间隔（2）、肌肉（3）和肌皮（4）分支。肌间隔和肌皮血管穿过深筋膜（穿支血管）。皮血管由垂直于皮肤的穿支血管（2，4）构成。这些血管发出 3 组水平动脉丛，包括筋膜前（5）和筋膜下（6）血管的筋膜动脉丛、皮下动脉丛（7），以及包括真皮下血管（8）、真皮血管（9）和表皮下血管（10）的皮动脉丛。

的复合单位[5]。滋养血管在与其邻近滋养血管分支汇合前的连接程度决定了复合单位的定义。

为保证邻近软组织的检查，手术医生必须在显露骨折断端之前注意以下两个主要因素：

· 损伤机制及其相关损伤能量。
· 局部血管区域，包括穿支血管的解剖关系。

如果没有考虑到上述因素，可能会低估软组织的损伤程度。直接损伤和水肿会减少或完全阻断同侧皮肤血供，而后续手术对穿支血管的损伤会导致皮肤坏死。这种情况在未受损伤的皮肤上做择期手术则不会发生，但是脱套伤的风险则更高。

手术医生在骨折手术中必须小心，避免潜行分离皮肤，并保护（垂直）穿支血管。

伤口一定不能在张力下闭合，这会减少皮肤血流，并将周围软组织置于危险之中。

3　手术入路规划

根据损伤的解剖部位、需要复位的骨折类型以及计划施行的固定方式，手术入路各不相同。某些区域，如尺骨的皮下区域，皮肤与下方组织筋膜附着松弛，接骨板易于通过软组织的移动得到覆盖，可以应用直接经皮下入路。其他区域，如胫骨远端的内侧缘，皮肤与下方结构紧密附着，不易活动。此时，皮下入路可能风险更高。如果皮肤破损，内植物会遭到暴露，通过移动局部组织进行覆盖无法获得成功。只要可能，皮肤的切口都应当位于肌肉上方。此时如果皮肤破损，下方肌肉暴露，可以通过植皮进行覆盖。

以下诸因素也应当得到考虑：

· Langer 线（真皮内的弹性纤维，维持皮肤的恒定张力。可用于指导皮肤切口的规划和设计）。
· 避免软组织挛缩（应沿关节的皮纹方向做弧形切口或利用已有切口）。
· 可能的远期手术。

例如对于膝关节周围关节骨折，可能需要延期的韧带修复或关节置换手术治疗，此时应采用直行切口而非弧形切口。同样地，如果需要后期经第2个前方入路修复胫骨远端骨折，腓骨接骨板固定的切口应更加靠后，使两个切口之间的皮桥更宽（图3.1.2-2）。

4 手术时机

一些因素会影响骨折固定的最佳时机，其中最重要的因素包括：

- 患者的全身状态，如多发伤、急性合并症。
- 软组织损伤。
- 骨折复位。
- 康复计划。

考虑每一个因素都需要不同的最佳手术时机，有时会存在冲突。早期行骨折固定允许肢体和患者早期进行活动，可以降低延迟制动造成的并发症发生率，如下肢深静脉血栓和关节僵硬。早期手术可以在骨折因骨痂形成和软组织纤维化而"硬化"之前就进行复位。另一方面，早期骨折固定，如果在软组织仍然处于创伤状态和肿胀的情况下施行，会导致伤口并发症增加。施加于组织的能量决定了损伤区域。这一损伤区域的特点为微循环的破坏，进

而可能影响软组织的活性[6]。因此，软组织损伤的实际面积可能比最初估计的更为广泛，尤其在高能量下肢创伤后。

皮肤褶皱的恢复表明皮肤水肿的消失，是软组织肿胀消退的可靠征象，表明手术可以安全施行。轻轻地捏持皮肤或活动邻近关节（如果可能）可检查皮肤褶皱是否出现。

骨折水疱会给手术医生带来巨大难题，因为这些水疱表明真皮损伤。水疱是否充血在组织学上几乎没有差别，二者都是表皮坏死的特征，虽然大多数医生更在意充血的水疱[7]。在等待手术时，处理骨折水疱的方法有很多。一些医生倡导去除水疱的顶端，接下来使用不同种类的抗生素药膏或安息香酊局部涂抹。还有医生建议在手术前保留水疱。研究并未表明何种处理方法更有优势[7]。然而，所有医生均认为，发生此类损伤后应将手术延迟7~10天施行，目前这一观点已经达成共识。如果可能，手术切口应避免穿过水疱区域，同时必须避免切口过度牵拉。

作为原则，跟骨、胫骨近端和远端骨折的切开复位内固定手术应在伤后10~14天安全施行。对于上肢，理想情况下，肱骨远端骨折应在10天内进行修复。老年患者可以从早期手术中获益，如髋部骨折，而其他部位也同样如此，如肱骨近端[8]。骨

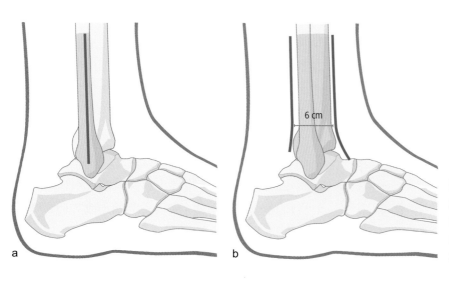

图 3.1.2-2　外踝标准切口（a）。如果治疗胫骨远端骨折需要在前方做第 2 个切口（b），外踝切口需要向后移动，使得皮桥宽度至少达到 5~6 cm。切口一定不能破坏皮缘。

折合并筋膜室综合征的固定时机难以确定，但上肢早期行内固定可能是安全的^[9]。如果软组织条件没有更早地得到恢复，大多数其他骨折可以在损伤发生后 3 周内进行治疗。在软组织恢复期间，应告知患者戒烟^[10]，并改善其营养。

在等待手术的过程中，骨折必须得到固定，无论是通过夹板、牵引或临时外固定等手段。骨折的固定不仅能够减轻疼痛，同时能够明显促进软组织的恢复。适当抬高患肢，同时在可能的情况下使用足部加压装置有助于缓解肿胀。在运用环形夹板或石膏时，应特别注意筋膜室综合征的进展（参阅第 1 篇第 5 章）。

Morel-Lavallée 损伤是一种特殊的严重软组织损伤。这种损伤最初被描述为与骨盆骨折相关的皮肤和皮下层自深筋膜分离的损伤。此类损伤是在碾压损伤中，皮下组织和肌筋膜或骨膜的移行区受到压力和剪切力所导致的。这种损伤会导致皮肤和皮下组织自其深部的肌肉和（或）骨组织上发生剪切分离，进而形成充满血液的空腔，发生脂肪液化（图 3.1.2-3）。如果皮肤仍然完整，这种闭合性脱套损伤会持续数周甚至数月，血行传播导致的感染风险会大大增加。多达 46% 的闭合性脱套损伤在切开清创前的穿刺培养结果呈阳性。常见的临床表现为波动性肿块，同时皮肤活动伴瘀青，但也可能表现为实质性肿块，还可能与肿瘤混淆。一旦切开，这些病例发生严重感染和皮肤坏死的风险与全厚皮肤烧伤相似。

偶尔，软组织套袖会无法恢复至允许手术的状态。例如，一些开放骨折需要进行皮瓣重建，而第一次清创和最终固定的时间间隔很长。这会导致康

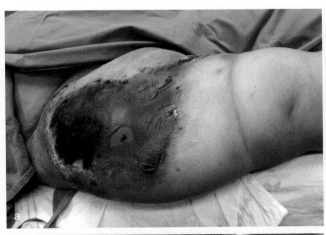
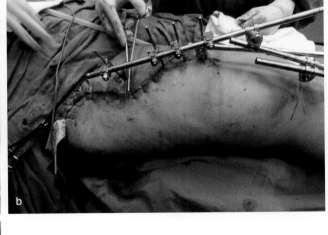
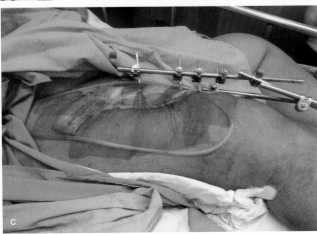

图 3.1.2-3
a 闭合性脱套伤（Morel-Lavallée 损伤），患者右侧大腿的软组织损伤。
b 手术清创后。
c 负压创面治疗。

复的延迟和极差的功能预后。最近，一项分期治疗方案被设计用于开放性胫骨损伤，包括一期清创和复位后使用低切迹锁定接骨板进行临时固定，后续进行软组织重建[12-14]。二期则采用经皮微创截骨术，并采用锁定接骨板进行最终固定。这一方案允许患者在最终内固定前早期开始功能康复。面对这些复杂情况决策制订是关键，手术医生必须对手术风险和非手术治疗的并发症进行权衡。很多情况下，由于患者的生理状态、合并症或软组织损伤程度不允许安全施行手术，非手术治疗即为最佳的治疗方案。这一治疗过程适用于营养状态很差的老年患者、合并外周血管疾病的患者以及数周内可能仍然生命垂危的严重多发伤患者。

5 手术切口和软组织处理

手术解剖是一门技术，其最佳的学习方法是对经验丰富的外科医生进行观察学习并不断练习。谨慎并注意细节，注意下列基本原则，有助于避免许多并发症的发生：

- 谨慎选择手术时机：伤口愈合并发症的风险会随着对创伤部位软组织过度剥离而增加。
- 牢记皮肤的血供来自其下方软组织：任何不同平面之间的软组织解剖都会危及血供。高风险区域的手术解剖应在垂直方向进行并使用相应器械（图 3.1.2-4）。潜行分离将会破坏供应上层皮肤的垂直穿支血管。
- 必须轻柔并有限使用拉钩：拉钩的过度受力可能阻断皮肤的毛细血管血流并破坏穿行血管。必须告知手术助手使用拉钩时应轻柔，并且仅在术者需要的区域使用。如果需要过度用力拉钩才能使得术者看到骨折区域，通常最好的办法是延长切口以降低张力。
- 拉钩必须放置在骨膜上方而非下方，尤其是切口对侧的 Hohmann 拉钩：放置在骨膜下方的拉钩会导致广泛的骨膜剥离，这是必须避免发生的情况。
- 避免使用镊子夹持皮肤：如果需要，镊子的齿可以用于提起皮肤边缘，而非抓持。这能避免对纤细皮肤造成过度的挤压。
- 锐性分离的组织损伤比使用钝刀或钝剪刀所造成的更少：必须避免在显露骨折时反复进行多平面的软组织分离。
- 仔细止血：止血不彻底会导致血肿形成，增加伤口裂开和感染的风险。使用手指按压皮缘闭合出血点能够控制出血，并能够对实际出血的血管进行精确止血。
- 必须避免使用高能电刀烧灼皮肤：随意使用电

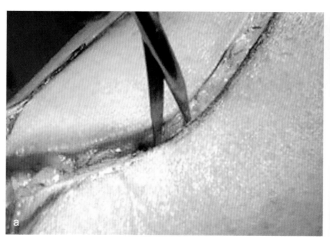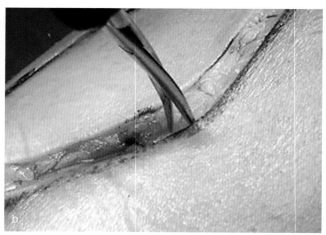

图 3.1.2-4　皮下组织分离。这一操作必须在垂直方向进行（a）。必须避免进行破坏皮肤的水平剥离（b）。

刀会导致组织坏死，并增加伤口裂开和感染的
风险。

- 在入路过程中留意软组织损伤的征象：皮下脂肪或真皮层的挫伤提示软组织套袖的明显损伤。已坏死和活力可疑的组织必须切除。

6 切口和复位技术

复位类型——直接复位或间接复位（参阅第 3 篇第 1 章第 1 节）——对于确定切口位置和范围至关重要。当前无论对于急诊或择期病例，都倾向于采用微创手术。必须谨慎规划手术切口以获得满意的显露，同时尽可能降低额外的手术损伤（图 3.1.2-5）。

切口选择的目标是手术安全，而不是切口尽可能最小。

选择较大的切口，能避免对切口过度牵拉而导致软组织损伤和坏死。反复的闭合复位或手法操作会导致更严重的软组织损伤。如果骨折不能获得复位或手术明显延期，则不适宜采用微创手术。

骨干骨折常能通过分离肌肉套袖进行显露，而肌肉套袖可能被骨折块自内而外明显损伤。因此手术显露时必须轻柔，并注意该区域的血供。在肱骨，骨干骨折常累及肌肉，可能有助于显露。有时，手术医生必须在手术过程中根据骨折所导致的软组织"剥离"而调整入路。大多数肌肉的血供和神经支配来自近端，必须小心，避免损伤这些结构。

必须谨慎规划干骺端和关节内骨折的入路（图3.1.2-6）。关节内骨折的重建需要切开以便直接复位。相关的干骺端粉碎骨折可以经间接复位并使用经皮插入的接骨板进行桥接。因此，此类损伤最好联合应用直接和间接复位进行治疗，这样能够优化软组织的处理。

7 闭合伤口

一定不能低估伤口闭合的重要性。这一骨折手术的重要组成部分不应留给手术团队的低年资医生完成。不良的缝合技术和对切口张力的判断失误会导致伤口裂开。夹板或石膏的错误放置也会影响伤口，因此在患者进入手术室到其离开手术室为止的

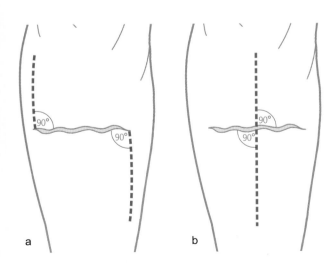
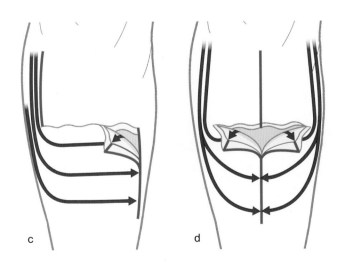

图 3.1.2-5 横行伤口的处理。
a "Z"形延伸横行伤口（红色虚线 = 计划切口）。
b 双向"T"形延伸横行伤口（红色虚线 = 计划切口）。
c "Z"形延伸技术的皮瓣灌注。注意血流必须穿过掀起皮瓣的所有区域（箭头）。
d 双向"T"形延伸技术的皮瓣灌注。应注意需要血流灌注皮瓣的距离（箭头）是图 3.1.2-5c 所示的一半。

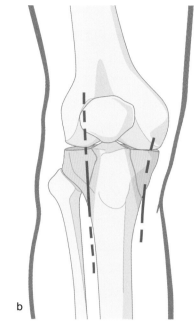

图 3.1.2-6　胫骨近端骨折的入路。

a　髌旁直行入路适用于胫骨近端骨折。该入路可进行延伸，不影响最终的二次手术。

b　对于更为复杂的 C 型骨折，内侧髁最好经独立的后内侧切口进行复位和固定，而外侧骨折则经前外侧入路进行操作。两个入路分别位于消退的对侧。不应干扰胫骨近端前方和内侧最为菲薄的皮肤。

整个过程都必须十分谨慎。

闭合伤口需要遵循以下基本原则。

- 伤口愈合取决于维持伤口边缘的微循环和组织活性。
- 过度使用电刀会导致皮缘血供变差。
- 在缝合时减少镊子的使用至关重要，因为对皮缘的碾压会破坏脆弱的血管分支。

不推荐对下肢和前臂的筋膜进行闭合，避免发生筋膜室综合征。如果皮下组织挫伤严重，或十分薄弱，推荐采用单层闭合。通常，增加缝线数量能够降低独立缝线的张力。然而，随着缝线数目的增加，皮下组织的局部损伤也会随着缺血面积的增加而扩大。缝线之间的皮肤发白是皮肤张力过高的表现。大多数医生不主张采用减张切口来降低伤口闭合的张力。如果皮肤不能在无张力状态下闭合，则需要进行某种形式的软组织重建（如植皮或筋膜皮瓣）。另外，也可以选择保留伤口开放，待肿胀消退后进行伤口闭合或重建[11]（图 3.1.2-7）。这些重要的决策往往需要经验。

Allgöwer-Donati 缝合（图 3.1.2-8）类似于边角缝合，自皮肤伤口的一侧进入，以水平褥式跨越至切口对侧，然后自深及浅向上。其优点在于能够抓持相对较为广泛的组织（从而将张力分布于更大的面积），而不像真正的水平褥式缝合过多地破坏垂直血供。这种缝合方法对于皮瓣或部分切口血供不良的情况十分有效。另外，Allgöwer-Donati 缝合技术如果应用合理，也可以使瘢痕更为美观[11]（视频 3.1.2-1）。

对早期无法关闭的伤口有帮助的另一种技术是，使用硅橡胶血管环分期收拢皮缘（图 3.1.2-9）[15]。这能够避免皮缘的牵拉，同时随着肿胀的消退，血管环能拉拢皮肤。抗生素珠链技术可用于增加局部的抗生素水平[11]。该技术可以用于伤口闭合或开放状态（图 3.1.2-10）。负压伤口治疗[16]可用于皮肤缺损区域和开放骨折，其能促进肉芽组织快速形成。负压技术可以与硅橡胶环技术联合应用，但如果局部应用抗生素珠链则不建议使用，因为负压效应会清除局部释放的抗生素。

引流的应用通常基于个人倾向，缺少证据基础。如果使用，必须应用主动引流（负压）将伤口内的积液吸出，减少皮下或肌肉下死腔，同时减少经引流部位的细菌污染。由于存在感染风险，这些引流应在 24~48 小时内去除。引流不能替代充分的止血。

图 3.1.2-7 经典的重建阶梯图。应使用能够获得稳定伤口闭合或组织覆盖的最简单方法，避免发生并发症。仅在简单方法无法奏效时才选择下一档的方法。该阶梯图不考虑初期闭合、延迟初期闭合和二期闭合的问题 [改良 自 Ashton SJ，Bea- sley RW，Thorne CHM（1997）Grabb and Smith's Plastic Surgery. 5th ed. Philadelphia: Lippincott-Raven.][14]。

Ⅰ 二期愈合
Ⅱ 初期闭合
Ⅲ 延迟初期闭合
Ⅳ 中厚皮肤植皮
Ⅴ 全厚皮肤植皮
Ⅵ 组织扩张
Ⅶ 随意皮瓣
Ⅷ 带蒂皮瓣
Ⅸ 游离皮瓣

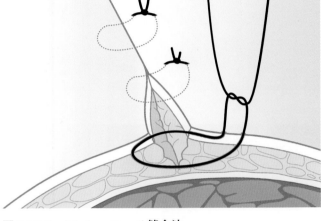

图 3.1.2-8 Allgöwer-Donati 缝合法。

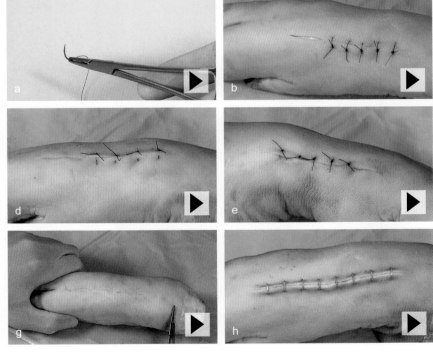

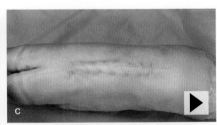

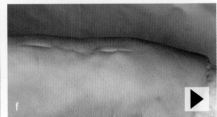

视频 3.1.2-1 使用猪蹄示范缝合技术。

a 一般器械操作。
b 单纯间断缝合。
c 单纯连续缝合。
d 垂直褥式（Donati）间断和连续缝合。
e Allgöwer-Donati 缝合，间断和连续缝合。
f 单纯间断埋线缝合。
g 连续皮内缝合。
h 用皮钉关闭皮肤。1 级证据表明老年髋部骨折手术后不应当用皮钉关闭切口。

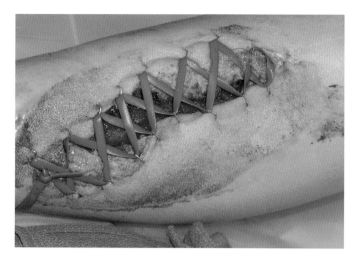

图 3.1.2-9　可使用硅橡胶血管环避免皮肤牵拉，并有利于延迟初期伤口闭合。

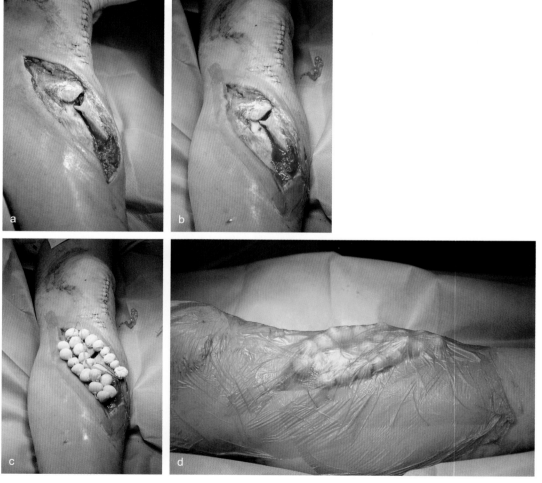

图 3.1.2-10　抗生素骨水泥珠链技术采用含 2.0 g 万古霉素和 2.4 g 妥布霉素的骨水泥。

a　Gustilo Ⅲ B 型骨折清创后外观照。

b　首先使用胶棉或安息香保护创面边缘，并使用窄的封闭敷料保护创面边缘免遭浸泡。

c　在创面表面放置 5~8 mm 直径的珠链串。

d　使用封闭敷料覆盖。

参考文献

1. **Nakajima H, Minabe T, Imanishi N.** Three-dimensional analysis and classification of arteries in the skin and subcutaneous adipofascial tissue by computer graphics imaging. *Plast Reconstr Surg.* 1998 Sep;102(3):748–760.

2. **Daniel RK, Williams HB.** The free transfer of skin flaps by microvascular anastomoses: an experimental study and a reappraisal. *Plast Reconstr Surg.* 1973 Jul;52(1):16–31.

3. **Daniel RK.** The anatomy and hemodynamics of the cutaneous circulation and their influence on skin flap design. In Grabb WC, Myers MB, eds. *Skin Flaps.* Boston: Little Brown; 1975.

4. **Daniel RK, Kerrigan CL.** Principles and physiology of skin flap surgery. In: McCarthy JG, ed. *Plastic Surgery.* Philadelphia: Saunders; 1990.

5. **Taylor GI, Palmer JH.** The vascular territories (angiosomes) of the body: experimental study and clinical applications. *Br J Plast Surg.* 1987 Mar;40(2):113–141.

6. **Yaremchuk MJ, Brumback RJ, Manson PN, et al.** Acute and definitive management of traumatic osteocutaneous defects of the lower extremity. *Plast Reconstr Surg.* 1987 Jul;80(1):1–14.

7. **Giordano CP, Koval KF.** Treatment of fracture blisters: a prospective study of 53 cases. *J Orthop Trauma.* 1995 Apr;9(2):171–176.

8. **Menendez ME, Ring D.** Does the timing of surgery for proximal humeral fracture affect inpatient outcomes? *J Shoulder Elbow Surg.* 2014 Sep;23(9):1257–1262.

9. **Blum J, Gercek E, Hansen M, et al.** [Operative strategies in the treatment of upper limb fractures in polytraumatized patients.] *Unfallchirug.* 2005 Oct;108(10):843–844. German.

10. **Sorensen LT, Karlsmark T, Gottrup F.** Abstinence from smoking reduces incisional wound infection: a randomized controlled trial. *Ann Surg.* 2003 Jul;238(1):1–5.

11. **Volgas D, Harder Y.** *Manual of Soft tissue Management in Orthopedic Trauma.* Stuttgart: Thieme; 2011.

12. **Ma CH, Tu YK, Yeh JH, et al.** Using external and internal locking plates in a two-stage protocol for treatment of segmental tibial fractures. *J Trauma.* 2011 Sep;71(3):614–619.

13. **Ma CH, Wu CH, Yu SW, et al.** Staged external and internal less-invasive stabilisation system plating for open proximal tibial fractures. *Injury.* 2010 Feb;41(2):190–196.

14. **Ma CH, Yu SW, Tu YK, et al.** Staged external and internal locked plating for open distal tibial fractures. *Acta Orthop.* 2010 Jun;81(3):382–386.

15. **Asgari MM, Spinelli HM.** The vessel loop shoelace technique for closure of fasciotomy wounds. *Ann Plast Surg.* 2000 Feb;44(2):225–229.

16. **Harvin WH, Stannard JP.** Negative-pressure wound therapy in acute traumatic and surgical wounds in orthopedics. *J Bone Joint Surg Am.* 2014 Aug 6;96(15):1273–1279.

致谢 · 我们对 David Volgas 和 Yves Harder 在《骨折治疗的 AO 原则》第 2 版中对本章节所做的贡献表示感谢。

第3节 微创接骨术

Minimally invasive osteosynthesis

— 张立海 译

1 引言

微创骨折治疗在骨折的手术治疗领域并非新概念。早在 20 世纪开端，法国医生 Alain Lambotte 就开始使用外固定架经皮固定骨折。在第二次世界大战期间，德国医生 Gerhard Küntscher 引入了髓内钉治疗。两种技术的共同点在于经很小的皮肤切口对骨进行最小程度的显露，并通过间接复位技术，不对骨折断端进行直接显露和操作。两种固定理念获得的相对稳定环境可以使骨折通过骨痂形成而获得间接愈合。这种微创的治疗方式所追求的并非小切口和小瘢痕，而是骨折断端极少的软组织损伤所带来的生物学优势，使骨折在正常的生物学环境下愈合并减少感染。切开复位内固定（ORIF）的目标在于获得绝对稳定，这可能导致个别骨块的血供遭到破坏。

在 20 世纪 80 年代后期，Mast 等[1] 提出了将接骨板作为髓外支具，不触碰骨折端，采用切开入路和间接复位技术对多块干骺端骨折进行治疗。他们使用"生物学接骨术"这一术语，因为这一技术的目标不是获得坚强的解剖学固定，而是恢复长度、轴向和旋转对线，同时不破坏骨折块的血供。这种技术获得二期骨愈合，有大量骨痂形成，允许患者更早负重，更少需要二期植骨，也更少发生深部感染。Krettek 等[2] 首先描述了通过皮肤小切口，进行经皮肌肉下置入接骨板进行固定的初次尝试，其使用角度固定接骨板进行股骨远端骨折的治疗。

过去的 20 年见证了包括锁定螺钉（LHS）在内的接骨板科技的进步。这些技术改进促进了手术技术的进步和微创接骨板接骨术（MIPO）在全球范围的推广[3]。锁定接骨板的应用同样得益于特殊的复位和放置工具以及解剖型接骨板的出现[4]。

2 微创接骨术的定义

微创接骨术（MIO）是采用间接复位技术进行内固定的手术，经过小切口复位骨折并自远离骨折的区域插入内植物。因此，微创接骨术包含所有类型的经皮骨折固定，如外固定、髓内钉、经皮克氏针和螺钉固定以及微创接骨板接骨术（MIPO）。

本节主要对 MIPO 进行介绍，而其他的 MIO 手术，如外固定（参阅本篇第 3 章第 3 节）、髓内钉（参阅本篇第 3 章第 1 节）以及经皮克氏针和螺钉固定（参阅本篇第 2 章第 1 节）可在本篇其他部分阅读。

通常，MIO 手术利用的生物力学概念是相对稳定。然而，在特定环境下，MIPO 也可以通过经皮拉力螺钉联合应用保护接骨板获得绝对稳定。

3 MIPO 的适应证

微创接骨板的应用必须与其他可能的选择进行权衡，特别是髓内钉。与传统的切开复位内固定（ORIF）相比，二者具有相似的生物学优势，同时都需要细致的术前规划。

MIPO 可用于以下情况：

- 干骺端骨折。
- 软组织情况不允许施行切开手术。
- 骨折类型不适合髓内钉固定（关节内骨折，髓腔狭窄或畸形）。
- 其他内植物阻塞髓腔（关节假体，股骨髓内钉）。
- 骨折累及生长板。
- 患者的全身情况（如多发伤、肺挫伤）不允许进一步的全身性损伤，如髓内扩髓。

接骨板接骨术必须同样为特定骨折类型提供正确的生物力学环境。例如，对简单干骺端骨折施行接骨板固定时，最好是通过拉力螺钉对骨折块进行骨片间加压来获得绝对稳定。采用微创技术经皮固定可以达到这一目的，但需要细致的术前规划和手术技术。

MIPO 和切开手术的权衡必须根据接骨术的原则、手术医生的技术和经验进行选择。

4 MIPO 的术前规划

术前规划对于 MIPO 技术至关重要，因为骨折区域的影像仅能通过 C 臂机显示。因此，患者的体位对于获得质量良好的前后位（正位）和侧位 C 臂影像十分重要。手术医生应考虑分别对双下肢进行铺单，从而可以在术中以健侧肢体作为模板控制长度、力线和旋转对位。

4.1 术前规划的内容

手术医生应考虑：

- 患者、术者、助手和其他手术室工作人员的位置。
- 特定器械和内植物。
- C 臂位置及其无菌单覆盖，手术台类型（如透放射线手术台）。
- 患者铺单。

- 生物力学固定理念。
- 手术入路。
- 手术顺序。
- 复位策略。
- 固定步骤。
- 切口闭合和后续治疗。

在开始 MIPO 手术前应回答以下问题：

- 置入内植物的危险区域或安全通道位置。
- 固定方式是否应当通过桥接接骨板提供相对稳定，或骨折是否应通过骨块加压获得绝对稳定。
- 如何获得和维持复位。
- 如何在固定前通过 C 臂影像确认最佳长度、力线和旋转对位。
- 手术助手和直接或间接复位器械是否到位。
- C 臂机及操作技师是否到位。
- 是否需要额外的器械辅助经皮复位。
- 是否需要预塑形接骨板。
- 当 MIPO 无法达到预期目标时，如何继续手术（备用计划）。

4.2 危险区域

必须详细了解外科解剖的相关知识，避免损伤致命结构，如神经和血管。在经过小切口插入和操作器械和内植物时，由于无法看到危险结构，必须考虑一些危险区域。

- 肱骨近端：
  — 腋神经在肩峰尖端下方 5~7 cm 处环绕肱骨近端自后向前穿过。
- 肱骨干：
  — 桡神经自近端后方向远端前外侧走行，之后在肱肌和肱桡肌之间走行。
  — 肌皮神经在肱二头肌深部沿肱肌的前内侧走行。
- 股骨干：
  — 股浅动脉自近端前方向远端后方走行，在股骨的中远 1/3 处穿过收肌管，在进入腘窝前贴紧股骨干的后内侧。

- 胫骨干远端：
  — 胫前动脉和腓深神经的血管神经束紧贴着胫骨的远端 1/3，自胫骨后方向前方表面走行。
- 内踝：
  — 隐神经和静脉位于内踝水平。

4.3 复位

4.3.1 闭合复位

使用间接复位技术进行闭合复位是 MIPO 的主要原则。这一技术要求苛刻，需要不接触骨折端进行复位。软组织袖套连同沿肢体轴线的牵引是对抗畸形力，同时是创建稳定的 MIPO 术野的必要条件。可能同时需要麻醉医生协助使肌肉完全放松。

通过上述方式可以恢复肢体长度、力线和旋转对位。同时可以采用一些器械，如牵引床、一至两个大型股骨牵开器[5] 或外固定架来创建稳定的术野。插入接骨板，临时或最终固定于远端或近端骨块，同样有助于骨折复位。Schanz 螺钉、经皮球头推杆、摇杆、线性复位钳（图 3.1.3-1）或髓内杆有助于对骨折复位进行微调，并在 MIPO 固定前维持稳定，并经过 X 线影像确认。

4.3.2 软组织处理

MIPO 的目标并不是采用最小的手术切口。细致的软组织处理仍然至关重要，必须避免对伤口进行过度牵拉——为了便于插入内植物，最好适当将切口延长几厘米。皮肤的拉伸和挫伤更可能发生愈合不良和切口感染。皮下接骨板必须仔细塑形和放

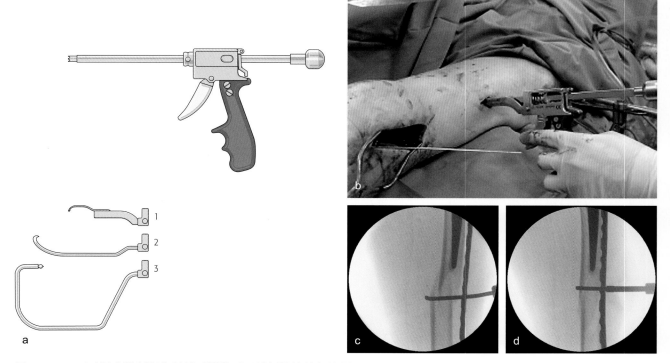

图 3.1.3-1　用于经皮微创复位股骨干假体周围骨折的线性复位钳。
a　用于股骨干微创接骨板接骨术（1）、骨盆和股骨近端（2）以及关节内骨折（3）的复位钳。
b　经短皮肤切口置入复位钳。
c　使用线性复位钳对假体周围骨折进行复位。
d　使用线性复位钳将远离接骨板的远端骨块进行复位及把持。

置，从而不会导致伤口受压、坏死。自内踝插入胫骨接骨板可能会给软组织处理带来难题。

4.3.3 有限切开复位

关节内骨折移位和简单的干骺端或骨干骨折要求解剖复位使用拉力螺钉固定。经皮使用推杆、锤骨棒或球囊，可以在关节镜和 C 臂机监视下进行复位。对于简单的干骺端骨折，经皮使用复位钳能提供解剖复位，进而打入拉力螺钉。之后再经小切口插入保护接骨板。在这些情况下，推荐使用有限切开技术以获得解剖复位和稳定固定（图 3.1.3-2）。

4.3.4 环扎在复位中的作用

环扎钢丝是一种简单有效的向心性复位工具，尤其适用于简单的螺旋形或斜行骨折，以及发生于内植物周围的骨折（假体周围骨折）。历史上，这一技术曾遭到否定，但最近的证据表明如果使用得当，环扎技术仍然十分有效。必须保护骨折断端的骨膜血供。目前采用一种可以用于微创置入环扎钢丝的特殊复位钳，其可以对简单的螺旋形骨折或者对假体周围骨折进行安全的环扎钢丝或钛缆放置。MIO 过线器是一种特殊的钳子，具有两端相同的半环管道，可以绕骨插入而不造成创伤，进而可以置入钢丝或钛缆，同时减少软组织损伤（图 3.1.1-17）。

4.4 绝对稳定或相对稳定

对于大多数 MIPO 技术而言，推荐采用相对稳定的生物力学原则。应用间接复位技术，使用长接骨板桥接多节段干骺端或骨干骨折是这一原则的经

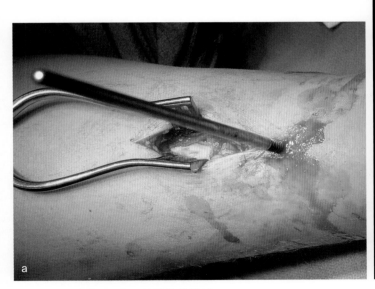
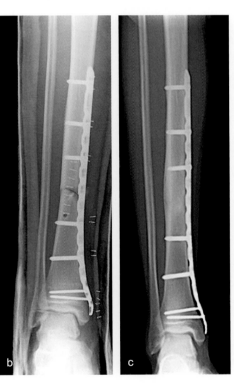

图 3.1.3-2 患者 16 岁，胫骨简单骨折。
a 使用摇杆（保留体内）经皮闭合复位未获得解剖复位，因此进行有限切开，之后插入接骨板。
b 术后 X 线：桥接接骨板理念。注意手术切口的皮钉。
c 术后 1 年 X 线：骨折愈合，极少量骨痂形成。

典案例。这一技术能够纠正肢体长度和力线，同时不干扰骨痂形成，获得骨折的间接愈合。

然而，手术医生必须注意旋转对位。文献报道这一畸形的发生率高得令人震惊（可达 25%）[7]。

与此相反，简单的干骺端或骨干骨折（AO/OTA 分型中的 A 型骨折）要求解剖复位，并使用拉力螺钉和保护性接骨板完成骨块间加压以获得绝对稳定。为了避免骨折间隙产生过高的应力，推荐采用这一原则，同时获得直接骨愈合。

4.5 内植物

微创接骨板技术可以使用多种类型的接骨板。长的接骨板通常足以治疗中段骨干骨折。最近，解剖型锁定接骨板（LCP）也可用于微创接骨术。

4.5.1 传统接骨板（LC-DCP）

应选择长的传统接骨板（胫骨和肱骨 10~14 孔，股骨 16~24 孔）。

原则是，接骨板的长度应当是骨折长度 3 倍以上。

接骨板应自一侧到达另一侧干骺端[8]。接骨板应精确塑形以匹配干骺端形态。传统螺钉能将骨拉向接骨板，如果塑形不够精确，在拧紧第 1 枚螺钉时会发生复位丢失（图 / 动画 3.1.3-3）。使用塑料骨模型有助于对接骨板进行预先塑形。手术前将该接骨板预先消毒。

4.5.2 锁定加压接骨板

LCP 如果作为锁定接骨板使用，不需要精确塑形。然而，推荐对直形 LCP 进行细微塑形（不用作解剖接骨板时），以防接骨板在皮肤下突起。

LCP 不应当在有螺纹的钉孔处塑形，因为钉孔变形就把持不住锁定螺钉的头。

4.6 术中影像

如果没有术中影像辅助，就不能施行 MIO 和 MIPO。经远离骨折端的软组织窗做切口，不对骨

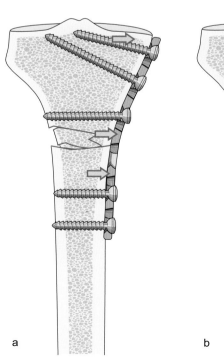
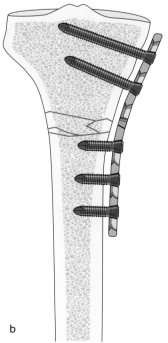

a

b

图 / 动画 3.1.3-3

a 使用传统螺钉将骨拉向接骨板复位（拉力），如果塑形不够精确就会使复位丢失。

b 头锁定螺钉的角稳定性能够维持初始复位，即使接骨板没有进行精确塑形。可以通过 MIPO 技术插入锁定加压接骨板。

块进行直视操作，需要反复进行影像监测并检查复位情况。创建稳定的术区十分重要，可以维持已获得的复位。可以使用间接复位工具维持复位，如牵引床、大型股骨牵开器或外固定架。其他工具，如体位垫、治疗巾卷、经皮复位钳和克氏针同样有助于维持复位。这些工具能够在使用 C 臂机拍前后位和侧位照片时提供条件，医生的手无需暴露在射线下（参阅第 4 篇第 9 章）。

4.7 备用计划

必须制订备用计划，避免 MIO/MIPO 无法如期施行。备用计划包括：

- 有限切开骨折断端并使用器械进行直接复位。
- 按传统接骨板技术显露骨折断端（ORIF）。
- 求助更有经验的医生。

对 MIPO 技术的利弊有详尽了解有助于减少这一要求苛刻的技术所导致的陷阱，包括畸形愈合、延迟愈合和骨折不愈合。

4.8 术后处理

MIPO 手术的术后处理与其他 MIO 和 ORIF 病例并无不同。由于切口更小，止痛药物的需要时间可能减少。抗生素和血栓预防原则与其他内植物手术类似。对患肢进行良好的体位摆放的同时抬高并包扎以减少肿胀。夹板有助于预防关节挛缩，例如足踝"U"形托的使用能避免发生马蹄足畸形。物理治疗应在 MIPO 后尽早开始。进行主动或主动辅助活动，或使用被动持续活动进行关节活动训练，这尤其适用于关节内骨折的治疗。根据患者的适应程度、骨量和固定的稳定性进行有限的负重。

如果符合以下条件，根据骨折恢复的情况，可以在术后 1~2 年考虑取出内植物：

- 患者年轻。
- 下肢内植物。
- 内植物限制了工作或运动中的肢体功能，或产生激惹。

应告知患者断钉可能被留在体内，因为强行取出可能会导致软组织和骨的破坏，增加再次骨折的风险。在取出锁定螺钉时，应准备特殊的取出工具，包括反螺纹钻或特殊钻头，用于取出轧住的螺钉头。为了降低再次骨折的风险，应建议患者在内植物取出后的 2~4 个月内避免参加接触性体育活动或重体力劳动[9]。

5 MIPO 在不同部位的应用

在无法使用髓内钉固定时，将微创接骨板接骨术应用于长骨骨折，尤其是延伸至骨干的关节周围骨折的治疗，已经显示出它具有一定的生物学优势。最近的文献[10-12]证实了这一技术的可行性、安全性和有效性。然而，MIPO 技术在某些解剖部位的应用仍然过于危险，如肱骨远端或前臂，这些解剖部位过于靠近神经、血管结构[13]。另外，MIPO 技术可以应用于肩胛骨骨折[14]、骨盆骨折[15]、跟骨骨折[16]、矫形截骨[17]及骨搬移[18]。

5.1 锁骨

原则：接骨板的形状和位置是决定施行 MIPO 的重要因素。上方接骨板更容易应用。如果选择 3.5 mm 重建接骨板，需要将其折弯成水平"S"形，或使用解剖接骨板。由于锁骨的表面扁平，可以使用传统螺钉进行固定。如果选择前方接骨板，必须将接骨板塑形成垂直"S"形，或使用解剖接骨板。如果将接骨板置于前方，则推荐使用锁定接骨板，因为锁定接骨板对塑形不良的情形容错程度更高，不会影响已获得的复位。必须垂直于最终使用的接骨板，或采用临时接骨板或迷你型外固定架对骨折进行复位和固定（图 3.1.3-4）。患者可以采用平卧位或沙滩椅位。术中进行正位 C 臂投照[10-12]。与前方接骨板相比，上方接骨板会导致更严重的皮肤激惹，对体型苗条的患者而言不够美观。

患者的选择：简单的锁骨干骨折是使用钛质

弹性髓内钉（ESIN，参阅第 6 篇第 1 章第 2 节）进行 MIO 手术的优良指征，而多段锁骨骨折是 MIPO 的指征。与 ORIF 相比，锁骨中段骨折施行 MIPO 是一种有效的固定手段（图 3.1.3-4）[19]，但其骨折不愈合的风险可能略高。

5.2 肱骨

5.2.1 肱骨近端

原则： 肱骨近端骨折可以选择多种解剖型接骨板，通过两种 MIPO 入路插入接骨板：采用缩短的传统三角肌胸大肌入路，或经外侧三角肌入路，此时接骨板自位于肱骨颈的腋神经深部插入。最近有一些证据更倾向于采用 MIPO 入路[20]。韧带复位效应非常有助于在沙滩椅位进行骨折的复位。由助手或气动牵引装置（图 3.1.3-5e）进行牵引复位，随后插入接骨板稳定骨折，在肱骨头水平临时固定，进而在肱骨干水平固定（图 3.1.3-5f-h）。接着在最终固定之前使用传统螺钉将肱骨干复位至接骨板。不能通过韧带复位效应得到复位的关节内骨折，需要经骨折线进行直接复位，然后使用克氏针临时固定。留置缝线并于固定后在接骨板上打结，能够平衡肩袖的牵引力，增加稳定性。

患者的选择： 移位的外科颈骨折（11A2 和 11B），包括干骺端伸展性骨折、3 部分骨折（11B1 和 11B2），特别是伴有后方大结节骨块的骨折，以及软组织在大小结节附着点完整的 4 部分外翻嵌插骨

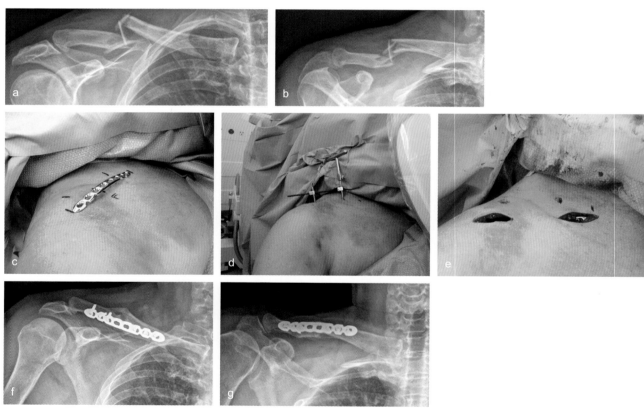

图 3.1.3-4

a-b　患者 25 岁，锁骨中段多块骨折。

c　由于骨折粉碎，选择微创接骨板技术置入前方接骨板，利用接骨板规划手术切口。

d　使用小型外固定架辅助复位。

e　接骨板固定后的软组织窗。

f-g　术后 1 年 X 线片。

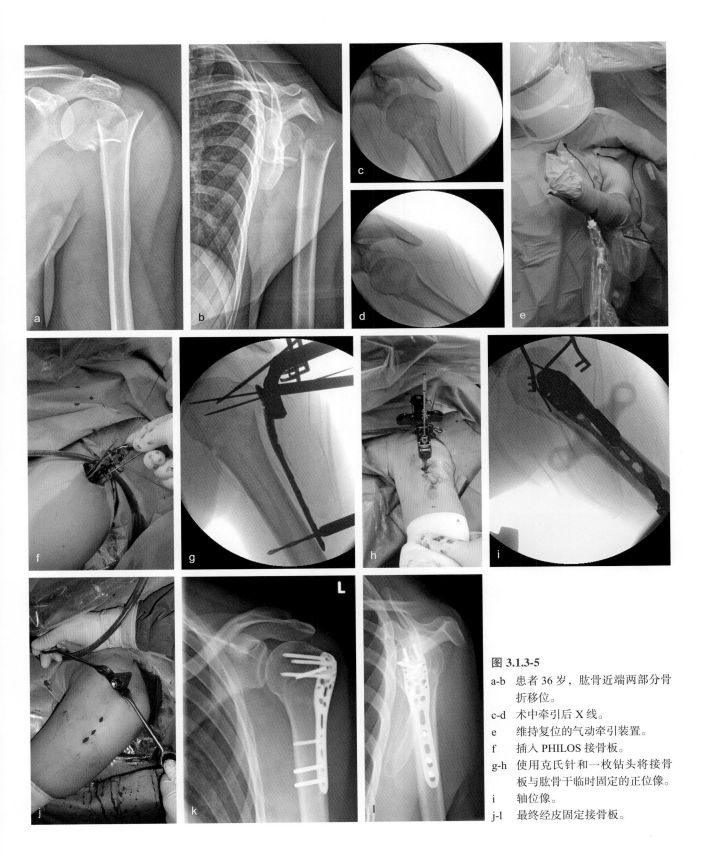

图 3.1.3-5

a-b 患者 36 岁，肱骨近端两部分骨
折移位。

c-d 术中牵引后 X 线。

e 维持复位的气动牵引装置。

f 插入 PHILOS 接骨板。

g-h 使用克氏针和一枚钻头将接骨
板与肱骨干临时固定的正位像。

i 轴位像。

j-l 最终经皮固定接骨板。

折（11C1）（图 3.1.3-5）。骨折脱位和广泛移位的骨折难以复位，可能需要选择常规的三角肌胸大肌入路或延长的外侧入路。

5.2.2 肱骨干

原则：肱骨近端和中段骨折的 MIPO 手术需要选择两个不同的入路。近端肱骨干骨折向近端延伸至肱骨头或累及肱骨头时，采用与肱骨近端骨折相同的经三角肌外侧入路。根据骨折向肱骨干延伸的水平以及接骨板的长度决定远端入路的选择（图 3.1.3-6）。这取决于桡神经的走行和医生是否决定对 MIPO 接骨板进行扭转折弯。如果接骨板没有扭转或折弯，则切口位于外侧，需要显露桡神经，因为桡神经自肱三头肌外侧头与肱桡肌之间的肌间隔膜穿过。神经与接骨板会十分接近。如果接骨板进行了扭转或折弯，可更偏向肱骨干远端的前外侧（扭转 ≤45°）或前方（扭转 70°~90°）放置。采用前外侧入路，向内侧牵开肱二头肌，劈开肱肌的中

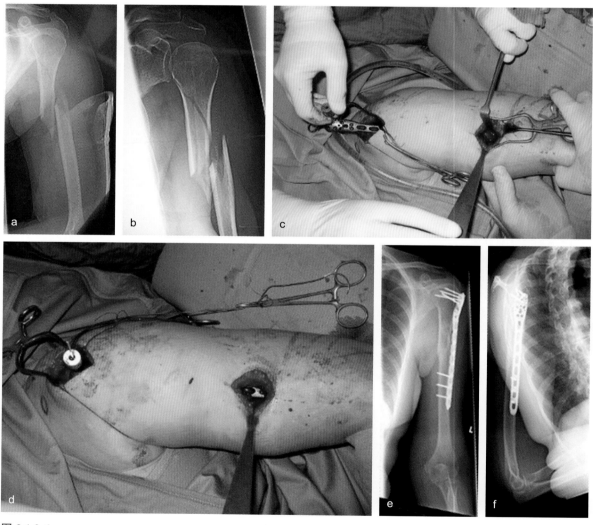

图 3.1.3-6

a-b　患者 66 岁，肱骨干螺旋形骨折，延伸至近端，插入 1 块直的 PHILOS 接骨板。

c　　远端切口位于桡神经前方走行区的近端。注意利用牵引维持术野稳定。

d　　临时固定接骨板并行 C 臂透视。

e-f　术后 1 年 X 线复查。

段，保留部分肱肌以保护桡神经（图 3.1.3-7）。与扭转接骨板相比，外侧放置的接骨板有助于骨折对线，技术要求更为容易。患者可以采用平卧位，将患肢外展于支臂板上，或选择沙滩椅位，施加牵引稳定手术区。插入的接骨板应在近端进行临时固定以获得足够的稳定性，进而使用影像增强器检查复位情况。可以使用外固定架增加术野的稳定性（图 3.1.3-8c-d）。

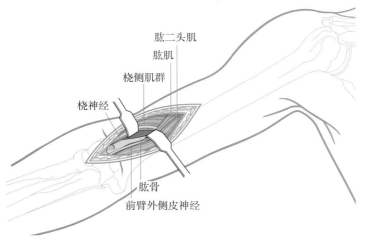

肱二头肌
肱肌
桡侧肌群
桡神经
肱骨
前臂外侧皮神经

图 3.1.3-7　进行接骨板远端固定的肱骨干骨折前外侧远端切口。肱二头肌连同前臂外侧皮神经被牵拉至内侧。自中央劈开肱肌。利用外侧部分保护桡神经。

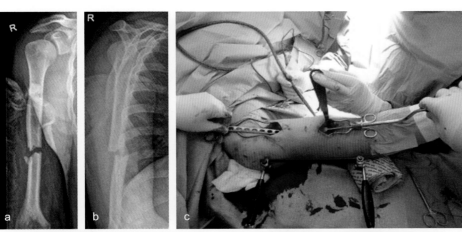
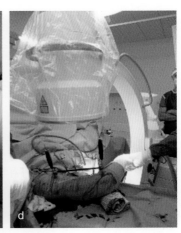
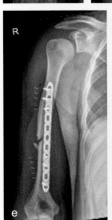
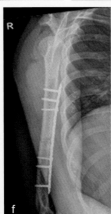
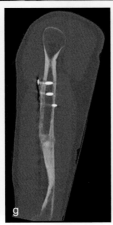
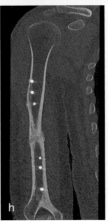

图 3.1.3-8

a-b　患者 33 岁，肱骨干中段牵拉骨折（12A3）。

c　使用微创接骨板接骨术联合外固定架对骨折进行复位和固定。插入接骨板时，利用骨膜外剥离器将接骨板自近端向远端拉出。

d　侧位 X 线证实复位情况。

e-f　术后正位 X 线片，注意靠近骨折断端的传统螺钉为复位螺钉，接骨板两端的是锁定螺钉，外侧骨折固定处轻度分离。

g-h　术后 6 个月，骨折断端在后内侧皮质由骨痂桥接，患者作为重体力劳动者已完全负重。

肱骨干中段骨折可以经前方入路，根据骨骼直径，用长的传统 3.5 mm 或 4.5 mm 窄接骨板进行固定。上肢的旋转活动范围较大，因此长接骨板所提供的固定稳定性远高于短接骨板。如果使用传统螺钉，在远端仅需要极小程度的塑形，而如果单独使用锁定螺钉则无需进行塑形。通常患者采用仰卧位，患肢轻度外展置于支臂板上以维持术野稳定。不应在远端软组织窗内使用 Hohmann 拉钩，避免造成桡神经的牵拉。分别使用 3 枚螺钉将每一骨块固定至跨度几乎等于肱骨全长的长接骨板上（图 3.1.3-8）。文献证实，微创接骨板接骨术治疗肱骨干骨折可以与传统的 ORIF 获得相似的结果，是一种安全可靠的技术[21]。

患者选择：以下骨折是 MIPO 的良好适应证：

- 肱骨干多块骨折，向近端和远端延伸。
- 节段性骨折。
- 髓腔狭窄，无法使用髓内钉。
- 先前手术造成肱骨干畸形。
- 生长板未闭合。

对于伴有明显短缩的陈旧性骨折病例以及骨折不愈合病例，不推荐使用微创接骨板接骨术治疗。

简单骨折的复位更具挑战性，一旦复位不够满意，可能会造成延迟愈合或不愈合，导致内固定失效，最好进行解剖复位和加压接骨板固定，从而获得绝对稳定。

5.3 股骨

5.3.1 股骨近端

原则：股骨近端骨折的治疗可以应用多种固定器械，如髓内固定和髓外固定。髓外固定内植物包括动力髋螺钉（DHS）、动力髁螺钉（DCS）、95°接骨板、股骨近端锁定加压接骨板（LCP-PF）以及反向应用股骨远端 LCP（LCP-DF）。根据骨折类型选择髓内或髓外固定。施行 MIPO 手术时，利用牵引床在仰卧位进行复位，或使用大型股骨牵开器或外固定器（图 3.1.3-9）协助复位。

患者的选择：MIPO 在股骨近端骨折中的应用仅限于：

- 向近端延伸累及进钉点的转子部骨折。
- 同侧股骨颈和复杂干性骨折，不宜应用髓内固定。
- 开放性转子下骨折。

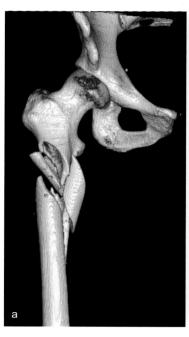 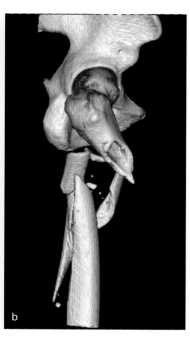

图 3.1.3-9

a-b 患者 22 岁，多发伤，转子下多块骨折。

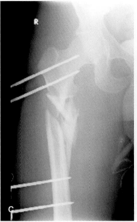
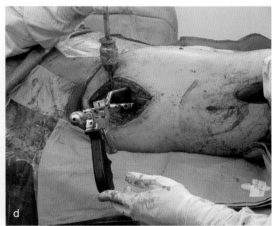
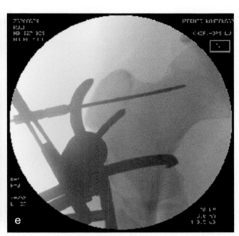
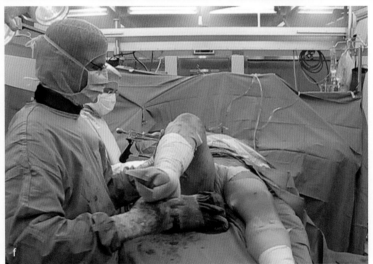
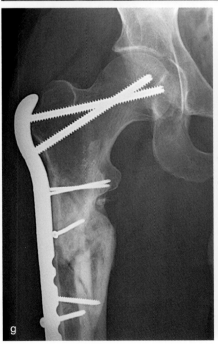
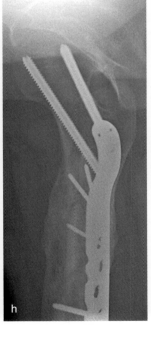

图 3.1.3-9（续）

c　使用外固定架施行损伤控制手术。

d　经近端软组织窗，使用带有 T 形把手的 Schanz 螺钉对抗髂腰肌的屈曲力从而复位近端骨块，插入股骨近端锁定加压接骨板，用线性复位钳抵着 LCP-PF 使近端骨块复位。

e　术中 C 臂影像显示近端骨块抵着接骨板复位，并通过一枚克氏针和线性复位钳临时固定。

f　术中下肢旋转的临床评估，参照对侧肢体控制下肢长度，使用拉线方法通过 C 臂机控制力线。

g-h　伤后 1 年 X 线检查。

该部位骨折切开复位内固定有很高的骨折不愈合和内固定失效风险。微创接骨板接骨术能明显降低骨折不愈合的发生率以及一期和二期植骨的需求[22]。

5.3.2 股骨干

原则：股骨干骨折应用MIPO，可以选择宽的动力加压接骨板（DCP）、低接触动力加压接骨板（LC-DCP）或LCP。自带前弓的塑形LCP在矢状面弯曲，有助于MIPO固定。患者平卧于可透视手术床，双下肢分别铺单，膝关节下方垫高。对股骨干施行MIPO手术可以使用两种方法获得稳定的术野。

- 在近端和远端外侧皮质的中心进行临时固定，利用接骨板作为复位工具（图3.1.3-10）。
- 在插入和固定接骨板前首先使用外固定架或大型牵开器对股骨干进行复位。

推荐对近端和远端骨块分别使用至少3枚经皮螺钉固定。对于多块骨折的治疗，使用接骨板的长度通常为16~18孔，而简单骨折（要求解剖复位和绝对稳定）的接骨板长度选择为8~10孔，接骨板/螺钉密度为0.5。

患者的选择：具有以下特点的股骨干骨折（32B和32C）是MIPO的良好适应证：

- 股骨干狭窄或存在畸形。
- 骨骺未闭合的儿科患者。
- 髓腔被内植物占据。
- 一般状况或合并骨折不允许采用髓内钉治疗。

5.3.3 股骨远端

原则：一些内植物是为股骨远端骨折特殊设

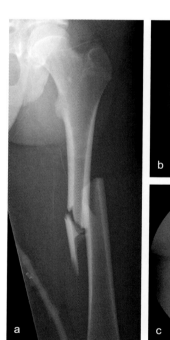
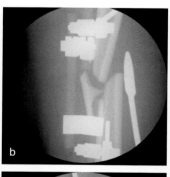
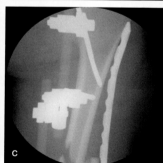
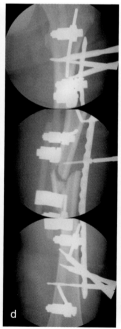
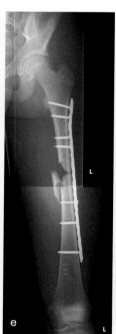
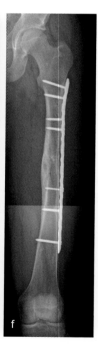

图3.1.3-10

a 患者17岁，多发伤，髓腔狭窄，使用外固定架施行损伤控制手术。

b 远离骨折端，在肌肉层下插入骨膜外剥离器制备肌肉下通道。

c 插入接骨板并完成与骨折的对线。

d 锁定加压接骨板置于股骨干中心，经螺钉孔拧入钻头套筒，经套筒打入钻头对骨折进行临时固定，用复位螺钉对中间的骨块进行复位。

e 术后正位X线片，除复位螺钉外，所有其他螺钉均为头锁定螺钉以维持复位。

f 术后1年正位X线片，骨折顺利愈合。

计的，如 95° 接骨板、股骨远端锁定接骨板（LCP-DF）以及股骨远端髓内钉。股骨远端关节内骨折要求绝对稳定，首先经髌旁入路对关节面进行解剖复位。对于关节外骨折，以股骨外侧髁为中心的软组织窗可用于插入接骨板。然而，手术入路应足够充分，保证内植物的位置满意。患者置于可透视手术床，对侧下肢独立铺单，以便在股骨远端与股骨干完成复位后对比长度、力线和旋转对位。可以利用接骨板将骨折远端进行临时固定以获得复位。或者在插入和固定接骨板前，利用大型股骨牵开器、外固定架或经皮使用线性复位钳或捆绑钢丝（图 3.1.3-11）将关节骨块复位至股骨干以维持复位。

患者的选择： 所有股骨远端骨折（33A 和 33C）都适合接受 MIO，包括股骨远端髓内钉或 MIPO。复杂的 33C 型骨折在关节面复位之后用 LCP-DF 固定可获得更为可靠的治疗。

5.4 胫骨

5.4.1 胫骨近端

原则： 高能量创伤造成的胫骨近端骨折，无论是否存在脱位，都是极具治疗挑战性的骨折，因为膝关节周围的软组织袖套常常损伤严重。在初次评估之后，此类骨折的治疗大多选择用跨越式外固定架固定，尔后进行计算机断层扫描（CT）（span & scan）。外固定架的固定针应位于损伤和可能安置内植物的区域以外。根据骨折类型可以选择两种固定策略。对于关节外（41A）和部分关节内（41B）骨折，单柱接骨板足以完成固定。对双髁关节内骨折（41C），单柱或双柱接骨板的使用取决于骨折类型。对于双髁骨折，第一步应经后内侧入路对内侧柱进行支撑。第二步处理关节内骨折，最后在外侧进行关节骨块和胫骨干的最终固定（干端连接）。如果内侧柱发生简单的皮质骨折，使用 LCP 单独固定外侧柱足以获得良好效果。虽然内侧和后内侧可以使用多种解剖型接骨板，但如果单纯支撑

固定能够提供足够的稳定性，传统的 3.5 mm 管型接骨板或 3.5 mm LCP 便足够完成支撑。根据骨折向胫骨干近端延伸的程度，采用解剖型 3.5 mm 或 4.5/5.0 mm（胫骨近端 LCP）可以提供安全的固定（图 3.1.3-12）。

患者选择： 高能量胫骨近端骨折或低能量骨折伴有软组织损伤可以选择对软组织损伤较小的 MIPO 入路（41A、41B、41C）。开放骨折的软组织袖套应在仔细清创后进行重建，同时采用 MIPO 技术治疗骨折，或者在最终完成软组织覆盖后再施行接骨治疗[23]。

5.4.2 胫骨干

原则： 胫骨干中段骨折的 MIPO 治疗是一个例外。髓内钉是该部位骨折治疗的金标准。MIPO 采用直形 5.0/4.5 mm 的 DCP、LC-DCP 或 LCP 接骨板系统。向近端或远端延伸的多块骨折需要使用 12~16 孔长接骨板。此时需要将接骨板折弯以匹配近端或远端的皮质形状。使用传统螺钉时，正确地折弯和扭转接骨板对于维持正确的胫骨力线和旋转对线、避免复位丢失至关重要。接骨板的位置一般根据骨折类型、软组织条件以及术者判断选择。内侧放置接骨板更为简单，但可能由于内固定突起导致切口裂开。对于体态苗条（几乎没有皮下脂肪）的患者和皮肤脆弱、循环受损的老年患者，这一问题尤为突出。经 3~4 cm 的软组织窗，靠近胫骨后内侧缘，自近端或远端插入接骨板。在近端干骺端的位置，采用横行切口的使用更为简单。远端切口应避开大隐静脉和神经。利用接骨板协助复位（图 3.1.3-13），或使用经皮复位钳或外固定架在插入接骨板前对简单骨折进行复位。对侧肢体如果单独铺单可以作为复位后肢体长度、力线和旋转对线的模板。如果选择使用外侧接骨板，软组织覆盖较好，但需要对接骨板进行扭转塑形，这在技术上更为困难。胫骨远端的软组织窗必须足够大，以免损伤胫前血管和腓深神经。

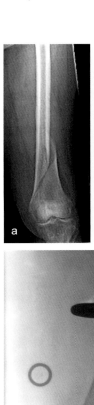
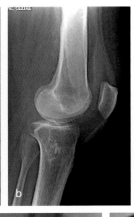
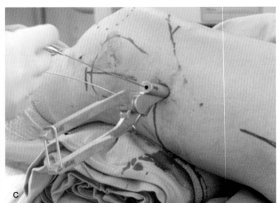

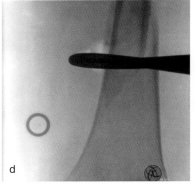
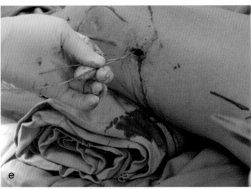
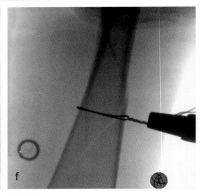

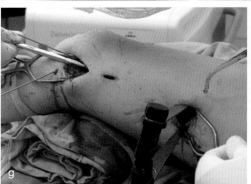
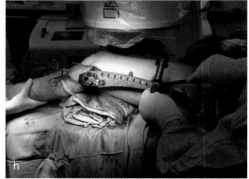

图 3.1.3-11

a-b 患者女性，56 岁，股骨远端关节外螺旋形骨折。

c 使用微创接骨板接骨术（MIPO）过线器对螺旋骨折直接复位（图 3.1.1-17）。

d 术中 C 臂影像，过线器位于体内。

e 取出过线器，可以准备收紧环扎钢丝。

f 利用环扎钢丝维持干部骨折的复位。

g 在肌肉层下插入 MIPO 骨膜外器，冲浪板样隧道形成。

h 使用导向臂插入并固定股骨远端微创固定系统接骨板。

i-j 术后 X 线正侧位像。

k-l 术后 2 年 X 线检查。

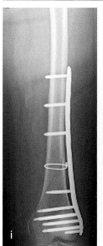
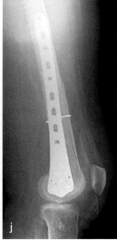
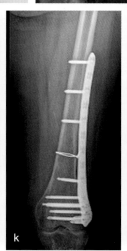
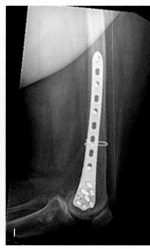

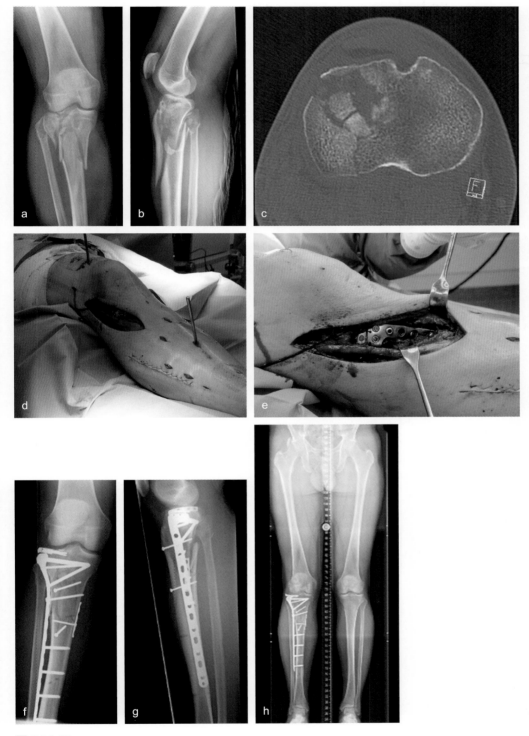

图 3.1.3-12

a-c 患者 49 岁，胫骨平台闭合性双髁骨折（41C3）。

d 先前做了跨关节外支架固定和筋膜室减压，在施行微创接骨板接骨术之前关闭减压的切口。

e 外侧平台复位并经 2.7 mm 管型接骨板用排筏螺钉支撑，尔后插入胫骨近端锁定加压接骨板（LCP-PT）。

f-g 术后正、侧位片，显示内侧复位接骨板和前后向复位螺钉，外侧柱用 LCP-PT，近端用 2.7 mm 管型接骨板支撑外侧。

h 术后 1 年，骨折愈合，力线良好。

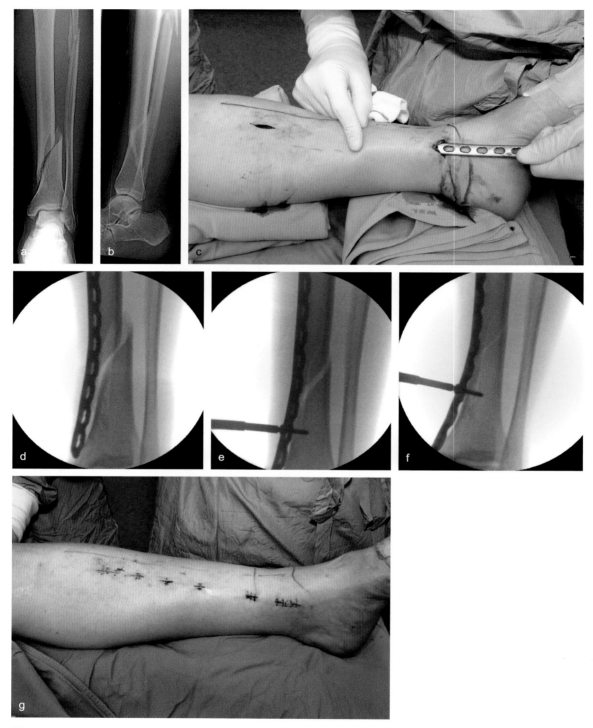

图 3.1.3-13

a-b   患者 51 岁，胫骨远端骨干螺旋形骨折（42A1），骨折线延伸至胫骨关节面。

c   经皮插入内侧接骨板。

d   牵引下，移位骨块未与预塑形接骨板贴附。

e   经皮打入皮质骨螺钉作为复位螺钉。

f   拧紧螺钉后，远端骨块抵着接骨板复位。

g   关闭胫骨远端皮肤切口。

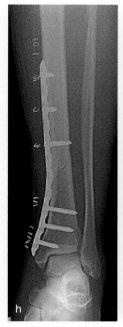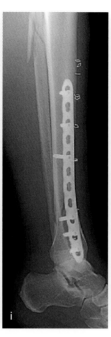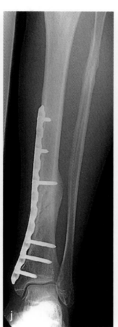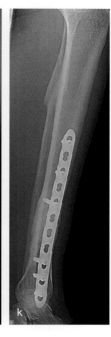

图 3.1.3-13（续）

h-i 术后正侧位 X 线片，注意在近侧和远侧用锁定螺钉固定之后，用一枚头锁定螺钉替换复位螺钉。

j-k 术后 1 年正侧位片，注意桥接接骨板固定之后的骨痂形成。

患者的选择： MIPO 仅适用于不能选择髓内钉固定的闭合性或 I 度和 II 度开放性胫骨中段骨折：

- 骨折线延伸至胫骨关节面。
- 近端和远端胫骨干骨折。
- 一些节段性骨折。
- 髓腔狭窄。
- 有内植物阻挡髓腔。
- 假体周围骨折。
- 髓腔畸形。
- 生长板未闭合。

5.4.3 胫骨远端关节内骨折

原则： 胫骨远端骨折累及关节面和（或）干骺端，软组织条件对于考虑选择 MIPO 手术至关重要。移位的骨块应得到复位，同时在进行 CT 扫描前应使用妥当的夹板或外固定架制动。伴有关节内骨折的低能量损伤如果不能采用髓内钉进行治疗，MIPO 是一种安全可靠的方法，适用于所有骨折类型，尤其适用于 C 型骨折 [24]。根据骨折类型和软组织条件，推荐采用分期手术，尤其针对高能量损伤。在肿胀消退后，根据骨折类型，经前内侧（图

3.1.3-14）、前方、前外侧、后外侧或后内侧入路，或联合多个入路，对关节内骨折进行解剖复位。切口必须足够大以获得关节面的解剖复位，同时使用植骨或骨替代物对关节面进行支撑。使用大型股骨牵开器有利于对关节面进行观察和复位。根据骨折类型，自远端至近端插入接骨板，而不进行骨膜剥离，使用经皮螺钉固定接骨板。

患者选择： 新型顺行髓内钉所不能治疗的关节外骨折（43A）是 MIPO 技术的良好适应证，同样适用于骨折线延伸至胫骨干的胫骨平台骨折。简单类型的骨折（43A1、43A2 和 43A3）要求解剖复位和绝对稳定，而多骨块骨折（43B 和 43C）则采用桥接接骨板实施相对稳定固定进行治疗。一些解剖型低切迹接骨板（3.5 mm 前外侧胫骨接骨板、3.5 mm LCP、3.5/2.7 mm 干骺端接骨板、3.5/4.5/5.0 mm 胫骨远端 T 形接骨板）可用于从前外、后或后内侧支撑关节骨块。腓骨是否需要固定及固定顺序取决于腓骨和胫骨远端的骨折类型。腓骨的解剖复位在大多数情况下有助于恢复长度和相连的胫骨后外侧平台位置，同时能够增加固定的稳定性。一旦确定力线，必须检查固定的稳定性。

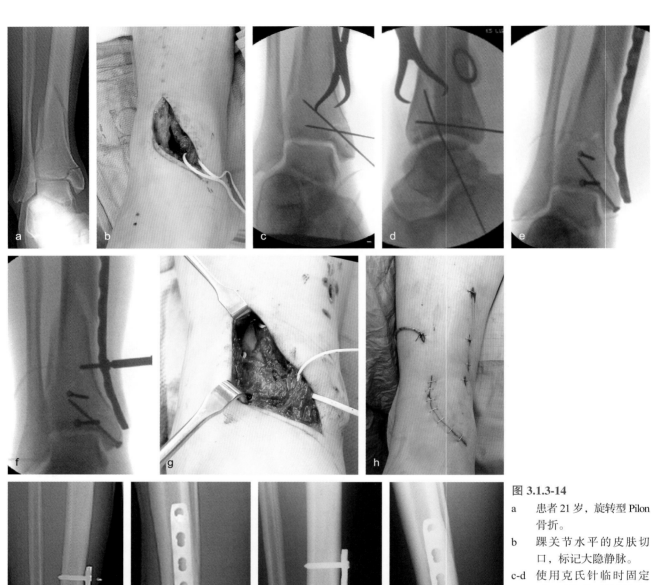

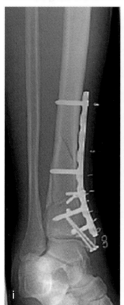
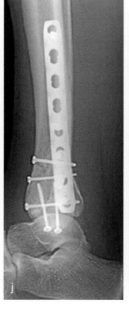
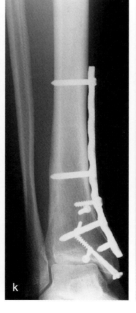
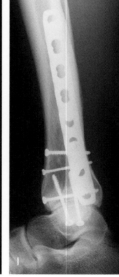

图 3.1.3-14

a 患者 21 岁，旋转型 Pilon 骨折。

b 踝关节水平的皮肤切口，标记大隐静脉。

c-d 使用克氏针临时固定后，对关节面骨折行切开复位内固定（ORIF）。

e-f 用 3 枚拉力螺钉行关节面骨折的最终固定。

g 关节骨块切开复位内固定插入接骨板之后的胫骨远端。

h 用皮钉关闭皮肤切口。

i-j 术后 X 线片。

k-l 术后 1 年正、侧位片，骨折愈合，没有踝关节病变的迹象。

6 并发症

微创手术的原则是减少骨折部位和源自手术入路的创伤。

皮肤切口小并非 MIO 手术的目的，因为皮肤切口小可能导致对皮肤及其下方软组织的明显牵拉。

这将招致软组织坏死和继发感染。除了轻柔的软组织处理外，MIO/MIPO 手术要求进行细致的术前规划，同时需要术中有正确的骨折位置透视以进行间接复位。

6.1 皮肤破损

无论是否合并感染，拉钩对软组织施加过多张力都可能造成皮肤裂开。接骨板突出产生压力性坏死也可能导致皮肤裂开。这一问题在一些部位格外突出，如胫骨的内侧缘，如果只使用锁定螺钉，接骨板可以不需要贴附于骨面。

6.2 深部感染

与传统开放手术相比，在应用于开放性骨折方面，文献报道 MIO 的感染率更低[4]。但是对皮肤和软组织进行过度的牵拉以及反复插入和取出接骨板仍然可能造成深部感染。微创手术并不是感染率最小的手术。

6.3 畸形愈合

骨折间接复位和减小的 C 臂影像直径是造成骨折畸形愈合的内在因素。术中在稳定状态下对长度、力线和旋转对线进行评估至关重要。使用临时固定的接骨板、外固定架、大型股骨牵开器或牵引床辅助维持复位，同时利用对侧肢体作为复位模板对于避免发生畸形愈合同样重要。

MIPO 技术的学习曲线较长，文献报道 MIPO 手术的畸形愈合发生率明显更高[7, 12]。锁定接骨板和解剖接骨板能够降低学习曲线。然而，手术医生不能仅依赖于这些预塑形的接骨板，因为正常解剖也存在变异。

6.4 延迟愈合 / 骨不连

假如遵循内固定的原则，MIPO 之后骨不连并不常见。在高能量损伤，二期植骨的必要性在 2.5%~7%[12, 22, 23]。术后 6~8 周见不到骨痂生长时，建议行二期植骨。简单骨折用桥接接骨板固定面临骨延迟愈合的风险，因为要求间隙愈合，而在骨的愈合之前可能发生接骨板疲劳断裂。对于简单骨折（A 型）建议解剖复位，用加压接骨板进行绝对稳定固定骨折。

6.5 内植物失效

MIPO 手术后骨折延迟愈合的病例中会发生接骨板断裂。其原因可能是骨折间隙超过 2 mm 而产生分离、高能量损伤致软组织损伤、骨块失去血供或简单类型骨折没有获得绝对稳定。采用桥接接骨板时，螺钉位置过于靠近骨折间隙也会导致内植物失效，因为缺乏相对稳定会延缓骨痂形成：在"过于稳定"的情况下骨折的间隙愈合会变得缓慢，进而造成内植物的疲劳断裂（图 / 动画 3.1.3-15）。使用锁定螺钉时，接骨板应放置于骨干的中央，以获得足够的螺钉把持，从而达到计划的内植物稳定性（图 3.1.3-16）。

7 内植物取出

MIO 术后取出内植物可能比将其置入更加困难。随着肿胀消退，手术切口与螺钉的相对位置通常已发生变化。应告诉患者，取出内植物可能需要采用更大的手术切口。在施行内植物取出手术时，应准备特殊器械和钻头。这有助于内植物的取出，尤其是当 LHS 由于置入技术不良而被卡住或骨长

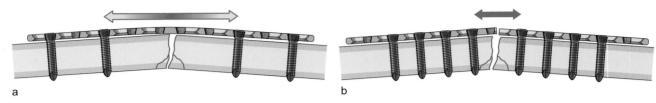

图 / 动画 3.1.3-15 　应力分布。螺钉固定方式对接骨板受力的影响。

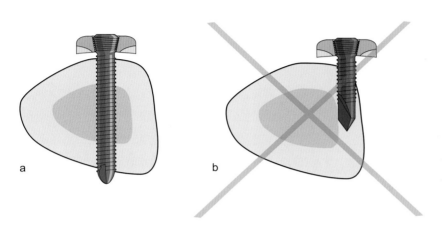

图 3.1.3-16 　接骨板位置必须位于骨干中心，避免螺钉切线位放置，否则会导致固定失效。

入钛质内植物时 [9]。

8　MIO 的教育及入门

微创接骨板接骨术是一种小切口接骨术。微创的定义并非指手术切口的长度，而更多是指在有限的视觉控制下的复位技术。这种技术要求更为苛刻。使用接骨板内固定的原则和其他 MIO 手术的应用原则，如外固定和髓内钉固定，必须牢记于心。微创接骨板接骨术不应由缺乏经验的创伤医生施行。开放手术是学习微创手术的第一步，随着医术的进步，可以开始进行更难的 MIPO 手术。

9　结论

骨折固定技术在近些年飞速发展。用于经皮骨折复位的特殊器械以及大量适合许多解剖部位的锁定接骨板已经为 MIPO 手术提供了便利。这种手术对软组织的保护作用具有格外的吸引力，有利于这种新兴技术的推广。然而，这一技术要求苛刻，需要逐步开始，进行细致的病例分析、合理的术前规划、创建稳定的术野，同时在最终固定前进行 C 臂影像检查。接骨板接骨术的生物力学原则仍然不变，不应该因为使用微创技术而违背这些原则。内固定手术治疗的目标仍然亘古不变。

参考文献

1. **Mast J, Jakob R, Ganz R.** *Planning and Reduction Technique in Fracture Surgery.* 1st ed. Berlin Heidelberg: Springer Verlag; 1989.

2. **Krettek C, Schandelmaier P, Tscherne H.** [Distal femoral fractures. Transarticular reconstruction, percutaneous plate osteosynthesis and retrograde nailing.] *Unfallchirurg.* 1996 Jan;99(1):2–10. German.

3. **Frigg R.** Development of the locking compression plate. *Injury.* 2003 Nov;34 Suppl 2:B6–10.

4. **Babst R, Bavonratanavech S, Pesantez R.** *Minimally Invasive Plate Osteosynthesis (MIPO). 2nd ed.* Stuttgart: Thieme Verlag; 2012.

5. **Babst R, Hehli M, Regazzoni P.** [LISS tractor. Combination of the "less invasive stabilization system" (LISS) with the AO distractor for distal femur and proximal tibial fractures.] *Unfallchirurg.* 2001 Jun;104(6):530–535. German.

6. **Perren SM, Fernandez dell'Orca F, Regazzoni P et al.** New aspects of cerclage: improved technology applicable to MIO with special reference to periprosthetic fractures. In: *Minimally Invasive Plate Osteosynthesis.* 2nd ed. Stuttgart: Thieme Verlag; 2012.

7. **Buckley R, Mohanty K, Malish D et al.** Lower limb malrotation following MIPO technique of distal femoral and proximal tibial fractures. *Injury.* 2011 Feb;42(2):194–199.

8. **Gautier E, Sommer C.** Guidelines for the clinical application of the LCP. *Injury.* 2003;34 Suppl 2:63–76.

9. **Georgiadis GM, Gove NK, Smith AD, et al.** Removal of the less invasive stabilization system. *J Orthop Trauma.* 2004 Sep;18(8):562–564.

10. **Hasenboeler E, Rikli D, Babst R.** Locking compression plate with minimally invasive plate osteosynthesis in diaphyseal and distal tibial fractures: a retrospective study of 32 patients. *Injury.* 2007 Mar;38(3):365–370.

11. **Livani B, Belangero WD.** Bridging plate osteosynthesis of humeral shaft fractures. *Injury.* 2004 Jun;35(6):587–595.

12. **Zlowodzki M, Bhandari M, Marek DJ, et al.** Operative treatment of acute distal femur fractures: systematic review of 2 comparative techniques and 45 case series (1989 to 2005). *J Orthop Trauma.* 2006 May;20(5):366–371.

13. **Livani B, Belangero WD, Castro De Medeiros R.** Fractures of the distal third of the humerus with palsy of the radial nerve: management using minimally invasive percutaneous plate osteosynthesis. *J Bone Joint Surg Br.* 2006 Dec;88(12):1625–1628.

14. **Gauger EM, Cole PA.** Surgical technique: a minimally invasive approach to scapula neck and body fractures. *Clin Orthop Relat Res.* 2011;469(12):3390–3399.

15. **Routt ML Jr, Nork SE, Mills WJ.** Percutaneous fixation of pelvic ring disruptions. *Clin Orthop Relat Res.* 2000 Jun;(375):15–29.

16. **Rammelt S, Amlang M, Barthel A, et al.** Percutaneous treatment of less severe intraarticular calcaneal fractures. *Clin Orthop Relat Res.* 2010 Apr;468(4):983–990.

17. **Oh CW, Song HR, Kim JW, et al.** Deformity correction with submuscular plating technique in children. *J Pediatric Orthop B.* 2010 Jan;19(1):47–54.

18. **Oh CW, Song HR, Kim JW.** Limb lengthening with a submuscular locking plate. *J Bone Joint Surg Br.* 2009 Oct;91(10):1394–1399.

19. **Sohn HS, Kim WJ, Shon MS.** Comparison between open plating versus minimally invasive plate osteosynthesis for acute displaced clavicular shaft fractures. *Injury.* 2015 Aug;46(8):1577–1584.

20. **Lin T, Xiao B, Ma X, et al.** Minimally invasive plate osteosynthesis with a locking compression plate is superior to open reduction and internal fixation in the management of the proximal humerus fractures. *BMC Musculoskelet Disord.* 2014;15:206:1–7.

21. **Kim JW, Oh CW, Byun YS, et al.** A prospective randomized study of operative treatment for noncomminuted humeral shaft fractures: conventional open plating versus minimal invasive plate osteosynthesis. *J Orthop Trauma;* 2015 Apr;29(4):189–194.

22. **Oh CW, Kim JJ, Byun YS, et al.** Minimally invasive plate osteosynthesis of subtrochanteric femur fractures with a locking plate: a prospective series of 20 fractures. *Arch Orthop Trauma Surg.* 2009 Dec;129(12):1659–1665.

23. **Kim JW, Oh CW, Jung WJ, et al.** Minimally invasive plate osteosynthesis for open fractures of the proximal tibia. *Clin Orthop Surg.* 2012 Dec;4(4):313–320.

24. **Zou J, Zhang W, Zhang CQ.** Comparison of minimally invasive percutaneous plate osteosynthesis with open reduction and internal fixation for treatment of extra-articular distal tibia fractures. *Injury.* 2013 Aug;44(8):1102–1106.

致谢 · 我们感谢 Reto Babst 对《骨折治疗的 AO 原则》第 2 版中本章节所做的贡献。

第 **2** 章 | 绝对稳定固定技术
Techniques of absolute stability

第 **1** 节 | 螺钉
Screws

—— 王光林 译

1 螺钉的设计和功能

1.1 什么是螺钉

螺钉是个强有力的机械装置，它把旋转变成线性运动。

大多数用于骨折固定的螺钉（图 3.2.1-1）都具备以下设计特点：

- 中间的螺杆提供螺钉强度。
- 螺纹用于拧入骨质内并可以把旋转运动转变为线性运动。
- 螺钉尖端可以是钝头或尖头。
- 螺钉帽固定于骨面或钢板上。
- 螺钉帽的凹槽用于连接改锥。

螺钉有很多不同的形状和型号，一般可以按照下述因素命名（图 3.2.1-2）：

- 螺钉设计（如空心钉、锁定钉）。
- 直径（如 4.5 mm 螺钉）。
- 特点（如自攻螺钉、自钻螺钉）。

- 应用部位（皮质骨螺钉、松质骨螺钉、单皮质及双皮质螺钉）。
- 功能或机制。

自从锁定螺钉（LHS）问世以来，所有其他类型的螺钉都被称为"普通"螺钉。螺钉可以用于骨折端加压（拉力螺钉），可以将钢板固定于骨骼，从而在两者之间产生压力（钢板 – 螺钉），可以用于外固定架（Schanz 螺钉），还可以用于内固定（锁定螺钉）。位置螺钉用于维持两个骨折块的位置而不予加压。拉力螺钉可以经过钢板置入，也可以单独使用。拉力螺钉这个名称不是描述螺钉的形状，而是反映其功能是产生两个骨折块间的加压。

螺钉的旋转通过螺纹的作用转变为螺钉的线性运动。当向前拧入螺钉时，钉帽与骨皮质接触，钉帽对骨皮质加压，产生预负荷。该负荷可以在骨折端产生加压，避免分离，骨折块之间的摩擦力和螺钉与骨之间的摩擦力会对抗剪切力以免产生移位。应用拉力螺钉可以获得骨折端的绝对稳定。锁定钉钉帽带有螺纹，与钢板孔对应的反向螺纹相匹配（图 / 动画 3.2.1-3）。当螺钉拧入时，它与钢

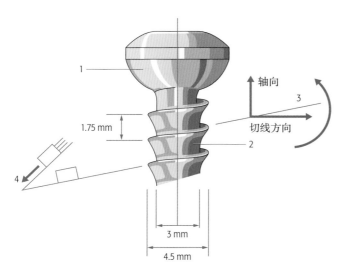

图 3.2.1-1　普通皮质骨螺钉的示意图。螺钉帽的下表面（1）为球形，当拧入螺钉时，可以与钢板孔相适合。螺纹（2）是不对称的。该设计使所施加的扭力和轴向作用力之间有很好的比例关系（3）。这些尺寸（4）使得该螺距能产生自锁定。此螺钉符合 ISO 5835 标准。在这个螺钉示例图中，3 mm 是指螺杆的直径，4.5 mm 是指螺纹的直径。

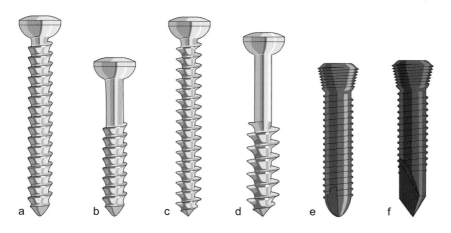

图 3.2.1-2　虽然螺钉有各种不同的功能，但是所有螺钉都有螺钉帽以连接改锥。螺杆直径与钻头的尺寸相匹配，以钻出螺钉的钉道。螺纹直径与螺钉尺寸相匹配，例如 3.5 mm 或 4.5 mm 直径。螺钉尖可以是圆头或者尖头，这取决于螺钉是自攻螺钉或非自攻螺钉。不同的螺钉其螺距根据皮质骨螺钉、松质骨螺钉或者锁定钉而各不相同。

a　皮质骨螺钉。

b　部分螺纹皮质骨螺钉。

c　松质骨螺钉。

d　部分螺纹松质骨螺钉。

e　锁定钉。

f　自攻 / 自钻锁定钉。

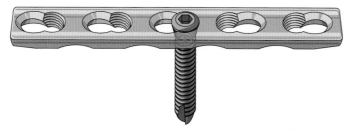

图 / 动画 3.2.1-3　锁定钉钉帽的螺纹与锁定加压钢板（LCP）的反向螺纹锁定。钢板上的组合孔允许使用普通螺钉。

板相互锁定，因而固定作用并不依赖于钢板和螺钉之间的压力，这样就产生了角稳定性，而钢板也不是被紧紧地压在骨上。应力作用经过钢板传导，而不是通过钢板和骨之间的压力和摩擦力，因而更稳定。这与外固定架的原理相同，其固定强度是由锁定钉（LHS）和 Schanz 螺钉本身的强度以及它们分别与钢板或外固定架之间的固定强度决定的。

螺钉是非常有效的骨折固定工具，可以通过骨折块间加压固定骨折，也可以将很多固定物固定到骨骼上，如钢板、髓内钉和固定架。

1.2 生物力学

当将螺钉以顺时针方向旋转，其螺纹沿骨质滑动，就会产生轴向作用力（图 3.2.1-4a）。螺纹的倾斜度，即螺距，必须足够小，以便螺钉对骨有足够的把持力，避免螺钉的螺纹后退造成螺钉松动（图3.2.1-1）。同时，螺距又必须足够大，以便在可以接受的较低旋转圈数后能将螺钉完全拧入[1]。

螺钉拧入骨内会产生摩擦力，继而产热。螺钉的设计和置入方法对产热有很大影响。产生的热量可能会引起骨的热坏死，导致螺钉松动，因此必须要避免。骨的热坏死还可以发生在以下情况：应用钝钻头，或者在没有进行适当预钻的情况下在骨皮

质内置入大直径针（>2 mm）。医生有责任避免这些情况的发生。

螺钉有两个作用力非常重要，一个是沿螺纹周径的（切线方向）；另一个是沿螺钉轴的（轴向）。螺钉拧入时的扭力即产生切线方向的作用力。螺钉螺纹沿着骨内的螺纹滑动时则产生轴向作用力。与此同时，该轴向作用力作用在螺钉上会产生反向扭力试图松开螺钉。此反向扭力随着螺纹倾斜度而发生改变。由于摩擦力保持恒定，可供选择的螺纹倾斜角度就有限制。

拧紧普通 4.5 mm 皮质骨螺钉时的扭力可以分为 3 个部分：

- 50% 用于克服钉帽界面的摩擦力。
- 40% 转化为轴向作用力。
- 10% 用于克服螺纹的摩擦力。

在力学试验中，针对拧紧螺钉可以施加的最大扭力，经过钢板孔置入的螺钉几乎是不经钢板螺钉的 2 倍。由于螺钉钉帽与下方的骨皮质之间的接触面积较小，使得应力集中，所以不经钢板的单独螺钉钉帽下的皮质更容易受损。在骨皮质内进行埋头处理，可以增加钉帽与皮质间的接触面积。这样就降低了接触压力，降低了钉帽下局部微骨折的风险，而该微骨折在螺钉斜行放置时更多见（图3.2.1-5）。对标准的 4.5 mm 皮质骨螺钉，所施加的扭力和产生的轴向作用力间的关系约为 670 N/Nm。

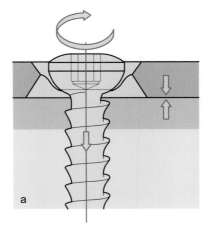
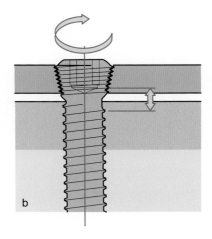

图 3.2.1-4　普通螺钉和锁定钉。
a　所示为应用在 DCP 和 LC-DCP 的普通螺钉的设计和受力。该螺钉通过在钢板下表面和骨面之间的压力而产生的摩擦力发挥作用。
b　所示为应用在 LISS 和 LCP 的锁定钉。其工作原理更像是门闩，可以是单皮质螺钉。该螺钉产生的轴向作用力小。其固定原理是：螺钉帽与钢板垂直锁定而不是将钢板压在骨面上。它更像是固定架而不像钢板。

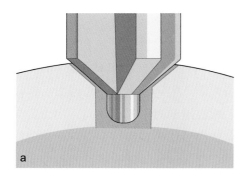
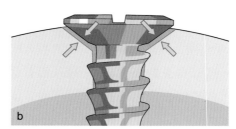
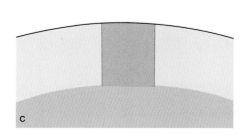
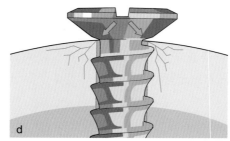

图 3.2.1-5 螺钉的埋头装置用于对螺钉帽埋入部位的骨组织进行准备以增大螺钉帽与骨之间的接触面积（a-b）。如果不对螺钉进行埋头处理，则应力会集中在较小的骨面上（c-d）。

在锁定钉，一旦钉帽没入钢板孔，几乎所有的扭力都用于锁定，而作用在螺纹上的扭力很小。这样就没有对螺纹施加预负荷，螺纹只需要承担功能性的应力，因此螺纹就得到了保护。这就解释了一项研究中超过 2 000 枚钛制锁定钉没有 1 例出现螺钉断裂的临床观察结果[1]。但是，如果手术医生在拧紧螺钉时扭力过大，有些部位就会失效。这可能出现在与改锥连接的部位，过大的扭力会导致钉帽易扣，如果使用有磨损的改锥就更容易出现这种情况。

医生在使用改锥之前都要常规检查其尖端的质量，这是非常重要的。

一枚螺钉所产生的加压力只作用在周围相对较小面积的骨面上。因此，对斜行骨折单独使用一枚加压螺钉固定并不能有效地对抗骨折块的旋转。螺钉所能达到的加压面积小，这对于对抗作用在光滑截骨面的扭力更为重要：单独一枚螺钉并不能对抗骨折块间的扭力，这时就需要第 2 枚螺钉固定。第

2 枚螺钉要远离第 1 枚螺钉，如果可能，置于不同的方向。这时的固定力矩等于 2 倍单枚螺钉的力矩（图 3.2.1-6）。

1.3 螺纹

AO 技术应用了 3 种类型的螺纹：

- 皮质骨螺钉螺纹：其设计是用在骨干骨皮质，有不同的型号。
- 松质骨螺钉螺纹：其螺纹更深，螺距更大，外径比皮质骨螺钉大。用在干骺端的骨松质。
- 锁定加压钢板（LCP）中使用的锁定螺钉（图 3.2.1-4b）的螺纹：特征是螺杆直径大而螺纹相对较浅且为钝缘。这使得锁定钉与普通螺钉相比强度增加，钉骨界面增加[2]。锁定钉钉帽也带有螺纹。锁定钉螺纹的低切迹对置入技术的精确度提出了更高的要求，应用动力驱动可以避免螺钉晃动，从而造成螺纹的把持力降低（这样可以避免攻丝或拧入螺钉时摇晃）[3]。锁定钉的优缺点在本篇第 3 章第 2 节和第 4 节将有详细论述。

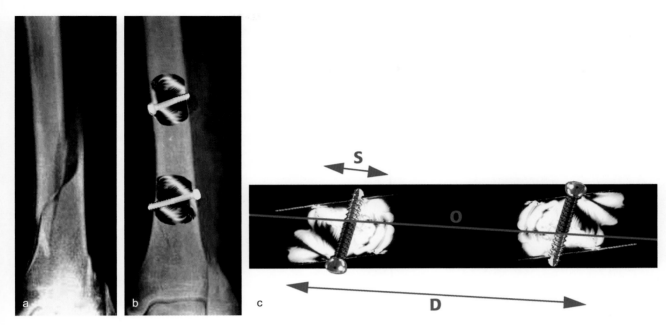

图 3.2.1-6 1 枚或 2 枚拉力螺钉固定对抗扭力的不同效果。

a 骨干螺旋形骨折模型。

b 用 2 枚拉力螺钉固定骨折。通过光弹性试验证实了每一枚拉力螺钉周围骨折块间加压的程度。将光弹性照片叠加到 X 线片上可以粗略显示压力的分布情况。

c 在这幅图中，由光弹性试验获得的 1 枚螺钉周围的压力情况，已经整合到一个进行长斜行截骨术的示意图上，来展示单独 1 枚拉力螺钉固定（S）与 2 枚空间位置分布较好的拉力螺钉固定（D）进行比较的不同效果。

S：单独 1 枚拉力螺钉固定的力臂

D：2 枚拉力螺钉固定的力臂

O：截骨线

该示意图表明，无论什么时候单纯使用拉力螺钉，至少要用 2 枚间隔适当的螺钉。

当拧入锁定螺钉时，最后几圈一定要手动，用限力改锥拧入。

1.4 螺钉尖

螺钉尖有各种不同的设计，这包括：

· 光滑圆锥形的螺钉尖：用于置入攻丝后的钉孔。

· 自攻螺钉尖：可以为螺纹切割出沟槽。

· 自钻／自攻螺钉尖：可以钻出钉孔并为螺纹切割出沟槽。

丝锥是为螺钉螺纹切割出沟槽的器械。最初的光滑圆锥形螺钉尖就是用于置入攻丝后的钉孔。攻丝可能会降低螺钉的抗拔出力。这是由于在攻丝过程中，丝锥不合适的摇晃会使骨孔的直径超过螺钉螺纹的实际直径。使用动力驱动攻丝会减少摇晃，但控制攻丝深度会更困难，而攻丝过深有一定危险。

在坚硬的骨皮质自攻可能有困难，这时就需要使用丝锥。在这种情况下，每向前拧入螺钉 3~4 圈后就应回拧半圈。这一点很重要。

自攻螺钉有许多优点，包括容易使用、置入速度快[4]。但是，年轻患者的骨皮质坚硬，使用自攻螺钉仍然需要攻丝。这一点在使用直径较细（直径 3.5 mm 和 2.7 mm）的螺钉时尤其重要。如果没有进行攻丝就置入这些螺钉，偏大的扭力会造成螺帽断裂。

在微创技术中使用自攻螺钉可能会有困难，必须准确地置入并避免摇晃，因为软组织的阻挡可能会改变螺钉的方向。螺纹会减少螺钉与骨之间的接触面积。这会造成螺钉的抗拔出强度降低。这种情况在直径较细的骨折部位更加明显，例如前臂。因此，在置入自攻螺钉时，我们推荐使用的螺钉长度应比测量值长 2 mm，以便使螺钉的抗拔出强度达到最大化（图 3.2.1-7）[5]。

如果螺纹间有骨长入或螺钉和骨面间摩擦力过高，会使取出自攻螺钉变得更加困难。

为了避免在取出螺钉时出现问题，医生应该先轻轻拧紧螺钉，剪切掉从钉道长入的骨质，使螺钉与钉道松开。这样，第一圈应该顺时针方向拧，然后再逆时针方向拧出螺钉。

使用自钻螺钉最明显的优点是操作更简单，但是要求螺钉前面钻头的前进与螺纹的前进必须匹配且同步。很多自钻螺钉不能获得很好的把持力，是因为螺纹的螺距要求螺钉的钻头尖端快速前进，而这常常达不到。使用自钻螺钉的一个缺点是无法测量所需螺钉的合适长度。

因此，很多自钻螺钉可以制成空心螺钉。术中首先用导针确定螺钉的方向，同时也有助于测量螺钉长度。然后通过导针置入自钻螺钉，待螺钉位置合适后即可取出导针。

使用有较长且锋利尖端的双皮质自钻螺钉可能会损伤神经、血管或肌腱，因此不建议使用。

自攻 / 自钻的单皮质头锁定螺钉（LHS）的使用不当可能造成置钉失败。因此，这种螺钉只能拧入到刚好与对侧皮质形成咬合的深度，而不能穿出皮质（图 3.2.1-8）。

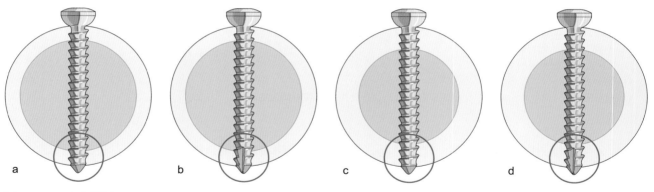

图 3.2.1-7　自攻螺钉。
a-b　在骨皮质较薄而需使用自攻螺钉时，操作中的重点是确保丝攻的凹槽穿过皮质以增加螺钉的拔出强度。
c-d　当骨皮质较厚时，合适尺寸的自攻螺钉与非自攻螺钉相比，两者在螺钉的拔出强度方面没有明显差别。

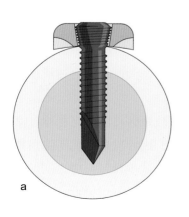
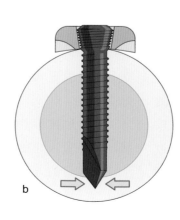

图 3.2.1-8　自钻螺钉。
a　如果自钻螺钉置入的距离较短，则会增加螺钉的应力，从而使螺钉有发生松动的风险。
b　当使用自钻螺钉时，如果螺钉尖端穿出对侧骨皮质过多，则锐利的螺钉尖端可能损伤骨皮质周围的软组织。这种自钻螺钉只能刚好到达对侧骨皮质。

1.5 螺钉功能

根据手术计划，螺钉可以发挥不同的功能。详见表 3.2.1-1。

2 拉力螺钉

2.1 骨折块加压

2.1.1 全螺纹螺钉用作拉力螺钉

假如螺纹并不咬住靠近螺帽一侧的骨皮质（近侧皮质），全螺纹螺钉就可以用作拉力螺钉。

这种方法的技术原则是在近侧皮质钻一个滑动孔，直径比螺钉螺纹的外径稍大。然后在滑动孔内放入钻套，在对侧皮质钻一个小的引导孔，其直径与要置入螺钉的螺杆直径相同。然后在引导孔内拧入自攻螺钉或用丝锥切割出螺钉螺纹的沟槽，此时

该孔变为攻丝孔。当拧入全螺纹拉力螺钉时，只在攻丝孔有把持力，在滑动孔无咬合作用。当螺钉帽压在近侧皮质时，就产生了预负荷，随着螺钉的拧紧，就产生了骨折块间的加压（图 3.2.1-9，视频 3.2.1-1）。

2.1.2 将半螺纹螺钉用作拉力螺钉

这种技术主要用于骨松质。方法是在近侧皮质钻一个引导孔，然后螺钉穿过骨折部位后到达对侧皮质。半螺纹松质骨螺钉的光滑的螺杆可以作为滑动孔，而螺钉的螺纹部分与对侧的骨松质和骨皮质形成咬合，从而使得螺帽与近侧骨皮质之间获得加压。这种产生的预负荷可以使骨折块之间获得加压（图 3.2.1-10）。

2.2 螺钉的拧紧和限力改锥

当有经验的医生将螺钉拧紧到其认为合适的程度时，此时的扭力已接近螺纹剥离的扭力。由于螺钉可以产生很强的轴向作用力，因此将螺钉拧紧到

表 3.2.1-1　螺钉的功能

名　称	机　制	临床应用举例
钢板螺钉	在钢板和骨之间产生压力和摩擦力	前臂 LC-DCP
拉力螺钉	采用滑动孔在骨折块之间产生加压	固定蝶形骨块、楔形骨块或内踝骨折
位置螺钉	维持骨折块之间的解剖对位但不产生加压，当不用使用滑动孔时	C 型踝关节骨折（下胫腓螺钉）、C 型肱骨远端骨折存在关节面缺损时
锁定钉	用在 LCP/LISS，钉帽带有螺纹，与钢板孔对应的反向螺纹相匹配，达到角度固定	骨质疏松患者应用 LCP/LISS
交锁钉	用于髓内钉固定，维持骨的长度、对线和旋转	股骨／胫骨交锁髓内钉
锚钉	作为钢丝或坚强缝线的固定点	肱骨近端骨折张力带固定的锚钉
推拉螺钉	作为牵开／加压方法复位骨折时的临时固定点	用于加压器
复位螺钉	经过钢板孔将骨折块提拉靠近钢板的普通螺钉，骨折复位后该螺钉可以被取出或更换	应用微创技术将粉碎骨折复位到 LCP
阻挡钉	将螺钉作为支点来改变髓内钉的方向（参阅本篇第 3 章第 1 节）	胫骨近端骨折髓内钉固定

注：LCP，锁定加压钢板；LC-DCP，有限接触加压钢板；LISS，微创固定系统；MIPO，微创接骨术。

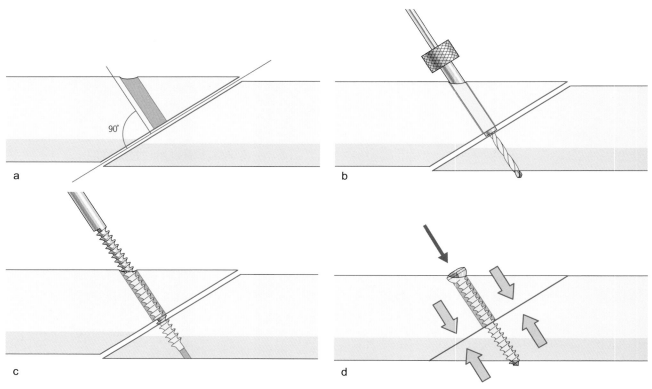

图 3.2.1-9　4.5 mm 全螺纹皮质骨螺钉用作拉力螺钉（作用：骨折块间加压）。

a　骨折解剖复位，滑动孔直径超过螺钉螺纹的直径，方向与骨折线成 90°。

b　在滑动孔内放入合适的钻套。钻出引导孔，直径与螺钉螺杆直径相同。

c　用丝锥在引导孔切割出螺纹，这时称为攻丝孔。如果用自攻螺钉，此步骤可省略。

d　随着螺钉拧紧，螺钉帽压在近侧皮质，就产生了预负荷。进一步拧紧螺钉就产生了骨折块间加压。

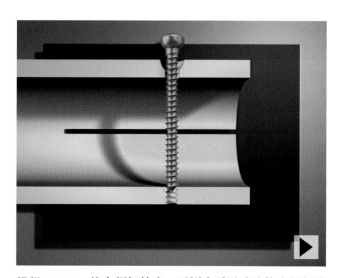

视频 3.2.1-1　拉力螺钉技术。近侧皮质滑动孔的直径超过螺钉螺纹。对侧皮质的攻丝孔直径与螺钉螺杆直径相同并已攻丝。

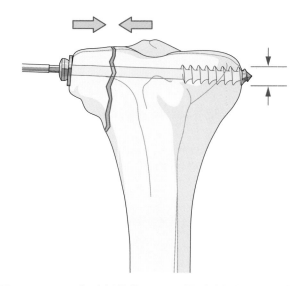

图 3.2.1-10　用部分螺纹的 6.5 mm 松质骨螺钉加压固定部分关节内骨折。螺纹将对侧骨折块拉向螺帽。螺钉杆部不承受骨干和周围骨骼间的轴向作用力。螺钉的长度需要选择合适，以确保螺纹部分完全位于对侧骨折块内。

最高限并没有意义。此外，如果预负荷已经完全达到了螺钉的最高作用力，螺钉就不能再承受额外的功能性负荷。过去，医生都希望获得最大的轴向作用力，因此会反复多次拧紧螺钉。目前建议医生应用拉力螺钉（和钢板螺钉）时采用约 2/3 的最大扭力。对于手术医生而言，必须注意的是：由于钛合金螺钉的手感反馈不如不锈钢螺钉强烈，因此必须格外小心，避免在置入钛合金螺钉时过度拧紧螺钉（参阅第 1 篇第 3 章）。

LHS、LCP 和万向 LCP（VA-LCP）的锁定钉能够与有螺纹的钢板孔锁紧，因此可以保护螺钉的螺纹和骨质。拧紧这种螺钉时必须使用限力改锥以避免螺钉帽被卡住。但是当使用普通螺钉时，限力改锥并没有多大用处，因为骨的质量和骨皮质的厚度在不同个体之间以及不同的解剖部位会有差异。

头锁定螺钉（LHS）的一种变化是万向角度的 LHS，这种头锁定螺钉可以在万向 LCP 和螺钉之间提供 4 种角度可供选择，从而可以使手术时获得所需达到的固定角度稳定性。这种可调角度的螺钉帽是圆滑的，以便将螺钉从不同的角度置入钢板上的锁定螺钉孔内（参阅第 3 篇第 3 章第 4 节）。

2.3 加压

有经验的医生所做的试验表明，常规拧紧 4.5 mm 螺钉可以产生 2 000~3 000 N 的轴向加压力。通过实验测量作用在活体骨骼上的压力，发现一开始时施加的加压力在数月后可能会慢慢降低[6]，但是这种加压力持续的时间比骨单位桥接通过骨折间隙从而达到骨折一期愈合所需的时间要长。

在活体内正确放置的螺钉发生松动，是由于螺纹和骨界面之间的微动引起的，而不是由压力导致的（图 3.2.1-11）[7]。

如果微动产生的应变超过了骨能耐受的应变范围，螺钉会发生松动，进而使附近的螺钉承受更大的应变。内植物松动会逐渐进展。这在骨

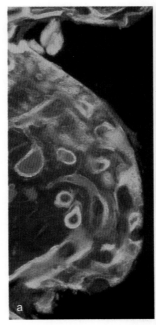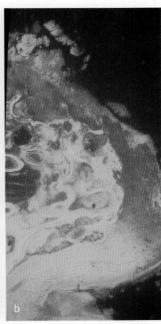

图 3.2.1-11　螺钉的力学松动——生物学反应。
a　得到稳定固定的螺钉的组织学断面图。骨质和邻近螺钉之间紧密接触。
b　显示一个已经有微米范围活动的螺钉的螺纹。骨质已经有吸收并被纤维组织所代替，因此丧失把持力。

质疏松的骨骼是一个值得注意的问题，因为骨质疏松的骨骼所能耐受的应变范围比正常骨要低。

在大多数情况下，螺钉松动是由于技术失误造成的，最常见的原因包括：

· 术前计划不充分。
· 内植物位置错误。
· 采用绝对稳定技术时未能达到解剖复位。
· 应力过大造成骨－螺钉界面失败。

在很多情况下，整体稳定性将不可逆地丧失，骨折可能不愈合。

2.4 螺钉的拧入

对于传统钢板，螺钉相对于钢板长轴的倾斜角度是可以调整的，根据情况可提供最佳的拉力螺钉效果（视频 3.2.1-2），或者避开骨折粉碎的部位，

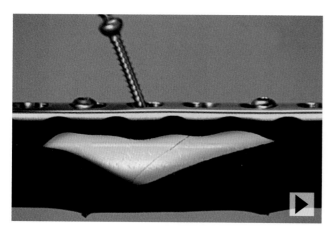

视频 **3.2.1-2** LC-DCP 上的螺钉孔允许倾斜置入螺钉和获得拉力螺钉的最佳位置。

以及避免经过骨皮质远端存在骨折线的部分。当螺钉拧入远端皮质时，螺钉的倾斜方向就固定了。

使用单皮质螺钉时，螺钉帽与钢板间的自锁设计提供了角稳定性。锥状螺纹也有助于锁定过程。我们一般称这种结构为头锁定螺钉（LHS）。由于单皮质螺钉的固定强度低于双皮质螺钉，所以前者的适应证较为有限。单皮质螺钉最常用于假体周围骨折时——髓腔内的内植物阻碍置入双皮质螺钉。

头锁定螺钉不能用作拉力螺钉。

头锁定螺钉可以经过微创的方式拧入，但需要仔细地术前计划和透彻地了解骨折固定的力学及生物学机制。其具体应用将在第3篇第3章第4节中详细阐述。

2.5 失效的方式

螺钉失效原因有轴向拔出力、折弯力、扭转力，或上述作用力的组合。如果医生试图在拧入螺钉时获得最大扭力，可能会因用力过度而导致螺钉在置入时就失效。通常螺钉抵抗轴向拔出力很有效，而多数普通螺钉抵抗弯曲力和扭转力较差。这是由于其螺杆直径较小所致。研究表明，螺钉螺杆直径的增加不会过度降低抗拔出力，而对标准型

号的螺钉，螺杆直径增加30%会使其抗弯折力增加3倍。最好的内植物应在面对间断出现的负荷高峰时，在骨与内植物的界面上不会出现不可逆的改变。目前的钢板、髓内钉、外固定架以及内固定架在所受负荷低于峰值时均会发生形变，而后恢复其原先的形状。但螺钉这种能力相对较弱，当负荷过大时，在骨内螺钉的螺纹部分会发生脱丝，造成螺钉的把持力永久地丧失。

因此，当单独使用拉力螺钉或将螺钉与髓内钉或外固定架等具有弹性模量的器械一同使用时应予以注意。

3 拉力螺钉的临床应用

3.1 拉力螺钉的位置

为使拉力螺钉发挥最大的作用，其方向要么垂直于骨折线，要么在骨折线的垂线和骨骼长轴的垂线中间（图 3.2.1-12）。这两个方向的抉择取决于沿骨骼的长轴是否有作用力。在多数情况下，与骨折线垂直的方向容易做到，并能发挥拉力螺钉的最佳功能。为了提高长螺旋形骨折的固定稳定性，可能要用几枚拉力螺钉。它们的方向必须按照螺旋形骨折线的方向确定。这时可能会引起软组织和骨膜的广泛剥离，因此在使用拉力螺钉时，必须考虑到保护骨膜的血液供应和生物学。在骨干部位斜行拧入拉力螺钉前，必须对钉帽进行埋头处理。

单个拉力螺钉固定通常需要钢板保护，除非骨折位置靠近关节。

3.2 拉力螺钉在干骺端和骨骺区的应用

关节内骨折和邻近关节的骨折需要达到解剖复位并稳定固定，以获得并维持关节面的解剖对位。在这一区域，拉力螺钉固定是主要的固定方法。为

了防止钉帽沉入骨内，常常要用垫片（图 3.2.1-10，视频 3.2.1-3）。为了术后康复训练的需要，拉力螺钉固定后多数情况下要用保护或支撑钢板加强固定。当干骺端存在粉碎骨折时，锁定钉结合锁定钢板固定可以提供角度稳定性，这些螺钉就不再是拉力螺钉。

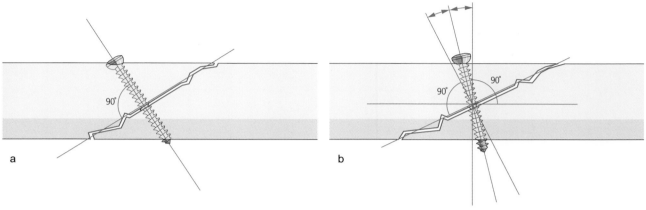

图 3.2.1-12　针对简单骨折的拉力螺钉放置的最佳方向。

a　拉力螺钉方向与骨折线垂直。如果没有沿骨骼长轴的作用力，这是理想的螺钉方向。

b　拉力螺钉方向在骨折线的垂线和骨骼长轴的垂线中间。此螺钉方向更适合对抗沿骨长轴方向的（功能性/生理性）压缩负荷。

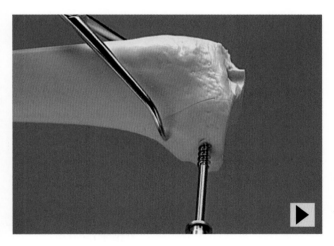

视频 3.2.1-3　部分螺纹的松质骨螺钉用作拉力螺钉来固定胫骨平台骨折。

参考文献

1. **Haas N, Hauke C, Schütz M, et al.** Treatment of diaphyseal fractures of the forearm using the Point Contact Fixator (PC-Fix): results of 387 fractures of a prospective multicentric study (PC-Fix II). *Injury.* 2001 Sep;32(Suppl 2):B51–62.

2. **Tepic S, Perren SM.** The biomechanics of the PC-Fix internal fixator. *Injury.* 1995;26(Suppl 2):5–10.

3. **Krettek C, Krettek G.** Minimally invasive plate osteosynthesis. *Injury.* 1998;29(Suppl 3):C3–6.

4. **Baumgart FW, Cordey J, Morikawa K, et al.** AO/ASIF self-tapping screws (STS). *Injury.* 1993;24(Suppl 1):1–17.

5. **Taha W, Blachut P.** Pullout testing for self-tapping screws. Presented at: 50th Annual Orthopedic Research Day at University of British Colombia; May 2000; Vancouver, BC; 2000.

6. **Blümlein H, Cordey J, Schneider U, et al.** [Langzeitmessung der Axialkraft von Knochenschrauben in vivo.] *Med Orthop Tech.* 1977;97(1):17–19. German.

7. **Ganz R, Perren S, Rueter A.** [Mechanical induction of bone resorption.] *Fortschr Kiefer Gesichtschir.* 1975;19:45–48. German.

致谢· 在此衷心感谢 Peter Messmer、Stephan Perren 和 Norbert Suhm 对本书第 2 版中这一部分内容所做的贡献。

第2节 | 钢板
Plates

王光林 译

1 引言

伴随着技术的不断进步，钢板的基本功能和临床使用仍然具有不可替代的重要作用。与此同时，螺钉与钢板界面可以采用不同的组合，这些改进和提高使得钢板的应用范围也得到日益广泛的扩展。自20世纪中期以来Danis等和AO组织开创了先驱性的工作——通过绝对稳定的固定达到骨折的一期愈合。他们所取得的成就使得传统加压钢板技术用于骨折的手术治疗并被逐渐推广[1]，继续发挥着重要作用。基于我们对骨折稳定性及其对于骨折愈合方式影响的认识的不断加深，随之应运而生的螺钉界面新技术和混合螺钉的新应用，这些都赋予了我们前所未有的机会——得以用不同的方式采用钢板固定骨折[2-4]。

关节内骨折需要解剖复位并绝对稳定固定，因而常常应用钢板固定干骺端骨折。在这类骨折中，解剖复位是基础，以降低关节病变的发生，同时不期望骨痂形成。长管状骨的骨干骨折常采用髓内钉治疗，但有些也是钢板固定的很好指征，包括需要解剖复位的部位（如前臂和腓骨干），以及远端或近端骨折块太短而导致髓内钉固定困难时。在有些多发创伤患者和骨折不愈合的病例，尤其是在合并畸形的情况下，钢板固定可能优于外固定。

相对稳定的固定会使骨折部位通过膜内成骨形成骨痂从而达到骨折愈合。试图进行绝对稳定固定

但如果有骨痂形成，表明有一定程度的不稳定，这可能最终导致固定物疲劳和失效（参阅第1篇第3章）。绝对稳定固定使骨折一期愈合，需要的时间常常比骨痂愈合要长。钢板与骨面直接接触，并被压在骨上，会影响其下方骨皮质的血流。这可能会导致局部骨皮质坏死[5]，但是这种坏死与临床的相关性尚不十分明确。此后骨重塑和再血管化的过程较慢，在钢板与骨皮质接触的部位（足印）观察到有局部的骨质疏松。

骨膜剥离的最小化可以减少对骨皮质血液循环的影响。钢板应当放置在剥离骨膜的顶部。

骨折复位时推荐轻柔地使用小的点状钩和点状复位钳，并尽可能采用间接复位技术，如本篇第1章所描述，以降低对骨和软组织的损伤。与传统的动力加压钢板（DCP）相比，有限接触动力加压钢板（LC-DCP）减小了与骨的接触面积，因而保护了骨的血运。这在锁定钢板更明显，因为锁定钢板不是靠钢板和骨面之间的压力和摩擦力获得稳定性[6]。过去的理论认为，钢板由于应力遮挡而使局部骨强度降低。目前该理论已不再被广泛接受。这可能是由于钢板影响了其下方皮质的血运而导致骨重塑减慢所致。

经典的钢板固定技术提供绝对稳定，需要严格遵守解剖复位和骨折块间加压的原则。

技术失误和原则应用不当可能导致并发症的发生，如延迟愈合、固定物失效和骨折不愈合。这种技术失误常见于对简单骨折（AO A 型）进行骨折块加压时未能或未能完全达到骨折复位，或者导向错误企图使用拉力螺钉对粉碎骨折（AO C 型）进行固定。尽管锁定钢板的设计使其可以获得稳妥和坚强的固定以适应各种不同的骨质条件，但是，如果手术医生不能真正理解这些原则，而且不能做到很好的术前计划，则这些技术失误可能更加容易发生[7]。

2 钢板的设计

目前已经研发出很多不同的钢板，根据医生应用钢板方法的不同，可以发挥不同的生物力学功能。

决定钢板的功能以及如何使用钢板的是手术医生，而不是钢板的设计者。

钢板的使用是术前计划的关键。钢板可以发挥表 3.2.2-1 中所述 6 个重要功能（表 3.2.2-1），但是，钢板的设计和使用必须要考虑生物力学环境。比如，1/3 管型钢板可以用于保护外踝的拉力螺钉固定，但对于同一部位的粉碎骨折，1/3 管型钢板用作桥接钢板就不够坚强了。

本节将讨论现有各种钢板的设计和应用，以指导医生在术前计划时选择合适的钢板。

2.1 有限接触动力加压钢板（LC-DCP）

LC-DCP 由 Perren 在 1990 年引入[6]，现在已经成为钢板固定的金标准（图 3.2.2-1）。该钢板有

表 3.2.2-1　钢板的 6 个重要功能

钢板功能	生物力学	应用举例
加压	钢板在骨折部位产生加压，提供绝对稳定性	肱骨简单横行骨折
保护	钢板中和弯曲应力和旋转应力以保护拉力螺钉	桡骨简单斜行骨折
支撑	钢板应与畸形作用力轴线成 90° 方向提供固定作用力以对抗轴向负荷	胫骨外侧平台骨折
张力带	钢板用在骨折的张力侧，将张力转化成钢板对侧皮质的压力	尺骨鹰嘴骨折
桥接	钢板固定在 2 个主要骨折块，维持长度、对线和旋转，并提供相对稳定性。骨折端不扰乱	尺骨粉碎性骨折
复位	钢板用于辅助间接复位骨折和调整骨折块的整体位置。钢板可临时使用，也可作为最终的内植物。钢板不损害骨折的生物学环境，但作为最终的内植物则可以为骨折块提供准确的位置	胫骨近端粉碎性骨折

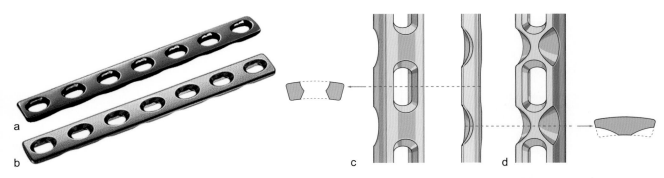

图 3.2.2-1　LC-DCP 可以是不锈钢制（a）或钛制（b）。其下表面（c、d）允许钢板与骨面有限接触，**钢板孔沿钢板均匀分布。**

2 种型号，3.5 mm 和 4.5 mm，由用在钢板的皮质骨螺钉螺纹直径决定。螺钉孔的设计允许偏心放置螺钉，以获得轴向加压。

LC-DCP 能够提供 6 种不同的生物力学功能：
- 加压。
- 保护。
- 支撑。
- 张力带。
- 桥接。
- 复位。

2.1.1 钢板的设计

与早期的设计（如 DCP）相比，LC-DCP 有很多改进。

在 LC-DCP，钢板和骨面的接触面积大大减小，这降低了对骨膜血管网的影响，改善了骨皮质的血运。

LC-DCP 减少了钢板下面的骨吸收。此外，钢板下表面的设计使其强度分布更均匀，钢板塑形更容易，避免了钢板折弯时可能出现的不圆滑弯曲形变（图 3.2.2-2）。在钢板桥接模式，这种强度的均匀分布方式会使整块钢板有轻度弹性形变，而不至于使应力集中在某一个螺钉孔。LC-DCP 的横断面是梯形，因此沿钢板缘出现的骨嵴会更厚、更平坦，在取出钢板后其不易受破坏。

LC-DCP 不同型号适用于不同部位。宽的 4.5 系列钢板适用于股骨，窄的 4.5 系列钢板适用于肱骨和胫骨，较小的 3.5 系列钢板适用于前臂和腓骨。

LC-DCP 的螺钉孔可以描述为斜行弯曲圆柱体的一部分。螺钉帽就像一个球，沿这个圆柱体的斜面滑下来（图 3.2.2-3）。在实际应用中，当螺钉置入这样的钢板孔并拧紧后，会引起骨折块相对于钢板的移动，从而产生骨折端加压。钢板孔的设计允许有 1.0 mm 的移动（视频 3.2.2-1）。在拧入第 1 枚加压螺钉后，还可以在这枚螺钉完全拧紧前再用 1 枚偏心放置的螺钉进行额外加压（图 3.2.2-4）。如果轴向加压距离超过 2.0 mm，则建议使用加压器（参阅本节 "3.2 用加压器加压" 部分内容）。螺钉孔的椭圆外形允许螺钉在钢板的纵轴平面有 25° 倾斜，在钢板的横断面平面最多有 7° 倾斜（图 3.2.2-5）。

2.1.2 应用技术

4.5 系列的 LC-DCP 使用 4.5 mm 皮质骨螺钉和 6.5 mm 松质骨螺钉。3.5 系列 LC-DCP 使用 3.5 mm 皮质骨螺钉和 4.0 mm 松质骨螺钉。

有两种 DCP 钻套，一种是带黄领的偏心钻套（加压），另一种是带绿领的中置钻套，根据钢板和螺钉型号不同又有不同的型号（图 3.2.2-6）。根据所需要功能的不同，选择偏心钻套或中置钻套。如果使用中置钻套（绿色），仍然会有 0.1 mm 的偏心，产生微量的加压。偏心钻套（黄色）会有 1.0 mm 的偏心，应在远离骨折端一侧钻孔，当螺

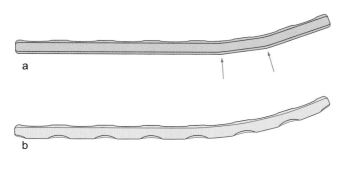

图 3.2.2-2
a 在 DCP，钢板孔比钢板孔间区域强度低，在钢板折弯时容易导致只在钢板孔部位弯曲。
b 在 LC-DCP，钢板强度分布更均匀，没有在螺钉孔部位弯曲的风险。

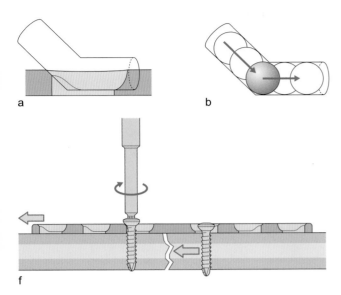

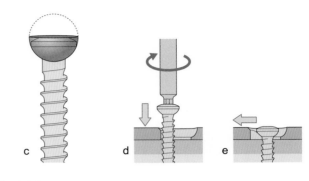

图 3.2.2-3

a 钢板孔形似由斜行变横行的圆柱体。

b-c 螺钉帽就像一个球，沿圆柱体的斜面滑下。

d-e 由于螺钉孔的形状，随着螺钉的拧紧，钢板会水平移动。

f 随着螺钉拧紧，它会挤压钉孔的斜面，使钢板连同已经通过第 1 枚螺钉固定的骨折块一起移动，产生骨折端加压。

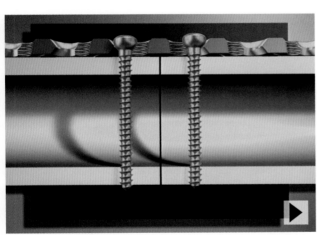

视频 3.2.2-1 普通螺钉用在锁定钢板的结合孔并偏心置入，可以将该钢板用作加压钢板。

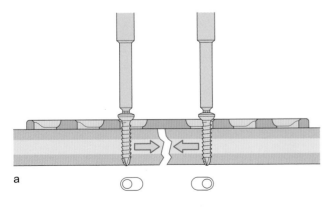

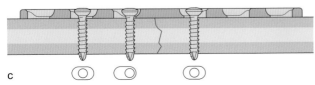

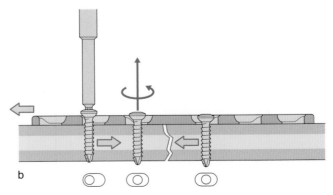

图 3.2.2-4 在拧入第 1 枚加压螺钉后，只能再置入 1 枚加压螺钉对同一骨折块进行加压。钢板的移动会使第 1 枚加压螺钉靠在钢板孔的一边，阻碍了钢板的进一步移动。当要拧紧第 2 枚螺钉时，先拧松第 1 枚螺钉以便允许钢板移动，然后重新拧紧第 1 枚螺钉。

钉拧紧时，骨会相对于钢板产生移动，从而产生骨折端加压（视频 3.2.2-2）。

如果要将钢板用作支撑钢板（见下述），可以使用通用钻套，将螺钉拧入钢板孔的另一侧。这可以避免钢板相对于骨之间的任何滑动（图 3.2.2-6c）。

LC-DCP 通用的弹簧支撑钻套可以引导在中置位置或偏心位置打入钻头。如果内套袖在弹出状态（钻套的常规状态）下将其紧贴钢板孔一侧，会引导钻出偏心孔（图 3.2.2-7a）。然而，如果将通用弹簧支撑钻套紧压在骨面上，内套袖会回缩，外套袖会沿钢板孔的斜面滑下，引导钻出中置孔（图 3.2.2-7b，视频 3.2.2-3）。

2.2 管型钢板

1/3 管型钢板只有 3.5 mm 这一种型号。在 4.5 系列中与之相对应的是半管板。1/3 管型钢板有钛制和不锈钢制（图 3.2.2-8a）。由于该钢板的厚度仅为 1.0 mm，因此它所能提供的稳定性有限。但是，1/3 管型钢板在软组织覆盖少的部位很有用，如外踝、尺骨鹰嘴和尺骨远端。每个钢板孔都带有一个小的围领（图 3.2.2-8b），这可以避免球形钉帽穿出钢板而在近侧皮质产生裂缝（图 3.2.2-8c-d）。此外，钢板孔的椭圆外形允许偏心螺钉置入，可以在骨折端产生加压作用（图 3.2.2-8e）。这种钢板也可

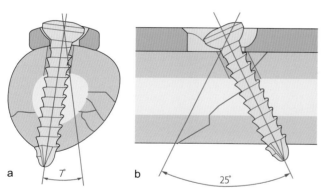

图 3.2.2-5 DCP 螺钉孔的外形允许螺钉在钢板的横断面最多有 7° 倾斜（a），在钢板的纵轴平面有 25° 倾斜（b）。

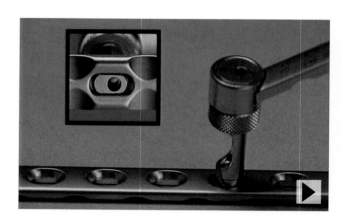

视频 3.2.2-2 钻一个偏心（加压）孔，对骨折进行加压，注意钻套上的箭头必须指向骨折端。

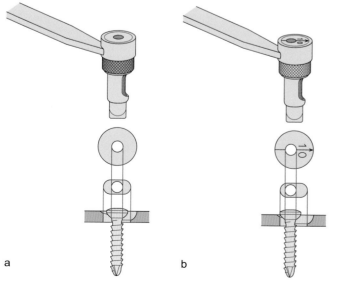

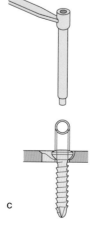

图 3.2.2-6 根据螺钉发挥功能的不同，选择使用不同的钻套。
a 中置位置（绿领钻套）。
b 加压（黄领钻套）。
c 支撑（通用钻套）。

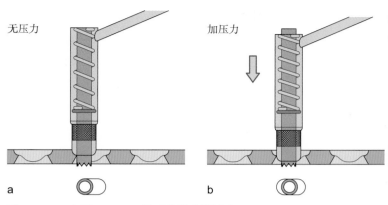

无压力　加压力

图 3.2.2-7 应用 LC-DCP 通用弹簧支撑钻套。
a 偏心位置。
b 中置位置。

视频 3.2.2-3　应用 LC-DCP 通用弹簧支撑钻套，使用时不下压，会引导钻出偏心孔。

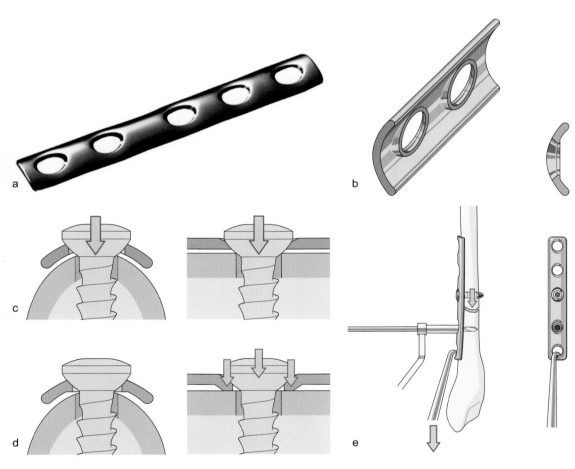

图 3.2.2-8 1/3 管型钢板。
a 不锈钢 1/3 管型钢板。
b 围绕 1/3 管型钢板螺钉孔的围领可以避免螺钉帽穿出，保证了钢板与骨的接触。
c 不带围领，螺钉帽会经钢板穿出，影响固定效果。
d 由于围领的存在，钢板－螺钉－骨组成的整体稳定性增加。
e 钢板孔的椭圆外形允许偏心螺钉置入，可以在骨折端产生加压，通过牵拉钢板的一端会使加压作用增强。

以相互重叠，在增加固定强度的同时可以维持良好的钢板与骨表面之间的贴附而无需进行额外的钢板预弯。1/3 管型钢板良好的弹性可以使其最大限度地发挥支撑钢板（抗滑钢板）的作用（图 3.2.2-9）。尽管对 1/3 管型钢板进行精确塑形并非常规要求，但有时候却是十分关键的。在斜行骨折的顶点部位通过使用良好塑形的 1/3 管型钢板，可以达到钢板与骨面之间的紧密贴附，从而很好地发挥钢板的支撑作用。

2.3 重建钢板

重建钢板在其两边有较深的切迹。这些切迹位于钢板孔之间，允许钢板在各个平面进行精确塑形（图 3.2.2-10a）。重建钢板有两种型号，可以分别使用 3.5 mm 和 4.5 mm 皮质骨螺钉。重建钢板不如 LC-DCP 坚强，塑形会进一步减弱其强度，因此应避免大角度的折弯。钢板孔为椭圆形，允许动力加压。重建钢板适合用在三维结构比较复杂的部位，如骨盆、髋臼、肱骨远端、胫骨远端和锁骨。有特制的器械用于重建钢板的塑形（图 3.2.2-10b）。

2.4 锁定钢板

2.4.1 锁定钢板的设计和生物力学

锁定钢板技术代表了钢板和螺钉界面技术最新

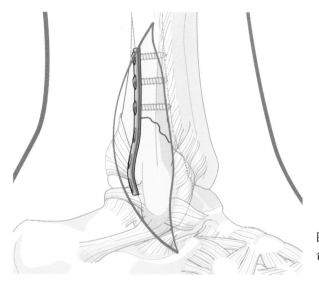

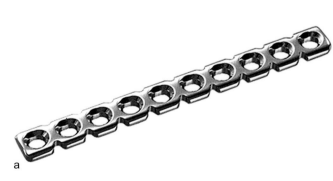

图 3.2.2-9　1/3 管型钢板轻微塑形后置于腓骨远端后方，同时结合使用螺钉固定斜行骨折，可以发挥支撑（抗滑）功能。

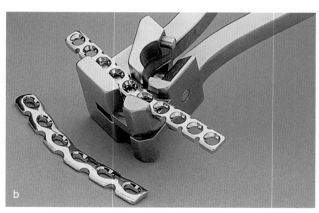

图 3.2.2-10
a　重建钢板。
b　用于重建钢板的特制折弯器。

的一些发展。锁定加压钢板（LCP）可以发挥其他钢板的功能，如加压、保护、桥接等，但另一些锁定钢板，例如微创固定系统（LISS），则只能用作内固定架而提供桥接功能。

螺钉帽下面的锥形螺纹与钢板孔上的对应螺纹相匹配，不同的锁定钢板设计有着相对应的不同的螺纹。这种匹配可以使螺钉与钢板及骨骼有效地固定在一起（图 3.2.2-11）。该固定方法有明显不同的生物力学特性，由于螺钉的角度固定，就不再需要将钢板压在骨面上以获得稳定性。这种复合螺钉孔的设计使得手术医生不仅可以在中立孔或应力孔中置入普通螺钉，而且也可以使 LCP 发挥标准钢板

的 6 种生物力学功能。

锁定钢板可以用作内固定架，特别是更坚硬的一些 LCP 钢板，例如 4.5 mm LCP。理论上，钢板可以不与骨膜接触。这可以提供相对稳定和尽可能多的血液供应，以允许骨折迅速通过骨痂形成而间接愈合[2]。

提供角稳定性的固定螺钉可以使应力沿整个内植物更均匀地分布，而不会将应力集中在某一个骨－螺钉界面。这与传统钢板不同（图 3.2.2-12）[8]。标准钢板的固定失效通常开始于一枚螺钉，

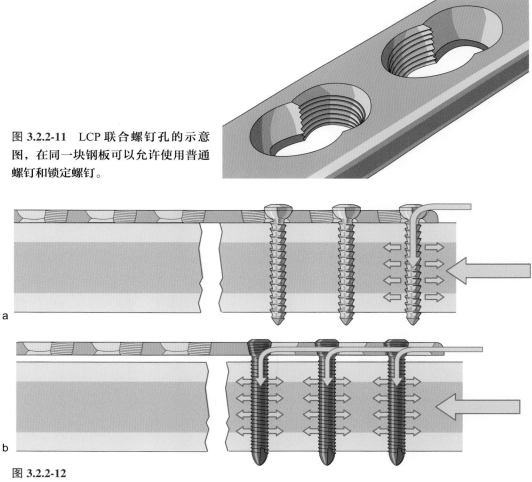

图 3.2.2-11　LCP 联合螺钉孔的示意图，在同一块钢板可以允许使用普通螺钉和锁定螺钉。

图 3.2.2-12

a　由于在承受负荷时普通螺钉的钉帽会发生摇晃，能量会在距离骨折端最远的骨螺钉界面消散。因此应力会集中在该部位，遮蔽了其他螺钉应该承受的应力。

b　在锁定钢板，角度稳定螺钉（LHS）可以避免应力集中在某一个骨－螺钉界面，从而使应力分布更均匀[8]。

然后发展到其他螺钉。由于这样的现象不会发生在锁定钢板，因而锁定钢板特别适合用在疏松的骨骼。

LCP 是一个多面手——它不仅可以提供非锁定钢板的 6 种生物力学功能，也可以用作内支架或固定角度装置。

锁定钢板的最新进展是多轴向螺钉技术的出现。这种钢板－螺钉复合体设计可以使手术医生即便需要在特定范围内调整螺钉的置入角度（15°范围内偏离中心 / 名义轴线），但仍然可以通过特殊的螺纹和钢板界面获得足够的角度稳定性。这种多轴向螺钉技术最适合用于关节周围骨折的固定，

手术医生可以在调整置入角度以确保螺钉获得对软骨下骨最大程度的把持力的同时，不至于担心螺钉穿入关节间隙（图 3.2.2-13）。

2.4.2 钢板的使用技术

理解"锁定钉不能用作复位的工具"这一点十分重要。拧紧锁定钉不会改变骨折块的对线，也不会通过使钢板移动来改善复位。一旦一枚锁定钉经钢板固定到骨折的一端，钢板的位置和锁定钉所固定的骨折块的位置就不能再调整了。

使用 LCP 时，仔细的术前计划是不可或缺的，还必须要包括螺钉拧入的顺序。在拧入锁定钉之前，必须确认骨折已达到满意的复位。

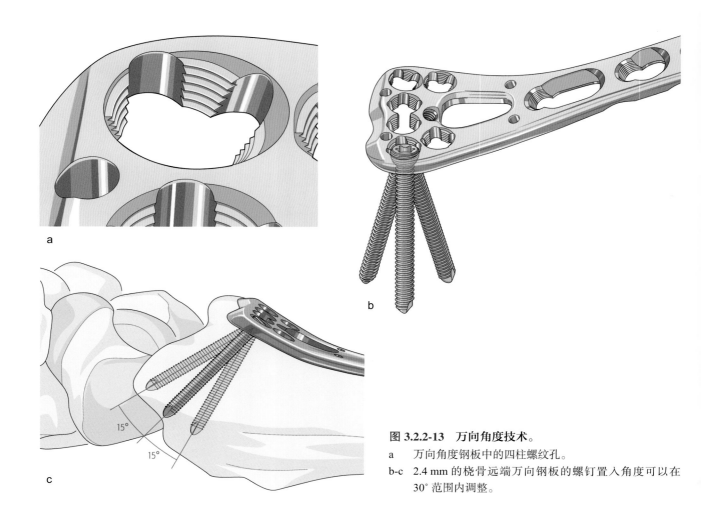

图 3.2.2-13 万向角度技术。

a   万向角度钢板中的四柱螺纹孔。

b-c   2.4 mm 的桡骨远端万向钢板的螺钉置入角度可以在 30° 范围内调整。

锁定钉的正确锁定需要按照预先设定的角度准确拧入螺钉。因此只有将带螺纹的钻套拧到钢板孔上之后才开始钻孔。将带螺纹的钻套完全拧入到钢板孔内可以避免将来拧入锁定钉时出现滑扣。有 3 种测量锁定钉长度的方法。

- 取掉钻套，用标准的反向测深装置。
- 用经过钻套的特制反向测深装置。
- 直接从钻头上测量深度。

万向锁定螺钉的置入必须十分精确。大多数内植物系统中均包含角度导向器以限制钻孔角度。目前市面上的钢板在设计时，螺钉通道瞄准精度的最大化表明角度的偏离会严重限制内固定所能获得的成角稳定性。在钢板的大多数临床应用中，应采用名义上的螺钉轴线（中立或 0° 偏心轴）以获得最为合适的稳定。然而，如果螺钉的置入角度偏离定义的螺钉轴线，而这种偏差范围在可接受的最小范围内，则有助于增强对骨质疏松骨骼的固定强度。

医生必须清楚地知道固定是源于螺钉与钢板的接触，而不是通过螺钉与骨骼接触而获得的。

正确使用限力改锥以免将螺钉拧得过紧是必不可少的。

在同一个骨折块上可以同时应用普通螺钉和锁定钉。但这需要小心并经过详细的计划。

一旦在骨折块上拧入一枚锁定钉，就不应该在这一侧再拧入普通螺钉，而只能加上另外的锁定钉。先复位和使用拉力螺钉，再用锁定螺钉。

对于骨质疏松的患者，联合固定的方式会非常有用[9]。开始先用拉力螺钉对骨折端进行加压，然后用锁定钉完成剩余的固定。锁定钉可以维持由加压螺钉获得的摩擦力，同时不会因为拧入过紧而导致对骨面产生过大的压力，不会有内植物切割

的风险。此外，角度固定可以增加整体的固定强度，并降低螺钉和骨之间的应力。这种联合固定方式的生物力学还未经检验，在同一处骨折联合应用不同的固定原则可能不会完全发挥每一种原则的长处[10, 11]。

2.5 特殊钢板

针对许多特殊部位已经研发出很多特殊的钢板（图 3.2.2-14）。这些钢板为解剖型钢板，对应于不同解剖部位。这些钢板中很多都有复合螺钉孔，使得其具有多种功能。由于这些钢板是根据骨骼形态的平均参数进行设计的，所以在用于个体化的病例时仍存在一定的不匹配。根据所使用的技术（使用锁定螺钉和非锁定螺钉），仍然需要对钢板进行预先塑形。在锁定螺钉孔邻近部位进行预弯塑形时必须十分小心，因为这会造成锁定螺钉孔的螺纹变形，进而影响锁定螺钉的锁定界面质量[12]。

3 钢板固定的经典原则：绝对稳定

钢板固定骨折达到绝对稳定需要骨折解剖复位并进行骨折块间加压，可以通过拉力螺钉、钢板轴向加压或联合两种方法获得。两个骨折块之间可以在数周内维持稳定的加压[13]，同时不增加骨折断端的骨吸收或骨坏死（图 3.2.2-15）。骨折端的解剖对位和加压固定可以使骨折块之间的活动几乎降低为零，骨折端可以直接进行骨塑形（骨折一期愈合，无骨痂形成）。

为了获得绝对稳定，骨折端加压必须足以中和整个骨折横截面的所有作用力（弯曲力、张力、剪切力和旋转作用力）。

通过钢板获得骨折端加压有 4 种途径。

- 用钢板（LC-DCP）进行动力加压。
- 通过钢板塑形（过度折弯）进行加压。

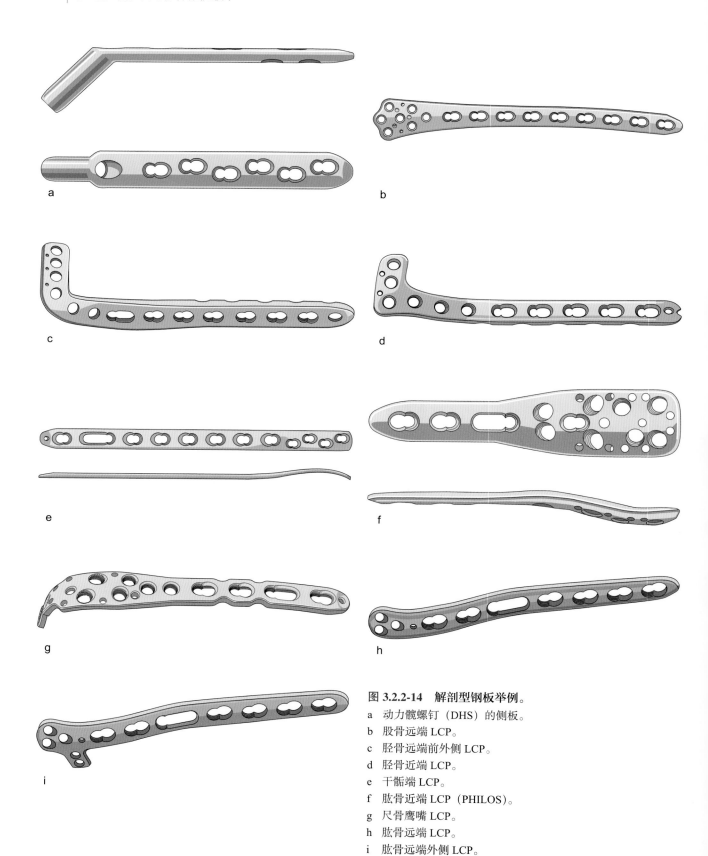

图 3.2.2-14　解剖型钢板举例。
a　动力髋螺钉（DHS）的侧板。
b　股骨远端 LCP。
c　胫骨远端前外侧 LCP。
d　胫骨近端 LCP。
e　干骺端 LCP。
f　肱骨近端 LCP（PHILOS）。
g　尺骨鹰嘴 LCP。
h　肱骨远端 LCP。
i　肱骨远端外侧 LCP。

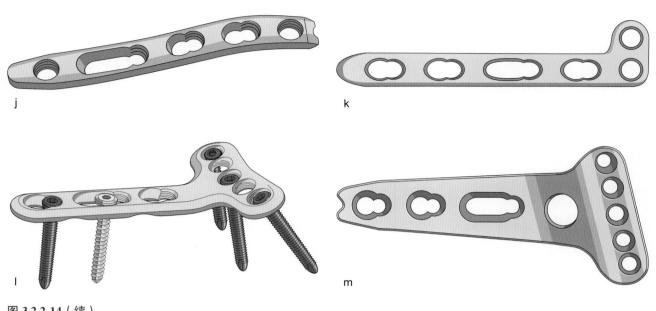

图 3.2.2-14（续）
j-m　桡骨远端 LCP。

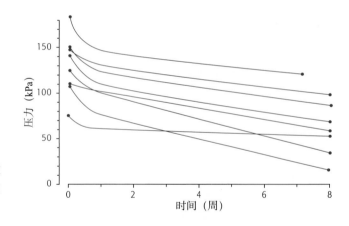

图 3.2.2-15　活体内骨皮质间的加压力。可见加压作用力随时间的进展缓慢降低。这种加压力的改变方式表明骨折加压区表面骨吸收而发生压力性骨坏死的现象并未发生。

- 通过经钢板孔的拉力螺钉进行加压。
- 通过加压器进行加压。

3.1　通过拉力螺钉和保护钢板的绝对稳定固定

接骨板固定简单骨折，最好是解剖复位，并联合使用拉力螺钉和保护钢板以达到绝对稳定固定（图 3.2.2-16）。保护钢板使作用于骨片间固定螺钉的负荷减少，保护它们不发生失效。在干骺端和骨骺部位的劈裂骨折，拉力螺钉固定常常需要联合应用支撑钢板，以保护这些拉力螺钉避免承受剪切作用力。当用有限接触动力加压钢板起保护螺钉的作用时，钢板必须精确塑形，因为在塑形较差的钢板上用非锁定螺钉固定会造成骨折块朝着钢板移动，进而造成骨折移位或拉力螺钉的把持力丧失。锁定加压钢板（LCP）结合锁定螺钉也可以达到保护钢板的作用，当钢板无法达到准确塑形时，这种方法是更好的选择。在正常骨质内正确放置的拉力螺钉可以产生高达 3 000 N 的加压力。下面罗列的任何一种方法都不能达到同样的效果，因此，只要骨折类型允许，就应当使用拉力螺钉。

拉力螺钉可独立或经钢板放置。为避免额外的软组织剥离，首选经钢板孔放置拉力螺钉。

在钢板对侧有楔形骨折块的病例，应该借助尖的骨钩或点状复位钳对骨块进行复位（图 3.2.2-17）。在进行上述操作时需小心谨慎，避免剥离软组织。

3.2 用加压器加压

在骨干的横行骨折或短斜行骨折，并非都能使用拉力螺钉。这种情况下设计出加压器（图 3.2.2-18）以获得足够压力（超过 100 kPa）。此外，股骨干或

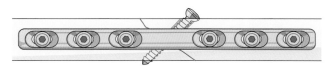

图 3.2.2-16 用拉力螺钉和保护钢板进行骨折固定。通过拉力螺钉达到骨折端加压，钢板的作用是避免拉力螺钉承受弯曲力、剪切力和旋转作用力。拉力螺钉可以用在钢板外或经钢板孔固定。

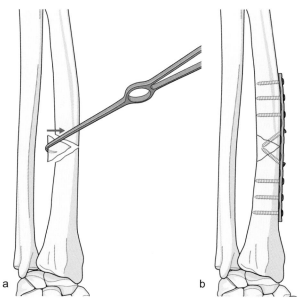

图 3.2.2-17

a 用牙科刮匙复位弯曲楔形骨折以避免剥离软组织。

b 通过钢板上的 3.5 mm 直径的螺钉孔用 2.7 mm 拉力螺钉进行固定。

肱骨干骨折拟闭合的间隙超过 1~2 mm 时，推荐使用加压器加压。同样地推荐用于截骨和骨折不愈合的加压。大多数钢板的两端都有一个切迹，与加压器的钩相匹配。在使用前，应将加压器的两个臂完全打开。先将钢板固定到骨折的一侧，然后复位骨折并用复位钳维持复位。此时将加压器连接到钢板的另一侧，并用一枚短皮质骨螺钉固定到骨上，然后就可以施加 100~120 kPa 的加压力。在骨质疏松患者，推荐使用双皮质螺钉固定加压器。在斜行骨折，为避免加压过程中骨折移位，应使移动骨折块的尖端加压进入钢板和固定于钢板一侧的骨折块所形成的腋部内（图 3.2.2-19）。生物力学研究已经表明，对这类骨折在完成轴向加压后，经钢板增加 1 枚拉力螺钉会使固定的弯曲稳定性和旋转稳定性大大增强（视频 3.2.2-4）。对横行骨折，要对钢板进行预弯，以避免对侧皮质出现张力和间隙（图 3.2.2-20，图 3.2.2-21）。

3.3 通过钢板过度折弯进行加压

将直的钢板安置在直的骨骼上，钢板下加压的力量最大。对侧皮质由于张力的作用而出现间隙（图 3.2.2-20），可能使整个骨折面无法获得充足的中心性加压。如果不能安置额外 1 枚拉力螺钉，就必须对钢板进行预弯（图 3.2.2-21）。随着对骨折的

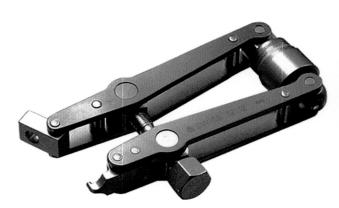

图 3.2.2-18 关节式牵开加压器，可以对骨折端牵开或加压。

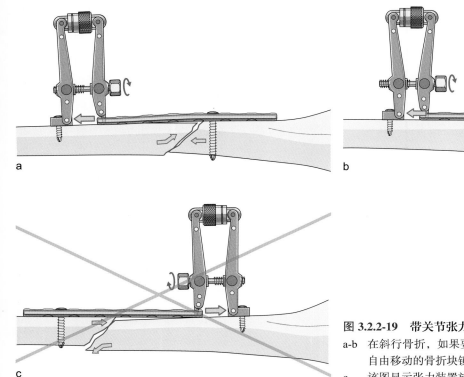

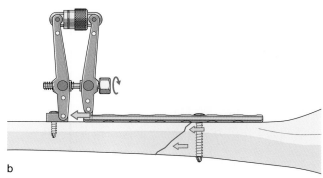

图 3.2.2-19　带关节张力装置的应用。

a-b　在斜行骨折，如果要加压，张力装置就应当这样放置，将自由移动的骨折块锁在钢板和对侧的骨折块之间的腋部内。

c　该图显示张力装置放置不当。

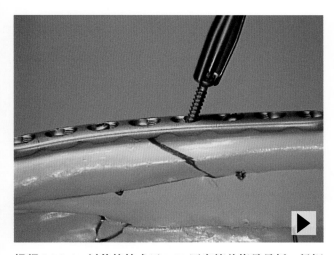

视频 3.2.2-4　以传统技术用 LCP 固定简单桡骨骨折，经钢板安置 1 枚拉力螺钉。

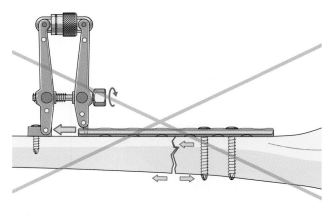

图 3.2.2-20　如果用直钢板在直的骨骼上加压，由于偏心的加压力作用于对侧骨皮质，骨折间隙会张开。

逐步加压，过度折弯的钢板被拉直，此时会引起对侧皮质的加压，因而增加了固定的稳定性。有很多用于钢板预弯或塑形的特殊器械（图3.2.2-22）。

3.4 用 LC-DCP 进行骨折加压（动力加压原理）

还可以用 LC-DCP 进行骨折轴向加压。此时产生的加压力要低于加压器产生的加压力。为了达到骨折端的加压作用力平均分布，必须对钢板进行预弯。

3.5 钢板的塑形

为了适合应用部位骨骼的解剖形态，直钢板在使用前常需要塑形。如果不进行塑形，可能会导致骨折复位丢失，这在骨折端没有拉力螺钉固定时更为明显。解剖型钢板有时也需要在使用前塑形（参阅本节"2.5 特殊钢板"），这时可以选择用手持式折弯器（图3.2.2-22）、折弯机或折弯扳手（视频

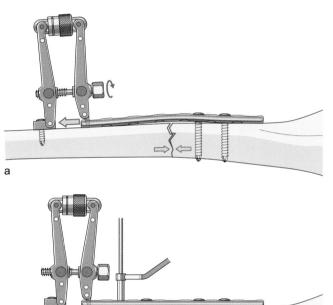

a

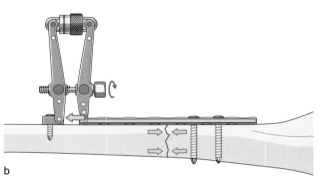

b

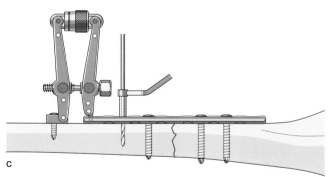

c

图 3.2.2-21 如果在使用前对钢板进行预弯（a），随着对骨折进行加压，对侧皮质的骨折间隙会消失（b），**最终整个骨折端会紧密接触并获得加压（c）**。

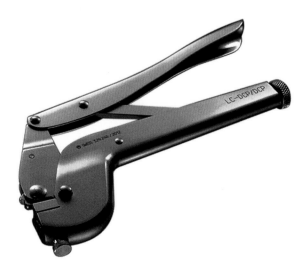

图 3.2.2-22 手持式钢板折弯器。**该器械的使用方法见视频 3.2.2-5。**

3.2.2-5）。如果需要进行复杂的三维塑形，可以用特制的柔软模板塑造骨表面模型（图 3.2.2-23）。要避免反复来回折弯，因为这会降低钢板的强度。LCP 钢板可在远离螺纹孔的部位通过预弯进行塑形。

4 钢板的不同功能

需要强调的是，针对每次所使用的钢板，是手术医生决定了它发挥什么样的功能。钢板至少可以发挥 6 种不同的功能：

- 加压。
- 保护。
- 支撑。
- 张力带。
- 桥接。
- 复位。

而 LCP 也可以用作内支架以桥接骨折。

4.1 加压钢板和保护钢板

加压钢板和保护钢板的使用在前文已经进行了详细论述（参阅本节"3.1 通过拉力螺钉和保护钢板的绝对稳定固定"）。

4.2 支撑钢板 / 抗滑动钢板

支撑钢板通过施加与潜在的畸形轴线成 90° 方向的作用力来抵挡轴性负荷。

在干骺端 / 骨骺部位的剪切或劈裂骨折，单纯用拉力螺钉固定常常是不够的。此时拉力螺钉固定应联合应用起支撑或防滑动功能的钢板（视频 3.2.2-6）。这样可以保护螺钉避免承受经骨折端的剪切应力。还可以单独应用钢板发挥支撑作用而不用拉力螺钉。对带有动力加压孔的钢板，注意要将螺钉置入支撑位置（图 3.2.2-24）。支撑钢板是强有

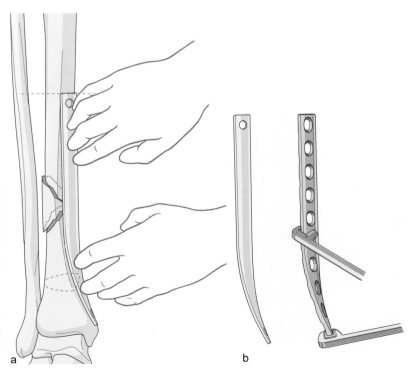

图 3.2.2-23 柔软的模板可用于辅助钢板塑形。

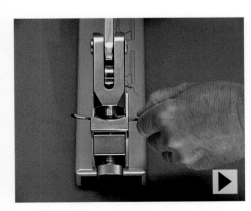

视频 3.2.2-5 对钢板进行精确塑形需要准确使用不同的塑形工具，如折弯机。

力的力学结构,这种结构也可见于欧洲的很多中世纪教堂中。如果手术医生可以选择支撑钢板,则它会提供最好的固定效果。

4.3 张力带钢板

钢板要发挥张力带作用必须符合下述标准。
- 发生骨折的骨骼必须为偏心受力,如股骨。
- 钢板必须放置在张力侧(凸出侧)。
- 钢板必须能够承受牵张作用力。
- 钢板对侧皮质必须能够承受加压作用力。

其中,最后一条至关重要,对侧皮质达到解剖复位是关键。如果对侧皮质是粉碎的,则张力带钢板无法发挥作用。

张力带的作用是将张力转化为压力。在骨折复位后,对侧皮质必须能够提供骨性支撑,以避免内固定承受反复的折弯力而发生固定失效。

股骨是偏心受力的一个很好实例(图 3.2.2-25)。

在横行骨折,钢板放置在骨折的外侧(张力侧),如果内侧皮质完整,牵张作用力就可以转化为经过骨折端的加压作用力。如果将钢板固定在内侧,则不能中和张力,内固定会在承受负荷时失效(参阅本篇第 2 章第 3 节内容)。

4.4 桥接钢板

对复杂的粉碎性骨折,考虑到骨折的生物学,为减小进一步的软组织损伤,可以应用桥接钢板的原则。桥接钢板可以提供骨折端的相对稳定,使骨折通过外骨痂愈合。

桥接钢板固定的关键理念是钢板只固定两个主要骨折块,而不扰乱骨折端,最大限度地保护血运。

在可行的情况下,尽量对骨折进行间接复位,通过微创技术应用桥接钢板,恢复骨折的长度、轴线和旋转对线[14]。桥接钢板将在本篇第 3 章第 2 节

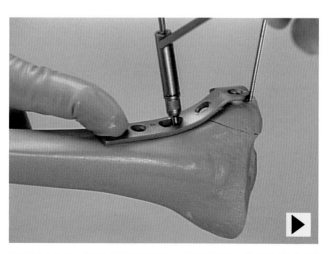

视频 3.2.2-6　应用支撑钢板时,必须将第 1 枚螺钉偏心置入,以避免钢板滑移。

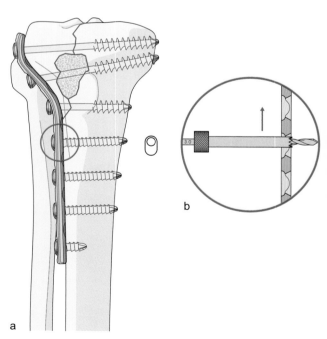

图 3.2.2-24
a　应用动力加压钢板发挥支撑功能。
b　为避免钢板发生滑移,应将螺钉置入钢板孔的偏近端。

中详细论述。

在应用这一技术时，要考虑到很多重要的生物力学原则。对于这种弹性固定方式，为使固定强度最大化，应选择长钢板，少用螺钉，以增加力臂、分散弯曲作用力[15, 16]。推荐的钢板长度是：在粉碎骨折大于骨折端长度的 3 倍，在简单骨折大于骨折端长度的 8~10 倍[9]。螺钉与钢板孔比值小于 0.5 会使力臂增加，减小作用在两侧远端螺钉的弯曲作用力[9]。此外，骨折端每侧至少空出 2~3 个螺钉孔，以降低应力的集中（图 3.2.2-26，视频 3.2.2-7）[9, 15]。如果骨和周围软组织的血液供应没有被过多地破坏，对这种弹性固定的生物学反应是骨痂形成桥接骨折端，就如同我们在骨折非手术治疗或髓内钉固定后所看到的一样。

4.5 复位钢板

复位钢板的典范是以钢板优先技术放置的 95° 角钢板（图 / 动画 3.2.2-27）。通过仔细的术前准备和精确的置入技术，固定角度钢板可用于矫正在骨折部位或畸形部位近端和远端的多平面上的骨折移位。小的复位钢板（窄钢板和微型钢板）也可用于对骨干部位的横行骨折进行复位，例如肱骨干中段骨折或锁骨骨折（图 3.2.2-28）。在使用复位钢板时必须十分小心，不要为置入复位钢板而附加额外的切口，随时都应当选用最微创的复位技术。窄钢板或微型钢板最常用于对短节段骨折块或骨干部位的开放性骨折进行髓内钉固定时复位短节段骨折并维持，特别是胫骨骨折[17]。在用钢板进行复位时仍

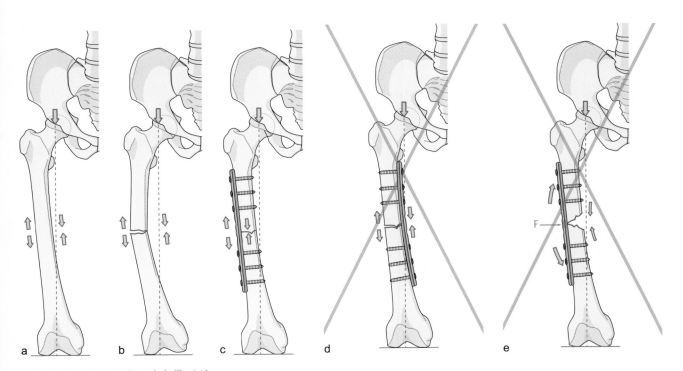

图 3.2.2-25　在股骨应用张力带原则。
a　正常的股骨为偏心受力，外侧受牵张作用力，内侧受加压作用力。在发生股骨骨折后，会出现以下几种情况。
b　骨折端外侧会张开，而内侧会被压缩。
c　沿股骨粗线外侧应用钢板固定，如果内侧皮质完整，钢板侧会承受张力，骨折端受到压力。
d　如果钢板固定在压力侧，则不能控制骨折外侧间隙的张开（不稳定）。
e　如果内侧皮质不完整，由于失去支撑，致使张力带原则不能发挥作用。必须避免这两种情况发生。

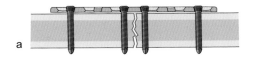

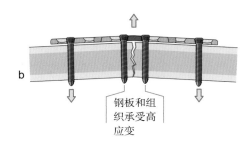

钢板和组
织承受高
应变

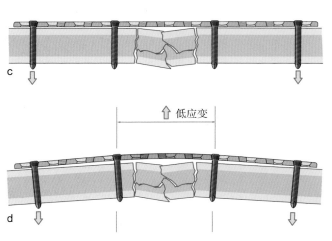

↑ 低应变

图 3.2.2-26

a-b 应用桥接钢板技术时，跨越粉碎的骨折端进行固定会使固定强度最大化。跨距小会使应力作用在相对较短的长度上，导致骨折端和内固定应变增加，如图红色部分所示。

c-d 如果跨距增大，同样的应力还是产生同样的成角畸形，但由于应变被更长的钢板所分担，会使内固定承受的应变降低，对抗固定失效的能力增强[15]。

需注意遵循保护骨折局部生物学和软组织的原则。选择使用锁定钢板和非锁定钢板主要取决于局部骨的质量；为了避免干扰髓内钉的置入通道可以使用单皮质非锁定螺钉，随后可以将这些螺钉更换为髓内钉周围的双皮质螺钉。是否保留复位钢板取决于其具体作用。最常见的情况是，干骺端骨折的复位钢板可以保留，因为其存在并不改变选定的骨折固定的稳定类型（髓内钉固定的相对稳定性）。然而，置于骨干的复位钢板几乎总是被取出，因为它存在风险：这些复位钢板或者可能在骨折片之间留下小间隙，或者可能使简单骨折髓内固定之后取得的动态加压受到限制[17]。

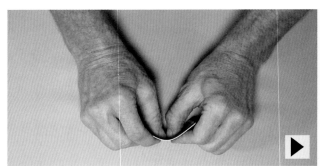

视频 3.2.2-7 在两种不同方法的情况下信用卡承受应力的演示视频表明：在动态系统中低应变和高应变的发生取决于所固定的位置。

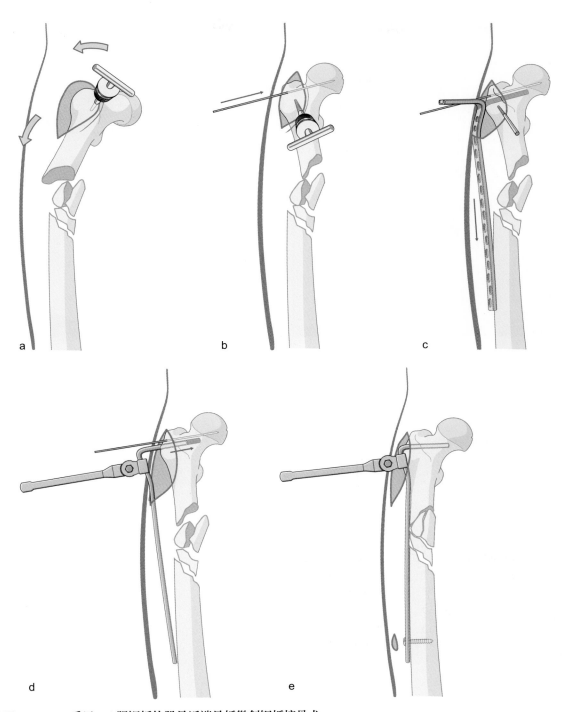

图 / 动画 3.2.2-27　采用 95°髁钢板的股骨近端骨折微创钢板接骨术。

a　置入 Schanz 螺钉以对抗肌肉的牵拉并维持股骨近端在前后方向上的位置。注意 Schanz 螺钉的位置不要影响骨刀开槽的位置。

b　在侧位透视下沿着正确的股骨前倾角正位透视下成 95°角置入导针。透视确认导针位置正确。

c　股骨近端通道准备好后，沿着股外侧肌深面滑行插入髁钢板，此时保持刀刃部朝向外侧。导针留作通道方向的参照。

d-e　180°翻转髁钢板，用钢板钳将刀刃部插入准备好的股骨近端通道中。某些情况下，在插入刀刃部的时候，可用 Schanz 螺钉操控近端股骨，使用远端螺钉将股骨复位至髁钢板上。

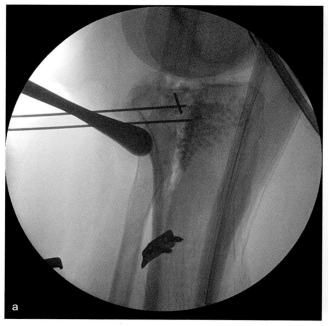 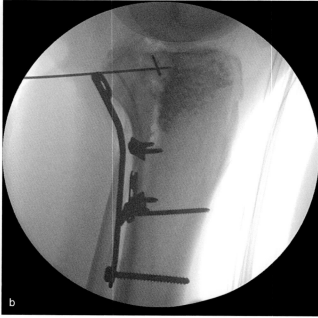

图 3.2.2-28　胫骨平台骨折采用后方入路的术中透视侧位影像。采用单皮质螺钉固定短的 3 孔 1/3 管型钢板辅助复位。

参考文献

1. **Miclau T, Martin RE.** The evolution of modern plate osteosynthesis. *Injury.* 1997;28(Suppl 1):A3–6.

2. **Perren SM.** Evolution of the internal fixation of long bone fractures. The scientific basis of biological internal fixation: choosing a new balance between stability and biology. *J Bone Joint Surg Br.* 2002 Nov;84(8):1093–1110.

3. **Schmal H, Strohm PC, Jaeger M, et al.** Flexible fixation and fracture healing: do locked plating "internal fixators" resemble external fixators? *J Orthop Trauma.* 2011 Feb;25(Suppl 1):S15–20.

4. **Bottlang M, Feist F.** Biomechanics of far cortical locking. *J Orthop Trauma.* 2011 Feb;25 Suppl 1:S21–28.

5. **Perren SM, Cordey J, Rahn BA, et al.** Early temporary porosis of bone induced by internal fixation implants. A reaction to necrosis, not to stress protection? *Clin Orthop Relat Res.* 1988 Jul;(232):139–151.

6. **Perren SM, Klaue K, Pohler O, et al.** The limited contact dynamic compression plate (LC-DCP). *Arch Orthop Trauma Surg.* 1990;109(6):304–310.

7. **Davis C, Stall A, Knutsen E, et al.** Locking plates in osteoporosis: a biomechanical cadaveric study of diaphyseal humerus fractures. *J Orthop Trauma.* 2012 Apr;26(4):216–221.

8. **Gardner MJ, Brophy RH, Campbell D, et al.** The mechanical behavior of locking compression plates compared with dynamic compression plates in a cadaver radius model. *J Orthop Trauma.* 2005 Oct;19(9):597–603.

9. **Wagner M, Frigg R.** *Internal Fixators—Concepts and Cases Using LCP and LISS.* New York: Thieme; 2006.

10. **Haidukewych GJ, Ricci W.** Locked plating in orthopedic trauma: a clinical update. *J Am Acad Orthop Surg.* 2008 Jun;16(6):347–355.

11. **Anglen J, Kyle RF, Marsh JL, et al.** Locking plates for extremity fractures. *J Am Acad Orthop Surg.* 2009 Jul;17(7):465–472.

12. **Gallagher B, Silva MJ, Ricci WM.** Effect of off-axis screw insertion, insertion torque and plate contouring on locked screw strength. *J Orthop Trauma.* 2014 Jul;28(7):427–432.

13. **Perren SM, Huggler A, Russenberger M, et al.** The reaction of cortical bone to compression. *Acta Orthop Scand Suppl.* 1969;125:19–29.

14. **Mast JW, Jakob R, Ganz R.** *Planning and Reduction Technique in Fracture Surgery.* 1st ed. Springer-Verlag: Berlin; 1989.

15. **Gautier E, Sommer C.** Guidelines for the clinical application of the LCP. *Injury.* 2003 Nov;34 Suppl 2:B63–76.

16. **Acharya AV, Evans SL.** Does placing screws off-centre in tubular bone alter their pullout strength? *Injury.* 2009 Nov;40(11):1161–1166.

17. **Dunbar RP, Nork SE, Barei DP, et al.** Provisional plating of type III open tibia fractures prior to intramedullary nailing. *J Orthop Trauma.* 2005 Jul;19(6):412–414.

致谢·我们衷心感谢 Dean Loric 和 Michael Gardner 对本书第 2 版中这一章节所做的贡献。

第 3 节 | 张力带原则
Tension band principle

方跃 译

1 生物力学原理

应力在骨内传导的概念最早是由 Frederic Pauwels 提出并描述的 [1]。他发现，弯曲的管状结构在轴向负载作用下将产生张力侧和压力侧（图 / 动画 3.2.3-1）。从这些观察中他提出了张力带固定原理。

张力带将张力转化为对侧皮质的压力，通过在弯曲的骨的凸起侧安置偏心装置，从而实现张力带的固定。

通过检查股骨的力学负载，最容易理解这一概念（图 3.2.3-2）。骨折要愈合，需要通过骨折块之间加压获得力学稳定性。与之相反，分离或牵张影响骨折愈合。因此，骨的张力必须予以中和，或者更为理想的方法是将张力转化为压力以促进骨折愈合。这对于关节内骨折尤其重要。骨的稳定性是早期关节活动和良好功能结果的基本条件。某些骨折，例如髌骨骨折和尺骨鹰嘴骨折，由于肌肉牵拉趋于造成骨折块分离，应用张力带可以抵消这些作用力，甚至当关节屈曲时，可以将张力转化为压力（图 3.2.3-3a-b）。通过在张力带结构所处的一侧形成"铰链"来完成。随后牵张力使骨块沿铰链旋转，在对侧产生压力。同样，在肌腱或韧带的附着处可产生撕脱骨折，如肱骨大结节（图 3.2.3-3c），以及股骨大转子或内踝（图 3.2.3-3d）。此时，张力

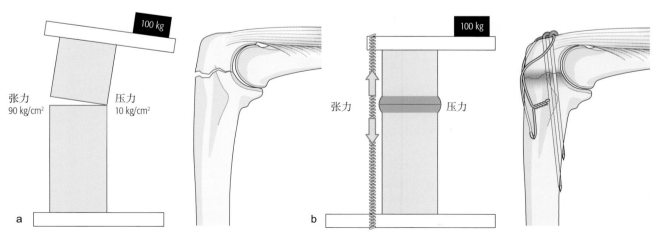

图 / 动画 3.2.3-1　张力带原理。
a　偏心负载的骨，会产生张力侧和压力侧。
b　张力带将张力在对侧皮质转化为压力。

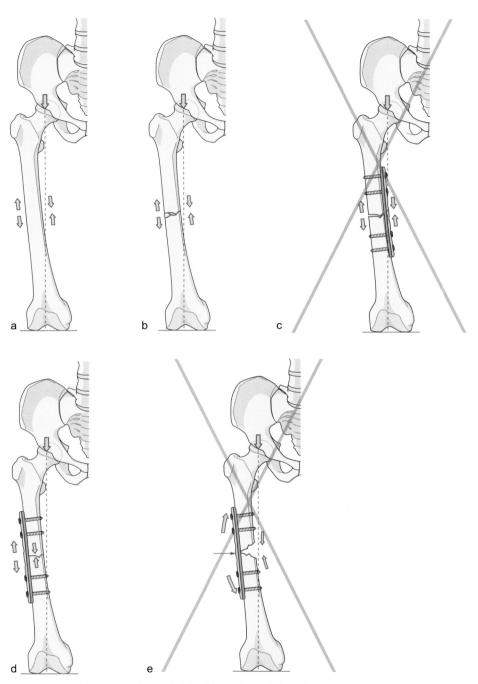

图 3.2.3-2 钢板置于股骨的张力侧，其作用如同动态的张力带。

a 股骨的机械轴并不位于骨的中心。

b 弯曲的股骨在轴向负载下，外侧产生张力，内侧产生压力。

c 钢板置于压力侧不能中和张力，钢板对侧会出现间隙，钢板不能置于压力侧。

d 张力带钢板将张力转化为对侧皮质的压力，此时对侧皮质必须提供支撑，钢板承受张力而骨受到压力。

e 内侧皮质缺损，钢板将承载弯曲应力，最终在特定的点（箭头）发生疲劳断裂，这种情况下不应使用张力带钢板。

带也可重新连接撕脱骨折块，将韧带产生的张力转化为骨折表面的压力。

2 应用原理

环形张力带固定原理通常应用于髌骨和尺骨鹰嘴的关节内骨折，将肌肉牵拉产生的张力转化为骨折关节面的压力。此外，小的撕脱骨折采用张力带固定原理是有益的（图 3.2.3-3c-d）。

钢板也可以采用张力带固定原理应用于弯曲骨的骨干骨折，比如股骨干。应用张力带原理可以在张力侧中和牵张力，增强压力侧的压应力。

在弯曲的长骨，骨干凸起的一侧为张力侧。

同样，在骨折延迟愈合或者不愈合，存在的成

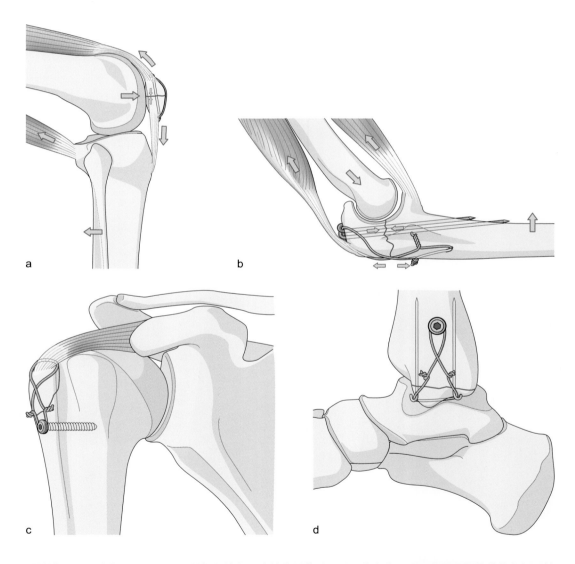

图 3.2.3-3

a 张力带原理应用于髌骨骨折。"8"字钢丝置于髌骨和骨折的前方，膝关节屈曲时，可以将张力（股四头肌和胫骨结节之间）转化为关节面一侧的压力。

b 在尺骨鹰嘴骨折，屈肘时"8"字钢丝发挥张力带作用。这是动态张力带的一个例子。

c 肱骨近端大结节撕脱骨折应用张力带固定原则，钢丝通过 3.5 mm 皮质骨螺钉固定于肱骨近端。

d 内踝应用张力带固定原则，钢丝通过 3.5 mm 皮质骨螺钉固定于胫骨。这是静态张力带的一个例子。

角畸形形成骨的张力侧，遵循张力带的力学原则也是非常重要的。

只要可行，任何内固定或者外固定装置都应置于张力侧[2]。

尔后骨折愈合总会发生。环绕钢丝、线缆，以及可吸收或不吸收缝合材料都可用作张力带。如果放置合理，髓内钉、钢板、外固定架均可实现张力带的功能（图 3.2.3-4）。

使用的时候就产生压应力的张力带称为静态张力带，因为在活动的时候骨折部位的应力保持相当恒定。

在内踝使用张力带是一个静态张力带固定的例子（图 3.2.3-3d）。

如果压应力随着活动而增加，张力带就称为动态张力带固定。

最好的例子就是应用张力带原理固定髌骨骨折。膝关节屈曲时增加的张力转化为压力（图 3.2.3-3a，图 3.2.3-5）。

3 手术技术

承载牵张力的骨折，如果活动，骨折就有移位的风险。如屈膝时的髌骨，或冈上肌收缩时的肱骨大结节。通过在髌骨前方使用"8"字或简单的环扎钢丝固定，并在髌骨上下极肌腱止点处获得良好把持，营造完美的张力带力学机制，来实现动态负

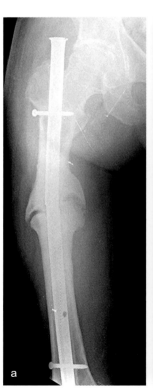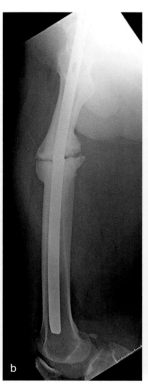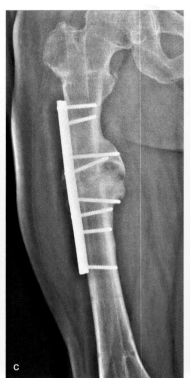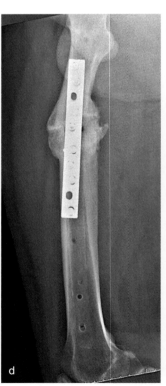

图 3.2.3-4 股骨不愈合经髓内钉固定术后仍不愈合，钢板发挥张力带作用的临床实例。
a-b 有症状的骨折不愈合，髓内钉断裂——注意骨折部位肥大区域。
c-d 取出髓内钉，股骨外侧或凸侧应用张力带钢板，没有植骨，鼓励负重，最终骨愈合。

载下对骨折端的持续加压（图 / 动画 3.2.3-6），直径 1.0 mm 或 1.2 mm 钢丝应尽可能贴近骨面。用大号的针引导直接穿入肌腱附着处（图 3.2.3-3a）。空心螺钉也可用于髌骨张力带钢丝固定。此时，这两枚空心螺钉提供骨折块间加压，并作为张力带的垂直臂的骨间通道（图 3.2.3-7）。

在尺骨鹰嘴骨折，张力带钢丝可以穿过尺骨近端 2 mm 的钻孔进行固定（图 3.2.3-3b），而在肱骨近端或内踝，可用螺钉头作为钢丝锚着装置（图 3.2.3-3c-d）。按照张力带原则使用钢板或外固定架

时，必须置于骨的张力侧，或者畸形、不愈合的骨的凸侧（图 3.2.3-4）。

以下是张力带固定不可缺少的先决条件：
· 骨折类型或骨质能承受压力。
· 张力带的对侧有完整的骨皮质支撑。
· 固定装置能承受张力。

传统上使用不锈钢丝进行张力带固定；编织的金属线缆因其强度和容易收紧也已普遍使用；不可

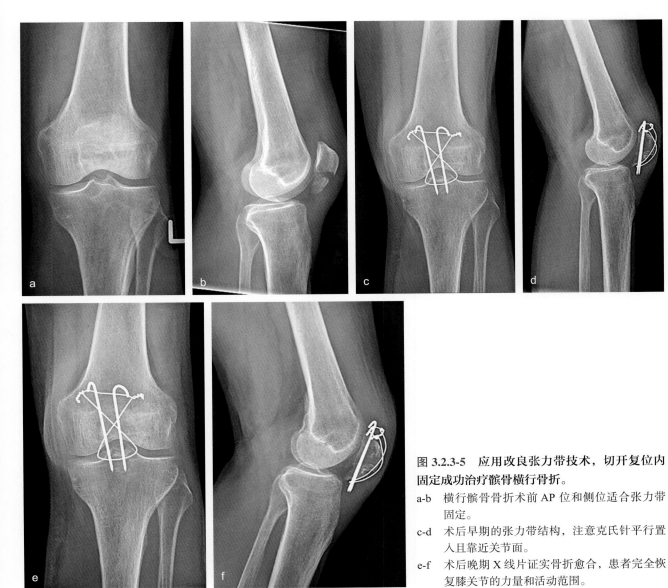

图 3.2.3-5 应用改良张力带技术，切开复位内固定成功治疗髌骨横行骨折。
a-b 横行髌骨骨折术前 AP 位和侧位适合张力带固定。
c-d 术后早期的张力带结构，注意克氏针平行置入且靠近关节面。
e-f 术后晚期 X 线片证实骨折愈合，患者完全恢复膝关节的力量和活动范围。

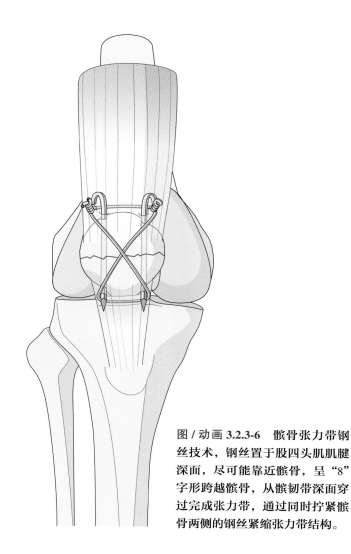

图/动画 3.2.3-6　髌骨张力带钢丝技术，钢丝置于股四头肌肌腱深面，尽可能靠近髌骨，呈"8"字形跨越髌骨，从髌韧带深面穿过完成张力带，通过同时拧紧髌骨两侧的钢丝紧缩张力带结构。

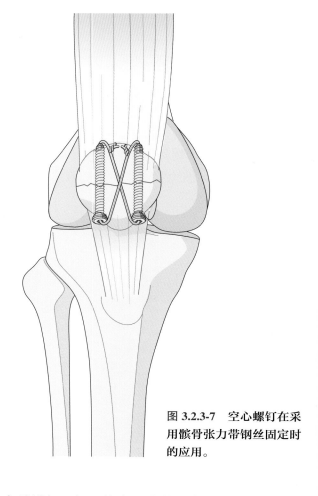

图 3.2.3-7　空心螺钉在采用髌骨张力带钢丝固定时的应用。

吸收编织多股缝线的应用也有相关研究，发现其力学强度相当于 1.25 mm 直径的不锈钢丝，有相似的愈合率和较少的内植物并发症 [3, 4]。生物可降解材料也获得成功应用，可降低内植物引起的疼痛并发症，降低内植物取出的需求 [5]。然而，生物可降解材料可引起类似感染的急性软组织炎症反应。

4　陷阱和并发症

最常见的并发症是克氏针松动、内植物凸起、内植物失效、早期骨折移位 [6-8]。

张力之下的钢丝是很坚强的。不过，如果屈曲力量增加，钢丝将会因疲劳而断裂。疲劳失效的原理也适用于钢板。

张力带钢丝治疗髌骨骨折时，早期骨折移位的原因主要包括：克氏针非平行置入；没掌握张力带钢丝技术；环扎钢丝离骨头太远以致不能获得坚强的固定 [9, 10]。这些因素导致膝关节早期活动时骨折发生移位。髌骨固定时，防止克氏针"退出"的办法是将近端克氏针的尾部向后弯曲，然后敲入髌骨近端骨皮质。

通过空心螺钉进行张力带钢丝固定已经显示出多个比改良的张力带固定技术优越之处，包括：骨折间隙减少，内植物失效的载荷加大，内植物移出率降低 [9, 11]。

在对简单的骨干骨折进行钢板固定时，假如对侧皮质能够抵抗压力，钢板应置于骨的张力侧（图3.2.3-2c-d）。当钢板对侧骨皮质粉碎时，钢板遭受反复弯曲的应力；如果骨折不迅速愈合，将不可避免地导致钢板断裂。可能需要早期植骨，形成足够的强度以抵抗沿着钢板对侧的皮质压应力。

参考文献

1. **Pauwels F.** *Biomechanics of the Locomotor Apparatus*. 1st ed. Berlin Heidelberg New York: Springer-Verlag; 1980.

2. **Stoffel K, Klaue K, Perren SM.** Functional load of plates in fracture fixation in vivo and its correlate in bone healing. *Injury*. 2000 May;31 Suppl 2:S-37–50.

3. **Patel VR, Parks BG, Wang Y, et al.** Fixation of patella fractures with braided polyester suture: a biomechanical study. *Injury*. 2000 Jan;31(1):1–6.

4. **Chen C, Huang H, Wu T, et al.** Transosseous suturing of patellar fractures with braided polyester: a prospective cohort with a matched historical control study. *Injury*. 2013 Oct;44(10):1309–1313.

5. **Chen A, Hou C, Bao J, et al.** Comparison of biodegradable and metallic tension-band fixation for patella fractures: 38 patients followed for 2 years. *Acta Orthop Scand*. 1998 Feb;69(1):39–42.

6. **Hung L, Chan K, Chow Y, et al.** Fractured patella: operative treatment using the tension band principle. *Injury*. 1985 Mar; 16(5):343–347.

7. **Kumar G, Mereddy PK, Hakkalamani S, et al.** Implant removal following surgical stabilization of patella fracture. *Orthopedics*. 2010 May;33(5).

8. **Smith S, Cramer K, Karges D, et al.** Early complications in the operative treatment of patella fractures. *J Orthop Trauma*. 1997 Apr;11(3):183–187.

9. **Carpenter J, Kasman R, Patel N, et al.** Biomechanical evaluation of current patella fracture fixation techniques. *J. Orthop Trauma*. 1997 Jul; 11(5):351–356.

10. **Schneider M, Nowak T, Bastian L, et al.** Tension band wiring in olecranon fractures: the myth of technical simplicity and osteosynthetical perfection. *Int Orthop*. 2014 Apr; 38(4):847–855.

11. **Hoshino C, Tran W, Tiberi III J, et al.** Complications following tension-band fixation of patellar fractures with cannulated screws compared with Kirschner wires. *J Bone Joint Surg*. 2013 Apr 3;95(7):653–659.

致谢 · 在此对 David Hak、Steven Sylvester 和 Rena Stewart 对本书第 2 版这一部分所做的贡献表示感谢。

第 **3** 章 | 相对稳定固定技术
Techniques of relative stability

第 **1** 节 | 髓内钉
Intramedullary nailing

吕刚 译

1 髓内钉类型

髓内钉治疗股骨、胫骨和肱骨等骨干骨折等是公认的标准治疗方法。髓内钉有如下明显优势：骨折部位不切开暴露，采用间接复位固定，沿骨干的机械负荷的轴线插入内植物，内植物和骨骼有广泛的接触面，可允许早期负重。自第二次世界大战中 Küntscher 开创性地应用髓内钉以后，其设计和应用得到了迅速的发展。

1.1 经典 Küntscher 针（紧密接触，扩髓，不锁定）

Küntscher 针是一种直的、截面开放的针，具有纵行槽沟，没有锁定孔。其应用仅限于相对简单的中段骨折，因为其稳定性来源于弹性内植物和硬骨之间的紧密接触（髓内钉原理）（视频 3.3.1-1，视频 3.3.1-2）。扩髓可以增加髓内钉和骨之间的接触面积，并允许插入直径更大的髓内钉，因此扩大了髓内钉对复杂骨折和骨干远、近端骨折的使用范围。

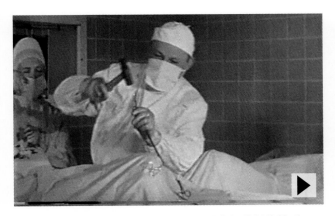

视频 **3.3.1-1** 20 世纪中叶 Küntscher 髓内钉的操作情形。

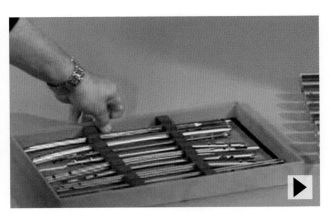

视频 **3.3.1-2** 髓内骨折固定的钉子类型和机械力学。

然而，扩髓过程本身，尤其是过度扩髓，具有一些固有的生物学缺点。这些包括髓腔内压力和温度有相当大的升高，增加发生骨坏死和感染的风险。在过去，由于这些缺点的存在，限制了扩髓髓内钉在仅有轻微软组织损伤的骨折中的应用。

1.2 通用髓内钉（紧密接触，扩髓，锁定）

Grosse 和 Kempf 在髓内钉中加入了交锁螺钉，增加了髓内钉的力学稳定性。它把髓内钉的适应证扩大到包括更近端或更远端的骨折，以及较复杂不稳定的骨折。然而，如果骨折在更近端或更远端或更加复杂，固定的稳定性主要依赖交锁螺钉而较少依赖钉与髓腔的压配。由于交锁螺钉可以控制短缩，使得骨的长度仍可得到有效维持。但是管状通用髓内钉的纵行槽沟降低了固定的旋转稳定性，可能会导致旋转不稳定。这在小直径的髓内钉尤为明显。

1.3 既不扩髓也不锁定的髓内钉

欧洲和北美的一些医院使用实心、小直径髓内钉治疗伴有严重软组织损伤的骨干骨折，髓内钉插入时没有扩髓，结果最终发生了松动。由于这些内植物（Ender、Lottes 和 Rush 针）很细，其远近端不能锁定，因此会出现纵向和旋转不稳定，尤其是对于复杂骨折。因此，其主要缺点是经常需要附加外固定，如石膏管型。

1.4 不扩髓但强制锁定的髓内钉（非扩髓的实心或空心钉）

小直径髓内钉又能锁定是非常需要的。由于没有纵向槽沟，使内植物抗扭转的强度明显增强，同时使其适应髓腔形状的能力降低。如果进针点位置选择不佳，或者髓腔的形状和半径与髓内钉不一致，就很难达到合适的固定。在股骨使用小直径髓内钉（如9 mm），髓内钉的材料强度必须得到增强，以便做到尽可能地降低内植物失效的风险。这

两个要求（低刚度和高疲劳强度）可以通过从不锈钢到钛合金的材料变化来得到满足。钛钉在骨折后12周时似乎对骨折强度、骨矿化和骨折愈合有正面作用[1]。高强度髓内钉可以使用4.2/4.9 mm的大直径交锁螺钉。横截面为实心的髓内钉其抗折弯强度不会明显增加，但它却有生物学优点。动物实验结果表明，与内有死腔的管状髓内钉相比，实心髓内钉的感染率相对较低[2]。除此之外，空心髓内钉允许使用导针，这可使髓内钉的插入更为容易。

1.5 角稳定锁定系统（ASLS）

带有标准锁定选择的髓内钉在长骨干骨折中可提供足够的稳定性。然而，在干骺端和多段骨折中，髓腔直径变宽和骨折形态改变可能引起超近端或超远端骨折复位和固定的问题，因为在宽的髓腔中内植物不能获得足够摩擦力。畸形愈合和（或）骨不连是常见的。三维设计使得近端和远端锁定得到改进，从而将髓内钉的适应证扩展到股骨、胫骨和肱骨等干骺端，甚至是简单的关节内骨折[3]。这些内植物是空心的，仪器是模块化的。成角稳定锁定螺钉有效地减少了主要骨折块间的相对移位。角度稳定性由锁定螺钉和钉子之间的机械耦合产生。这可以通过卡住锁定螺钉或通过在 ASLS 钉的锁定孔中置入可吸收衬套来实现[4]。

2 髓内钉的病理生理学

2.1 扩髓髓内钉

2.1.1 局部变化

扩髓会造成内侧皮质血供的破坏，动物实验显示这种破坏在8~12周内是可逆的[5]。扩髓程度与皮质血流减少程度有直接关系。扩髓还会产生热量，并可能导致热性骨坏死。临床上不宜使用大号扩髓器和钝型扩髓器。创伤和扩髓后头几周血供减少以及骨热损伤可能增加感染风险，尤其是在开放

性胫骨骨折中。由于股骨具有良好的软组织包绕，所以股骨干骨折多为闭合性，很少为开放性，因而使用髓内钉治疗较胫骨骨折简单且危险性也小。对于 Gustilo Ⅰ 型和 Gustilo Ⅱ 型的股骨开放性骨折使用扩髓的髓内钉治疗，其感染率为 1%~2%，而在开放性骨折合并广泛软组织损伤（Gustilo Ⅲ 型）中，其感染率为 4%~5%。

扩髓有一些生物学上的优点，因为它通过以下方式增强骨愈合过程。

- 增加邻近软组织的灌注和氧供。
- 扩髓碎屑具有成骨和骨诱导特性。
- 骨碎屑局部"自体移植"到骨折部位刺激成骨。
- 生长因子的系统性释放。
- 允许插入直径更大（机械上更稳定）的髓内钉。

临床研究表明[7]，扩髓髓内钉在闭合性骨折患者中可能有益处，而在开放性骨折的使用中仍不确定。

2.1.2 全身变化

髓内扩髓的全身变化包括肺栓塞，体液系统、神经系统、免疫系统和炎性反应以及与体温相关的凝血系统的变化。髓内压力超过血压舒张压可导致髓腔内容物外渗到静脉血管系统（脂肪栓塞）。经食管超声心动图（TEE）显示血栓进入肺循环。肺栓塞可引起机械性血管阻塞。全身释放的脂肪酸和骨碎片还可引起肺内血管的血管炎。释放炎症介质，如血栓素、血清素和前列腺素，可引起支气管痉挛和血管收缩。由于肺内分流系统，脂肪栓塞也可进入全身循环，引起脑栓塞。

进入髓腔的任何装置（尖钻、导针、扩髓器、髓内钉）都会起到一个活塞作用，迫使髓腔内容物通过骨折间隙进入邻近的软组织和静脉系统。多发创伤伴胸部损伤患者尤其危险，因为肺对创伤后的任何额外刺激都非常敏感。

扩髓时股骨远端开孔通气髓内压可减少 50%~90%。

然而，这种技术的临床疗效尚未在前瞻性随机试验中得到证实。

一些学者对所有严重创伤的患者均建议使用扩髓髓内钉，而另一些则担心扩髓髓内钉在多发创伤患者会造成肺部损害[9]。二者之间的争论现在还在进行中。最近的临床研究发现[10]，扩髓和非扩髓股骨髓内钉的肺栓塞发生率相似，肺部病理反应无显著差异，建议手术时机延迟到患者伤后完全苏醒（早期适当护理）。扩髓股骨髓内钉与钢板内固定治疗多发伤合并颅脑损伤的疗效比较表明，髓内钉不会增加神经系统并发症的发生率[11]。

2.1.3 扩髓、冲洗和吸引

为了减少扩髓过程中全身脂肪的释放，研发了扩髓、冲洗、吸引（RIA）系统。扩髓过程中的冲洗降低了骨髓的黏度并将髓内容物吸走[12]。与常规扩髓相比，使用 RIA 技术的扩髓降低了最大扩髓温度，并使扩髓时髓内压力的持续增加更少[8]。在猪股骨中使用 RIA 技术扩髓与常规扩髓相比，猪股骨的脂肪栓塞明显减少[12]，但仍高于外固定组。RIA 能否减少多发伤患者股骨骨折髓内钉内固定术中的全身并发症仍需进一步研究。

扩髓、冲洗和吸引技术也适用于病理性骨折的髓内钉固定和急慢性骨髓炎患者的清创。RIA 的另一个应用是将扩髓冲洗液抽吸出来，通过过滤器滤过后用于外科手术，例如骨缺损和骨不连的治疗。已经有文献报道，与取髂骨植骨相比，二者愈合率类似，但此技术能明显降低取骨部位的疼痛感[13]。然而，取骨部位的内皮质广泛变薄（>2 mm）可能是供区术后发生骨折的危险因素，手术和麻醉团队都必须意识到这种处置法可能导致相当大的失血。

2.2 非扩髓髓内钉

小直径髓内钉可以不扩髓使用。其优点是产热少。虽然插入细钉也会破坏髓内血供，但程度较轻。它也较少导致骨坏死。骨坏死是术后发生感染的危险因素之一。然而，非扩髓髓内钉与扩髓髓内钉相比，其明显的临床优势尚未得到证实。

Meta 分析比较了扩髓与非扩髓髓内钉治疗闭合性胫骨骨折的疗效，结果显示扩髓钉组骨不连、螺钉断裂和内植物更换的风险显著降低[14]。扩髓髓内钉治疗闭合性骨折似乎有更高的骨折愈合率[7, 8]。

2.3 股骨髓内钉的研究现状

2.3.1 单一的股骨干骨折

两种髓内钉固定方法（扩髓和不扩髓）的栓塞发生率相似。一项前瞻性随机临床研究发现[15]，非扩髓或扩髓股骨髓内钉治疗的患者在肺部的生理反应或临床结局方面没有显著性差异。

其他临床研究已经证明，扩髓的股骨髓内钉相较于非扩髓的具有显著的益处。在一项多中心、前瞻性、随机试验中[16]，非扩髓的股骨干骨折髓内钉与扩髓的髓内钉相比，骨不连的发生率明显更高。此外，扩髓可加快骨折愈合速度，降低骨折延迟愈合率。

股骨扩髓髓内钉固定仍然是治疗单一股骨骨折的金标准。

2.3.2 多发创伤患者的股骨干骨折

对多发伤患者，尤其是当合并胸部创伤时，扩髓型股骨髓内钉可引起肺功能显著紊乱。使用非扩髓的股骨髓内钉只能降低但不能完全去除肺部并发症发生的风险。除了造成肺部损伤后果外，在临床和实验研究中还有人报道，应用扩髓和非扩髓的股骨髓内钉都会对全身凝血系统和炎症反应有影响，表现在白介素 -6 和 C 反应蛋白水平升高[17]。在对 315 例股骨骨折合并多发伤的患者进行的研究中，在使用扩髓和非扩髓股骨髓内钉治疗后 24 小时内，急性呼吸窘迫综合征（ARDS）发生率无明显差异[18]。

在多发伤患者中，为了减轻手术治疗产生的病理性伤害，现在已经开始从早期全面处理（ETC）向创伤控制手术（DCO）转变。创伤控制手术一期对股骨干骨折进行外固定架固定，二期改为髓内钉固定[19]。这一理念被认为是可行的方案。在多发创伤患者，尤其是那些有头部、胸部合并损伤，或创伤严重评分（ISS）非常高的患者，先进行骨折临时固定[17, 20]。

针对钝性损伤的多发伤患者，一期选择髓内钉作为最终治疗会显著加重患者的应激反应。治疗原则包括根据患者的生理反应进行充足的复苏，重建的时机要恰当。

在对 1 442 例骨盆、脊柱和（或）股骨干骨折患者的回顾性研究中，Vallier 等[10] 描述了需要延迟固定骨折的临床情况。胸部损伤被认为是肺部并发症的最重要预测因素。作者强调了术前应充分复苏和纠正酸中毒的重要性。他们建议在复苏后 36 小时内对不稳定的中轴骨和长骨骨折进行早期固定。乳酸盐 <4.0 mmol/L，pH>7.25 和 BE>5.5 mmol/L 是进行骨折固定的指标。

Pape 等[21] 描述了创伤后免疫功能障碍和内皮损伤的发展相关的 4 个病理生理学反应阶段。他们建议评估所有多发钝性创伤和长骨骨折患者的失血性休克、低温、凝血系统和软组织损伤情况。生命体征不稳定患者（相对于稳定或临界患者）的临床指标包括血压 <90 mmHg、体温 <33 ℃、血小板 $<9 \times 10^{10}$/L 和显著软组织损伤（严重肢体损伤、挤压性损伤、严重骨盆骨折、AIS>2 的胸部和腹部损伤）。

即使初始损伤（"第一次撞击"）是中等程度的，由不适当时机的外科手术引起的"第二次撞击"也可能加重损伤的总量，并可能导致发病率和死亡率的增加[9]。Pape 等[21] 建议将患者分为 4 类（稳定、边缘、不稳定、极度危险），并相应地调整治疗方法。对于不稳定或者处于极度危险的患者，建议进行创伤控制手术，包括快速外固定架固定长骨骨折，然后进行早期二次固定骨折，一般在 5~7 天内。

对于延迟进行确定性治疗的骨折患者（>2 周），或者是存在钉道感染，将临时外固定更换为髓内钉应有 2~3 天的无固定器间隔（钉子假期）[19]，在此期间应给患者做骨牵引以降低感染风险。

2.4 胫骨髓内钉的研究现状

对绝大多数不稳定型胫骨骨折，可以选择髓内钉进行治疗。由于胫骨的静脉回流系统没有股骨那么广泛，胫骨骨折后髓腔内容物内渗入血和肺栓塞的发生率明显低于股骨干骨折（胫骨 19%，股骨 78%）。

用扩髓髓内钉治疗闭合性胫骨骨折的结果是骨折愈合时间更短，又不增加术后并发症[22]。此外，据报道，与扩髓髓内钉相比，非扩髓髓内钉有更高的畸形愈合发生率[22]。在 Gusitilo I ～ III A 型开放性胫骨骨折，为了固定胫骨而进行扩髓并不增加并发症的风险[22]。

SPRINT 盲法随机研究比较了 1 319 例成人开放性和闭合性胫骨骨折扩髓和非扩髓髓内钉治疗的愈合率和并发症[7]。结果表明，在闭合性骨折中，扩髓钉可能有优势，螺钉断裂较少；而在开放性骨折患者中，两种方法之间没有显著差异。两组因为感染而再次手术率无显著性差异[7]。

2.5 小结

髓内钉治疗股骨干骨折的全身影响似乎明显高于胫骨骨折。有很好的证据表明，扩髓股骨髓内钉是治疗单一的股骨干骨折的首选方法。对于多发伤患者，在打钉前进行充分复苏至关重要。不应在临终患者身上进行早期股骨确定性髓内固定，也不应在复苏没有反应，继续存在未纠正的酸中毒、凝血障碍或严重低温的患者中进行。首选的方法是用临时外固定进行创伤控制手术。

胫骨骨折的稳定性主要受局部软组织因素的影响。对于闭合性胫骨骨折，扩髓髓内钉是首选方法。对于开放性骨折，选择何种方法仍有争议。

3 内植物应用

3.1 股骨

股骨通用髓内钉是弯曲、开槽的不锈钢制髓内钉，现在在世界很多地区仍广泛使用。近端有静力和动力锁定孔，远端有两个静力锁定孔。用于股骨的简化通用钉（SUN）是不开槽、管状的通用髓内钉。这些钉是为无影像增强器的医院设计的。它有简单的机械锚准装置，交锁可以不用透视引导。

非扩髓型股骨钉是一种实心的钛制髓内钉，近端有多种锁定选择（静力、动力、螺旋刃、针外锁定）。髓内钉是弯的，要求在髓腔的延长线上进钉。空心股骨髓内钉允许沿着导针插入。梨状肌窝的进钉点因技术要求高而受到批评，可能会危及股骨头的血液供应。这促使顺行股骨髓内钉的发明，该髓内钉的近侧有一弯曲，允许从大转子顶点进针。股骨外侧髓内钉具有比大转子尖端更外侧的起始点。更外侧的起始点便于插入髓内钉。髓内钉被设计成螺旋状，在插入过程中旋转大约 90°。标准和重建锁定选择为骨干、转子下及节段性骨折提供了稳定性。青少年股骨髓内钉用于髓腔直径较小的身材矮小的（青少年）患者。

股骨远端髓内钉特别设计用于逆行插入。近端锁定在长钉的前面进行，而短钉则从外侧到内侧进行。作为专家型髓内钉系统的一部分，专家型逆行/顺行股骨髓内钉可以顺行置钉，也可以逆行使用。它是空心的，可以选择使用螺旋刃。

对股骨近端骨折（股骨转子下骨折或股骨转子间骨折），可以使用髓内钉－螺钉相结合的固定物，依据指征有不同的型号。早期的股骨近端髓内钉近端有两个直径不同、相互平行的股骨头钉，主要用于美国以外的其他地区，在美国股骨转子间髓内钉更常用。股骨转子髓内钉在股骨头 / 股骨颈区域有两个螺旋刃，以增加旋转稳定性。这一设计现在已整合到股骨近端髓内钉中，出现股骨近端抗旋转髓内钉。股骨近端抗旋转钉和股骨近端较小尺寸的股骨转子推进钉都可以与螺旋刃或头颈部螺钉一起使用。螺旋刃或螺钉尖端的孔用于骨水泥增强，其目的在于通过增加内植物与骨表面的接触面积来降低骨质疏松骨内固定的失败率。

每个特定的髓内钉都有其特定的进钉点。每个特定的进钉点都有优点和潜在的并发症。梨状肌进钉点与股骨髓腔的轴线共线，适用于在 AP 平面是直的髓内钉（例如，不扩髓的股骨髓内钉）。梨状肌进钉的髓内钉能更好地预防内翻畸形并提供优良的稳定性，尤其是转子下骨折。偶尔出现梨状肌窝进钉并发股骨颈骨折。对于年轻的股骨近端生长板未闭的患者，要考虑到术中旋股内侧动脉损伤导致缺血性坏死的潜在风险 [23]。

具外侧弯曲的髓内钉具有更加外侧的入点，通常在大转子的顶端或刚好在大转子顶端的外侧面。通过外侧进钉点插入髓内钉在机械上是稳定的，在技术上更容易操作，并且对肌肉和血管结构损伤更少 [24]。

由于外侧骨皮质比较软，用于从转子顶点插入髓内钉的扩髓器有使进钉点的中心外移的趋势。这样，髓内钉插入时可能导致内翻畸形。用这些髓内钉治疗转子下骨折必须慎重。

在前瞻性随机试验中 [25]，Stannard 等对从梨状肌窝和大转子顶点进钉治疗股骨干骨折的功能结果进行了比较。在 6 个月时，大转子顶点进钉组获得较好的结果，但在 1 年时两组功能相等。两组疼痛评分值相同 [25]。从技术角度看，大转子顶点进钉组，手术时间和透视时间明显缩短，切口长度更小，说明经大转子顶点进钉是一种较简单的手术方法。

3.2 胫骨

胫骨通用髓内钉是开槽的管状不锈钢制髓内钉，现在世界很多地区仍在广泛应用。近端有静力和动力锁钉孔，远端有两个静力锁钉孔。胫骨的 SUN 钉是不开槽、空心通用髓内钉。SUN 钉和 SIGN 钉是为没有影像增强器的医院设计的，它具有简单的机械瞄准装置，可以不用透视辅助而进行交锁。非扩髓胫骨钉是钛制实心髓内钉，近端有多种锁定选项，包括斜行、动力和静力型。其中胫骨空心髓内钉可以使用导针。专家型胫骨髓内钉系统有额外的 3D 形近端和远端增强的锁钉选项，使之适合于近侧或远侧干骺端骨折以及节段性骨折的固定。

3.3 肱骨

非扩髓型肱骨髓内钉为交锁髓内钉，最细的型号直径为 6.9 mm，使用螺旋刃打入肱骨头。髓内钉近端弯曲允许顺行或逆行插入。肱骨近端髓内钉是短的非扩髓肱骨髓内钉，专门用于肱骨近端骨折。专家型肱骨髓内钉为空心髓内钉，可以顺行置针，也可以逆行使用。新的肱骨多维锁定髓内钉长短两种型号都具有实现三维稳定交锁的可能性，并可选择插入辅助螺钉（钉中钉技术）以增强近端固定的稳定性。该髓内钉既适用于简单的 A 型骨折，也适用于复杂的 B 型骨折和 C 型骨折 [26]。由于内植物是直的，沿着肱骨的轴线插入，除了 4 个交锁螺钉之外，髓内钉近端起第 5 固定点的作用。长钉允许适度加压，适用于骨干和节段骨折的固定。

3.4 前臂

前臂骨干骨折的髓内固定限于使用钛制弹性髓内钉。在成人，这只有很少使用的指征，因为它不能控制旋转。前臂锁定髓内钉系统正在研发中。短尺骨鹰嘴髓内钉主要用于经鹰嘴截骨的手术固定，也可用于尺骨近端的简单关节内骨折。

3.5 锁骨

简单类型的锁骨中段骨折，弹性稳定髓内钉是一种替代钢板固定的方法。从内侧到外侧插入直径为 2.0~3.0 mm 的弹性钛制髓内钉。经闭合或小切口的方式实现骨折的复位。弹性稳定髓内钉在粉碎性骨折中的应用仍存在争议，因为该技术可能存在一些并发症，如缩短、重叠和刺破皮肤等[27]。

3.6 外踝

交锁钉结合下胫腓螺钉已经被开发用于骨质疏松性或粉碎性外踝骨折的固定（参阅第 6 篇第 9 章）。

4 通用技术

4.1 术前计划与管理

4.1.1 患者体位

股骨髓内钉手术患者可以躺牵引床或标准透视床，用或不用股骨牵开器。置钉可以在侧卧位或仰卧位进行。牵引床可以在整个手术过程中维持复位，对放置扩髓髓内钉有帮助。这在很大程度上取决于个人经验和喜好以及手术室环境。对于非扩髓型髓内钉，只需要在将髓内钉从近端骨折块穿入远端骨折块这一较短时间内维持准确定位。但是对于扩髓型髓内钉，需要在每次扩髓以及最终置入髓内钉时都要维持骨折的复位。对有同侧（或）双侧胫骨和（或）股骨骨折的多发创伤患者，可以在常规手术台上进行手术，而不必更换患者体位和无菌手术单。这会更为安全和快捷。当双腿同时铺单时，术中控制旋转力线更容易。

4.1.2 多肢体骨折的固定顺序

闭合性骨折治疗的推荐顺序为：

- 股骨。
- 胫骨。
- 骨盆或脊柱。
- 上肢。

作为这一顺序的备选，又有了固定同侧和（或）双侧下肢骨折的固定方法。在下肢多发骨折中，根据患者的病情（骨折稳定、临界稳定、不稳定、极端不稳定）标准化的固定方案有助于确定固定的顺序和方法。最近的髓内固定技术不再基于手术台，而是宁愿临时用牵开器或手法牵引。这样就可以通过一次性摆放体位和铺单完成多发骨折的固定。

4.1.3 内植物的正确选择

术前髓内钉长度的选择

通常都推荐在髓内钉手术术前计划时使用模板。模板的准确性取决于 X 线放大率。但是，目前没有针对长骨的广为接受的标准，放大率范围为 10%~20%。因此，目前使用的模板对选择正确的髓内钉长度非常不可信。内植物的选择应基于对侧正常骨骼的 X 线、术中临床测量、应用不透明标尺的透视测量。临床与健侧比较是另一个可靠的选择，但这需要对健侧肢体进行单独铺单。

术中用特制的标尺在 C 臂机的透视下测量所需髓内钉长度是选择内植物的一个准确方法。如果骨骼的近端和远端都置于 X 线球管中央，标尺平行于骨干放置，由透视引起的误差将会降至最小（图 3.3.1-1）。

选择髓内钉长度的另一种方式是使用无菌笔将坐标绘制到皮肤上并用标尺测量。股骨近端标记是大转子的尖端，通过触诊来定位。远端标记是膝关节外侧间隙和（或）髌骨的上缘。对简单骨折，拍张复位后骨折端的透视照片，可以准确测量和选择长度合适的髓内钉。

胫骨近端标记是膝关节内侧和外侧关节间隙；远端标记是足背伸时踝关节的前面。

髓内钉直径的选择

用特制的尺子可以测量内植物的直径（视频

3.3.1-3)。在髓内钉手术中选择其直径的一个窍门是以扩髓钻钻头作为提示。

4.2 髓内钉置入技术

4.2.1 手术入路及进针点的准备

已经为股骨和胫骨设计了戳创切开技术。在这两根骨头，都应该仔细，让切口与髓腔轴线在一条线上，而且不要太靠近骨骼上选定的进针点（图3.3.1-2，图3.3.1-3）。较小的切口可减少失血量以及股骨大转子尖异位骨化的风险。

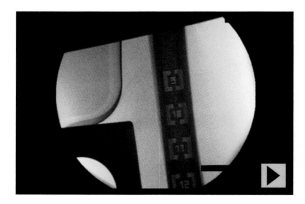

视频 3.3.1-3　在做股骨髓内钉长度和直径的术前计划时采用一种特殊的尺子。

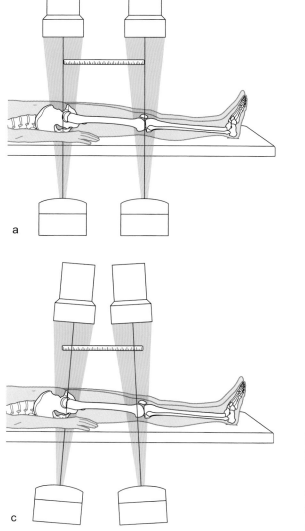

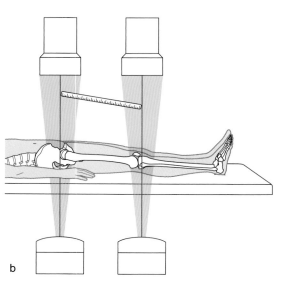

图 3.3.1-1　术中使用透视确定髓内钉长度：可能出现错误的地方。注意这些错误可以同时发生，导致不同类型的错误。

a　患者和 C 臂机的正确位置，标尺应与股骨平行。

b　错误：标尺和股骨不平行，导致测量结果偏长。

c　错误：两次 C 臂透视不平行，导致测量结果偏短。

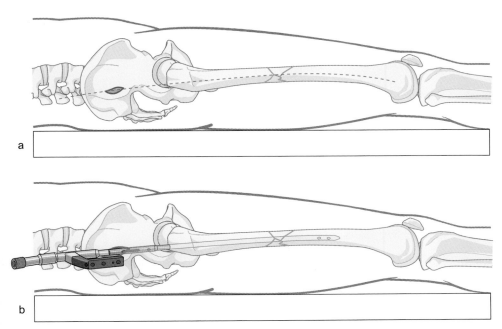

图 3.3.1-2　股骨顺行髓内钉的手术入路。当设计手术切口时，约位于股骨大转子尖近端 10 cm 处，要考虑到股骨的生理前弓，在形成切口之前，使用透视和金属标尺来标记切口比较有帮助，并且使用皮肤标记笔来标记关键解剖标志的位置。

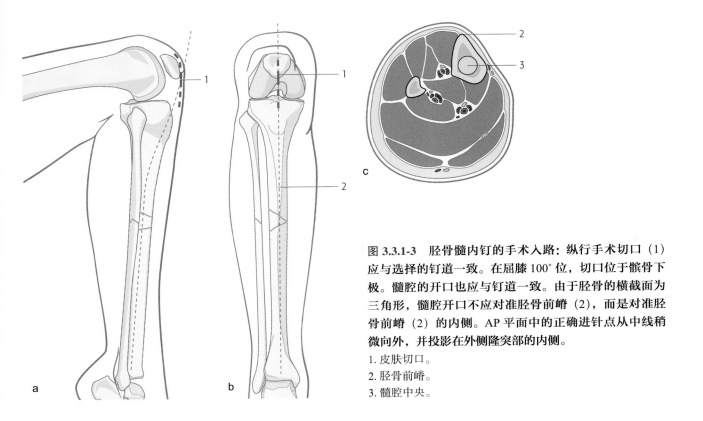

图 3.3.1-3　胫骨髓内钉的手术入路：纵行手术切口（1）应与选择的钉道一致。在屈膝 100° 位，切口位于髌骨下极。髓腔的开口也应与钉道一致。由于胫骨的横截面为三角形，髓腔开口不应对准胫骨前嵴（2），而是对准胫骨前嵴（2）的内侧。AP 平面中的正确进针点从中线稍微向外，并投影在外侧隆突部的内侧。

1. 皮肤切口。
2. 胫骨前嵴。
3. 髓腔中央。

4.2.2 股骨顺行髓内钉入钉点的准备

所有髓内钉固定，入钉点的正确都至关重要。进针点不佳会导致骨折断端对线不良，并可能在置入过程中造成医源性骨折。

在骨头开口之前，手术医生总应该查看进针点的前后位和侧位影像。

在股骨，髋关节屈曲和内收有利于顺行股骨髓内钉固定时接近大转子。这使手术切口的长度减小，对于肥胖患者尤为适用。触摸大转子、股骨外侧髁，如果可能的话，包括股骨干，必要时予以标记。与股骨弧度一致朝近端画一条线。在股骨大转子顶点近侧约 10 cm 处做一 3~5 cm 的戳创，其方向朝向大转子（图 3.3.1-2）。这样就可以允许在内植物的侧面，插入用于触摸的手指（视频 3.3.1-4）。由于髓内钉术后有外展肌无力的记载，所以切口不应太靠后。正确进针点的选择是至关重要的，手术医生必须意识到在正常解剖结构中存在个体差异[28]。入钉点太靠后可能导致复位失败；入钉点太靠前会产生巨大的压力，并可能导致股骨近端爆裂。根据髓内钉的设计，推荐不同的进针点（梨状肌窝、大转子尖等）。在每例患者中都必须考虑这一点（图 3.3.1-4）。

很少有人在第一次尝试时就能在两个平面都将导针放置到完美位置，尤其在股骨。在这些情况下，可以用第 1 根导针作为参照，正确地插入第 2 根导针。多孔导针器是能够将第 2 根导针插入正确校正位置的仪器。用套管保护髋关节外展肌避开用于打开进针点的 3.0 mm 空心钻头。

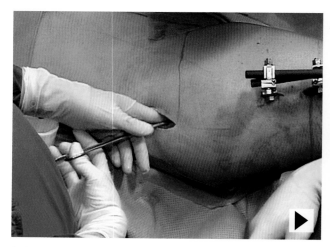

视频 3.3.1-4　进行顺行髓内钉手术入路的视频录像。

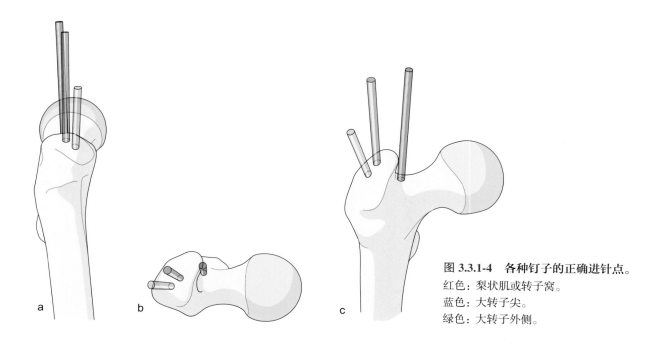

图 3.3.1-4　各种钉子的正确进针点。
红色：梨状肌或转子窝。
蓝色：大转子尖。
绿色：大转子外侧。

4.2.3 股骨逆行髓内钉入钉点的准备

为进行股骨逆行髓内钉固定，屈膝大约 30°。使用透视将导针与股骨干远端髓腔的中线对齐。在这条线上做手术切口，将带保护套袖的克氏针经髌韧带或者在髌韧带内缘插入股骨远端。在侧位像检查克氏针的位置。必须注意不要损伤后交叉韧带的起点。侧视图中的重要标志是 Blumensaat 线，一条代表股骨髁间窝穹顶骨皮质的硬化线。

4.2.4 顺行胫骨髓内钉

膝关节完全屈曲，与髓腔成直线在胫骨上做 15~20 mm 的手术切口。切口从髌骨下极开始，经过髌韧带（或髌韧带内缘），依次将各层切开到骨面（图 3.3.1-3）。用导针的尖端可以容易地找到胫骨近端前缘。

将 4.0 mm 的导针安装在 T 形手柄的通用卡口上，沿胫骨髓腔中央方向将导针穿过骨皮质。用影像增强器正位和侧位透视确认位置。准确的位置很重要（参阅第 6 篇第 8 章第 2 节）。将空心切割器的保护套袖插入手术切口，经过髌韧带直达骨面。用空心髓腔切割器（"奶酪切割器"）切出圆柱形皮质松质骨，可以用作植骨。为了防止对线不良，必须使进针点精确地与髓腔中心成一直线。

经髌韧带入路的替代方法是内侧髌旁入路和髌上入路。髌上入路的优点是可以在半伸直位置进行髓内钉置入，这在胫骨近端骨折和节段性骨折特别有好处（视频 3.3.1-5）。小腿位置稳定和髌韧带的

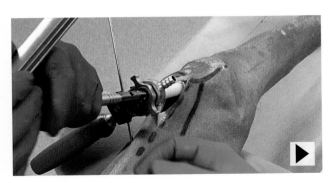

视频 3.3.1-5　顺行胫骨髓内钉的髌上入路。

变形力量较小有利于骨折复位和器械操作。为了避免损伤膝关节的软骨，当器械和内植物通过关节时，必须使用软保护套[29]。

4.2.5 浮膝伤

在计划同时进行股骨逆行和胫骨顺行髓内钉的情况下，髓内钉插入可以通过同一切口进行。在这种情况下，手术医生必须确保切口足够靠近端（靠近髌骨）以允许股骨逆行髓内钉插入。

4.2.6 扩髓技术

对于新鲜骨折，动力扩髓比手动扩髓更方便、更快捷。然而，对于更困难的情况（如髓腔硬化的骨不连），特制的手动扩髓器更安全、更有效。扩髓器的设计和条件（切割凹槽、扩髓器杆部的几何形状和直径、锋利度等）很重要。

扩髓器钝、凹槽浅、轴向作用力强和扩髓器杆部直径粗等都会引起扩髓时压力和温度升高。

已经有人观察到扩髓后发生股骨和胫骨峡部热性坏死的病例。温度升高主要与硬的骨皮质上扩髓的量有关。一些手术医生建议在扩髓时不要使用止血带，在随机试验中表明这是一种可接受的技术[30]。

扩髓过程中使用远端孔排气以减小髓内压力取决于孔的直径。这种方法通常不用于骨折，如果是为了预防病理性骨折而对完整的骨进行扩髓时，则远端通气孔是必要的。

4.3　复位技术

4.3.1　股骨骨折的复位

由于以下原因，股骨骨折比胫骨骨折更难复位。
· 股骨软组织包膜较厚，直接接触骨的机会较少。
· 周围肌肉力量的牵拉。

- 近端的进针点部分隐藏。
- 如果下肢内收，髂胫束有使骨折短缩的趋势。

4.3.2 胫骨的复位

复位新鲜胫骨骨折最有效和轻柔的工具是我们的双手。与股骨不同的是，胫骨的大部分很容易触摸到。由于大多数骨折是中远端的简单 A 型或 B 型骨折，因此适合通过简单的手法牵引置入髓内钉。在髓内钉通过骨折区域时临时矫枉过正有时对斜形骨折是有益和有帮助的。

4.3.3 复位的辅助方法

闭合髓内钉固定新鲜骨折的复位很少会出现问题，但对陈旧性骨折进行髓内钉固定时，复位通常需要额外的工具来克服短缩和控制轴向对线。牵引台对于一些手术医生来说是安全和可重复的，但是一些手术医生更喜欢让肢体自由放置在可透放射线的台上。

利用毛巾吊带和砂带技术是复位主要骨折块的简单、无创和廉价的方法。然而，它们不太精确，并且不适合于调节长度。在胫骨骨折中，最好使用

点状复位钳，因为它们可以经皮或通过开放性伤口应用，而不会带来额外的软组织损伤。

使用临时 Schanz 螺钉是直接接触骨折块的有效方法。这对于股骨骨折或胫骨陈旧性骨折尤其有用。必须遵守 3 项原则：

- 必须尽可能靠近骨折端放置螺钉。
- 近侧骨折端拧入单层皮质，以避免妨碍内植物插入。
- 使用带 T 形手柄的卡盘更容易操作。

必须在下述两个平面控制好骨折复位：

- 冠状面（正位）。
- 矢状面（侧位）。

将 T 形手柄固定到 Schanz 螺钉上并厘清它们相对于彼此的位置关系，可以减少透视的使用。此外，对主要骨折块的触觉控制也可减少辐射暴露的需要（图 3.3.1-5）。

在髓内钉手术延迟伴有肢体短缩的病例，要恢复长度和轴线可能必须使用大的牵开器。此时需要小心，因为单个 Schanz 螺钉在应力作用下容易弯曲或旋转。如果没有牵开器，用管 - 管组合可以起到与牵开器相同的作用（图 3.3.1-6）。特定模块

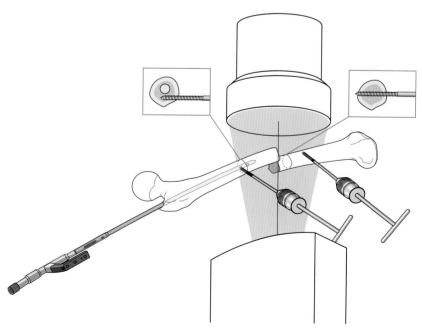

图 3.3.1-5　用 Schanz 螺钉进行复位。在近侧骨折端 Schanz 螺钉拧入单皮质，在远侧骨折端 Schanz 螺钉拧入双皮质。均连接 T 形手柄后，可以在 C 臂控制下进行复位（正位图）。矢状面中的对位是通过感觉骨折块彼此接触而获得的。

化骨折复位框架，包括圆形框架也可使用。

　　干骺端骨折髓内钉固定的对线不良率较高。肌肉牵拉力较强和髓腔较宽，即使进行锁定，骨折固定后也可能出现不稳定。放置在髓内钉附近的螺钉可以防止胫骨和股骨的外移或内移。这些阻挡螺钉，也称为 Poller 螺钉，使干骺端髓腔的宽度减小，迫使髓内钉处于髓腔的中心，也因此增加了内固定的机械稳定性。它们也可用于缩小髓腔的正位直径，以防止冠状面畸形。Poller 螺钉可用于调整对线、增加稳定和复位。螺钉进钉方向应与内植物可能移位的方向垂直（图 3.3.1-7，视频 3.3.1-6）。

　　在胫骨远端或股骨远端的斜行干骺端骨折中，Poller 螺钉有助于稳定，将剪切力转化为压缩力（视频 3.3.1-7）。

　　翻修手术中，Poller 螺钉可有助于防止移位，因为有先前放错位置的髓内钉导致的畸形。新髓内钉有滑入旧钉道的倾向，但是通过仔细放置 Poller 螺钉可以防止（图 3.3.1-8）。同样的技术可用于最初钉的进针点选择不佳的情况，近端骨折块对位不齐：髓内钉必须暂时移除，并且在髓内钉重新插入时放置 Poller 螺钉以阻挡不正确的路径。

　　对于长斜行和螺旋骨折，尤其是股骨转子下骨折，使骨折间隙精确闭合存在难度。置入髓内钉不一定能良好复位。在这种情况下，有限切开复位或经皮钢丝或线缆环扎对骨折复位有益。已经表明，只要骨骼没有失活，一根或两根环扎钢丝都

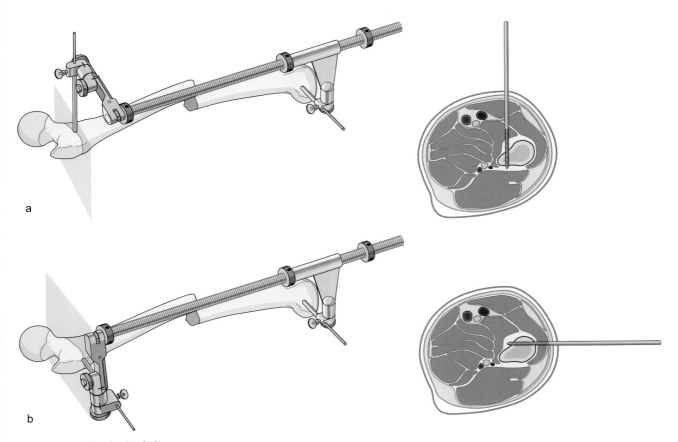

a

b

图 3.3.1-6　使用牵开器复位。
a　大型牵开器的标准应用。前后放置的 Schanz 螺钉在小转子近端，髓腔内侧，内侧皮质的外侧。在横截面中，可以看见该 Schanz 螺钉与股三角内神经血管束间的安全距离。
b　作为替代，两个 Schanz 螺钉都用于外侧。近端 Schanz 螺钉通常会干扰髓内钉的插入手柄，因此必须在完全置入髓内钉之前将牵开器移除。

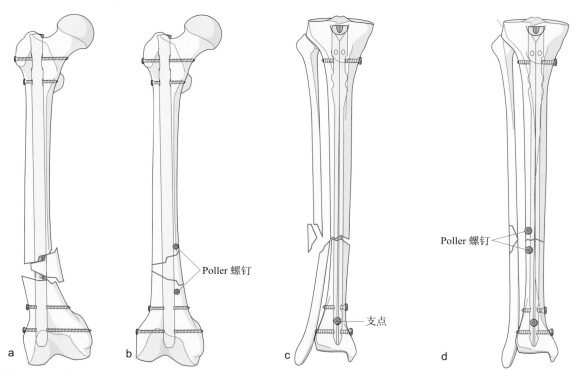

a　　　　　b　　　　　c　　　　　d

图 3.3.1-7　借助 Poller 螺钉可以防止或纠正对线不良，同时增加稳定性。

a　股骨远端骨折的例子。由于髓腔大小与髓内钉直径之间差距巨大，髓内钉可能沿交锁螺钉向侧方移动几毫米，引起内翻或外翻畸形。

b　在插入髓内钉之前放置一个（远侧）或两个（远侧和近侧）Poller 螺钉可防止对线不良并增加稳定性（视频 3.3.1-6）。

c　胫骨远端骨折的例子。尽管有前后位交锁螺钉，倘若远侧骨折端短或骨质差，仍可能发生冠状平面中的移位。前后位拧入的交锁螺钉起支点的作用。

d　闭合复位，在髓内钉插入之前于矢状面拧入 Poller 螺钉，贯穿双层皮质，这样无论单侧或双侧支撑都能预防冠状面成角。

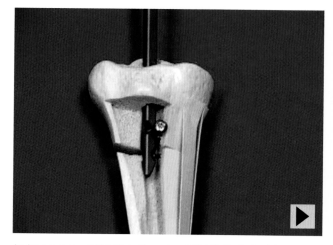

视频 **3.3.1-6**　正确置入的 Poller 螺钉作为支点重新引导髓内钉。

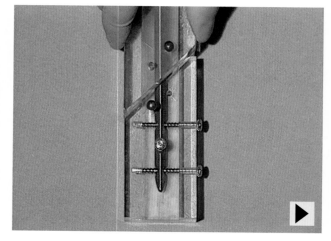

视频 **3.3.1-7**　Poller 螺钉能够用于对线、固定和复位。

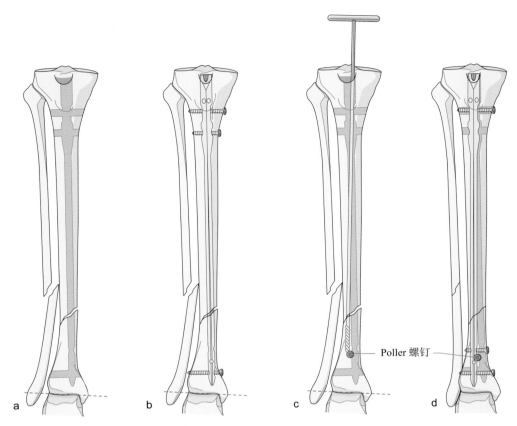

图 3.3.1-8 Poller 螺钉作为骨折复位工具。

a 骨折在外翻位愈合，取出螺钉后发生再骨折。

b 由于原髓内钉的钉道硬化，重新置入的髓内钉会进入原有的钉道，出现同样的畸形。

c 用 Poller 螺钉作复位工具可以解决这个问题：在用手动扩髓器准备新通道的时候，于髓内钉旧通路上安置 Poller 螺钉阻挡它。

d 一旦准备好新的髓内钉通道，就插入新的髓内钉并锁定，而 Poller 螺钉保持在原来的位置上。

是安全的。髓内钉固定之后应保留钢丝以防止再移位。

4.3.4 锁定顺序

对于骨折对位良好、无间隙的简单骨干骨折，锁定顺序并不重要。髓内钉置入过程中推挤远端骨折块可能会导致骨折端分离，引起筋膜室内压明显升高和（或）骨折愈合延迟。如果髓内钉采取静态锁定，负重的应力会直接作用在交锁钉上，最终导致失效。此外还可能发生轴向畸形，这在远端干骺端骨折更为明显。因此现在推荐先行远端锁定，这样就有机会进行回抽操作，减小骨折端间隙并加压（图 3.3.1-9）。如果髓内钉长度选择合适，回抽不会

有问题，否则髓内钉近端会突出。

4.3.5 术中控制骨折对线的技术

长度

先进行远端锁定的一个优点是将远端骨折块固定到髓内钉上，进一步的复位操作可以通过旋钉的手柄进行。对所有 C 型骨折和部分螺旋骨折（A1 型），在完成远端锁定后应通过透视判断骨折复位情况，尤其是长度。

对于股骨骨折，先在透视下将测量装置与股骨头的上缘对齐（图 3.3.1-1），然后将对侧股骨的长度用夹子标记在测量装置上（股骨头 – 股骨外髁）。其后透视手术侧膝关节，通过比较股骨外髁和夹子

的位置关系来判断肢体长度的差异。可以用锤子在两个方向上调整股骨长度（图 3.3.1-10）。虽然临床测量对股骨骨折和胫骨骨折都适用，但在判断胫骨的长度时比判断股骨的长度更加容易。

面对线通常不是问题。一旦钉子穿过骨折断端，骨折端将会保持复位。虽然透视可以检查和测量股骨颈的角度，但判断负重轴线通常比较困难，尤其是在复杂骨折或干骺端骨折。将透视机对准膝关节，用电线技术可以很容易地在术中判断冠状面对线。可以通过电线的投影确定是否存在内外翻畸形（图 3.3.1-11）。通过侧位 X 线检查确定矢状面对线。

轴线排列

对简单的胫骨和股骨中段骨折，冠状面和矢状

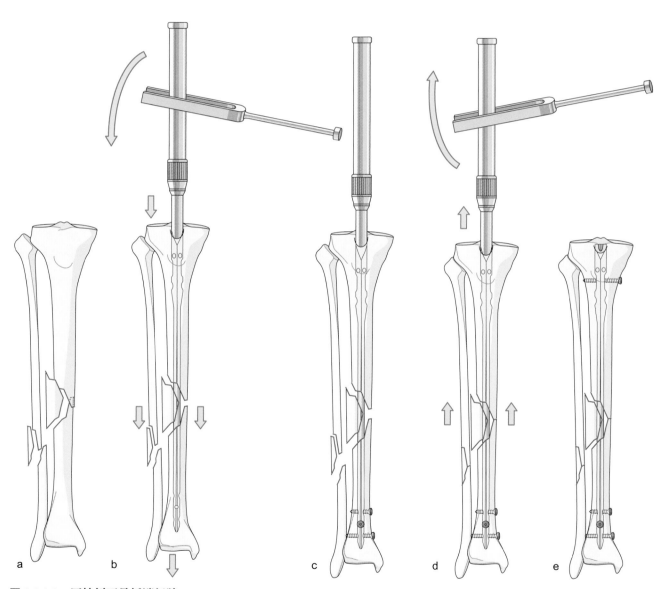

图 3.3.1-9　回抽纠正骨折端间隙。

a-b　置入非扩髓髓内钉常常会导致骨折端分离，这可能会加重骨筋膜室综合征，延迟骨折愈合过程。

c　　先进行远端的 3 枚螺钉锁定（增加强度）。

d　　透视辅助下小心回抽，直到主要骨折块复位或达到术前设计的长度。

e　　根据骨折类型和位置进行近端动力或静力锁定。如果髓内钉向近端突出，则应更换为较短的型号。

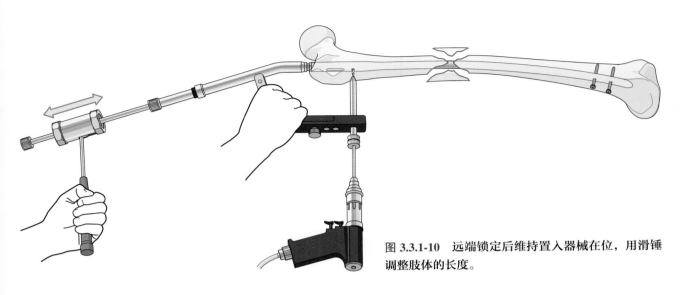

图 3.3.1-10 远端锁定后维持置入器械在位，用滑锤调整肢体的长度。

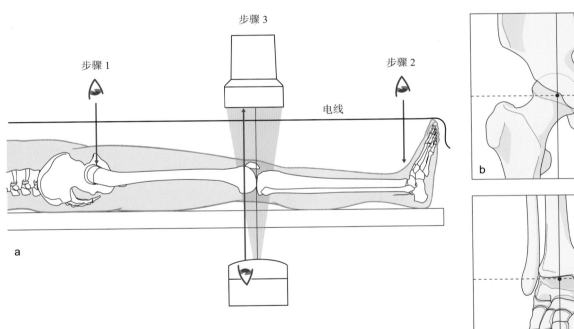

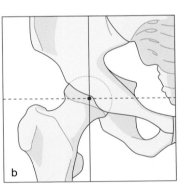

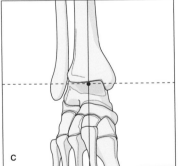

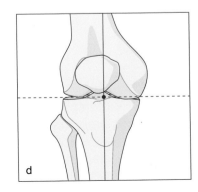

图 3.3.1-11 采用电线技术判断冠状面的对线。

a 膝关节完全伸直，髌骨必须朝前。

b 步骤 1，影像监视射线束严格垂直，股骨头中心位于屏幕中央，用记号笔将股骨头中心标记在患者皮肤上。

c 步骤 2，用同样的方法标记踝关节中心，助手在这两个标记点之间拉紧电灼器的电线。

d 步骤 3，膝关节透视时，电线应走行在膝关节中央。电线的投影偏离膝关节中心说明存在冠状面轴向偏移。

旋转

术中评估股骨骨折和胫骨骨折旋转的方法有几种。临床判断有赖于术中患者的体位和下肢的位置，不是很准确。手术之前，通过屈髋、屈膝 90°确定健侧下肢的旋转程度。手术中用髓内钉固定骨折并临时锁定后，再次检查患侧肢体的旋转程度。为了做到这一点需要将髓内钉置入手柄取下。两侧肢体都铺巾有利于术中旋转的评估。

对于胫骨，应该在膝关节屈曲、足背伸的情况下检查旋转程度。但是，在比较足部位置的时候，足部本身的旋转活动范围和对称性也应该考虑在内。

有几种放射学表现有助于判断股骨的旋转，包括：

- 小转子的形状（图 3.3.1-12）。
- 近端和远端主要骨折块的皮质厚度（骨皮质台阶征）。
- 骨直径的差异。

小转子相对于近端骨干的 X 线外形取决于股骨的旋转。术前要将健侧小转子的形状（髌骨要朝前）进行分析并存储在影像增强器中。

在近端锁定前，可以用 Schanz 螺钉将近端骨折块绕髓内钉旋转（维持髌骨朝前），直到小转子的形状与影像增强器中储存的健侧形状一致。

在外旋畸形的病例，由于被股骨干所遮挡，小转子会变小。在内旋畸形的病例，小转子则会显得大一些（图 3.3.1-12，视频 3.3.1-8）。

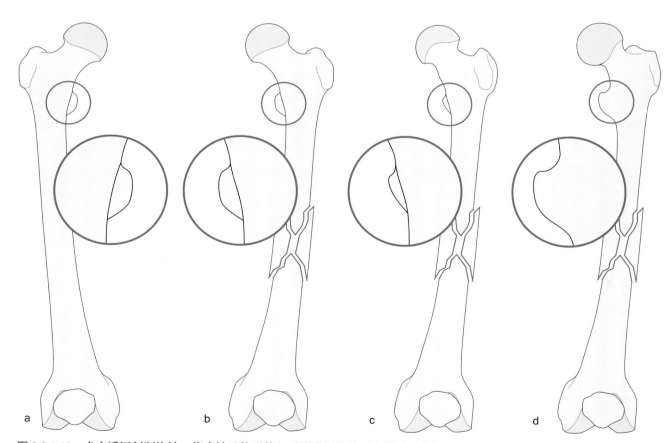

图 3.3.1-12　术中透视判断旋转。将小转子的形状与对侧进行比较（小转子-形状征）。

a　在手术前，将健侧肢体小转子的形状存储在影像增强器中（髌骨朝前）。

b　患侧肢体完成远端锁定后，维持髌骨朝前，旋转近骨折端直到小转子的形状与影像增强器中储存的健侧形状一致。

c　在外旋畸形的病例，由于被股骨干所遮挡，小转子会变小。

d　在内旋畸形的病例，小转子则会显得大一些。

对于横形或短斜形骨折，可以通过远近端主要骨折块骨皮质的厚度来判断旋转对位的情况（骨皮质台阶征）。其可信程度比小转子形状征低（图3.3.1-13）。在简单的骨干骨折，能够用骨折的牙间交错作为旋转正确的线索。如果骨折间隙还存在，它通常由骨折分离或旋转不良所致。

最后，在骨骼直径是椭圆而不是圆形的平面，可以应用骨骼直径征。旋转不良时，远近骨折端的横径显得不一样。这个征象不那么可靠（图3.3.1-13）。

4.3.6 陈旧骨折和骨不愈合病例的复位技术

对陈旧骨折病例，取决于受伤至手术的时间间隔，手术医生要面对下述问题：

- 轴向畸形 [短缩、成角和（或）平移]。
- 旋转畸形。
- 组织长入和早期骨痂形成导致复位困难。
- 骨折端硬化，髓腔封闭。
- 主要骨折块骨质疏松。

上述情况会使髓内钉手术很困难，因为导针、扩髓器和髓内钉容易发生偏斜，亦可沿错误的方向穿出骨皮质。当用牵开器纠正成角畸形时，由于骨折端平移而出现的台阶会很难纠正。

此时，可以按照前文所述使用阻挡螺钉，辅助导引器械和内植物沿设想的方向进入。临时复位钢板也可以是有用的选择。

股骨干骨折髓内钉固定后发生的肥大性骨不连时需要更换更大直径的扩髓髓内钉。通过这种方法增加的稳定性对于达到骨折愈合通常是有效的。更换髓内钉需要静力锁定以获得最大稳定性。术中的加压也可提供额外的稳定性。作为替代可将髓内钉留在原位并用钢板固定增加稳定性，植骨或不植骨 [31]。在股骨外侧放置一块钢板增加旋转稳定性，而由髓内钉维持力线。

4.3.7 对线不良的预防

为避免冠状面和矢状面畸形，在近骨折端选择

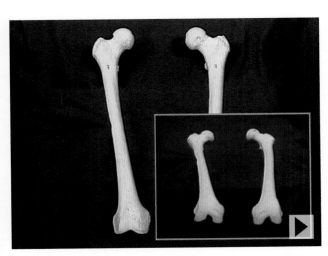

视频 3.3.1-8 解剖标志及其在判断旋转排列中的应用（小转子形状征）。

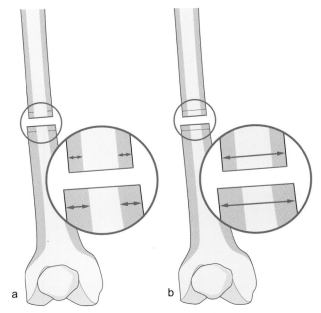

图 3.3.1-13 根据骨皮质厚度和骨直径判断旋转对位。

a 骨皮质台阶征：在有明显旋转畸形的患者，可以通过骨皮质厚度的明显差异予以确定。

b 在骨的横断面是椭圆形而不是圆形的部位，直径差异征才可能为阳性。如果有旋转畸形，远近端主要骨折块的直径会有差异。

正确的进钉点以及在远骨折端髓内钉处于中心位置是最重要的方法。在远侧或近侧干骺端骨折，由于交锁钉和髓内钉的接触相对较松，可能会导致对线不良。新型改进的带三维锁定系统的髓内钉（专家型髓内钉）能够更好地维持骨折复位的稳定[3]。临时加用外固定、阻挡螺钉或钢板可增加骨－内植物结构的稳定性（图3.3.1-8）。

4.4 固定技术/锁定

4.4.1 锁钉

强烈推荐对扩髓髓内钉进行锁定，而对非扩髓髓内钉，由于其直径比较细，因此必须进行锁定。对稳定型骨折，可以进行动力锁定，它允许轴向加压，但能防止旋转不稳定。远端锁定可以徒手进行，应用影像增强器（图/动画3.3.1-14）。近端锁定可以经连接在手柄上的导向器进行。

在远端，推荐至少用2枚（股骨）或3枚（胫骨）锁钉，这是由于交锁钉和髓内钉之间没有紧密匹配，因此可能发生摇晃。这就可能会导致不稳定和对线不良，尤其是在冠状面。置入2枚（股骨）或3枚（胫骨）锁钉后，由于锁钉通常不是完全平行的，可以减少摇晃。

锁钉的断裂取决于内植物的材料、设计、强度（直径）、表面抛光、载荷的大小和循环的次数。

由于远端锁钉通常是髓内钉结构中最薄弱的部分，我们推荐应用各种锁定选择，尤其是在胫骨远端。生物力学数据表明，髓内钉结构的疲劳强度与锁钉的直径成正比。增加锁钉的数量及其直径将降低内固定失效的风险[4]。

4.4.2 动力化

髓内钉动力化允许骨折断端在负重情况下进行可控的轴向短缩（压缩），以促进骨折愈合。这是通过移除静态锁定螺钉（圆孔），而椭圆孔内的螺钉既控制力线和旋转，但是又允许骨折断端有一些压缩。在股骨，除了横断骨折，静力锁定髓内钉很少需要动力化。在胫骨骨折，对于一些延迟愈合风险很高的骨折类型还是建议动力化联合植骨。最佳时机为初次手术后2~3个月。

自动动力化源自锁定螺钉断裂也造成不稳定。小直径锁钉比大直径锁钉更容易失效，特别是在所有可用的锁定孔没被完全使用的情况下。自动动力化可能导致骨折断端的加压和促进愈合，但在某些情况下螺钉的失效会增加内植物的不稳定，并可能降低骨折愈合强度。如果观察到螺钉断裂，应让患者定期复查，因为这可能是演变成骨不连的征象。

5 禁忌证

就骨折的部位、骨折的类型、软组织损伤和合并的损伤而言，针对不同的指征而开发出来的新型

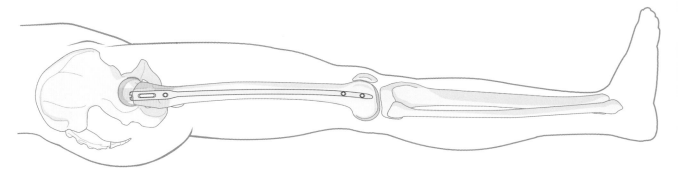

图/动画 3.3.1-14　透 X 线驱动进行远端徒手锁定。

髓内钉大大扩展了髓内钉固定的应用范围。

但是，对髓内钉仍有一些生物学和力学方面的考虑，包括：

- 在入钉点、髓腔、针眼（用外固定架损伤控制后）等位置的感染。

- 有肺部创伤的多发伤患者的股骨骨折，一些人提倡临时用外固定制动或钢板固定。
- 交锁螺钉固定干骺端骨折可能不足以避免力线不良。
- 极度狭窄或变形的髓腔。

参考文献

1. **Utvag SE, Reikeras O.** Effects of nail rigidity on fracture healing. Strength and mineralisation in rat femoral bone. *Arch Orthop Trauma Surg.* 1998;118(1-2):7–13.

2. **Melcher GA, Claudi B, Schlegel U, et al.** Influence of type of medullary nail on the development of local infection. An experimental study of solid and slotted nails in rabbits. *J Bone Joint Surg Br.* 1994 Nov;76(6):955–959.

3. **Hansen M, Mehler D, Hessmann MH, et al.** Intramedullary stabilization of extraarticular proximal tibial fractures: a biomechanical comparison of intramedullary and extramedullary implants including a new proximal tibia nail (PTN). *J Orthop Trauma.* 2007 Nov-Dec;21(10):701–709.

4. **Kaspar K, Schell H, Seebeck P, et al.** Angle stable locking reduces interfragmentary movements and promotes healing after unreamed nailing. Study of a displaced osteotomy model in sheep tibiae. *J Bone Joint Surg Am.* 2005 Sep;87(9):2028–2037.

5. **Schemitsch EH, Kowalski MJ, Swiontkowski MF, et al.** Cortical bone blood flow in reamed and unreamed locked intramedullary nailing: a fractured tibia model in sheep. *J Orthop Trauma.* 1994 Oct;8(5):373–382.

6. **Giannoudis PV, Pountos I, Morley J, et al.** Growth factor release following femoral nailing. *Bone.* 2008 Apr;42(4):751–757.

7. **Bhandari M, Guyatt G, Tornetta P 3rd, et al.** SPRINT Trial Randomized trial of reamed and unreamed intramedullary nailing of tibial shaft fractures. *J Bone Joint Surg Am.* 2008 Dec;90(12):2567–2578.

8. **Pfeifer R, Barkatali B, Giannoudis P, et al.** *Physiological Effects Associated With Intramedullary Reaming.* Rommens PM, Hessmann MH, eds. London Heidelberg New York: Springer; 2015.

9. **White T, Petrisor BA, Bhandari M.** Prevention of fat embolism syndrome. *Injury.* 2006 Oct;37 Suppl 4:S59–67.

10. **Vallier HA, Wang X, Moore TA, et al.** Timing of orthopaedic surgery in multiple trauma patients: development of a protocol for early appropriate care. *J Orthop Trauma.* 2013 Oct;27(10):543–551.

11. **Bhandari M, Guyatt GH, Khera V, et al.** Operative management of lower extremity fractures in patients with head injuries. *Clin Orthop Relat Res.* 2003 Feb(407):187–198.

12. **Schult M, Kuchle R, Hofmann A, et al.** Pathophysiological advantages of rinsing-suction-reaming (RSR) in a pig model for intramedullary nailing. *J Orthop Res.* 2006 Jun;24(6):1186–1192.

13. **Dawson J, Kiner D, Gardner W, et al.** The reamer-irrigator-aspirator as a device for harvesting bone graft compared with iliac crest bone graft: union rates and complications. *J Orthop Trauma.* 2014 Oct;28(10):584–590.

14. **Xia L, Zhou J, Zhang Y, et al.** A meta-analysis of reamed versus unreamed intramedullary nailing for the treatment of closed tibial fractures. *Orthopedics.* 2014 Apr;37(4):e332–338.

15. **Anwar IA, Battistella FD, Neiman R, et al.** Femur fractures and lung complications: a prospective randomized study of reaming. *Clin Orthop Relat Res.* 2004 May(422):71–6.

16. **Canadian Orthopedic Trauma Society.** Nonunion following intramedullary nailing of the femur with and without reaming. Results of a multicenter randomized clinical trial. *J Bone Joint Surg Am.* 2003 Nov;85-A(11):2093–2096.

17. **Pape HC, Hildebrand F, Pertschy S, et al.** Changes in the management of femoral shaft fractures in polytrauma patients: from early total care to damage control orthopedic surgery. *J Trauma.* 2002 Sep;53(3):452-61; discussion 61–62.

18. **Canadian Orthopedic Trauma Society.** Reamed versus unreamed intramedullary nailing of the femur: comparison of the rate of ARDS in multiple injured patients. *J Orthop Trauma.* 2006 Jul;20(6):384–387.

19. **Nowotarski PJ, Turen CH, Brumback RJ, et al.** Conversion of external fixation to intramedullary nailing for fractures of the shaft of the femur in multiply injured patients. *J Bone Joint Surg Am.* 2000 Jun;82(6):781–788.

20. **Scalea TM, Boswell SA, Scott JD, et al.** External fixation as a bridge to intramedullary nailing for patients with multiple injuries and with femur fractures: damage control orthopedics. *J Trauma.* 2000 Apr;48(4):613–21; discussion 21–23.

21. **Pape HC, Giannoudis PV, Krettek C, et al.** Timing of fixation of major fractures in blunt polytrauma: role of conventional indicators in clinical decision making. *J Orthop Trauma.* 2005 Sep;19(8):551–62.

22. **Larsen LB, Madsen JE, Hoiness PR, et al.** Should insertion of intramedullary nails for tibial fractures be with or without reaming? A prospective, randomized study with 3.8 years' follow-up. *J Orthop Trauma.* 2004 Mar;18(3):144–149.

23. **Dora C, Leunig M, Beck M, et al.** Entry point soft tissue damage in antegrade femoral nailing: a cadaver study. *J Orthop Trauma.* 2001 Sep-Oct;15(7):488–493.

24. **Linke B, Ansari Moein C, Bosl O, et al.** Lateral insertion points in antegrade femoral nailing and their influence on femoral bone strains. *J Orthop Trauma.* 2008 Nov-Dec;22(10):716–22.

25. **Stannard JP, Bankston L, Futch LA, et al.** Functional outcome following intramedullary nailing of the femur: a prospective randomized comparison of piriformis fossa and greater trochanteric entry portals. *J Bone Joint Surg Am.* 2011 Aug 3;93(15):1385–91.

26. **Hessmann MH, Nijs S, Mittlmeier T, et al.** Internal fixation of fractures of the proximal humerus with the Multiloc nail. *Oper Orthop Traumatol*. 2012 Sep;24(4-5):418–431.

27. **Smekal V, Irenberger A, Struve P, et al.** Elastic stable intramedullary nailing versus nonoperative treatment of displaced midshaft clavicular fractures-a randomized, controlled, clinical trial. *J Orthop Trauma*. 2009 Feb;23(2):106–12.

28. **Farhang K, Desai R, Wilber JH, et al.** An anatomical study of the entry point in the greater trochanter for intramedullary nailing. *Bone Joint J*. 2014 Sep;96-B(9):1274–1281.

29. **Sanders RW, DiPasquale TG, Jordan CJ, et al.** Semiextended intramedullary nailing of the tibia using a suprapatellar approach: radiographic results and clinical outcomes at a minimum of 12 months follow-up. *J Orthop Trauma*. 2014 Aug;28 Suppl 8:S29–39.

30. **Giannoudis PV, Snowden S, Matthews SJ, et al.** Friction burns within the tibia during reaming. Are they affected by the use of a tourniquet? *J Bone Joint Surg Br*. 2002 May;84(4):492–496.

31. **Hakeos WM, Richards JE, Obremskey WT.** Plate fixation of femoral nonunions over an intramedullary nail with autogenous bone grafting. *J Orthop Trauma*. 2011 Feb;25(2):84–89.

致谢 · 我们感谢 Christian Krettek 对《骨折治疗的 AO 原则》第 2 版中本章所做的贡献。

第 2 节 | 桥接钢板

Bridge plating

缪晓刚 译

1 引言

钢板固定骨折是应用钢板既能承载负荷又能分担负荷的潜在特性而获得骨折稳定的形式。钢板－骨结构能够为患肢提供肢体功能治疗所需要的肌肉力量、组织协调性和关节部位的活动度。如果骨折固定的力学和生物学相匹配且互相辅助，人们就可以预计骨折将会获得良好的愈合。

桥接钢板生物学固定是将钢板当作髓外固定的夹板来使用的：钢板跨越骨折区固定两端较大的骨折块，而骨折粉碎区域尽量避免剥离，确保恢复肢体的长度、力线和旋转对位，无须尝试对每个骨折块进行解剖复位。

桥接钢板固定的概念产生的是相对稳定固定，保留骨折区域本身的生物学特性，以求迅速形成骨痂和骨折愈合。

桥接钢板固定适用于所有长骨干的粉碎性骨折，以及部位不适合使用髓内钉和常规钢板固定的骨折（图 3.3.2-1）。

直接复位和钢板绝对稳定固定会损伤软组织和骨折碎片的活力。在简单类型骨折（软组织损伤较小，解剖剥离比较少），这种风险的程度比较小，对骨折愈合的影响也就比较小。骨折手术必须尽量

保留骨折部位的血运，这就要求在骨折明显粉碎的时候使用桥接钢板固定技术。

对简单的 A 型骨干骨折，通过提供相对稳定的髓内钉固定技术，或者通过提供绝对稳定固定的解剖复位加压钢板固定，都可以得到成功的治疗。

新近钢板设计方面的进展，包括带锁定螺钉的钉板结构的角稳定性，将桥接钢板的适应证扩大到不怎么粉碎的骨折类型中。人们可以通过微创途径在肌层下插入钢板，锁定螺钉安置在远离简单骨折断端的骨干上，从而像髓内钉固定一样，提供相对稳定性，骨折随之通过骨痂形成而愈合。

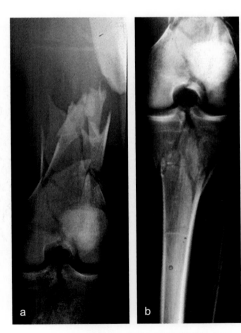

图 3.3.2-1 股骨和胫骨粉碎性骨折（33C3和 41C2），同时有严重的软组织损伤。

对简单 A 型骨干骨折，桥接固定所产生的相对稳定会导致骨折延迟或不愈合及钢板失效。如果软组织条件允许手术医生能够安全地做到绝对稳定固定，那它依然是简单骨折钢板固定的最佳选择。

简单骨折应避免使用桥接技术，因为骨折部位的应变会高于骨折部位软组织耐受应变的能力，导致骨折难以愈合（图 / 动画 3.3.2-2~ 图 / 动画 3.3.2-5）。在粉碎的 C 型骨干骨折，桥接钢板固定允许不同的骨折碎片之间存在微动，但是应变仍在愈合组织所能耐受的范围之内，允许正常的骨痂形成（图 / 动画 3.3.2-5）[1]。如果复杂的粉碎性骨折用石膏管型或桥接钢板固定，在骨折片之间会有一些活动。

不过，这个系统作为一个整体，将耐受相当大的应变量，因为它们沿着骨折区域的整段距离分布。应变因此比较小，允许组织分化取得进展。骨折片之间即便存在（可控的）活动，也允许骨痂迅速形成。这是 Perren 应变理论的基础（图 / 动画 3.3.2-5）。在这种情况下，骨折成功愈合的前提是，骨折块血液供应得到最佳保留，有适合骨痂生长的有利的机械和细胞环境（图 3.3.2-6，视频 3.2.2-7）。

一旦从骨折块上剥离附着的软组织（骨膜、肌肉等），它们将不参加组成早期骨痂，因为它们首先需要重新血管化。

在骨干的 C 型骨折中，碎片骨块的髓腔内滋

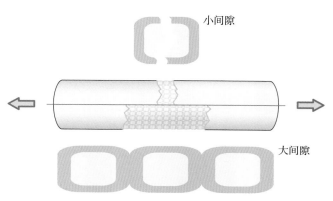

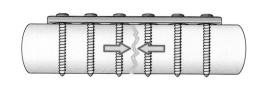

图 / 动画 3.3.2-2　Perren 应变理论。骨折处的活动导致了骨折部位肉芽组织变形而产生应变。

图 / 动画 3.3.2-3　Perren 应变理论。一个简单骨折的完美复位（间隙小），在加压固定（绝对稳定和低应变）后愈合，无外部骨痂形成（直接愈合）。

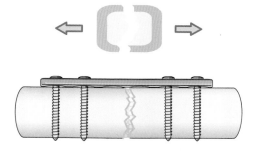

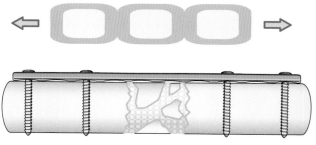

图 / 动画 3.3.2-4　Perren 应变理论。用桥接钢板固定（相对稳定）简单骨折（间隙小）遭受活动（高应变）。骨折愈合延迟甚至不愈合，钢板最终将失效。

图 / 动画 3.3.2-5　Perren 应变理论。用桥接钢板固定（相对稳定）复杂骨折（间隙大），尽管会有活动，但应变也是低的。骨折将通过骨痂形成而愈合（骨间接愈合）。

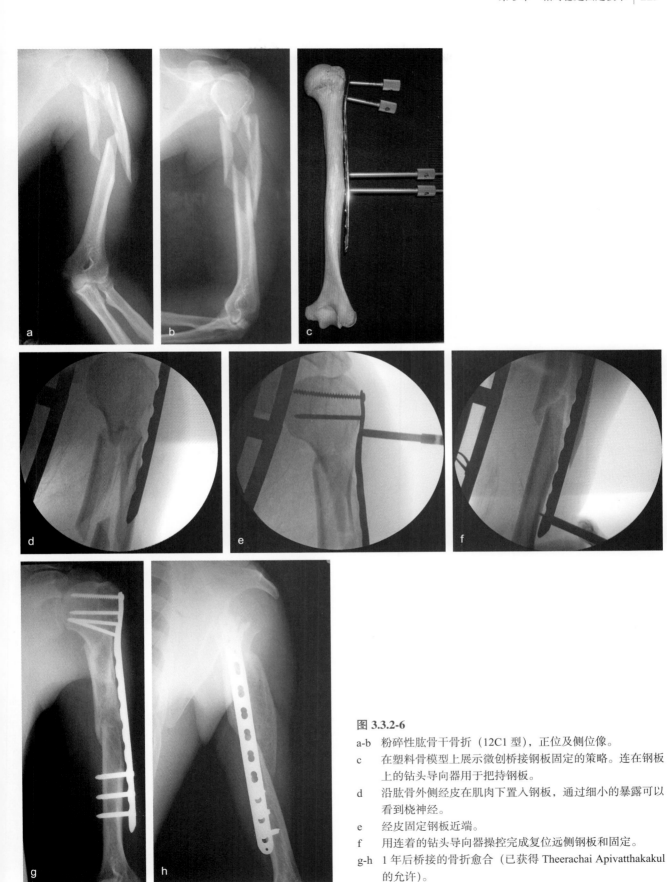

图 3.3.2-6

a-b 粉碎性肱骨干骨折（12C1 型），正位及侧位像。

c 在塑料骨模型上展示微创桥接钢板固定的策略。连在钢板
上的钻头导向器用于把持钢板。

d 沿肱骨外侧经皮在肌肉下置入钢板，通过细小的暴露可以
看到桡神经。

e 经皮固定钢板近端。

f 用连着的钻头导向器操控完成复位远侧钢板和固定。

g-h 1 年后桥接的骨折愈合（已获得 Theerachai Apivatthakakul
的允许）。

养血管受到破坏，此时骨块的活力的保留依赖于骨膜血管，其通常在骨折愈合中起重要作用。通常在没有持续机械外力的情况下，两个主要骨块之间稳定性的维持主要依赖于桥接钢板，手术中需绝对避免的是，为了充分暴露骨折断端或为了获得解剖复位和骨折端的良好加压而进行骨膜剥离，因为这会增加 C 型骨折不愈合的风险 [2, 3]。误用与误解内固定的原则是导致手术失败和发生骨折术后并发症的最重要原因。

需要钢板固定的简单干骺端骨折（A 型）最好用绝对稳定的技术治疗，解剖复位和骨片间加压。一般来说，这样的原则应适用于简单的干骺端骨折与关节内骨折（C1 型）。然而这种技术并不适用于复杂的干骺端骨折（A3 型）或与关节相关的复杂骨折（C2 型和 C3 型），因为达到关节面的解剖复位和绝对稳定性是首要的。干骺端骨有十分好的血液供应和良好的愈合质量，对于医源性损伤的容错率也较高。需要慎重处理的关键区不是干骺端，而是干骺端与骨干交界部位致密的骨连接结构。这些关键区将处于显著的弯曲载荷下，并有导致骨折延迟愈合或不愈合的趋势。在过去，对于创伤及后续治疗中，我们提倡植骨以重新恢复骨组织的生物活性。

当今钢板固定遵循这样的理念：在获得正确的生物力学环境的同时要维持生物学的原则。具有角稳定性的钢板为桥接干骺端粉碎的骨折片提供了极大的方便。

这种发展的理念，允许我们根据损伤的个性制订更加灵活和个性化的内固定治疗方案。一个复杂的多段骨折的手术稳定性需要我们在不影响血液供应的基础上，选择内固定装置达到骨折复位并且尽量恢复其长度、对线和旋转对位，以恢复骨块原有的生物和机械环境，从而更好地形成刺激，通过骨痂快速愈合（参阅第 3 篇第 1 章第 3 节）。

2 间接复位技术

生物学固定或桥接钢板固定通常都是在采用某种方式间接复位之后使用的（参阅第 3 篇第 1 章第 3 节）。

间接复位的目的是在不切开骨折部位的情况下将骨片整合到正确的位置，这样就把对骨骼血供的进一步损害最小化 [4-6]。实施间接复位的力学原理是牵开，这一原理适用于骨干，也适用于干骺端。包绕着长管状骨骨干的肌肉为间接复位提供了机械环境，因为对附着在单个骨块上的肌肉和骨膜的有限牵拉通常可以获得正确的对线。牵张作用下的肌肉封套对骨干施加向心性压力（液压），使骨折片松弛进入正确的位置。这对干骺端和关节周围骨折也一样，虽然使骨块块正确排列所需的牵引力是通过关节囊、韧带、肌腱和肌肉附着部位传导的。这种现象经常被用作骨折非手术治疗的一部分，由 Vidal 教授首次提出，被称为"韧带整复" [7]。通过牵引床对整个肢体实施牵引，使骨折间接复位。不过，使用内植物或者固定在单一骨折块上的大的牵开器能更加有效地控制复位，并可以进行微小的调整（视频 3.3.2-1）。间接复位技术可以使用牵开器、外固定架或钢板作为复位工具，有时上述工具也可以结合使用。用于间接复位的其他工具包括带有关节的张力装置的钢板、骨撑开器以及螺钉（图 / 动画 3.3.2-7）。

3 内植物的考虑

在生物学固定或桥接钢板固定时，外科医师都必须要仔细研究骨折的形态，对复位进行仔细的计划，最终选择与骨折的解剖位置和形态相适合的钢板。

为不同的解剖位置设计的新钢板，内植物本身有不同的厚度、形状和宽度，既可以容纳锁定螺

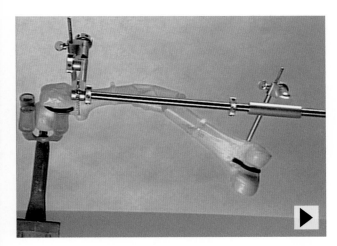

视频 3.3.2-1　股骨牵开器是一种极好的骨折间接复位工具。

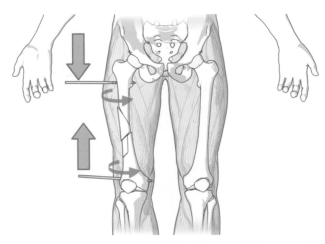

图 / 动画 3.3.2-7　股骨骨折短缩、成角，通过在 Schanz 螺钉之间牵开而间接复位。

钉，又可以容纳常规螺钉的结合孔，或者只能接受锁定螺钉的独立孔，都能提供不同骨折类型所需要的钢板功能。干骺端锁定钢板的角稳定让它的功能像角度固定的装置，而钢板两端的锁定螺钉使其具备内支架功能。这两种技术都允许内植物发挥桥接钢板的作用。

大多数钢板，无论是常规钢板（如 LC-DCP）还是锁定加压钢板（LCP）都能发挥桥接钢板的功能。

所有桥接钢板的共同特性是在骨外使用长钢板固定起到类似夹板作用，就像髓内钉从骨的内部固定骨折，或者像外固定架跨越骨折块从外面固定骨折。使用夹板固定复杂骨折是外科医师使用多年的一项原则，但它最近才被认为是钢板固定的原则（图 3.3.2-8）。

最初的桥接钢板是被称作"波浪状"钢板的一种动力加压钢板（DCP），其中间留有弯曲空间可以植骨。波浪状钢板通过避免骨接触减少了对骨折部位血液供应的干扰，但同时也减少了作为负重功能的钢板抗弯曲的承受力，这点需要加以考虑。利用桥接方法治疗骨折时，传统的 DCP 采用微创钢板接骨术

（MIPO），比起 LCP 缺乏角度稳定的机械力学优势。

长钢板的工作距离长，弯曲的应力被分散到长钢板上，单位区域的应力相应减少。这避免骨折部位的高应变，从而降低钢板断裂的风险（图 / 动画 3.3.2-9）。

对于简单的 A 型骨折，反复弯曲的应力会集中在钢板中央的短节段上，造成较高失败率。如果应力集中在一个螺钉孔，那么更容易因为钢板疲劳而发生断裂。如果在一个短区域的粉碎骨折使用一个长钢板，可以把应力有意识地分布到更大的钢板区域，从而可使机械应力集中造成失败的可能性降低。这种固定方式是通过远离骨折端的长节段固定和分散的螺钉间距来完成的。这就是所谓的弹性固定 [8, 9]。我们只需要更少的螺钉，特别是当使用锁定螺钉时，因为螺钉拔出的力量会随螺钉到骨折端的距离增加而增加（参阅第 3 篇第 3 章第 4 节）（图 3.3.2-10）。该内固定的原则是基于锁定螺钉的钉帽锁定部分提供的角度稳定性和钢板与骨最小的接触面积，从而在减少对骨膜血供干扰的同时，提高轴向稳定性。LCP 同样也会将应力更均匀地分布在整个钢板上，减小在螺钉孔的应力 [10]。

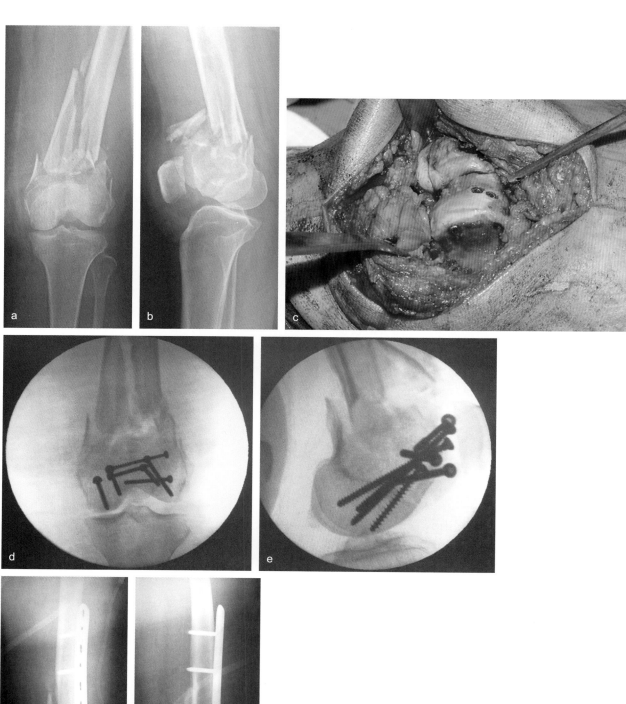

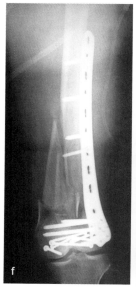
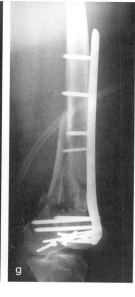

图 3.3.2-8 一例 54 岁老年女性患者在走路时被摩托车撞伤。

a-b 股骨远端粉碎性骨折累及内侧及外侧股骨髁冠状面（双侧 Hoffa 骨折）。

c-e 关节面处骨折被 3.5 mm 的埋头拉力螺钉固定。

f-g 虽然钢板的近端因解剖差异没有很好地贴附于钢板上，术后即刻 X 线影像显示机械轴正常。

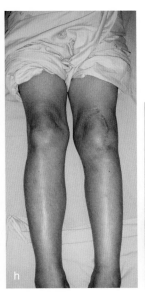
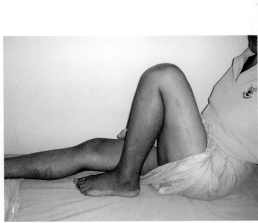
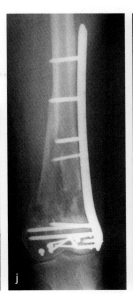
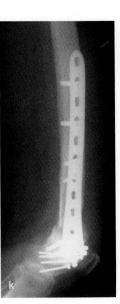

图 3.3.2-8（续）

h-k 术后 6 个月时患者具有良好的关节活动度，X 线提示骨折坚强愈合。

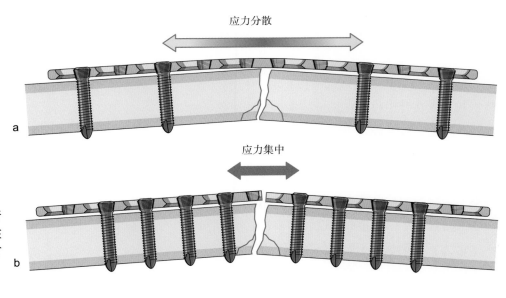

图 / 动画 3.3.2-9 如果骨折块之间有间隙，应力集中在一个钉孔上，可能导致螺钉疲劳断裂。

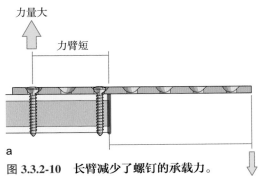
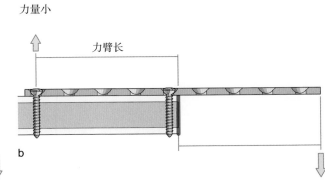

图 3.3.2-10 长臂减少了螺钉的承载力。

a 短臂会导致承受更大的螺钉拔出力。

b 增加臂长会减少拔钉的力量。

4 软组织的考虑

符合生物学特性的钢板固定能够提供相对稳定，保留骨折周围的血供，允许范围可控的微动，使骨痂数量丰富、生长更快，这类似于我们在髓内钉或非手术骨折治疗观察到的现象。然而，这种手术方法的成功与否，很大程度上取决于外科医生如何处理软组织，以及在手术规划和执行过程中是否认真考虑到特定骨折的解剖特征。最新解剖入路的研究也提示目前临床更倾向于小切口暴露骨折（参阅第3篇第1章第3节）。

骨折端的肌肉封套很少会从内层肌间隔上撕脱。如果可能，术中应保留骨膜并避免结扎穿支动脉。钢板应该轻柔地通过肌肉与骨之间的通道置入并置于骨膜之上。

最重要的是不要破坏骨折部位周围的软组织封套。

切口暴露可以安全地延伸以控制钢板的位置，将钢板放置在骨中央，在长桥接钢板末端调整骨折力线。为避免较长的切口，而过度牵拉切口皮肤是一种不良的手术技术[11]。

在胫骨，可在内侧经皮置入钢板。然而，应注意不要让娇嫩的皮肤承受过度的张力：锁定螺钉会使钢板离开骨头，会造成皮肤张力和伤口愈合的问题[12]。为了将钢板置于胫骨嵴的外侧，需要在近端干骺区用锐利的剥离子做更好的分离。螺钉可以很容易地通过经皮切开的小切口置入，但外科医生必须了解解剖位置，并且知道这样的操作有损伤皮神经的潜在可能。

其他可以使用最小接触面积钢板的部位包括：肱骨，股骨远端、近端，以及胫骨远端[11]。这些位置有其不同的解剖特征，放置钢板的位置需要准确。解剖型钢板结合锁定螺钉，提高了应用这些技术的能力。外科医生有必要将切开直接复位关节内骨折与间接复位干骺端及骨干骨折相结合，肌肉下置入钢板（图3.3.2-11）。如果出现困难，传统切开

暴露的方法也是可取的，但这仍然允许小心处理软组织并最小程度剥离暴露骨折本身。即使在使用生物固定技术时，外科医生也必须时刻注意最初外伤引起的软组织损伤程度。不应使用软组织牵开器和复位工具，如接骨板把持钳，因为它们会留下大的印迹，还会造成明显的软组织剥离以及挤压。我们建议用点状复位钳、球钉复位钳、骨钩和撬棒控制骨折端复位，并结合使用骨牵引装置。

在Ⅲ型开放骨折或者闭合骨折合并严重软组织伤时，桥接钢板并不是急诊状态下处理粉碎骨折的第一选择。在这里，可能有指征用桥接外固定架或髓内钉固定（参阅第3篇第3章的第3和第1节）。桥接钢板可以等软组织条件趋于稳定时在后期使用（图3.3.2-12）。

1986年被介绍用于治疗骨缺损的Masqulet技术使用钢板桥接外伤或清创造成的骨缺损，用抗生素骨水泥作为间隔物填充缺损的部位。异物反应形成（诱导）有血管的膜，作为6~8周后接纳自体骨松质移植的袋[13]。

处理疑难骨折的要求很高，需要经验，同样需要对选项和技术步骤进行仔细计划。主要的陷阱是能否达到正确的轴线和旋转排列，因为这些只能间接地进行判断。

5 结论

实验研究和临床都已经证实，采用间接复位加上桥接钢板固定可以促进复杂的粉碎骨折的愈合。应当把直接解剖复位和骨折块之间加压的绝对稳定固定技术留给软组织损伤较小的简单骨折。有了锁定钢板，微创手术的趋势还将继续，新的复位工具、透视设备、内镜观察和导航手术将给肌肉下形成隧道以插入钢板提供便利。

成功进行生物学钢板固定的前提是具备扎实的知识，而这些知识需要有传统加压钢板固定技术和技巧的实践经验作支持。

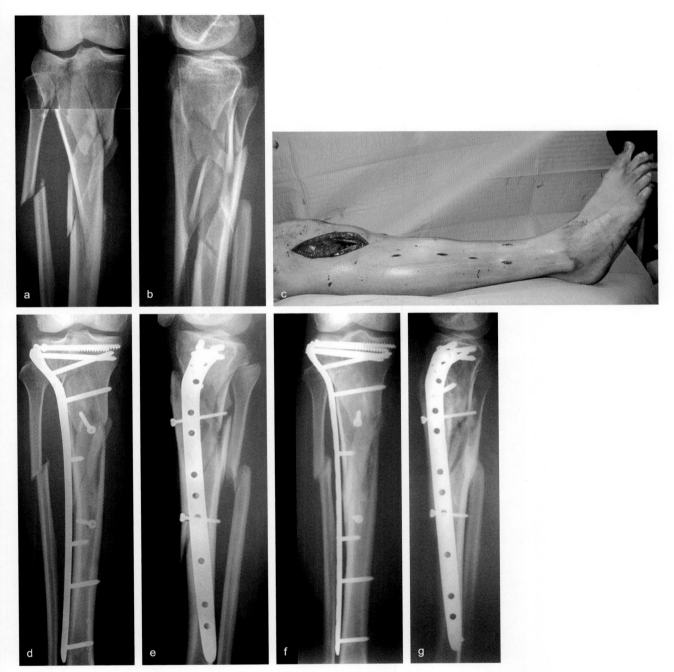

图 3.3.2-11　通过微创钢板接骨术（MIPO），用胫骨近端外侧微创固定系统（LISS-PLT）进行桥接固定。

a-b　胫骨近端累及关节的粉碎骨折（41C3 型），骨折向下延伸至胫骨干。

c　术中图片显示有限暴露以重建关节和肌肉下插入钢板，采用小切口，置入远端锁钉。外科医生必须明确知道腓浅神经的位置。

d-e　切开用独立的拉力螺钉固定关节面骨块。桥接平台与胫骨干，用 14 孔胫骨 LISS 锁钉钢板桥接骨骺 / 骨干骨折，用锁定螺钉固定至远端主要骨折块。中间的两块大的蝶形骨片用另外两枚前后位拉力螺钉固定。

f-g　患者在术后即可以自由活动肢体并在 3 周后部分负重 15~30 kg。术后 1 年随访 X 线片（已经获得 Christoph Sommer 的允许）。

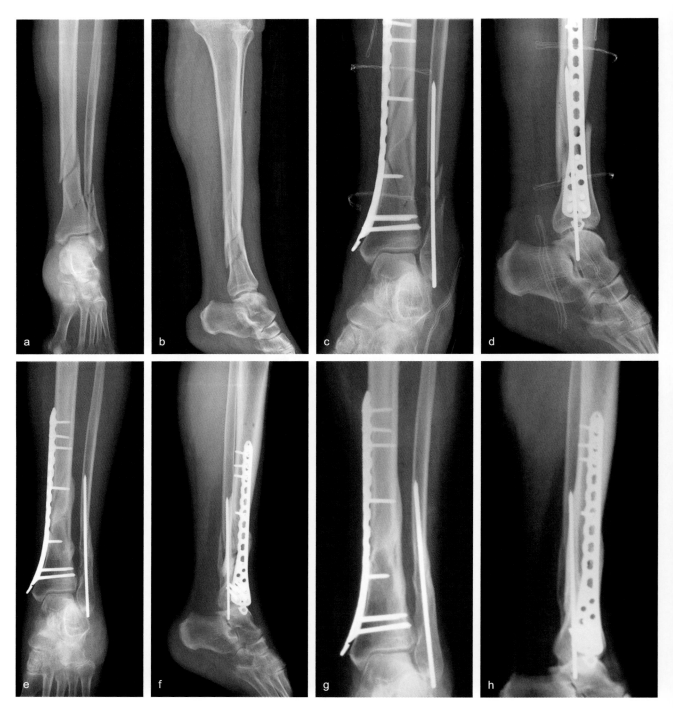

图 3.3.2-12   左侧小腿闭合骨折（42B2 型）。

a-b   术前正位及侧位 X 线影像，骨骼的长度和力线令人满意，但有小的旋转移位。

c-d   术后正位及侧位 X 线影像，用牵开器间接复位，经皮置入胫骨桥接钢板和腓骨髓内针。并没有试图实现解剖复位，中间的螺钉只是用来固定主要骨折块。缝合内踝皮肤时要十分小心，避免下方钢板造成皮肤紧张。

e-f   前后位及侧位 X 线影像，显示骨折在术后 5 个月时的情况，骨折间接愈合，肢体长度和力线正确。

g-h   前后位及侧位 X 线影像，显示骨折在术后 1 年时骨骼重塑已完成（经允许引自 Christoph Sommer）。

参考文献

1. **Perren SM.** The concept of biological plating using the limited contact-dynamic compression plate (LC-DCP). Scientific background, design and application. *Injury*. 1991;22(Suppl 1):1–41.

2. **Lies A, Scheuer I.** Die mediale Abstützung—Bedeutung und Möglichkeiten der Wiederherstellung bei Osteosynthesen. *Hefte Unfallheilkunde.* 1981;153:243–248. German.

3. **Bolhofner BR, Carmen B, Clifford P.** The results of open reduction and internal fixation of distal femur fractures using a biologic (indirect) reduction technique. *J Orthop Trauma.* 1996; 10(6):372–377.

4. **Baumgaertel F, Gotzen L.** [The "biological" plate osteosynthesis in multi-fragment fractures of the para-articular femur. A prospective study]. *Unfallchirurg.* 1994;97(2):78–84. German.

5. **Baumgaertel F, Perren SM, Rahn B.** [Animal experiment studies of "biological" plate osteosynthesis of multi-fragment fractures of the femur]. *Unfallchirurg.* 1994 Jan;97(1):19–27. German.

6. **Mast, J, Jakob R, Ganz R.** *Planning and Reduction Technique in Fracture Surgery.* Berlin Heidelberg New York: Springer; 1989.

7. **Tepic S, Remiger AR, Morikawa K, et al.** Strength recovery in fractured sheep tibia treated with a plate or an internal fixator: an experimental study with a two-year follow-up. *J Orthop Trauma.*1997 Jan; 11(1):14–23.

8. **Vidal J.** External fixation: current state of the art. In: Brooker HS, Edward CC, eds. *Treatment of Articular Fractures by "Ligamentotaxis" With External Fixation.* Baltimore: Williams & Walkins; 1979.

9. **Schmidtmann U, Knopp W, Wolff C, et al.** [Results of elastic plate osteosynthesis of simple femoral shaft fractures in polytraumatized patients. An alternative procedure]. *Unfallchirurg.* 1997 Dec; 100(12):949–956. German.

10. **Hunt SB, Buckley RE.** Locking plates: a current concepts review of technique and indications for use. *Acta Chir Orthop Traumatol Cech.* 2013; 80(34):185–191.

11. **Krettek C, Schandelmaier P, Miclau T, et al.** Transarticular joint reconstruction and indirect plate osteosynthesis for complex distal supracondylar femoral fractures. *Injury.* 1997; 28 Suppl 1:A31–A41.

12. **Krettek C, Schandelmaier P, Miclau T, et al.** Minimally invasive percutaneous plate osteosynthesis (MIPPO) using the DCS in proximal and distal femoral fractures. *Injury.* 1997; 28(Suppl 1):A20–A30.

13. **Helfet DL, Shonnard PY, Levine D, et al.** Minimally invasive plate osteosynthesis of distal fractures of the tibia. *Injury.* 1997; 28 Suppl 1:A42–A47; discussion A47–48.

14. **Giannoudis P, Faour O, Goff T, et al.** Masquelet technique for the treatment of bone defects: tips-tricks and future directions. *Injury.* 2011 Jun; 42(6):591–598.

致谢 · 我们感谢 John H Wilbur 在本书第 2 版为此章所做的贡献。

第3节 | 外固定架
External fixator

庄岩 译

1 引言

外固定架是骨折手术治疗的重要组成部分。对伴有严重软组织损伤的骨折，外固定架可以达到"局部损伤控制"；对很多骨折，外固定架还可以作为最终治疗。它能提供发生骨痂愈合所需要的相对稳定性。在多发创伤患者，外固定是损伤控制手术的基本组成部分，可以在带来很少额外损伤的情况下达到骨折的快速固定。骨感染是外固定架使用的一个主要指征。外固定架还能用于畸形矫正和骨搬运。

2 为什么使用外固定架

2.1 外固定架的优点

针对骨折的治疗，有很多种内固定的方法，但在某些情况下，并不适合选择内固定作为一期治疗。外固定有下列优点：

- 对骨的血运破坏小。
- 对软组织覆盖的影响小。
- 可在紧急情况下快速使用。
- 固定开放和污染的骨折。
- 可以在不需手术的情况下对骨折再次复位和稳定固定。
- 在出现感染的情况下存在较少的异物。
- 与标准的切开复位内固定手术（ORIF）相比，

对经验和手术技巧要求低。
- 可以进行骨搬运和畸形矫正。

2.2 外固定架的指征

2.2.1 开放骨折

外固定架是开放骨折临时或最终固定的方法之一，尤其适用于有严重软组织损伤的情况[1]。

外固定架对感染风险高的骨折非常有用，如延迟就诊和（或）伤口污染。长期以来，对这类损伤，外固定架是非常有用的方法，目前仍被视为金标准。

外架固定创伤小，可以避免对软组织和骨骼血运的进一步破坏。

2.2.2 闭合骨折

闭合骨折应用外固定的指征是严重多发创伤患者[2, 3]，以及严重的闭合性软组织挫伤或脱套伤的临时固定。

对有些合并严重软组织损伤和多发伤的闭合骨折，推荐行延期的切开复位。对于这些病例，可以远离损伤区域使用外固定架进行临时固定，最好是远离可能的手术区域，治疗软组织损伤的同时维持肢体的对线。

2.2.3 多发伤

多发伤患者行损伤控制手术时应当考虑做外固定架手术。它可以快速实施，因为是微创技术，可减少手术对患者的任何额外的损伤[2, 3]。

外固定架可以用在几乎所有的长骨和大关节骨折。外固定架的主要优点是快速获得骨折的相对稳定，有助于缓解疼痛，减少出血，减少全身炎症反应综合征[3]，便于护理。

2.2.4 关节内骨折

通过骨折块间加压获得关节的解剖重建、稳定固定、允许关节早期无痛活动，是治疗关节内骨折的目标。可以通过切开复位内固定达到这一目标，而对简单型骨折，还可以结合骨折块间拉力螺钉和外固定达到这一目标。外固定架通常是一项临时措施，对不稳定型骨折或复杂关节内骨折，可以保护脆弱的软组织覆盖；对无法进行一期最终内固定的关节脱位或韧带修复，也可以选择外固定。所有主要关节都可以用这种方法进行桥接[4, 5]，但最常见于腕、膝、踝关节。

2.2.5 骨或软组织缺损

对严重软组织和骨缺损患者，外固定架可以一期进行肢体短缩，二期再通过牵张成骨恢复肢体长度。在一部分患者，可以避免进行复杂的整形外科重建手术。

2.2.6 外固定架用作间接复位的工具

骨折微创手术时可使用外固定架作为间接复位的工具[6]。骨折复位后，当内固定钢板或髓内钉置入时，可以通过锁紧外固定架维持骨折位置。有时在内固定强度不够的情况下，外固定架还可以保留一段时间以提供额外的固定。

术中进行骨折微创复位的一种办法就是把组合式外固定架用作复位工具。

外固定架或股骨牵开器已经被证明在胫骨髓内钉置入过程中具有重要作用。在胫骨近端髓内钉进钉点的背侧和跟骨内分别拧入斯氏针，以长杆相连。此举可获得局部平衡牵引，还能调节骨折的长度、旋转和轴线，然后在屈膝位或伸膝位插入髓内钉（视频 3.3.3-1）。

3 外固定架的应用原则

3.1 生物力学方面

手术医生必须理解生物力学原理，通过正确应用外固定装置获得足够的稳定性。通过解剖安全区，每一个主要骨折块至少安置 2 枚针，针的间距应尽量宽。如果软组织条件允许，固定针应尽量靠近骨折端，但不应穿入骨折端血肿内或皮肤脱套区域。如果计划进行延期内固定，固定针应避开可能的手术切口和手术入路（手术区）。连接杆应尽量靠近骨骼以增加稳定性。

外固定架的稳固取决于以下因素（图 3.3.3-1）。
- 固定针距离骨折端的距离：越近越坚强。
- 置入每个骨折块的固定针的间距：越大越坚强。
- 纵向连接杆与骨骼的距离：越近越坚强。
- 连接杆的数量：两个比一个坚强。

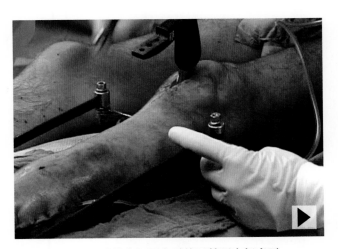

视频 3.3.3-1　胫骨髓内钉置入时使用外固定架牵开。

- 外固定架的构型（强度从低到高）：单平面 /A 形 / 双平面。
- 外固定架联合有限内固定（拉力螺钉）：很少使用，因为弹性固定和坚强固定混合使用只是临时的。
- Schanz 螺钉或斯氏针的直径：6 mm 的抗弯曲强度是 5 mm 的 2 倍。

不稳定的外固定会延迟骨折愈合过程，但是，外固定架过于坚固也会延迟骨折愈合。

有时有必要使稳定的固定架动力化并且通过部分或完全负重和（或）改变外固定架构型以增加负荷[7]。

3.2 固定针置入技术

当置入斯氏针或 Schanz 螺钉时，达到以下几个要求非常重要。

- 熟悉解剖，避免损伤神经、血管和肌腱。
- 不要让固定针或螺钉进入关节。
- 避开骨折端和血肿。
- 避开皮肤脱套或挫伤区。
- 对骨皮质预钻，以避免热损伤（导致环形骨坏死）。
- 固定针长度要合适，以构建合适的框架。

3.2.1 骨干

在将固定针或螺钉拧入坚硬骨皮质的过程中，必须避免骨的热损伤。

钻头或固定针越锋利，产热越少。拧入速度快，温度会升高。骨的热损伤是一个严重的问题，因为这可能导致环形死骨形成，进而引起早期松动和（或）感染。正确置入的固定针应对双侧皮质都有良好的把持力，同时尖端不能穿出过多。

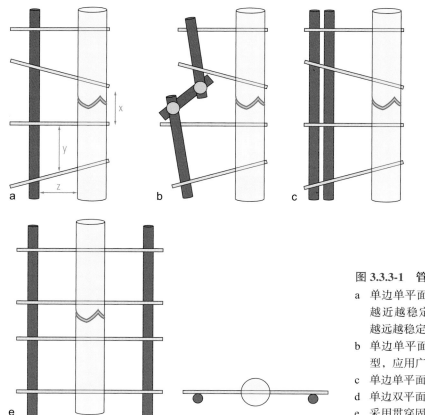

图 3.3.3-1 管状外固定架的不同构型，稳定性逐渐增强。
- a 单边单平面单连杆外固定架。针距离骨折端的距离（x）：越近越稳定。置入主要骨折块上的不同针间距离（y）：越远越稳定。纵向连接杆与骨的距离（z）：越近越稳定。
- b 单边单平面 3 个连杆组合式外固定架是一种很有用的构型，应用广泛，包括复位技术。
- c 单边单平面双连杆外固定架。
- d 单边双平面构型（Δ 构型）。
- e 采用贯穿固定针的双边构型。现在已很少使用。

3.2.2 干骺端

在干骺端，产热不是个问题。此时使用自钻螺钉可能更安全，因为拧入螺钉时很容易错过预钻的钻孔。必须避免固定针穿入关节内，因为存在针道感染播散进关节内的风险。外科医生必须意识到穿入关节囊。

3.2.3 安全区

为避免损伤神经、血管、肌腱和肌肉，医生必须熟悉肢体各个横断面的解剖[8]，使用安全区置入固定针（图 3.3.3-2）。

单平面使用时，没有必要将 Schanz 螺钉拧入胫骨前嵴。胫骨前嵴骨皮质厚，因此稳定性会

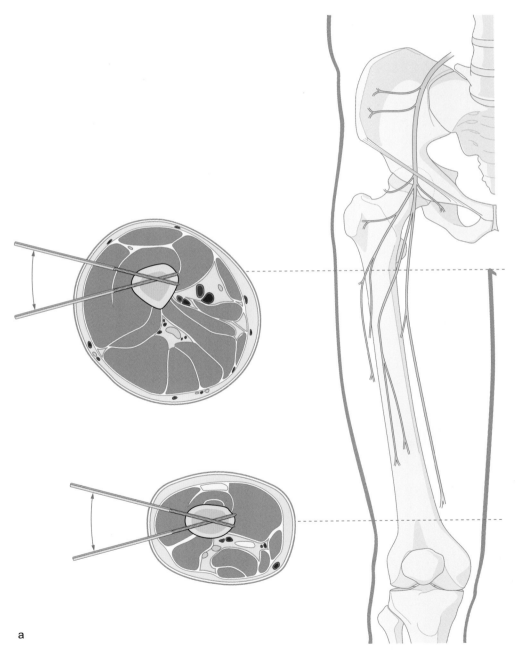

a

图 3.3.3-2　外固定针置入的安全区。
a　股骨。

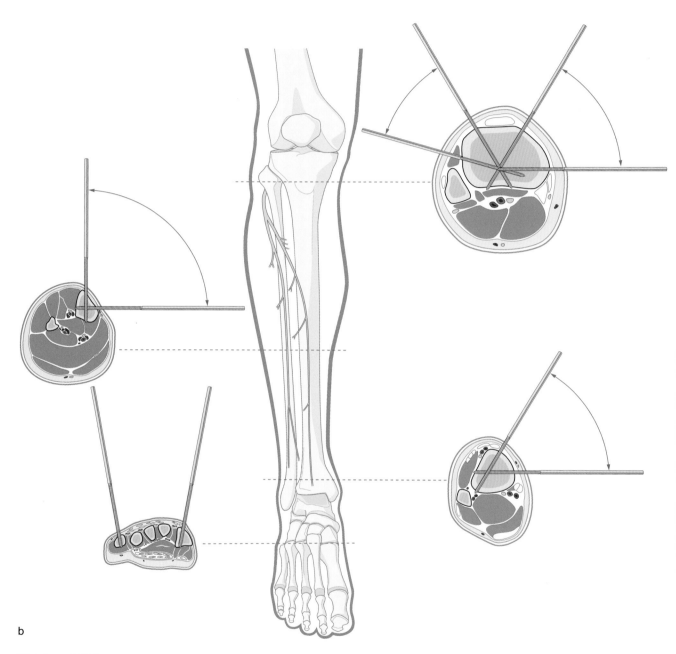

b

图 3.3.3-2（续）

b 胫骨。

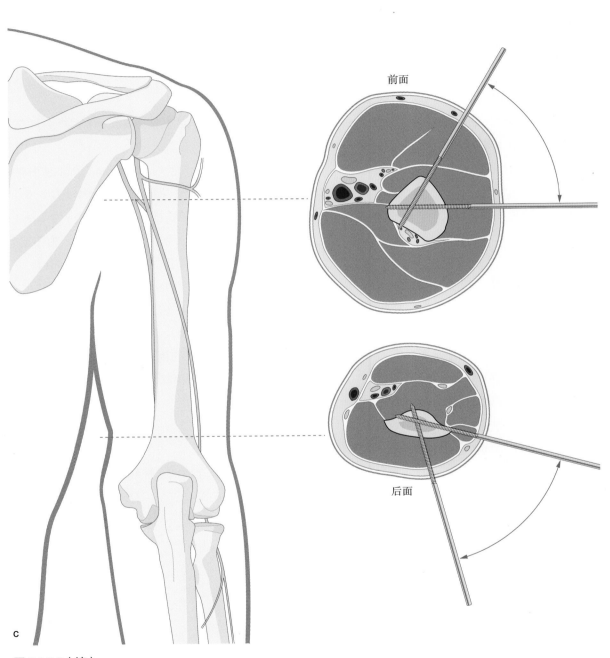

前面

后面

c

图 3.3.3-2（续）
c 肱骨，后面观。

很高。但是，由于胫骨前内侧皮质足够厚，而且Schanz 螺钉是双皮质固定，不需要在皮质骨有过分的把持力。此外，在胫骨前嵴那么厚的皮质钻孔会产生过多的热量，可能出现继发性骨坏死。在胫骨前嵴置入 Schanz 螺钉会很困难，因为钻头尖可能向内侧或外侧滑下而损伤软组织。在胫骨远端，有损伤胫前肌腱和趾伸肌的风险。最远端的固定针的感染率最高。不过胫骨前内侧有一安全区，Schanz 螺钉可以在那里长时间维持而不发生感染。

4 组件

4.1 管杆系统

4.1.1 Schanz 螺钉

Schanz 螺钉是部分有螺纹的固定针。有不同直径、长度（杆长度、螺纹长度）和不同的尖端可供选择。标准 Schanz 螺钉的尖端是套针形的（图 3.3.3-3a），通常需要预钻。

自钻和自攻固定针的特制尖端很锋利，一次拧入即可同时钻孔和切割出螺纹，他们设计用于干骺端（图 3.3.3-3b）。Schanz 螺钉有钢制、钛制或羟基磷灰石涂层。羟基磷灰石涂层的固定针可以在骨骼内获得良好把持力，允许早期骨长入，避免松

动。这种针适用于外固定架放置较长时间的患者。

4.1.2 斯氏针

斯氏针通常用作贯穿骨骼的固定针，其尖端为钻套形，置入前需要在骨皮质上预钻。

4.1.3 管 / 杆

根据管 / 杆的规格不同，有 4 种不同的型号（图 3.3.3-4）：

· 大号：11 mm 管 / 杆，Schanz 螺钉为 4~6 mm。
· 中号：8 mm 管 / 杆，Schanz 螺钉为 3~6 mm。
· 小号：4 mm 管 / 杆，Schanz 螺钉为 1.8~4 mm。
· 迷你号：2 mm 系统，用于手指，为传统设计，有多针夹钳用于固定克氏针和 2 mm 杆。

这些不同型号的系统之间相互兼容。大号（11 mm）系统有不锈钢管和碳纤维杆。其他系统有碳纤维杆（中号）、钢管和碳纤维杆（小号和迷你号）。这个系统的模块补充有预塑形、弯曲形的碳纤维杆。在固定困难的部位如腕关节，还有 T 形联合模块可供使用。

4.1.4 夹钳

夹钳用于连接管 / 杆和固定针。同样地，也可以用合适的夹钳（管－管）将管 / 杆彼此连接到一

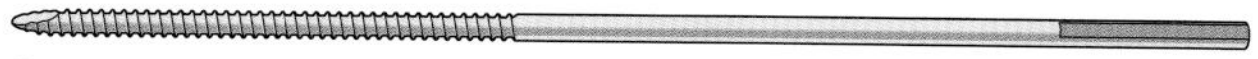

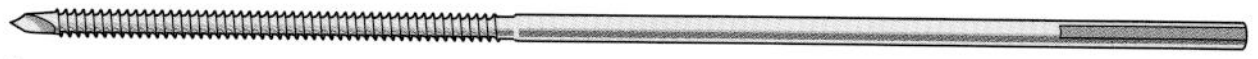

图 3.3.3-3 Schanz 螺钉。
a 标准的套针形尖端。
b 自钻尖端。

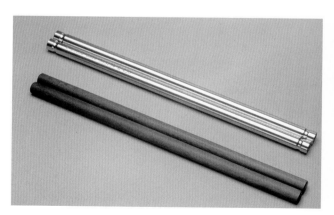

图 3.3.3-4 大号系统（11 mm）的不锈钢管和碳纤维杆。

起。如果一个夹钳可以将管和杆连接起来，则称为组合夹钳。此外还有单针夹钳和多针夹钳。最新、最常用的夹钳如图 3.3.3-5 所示。对同样的夹钳设计和使用技术有 3 种型号。新型夹钳的主要特点是可以将一侧打开，然后"咯嗒"锁上。在将夹钳"咯嗒"锁到杆上后，它还可以有轴向活动及向外侧的活动，而不必再次拧紧。这使得操作大大简化，对模块式复位技术尤为明显。本文后面将要描述的外固定架构型可以使用最新的夹钳，也可以用功能类似的其他夹钳，还可以用老型号夹钳。

4.2 单边外固定架系统

这是用于创伤骨科的外固定架系统（图 3.3.3-6）。可以用双针夹钳或特制夹钳控制骨折块。可以连接中央带螺纹的部件进行牵拉或加压，用于骨延长和（或）骨运输。

4.3 组合外固定架

组合外固定架用于邻近关节的骨折，称为"组合"是因为它把关节部用张力性细针加外环固定与骨干部用针固定结合起来（图 3.3.3-7）。它需要用于环固定的张力性克氏针和用于骨干的传统 Schanz 螺钉。通常使用 3/4 周径环。环形组合固定器主要用于胫骨近端和远端（视频 3.3.3-2）。

4.4 环形外固定架

全环形外固定架系统的优点是承受负荷的轴线

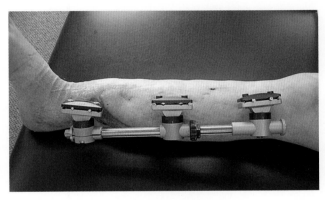

图 3.3.3-6 用于骨运输的单侧外固定系统。

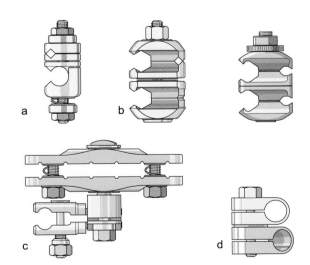

图 3.3.3-5 夹钳。
a 用于连接 Schanz 螺钉和管 / 杆的自锁夹钳。
b 用于连接两根杆或管的组合夹钳。
c 通用多针夹钳。
d 用于连接两根管的管－管夹钳。

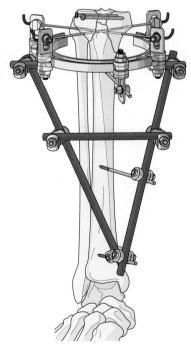

图 3.3.3-7 组合式外固定架用于胫骨平台骨折。同样可用于胫骨远端关节周围骨折。V 形结构提供良好的稳定性。

和矫形的轴线经过环形外固定架系统的中心，同时也是骨骼的纵轴[9]。环形外固定架系统（图3.3.3-8，图3.3.3-9）可以用于骨延长、骨搬运以及简单骨

折尤其是复杂骨折的治疗。应用该技术允许早期负重。对新发骨折，我们首选简单的单边外固定架进行治疗。骨搬运和骨延长同样也可以用单边外固定架系统，但进行复杂、持续、多平面的畸形矫正会很困难，此时推荐用环形外固定架。

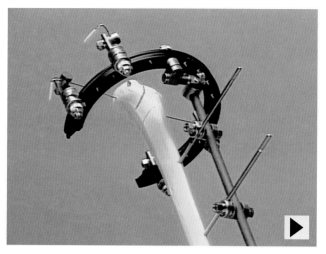

视频 3.3.3-2　使用组合式外固定架，拉紧针。

环形外固定架作为外固定使用时，它提供相对稳定。当针穿过不同平面作多平面固定时，此结构可提供很高的稳定性。结构的强度不同，取决于固定的构型，用环的数量，用针的种类，如克氏针或Schanz 螺钉。根据组装不同，骨折可以牵开或加压，也能矫正畸形。环形外固定架通常用于牵张成骨矫正骨缺损、短缩及畸形。

环与六轴系统结合改善了患者的处理。计算机程序计算 6 个斜杆的运动允许对任何力线不良进行矫正。环与六轴系统有特殊的指征。想获得环与六轴系统的更多信息，有专业课本和教材可以使用。

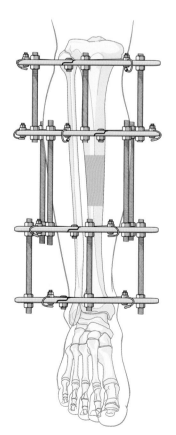

图 3.3.3-8　胫骨环形外固定架。

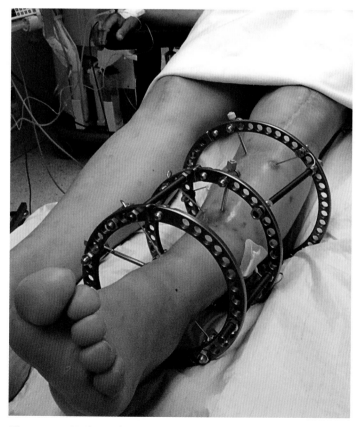

图 3.3.3-9　胫骨环形外固定系统临床照片。

4.5 铰链式外固定架

铰链式外固定架用于维持关节脱位或者骨折脱位的复位，允许一些（控制）关节活动以预防关节僵硬。最常用于肘关节（参阅第 6 篇第 5 章）。

5 外固定架的框架结构

5.1 框架结构的命名

框架结构的分类有不同的方法，主要根据：

- 功能。
- 框架设计。
- 应用的平面。
- 指征。

5.1.1 单边框架

单边框架是治疗新鲜骨干骨折最常用的外固定架框架方式。

框架应用在一个平面上，如：胫骨的前内侧或内侧，股骨的前外侧或外侧（图 3.3.3-1c）。固定针经一侧皮肤穿入，穿透双层皮质。针的置入必须远离关节，在关节囊的反折部之外，避免关节脓毒症。两根杆安装在同一个平面或不同的两个平面上，然后将它们连接在一起。

5.1.2 双边框架

将斯氏针经一侧皮肤穿入，穿透双层皮质，然后从对侧皮肤穿出。不推荐将双边框架用于骨折的最终治疗，但可用于临时固定。

5.1.3 跨越式外固定框架

跨越式外固定架用于损伤控制手术，例如由于患者因素（多发创伤）、肢体因素或者骨折因素而无法即刻进行最终治疗。

跨越式外固定架用于跨越有严重软组织损伤或复杂关节内骨折和骨折脱位的区域（图 3.3.3-10）。外固定架提供的稳定性可以允许软组织恢复，以及进行 CT 扫描和术前计划。单边框架最常用，固定针应安置在损伤和将来行最终手术区域之外。

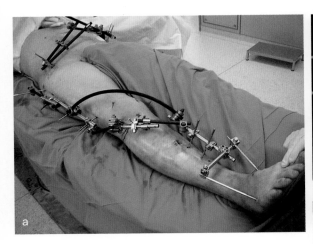
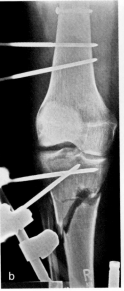
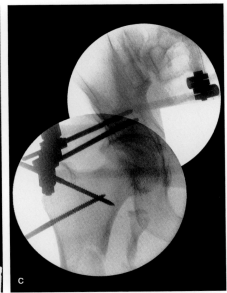

图 3.3.3-10　骨盆骨折、股骨近端骨折、胫骨近端骨折均使用临时外固定架固定，跨过膝关节和踝关节。

5.1.4 延长框架

可以对外固定架进行改良，用以牵张性成骨。Ilizarov 用环型外固定架引入这一技术。管状外固定架、单边外固定架均可应用这一缓慢牵开的原理，其缺陷是不能同时进行成角畸形和旋转畸形的矫正，除非通过髓内钉进行延长。

5.2 模式化复位技术

外固定架的模式化特性使其有多种功能，可以作为间接复位的工具，也可以作为固定工具。

5.2.1 原则

需要将 Schanz 螺钉拧入每个主要骨折块，针靠近骨折端位于稍不同的平面，在跨关节固定时，则需要拧入关节两端的骨骼内（有时候需跨过两块骨骼）（图 3.3.3-11）[10]。

如果使用单针夹钳则具有很大优势，即 Schanz 螺钉的位置和方向不受限制。

然后将一块骨片上的 Schanz 螺钉牢牢固定在棒或杆上。这就为主要的骨块或涉及的骨头提供一个部分框架。两个部分框架通过管－管夹具连接在一起。只要管－管连接还没有固定，都可以做各个平面的复位。一旦获得理想的复位，通过临床或放射线检查加以确认，拧紧管－管夹具，整个系统就稳定了（视频 3.3.3-3，视频 3.3.3-4，图／动画 3.3.3-12）。

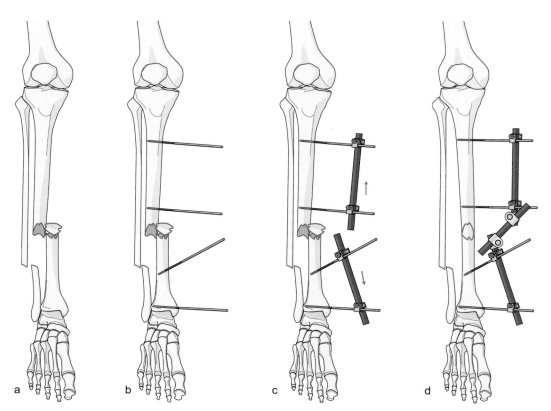

图 3.3.3-11 组合式复位技术。
a B 型胫骨干骨折。
b 对每个主要骨折块，在损伤区域外都拧入 2 枚固定针。
c 用通用夹钳将固定针固定到连接杆上，使之成为骨折间接复位的 2 个手柄。
d 骨折复位后，用管－管夹钳把第 3 根连接杆与前 2 根连接杆连接到一起。

5.2.2 改良

用双针夹钳或多针夹钳可以将钉在任何一块主要骨折块上的 2 枚 Schanz 螺钉固定在位。双针夹钳或多针夹钳可以用在骨折的一端或两端。还可以由固定环或部分固定环（Hybrid 外固定架）构成部分框架。

5.2.3 优点

组合式外固定架的优点是对所有长骨、邻近关节的区域，以及关节本身（跨关节）都可以进行复位、桥接和固定。

Schanz 螺钉的安放位置可以很自由，允许为 Schanz 螺钉选择最佳的解剖固定位置，或根据骨折类型和软组织损伤情况来确定最佳的固定区域。可以通过杠杆作用和间接复位技术进行主要骨折块的复位，同时保护了骨和软组织的血运。应用这一技术可以在任何时候对骨折复位进行再调整。

6 特殊用途

6.1 关节融合术

外固定架的一项特殊用途是用双边外固定架通过加压进行关节融合。这一原则偶尔用于踝关节、膝关节、肘关节的融合，尤其是在有感染存在的情

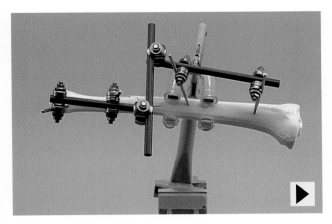

视频 3.3.3-3 胫骨组合式外固定架固定。

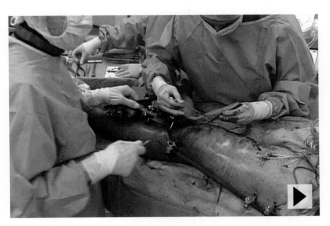

视频 3.3.3-4 组合式外固定架固定合并膝关节周围软组织损伤的胫骨，显示用外固定架最终治疗胫骨骨折的术前、术中、术后处理，以及用外固定架固定的骨折愈合。

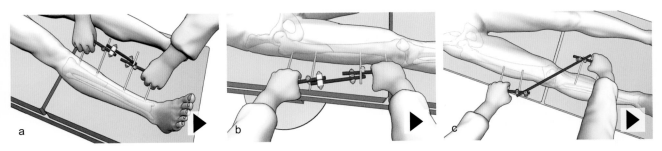

图 / 动画 3.3.3-12 组合式外固定架演示。
a 胫骨。
b 股骨。
c 跨膝关节。

况下[11]。用带螺纹的连杆固定架系统或对管状外固定架系统使用可拆卸的加压器，都可以反复进行轴向加压，增加在干骺端骨密度较低部位的稳定性。

6.2 感染

外固定架是治疗骨折急性感染或感染性不愈合的最终途径，因为通常可以远离感染灶置入固定针。

在存在感染的情况下，外固定架通常是可以为骨折提供稳定性的唯一方法，而骨折的稳定性对治疗成功非常重要。在清创、去除所有死骨和坏死组织后，使用外固定架的技术和用于新鲜骨折的一样。

6.3 矫正性截骨

在软组织条件差或者有障碍的时候，对畸形进行截骨矫正，使用内固定风险高，此时可使用外固定架固定。另一个指征是截骨的同时进行骨搬运（参阅第5篇第2章）。

软组织条件差合并复杂畸形时，通常需要用环型外固定架进行矫正。

6.4 骨搬运——牵张成骨

骨痂牵张是基于 Ilizarov 提出的原则[9]，保留骨膜，小心切断的骨可以缓慢牵开（0.5~1 mm/d），新骨在这个间隙内形成。较慢的牵张速度可获得骨愈合，而较快的牵张速度超过组织的应变耐受力，则不会成骨。搬运或牵张的骨痂像骨折的骨痂，也会经历骨痂成熟的所有阶段，直到骨性愈合。该技术的应用有3个指征，有时候这些指征可能同时存在：

- 肢体延长。
- 节段性骨搬运治疗骨缺损。
- 矫正性截骨。

最适合这一用途的固定架是环形外固定架（可联合或不联合半环形外固定架）和单边外固定架。

6.5 关节复位及持续运动

对一些复杂的不稳定的肘关节损伤，包括慢性或未复位的肘关节脱位切开复位及韧带修补之后，铰链式外固定架是重要的补充。如果手术修复不能提供足够的稳定性，则不管有没有支具或石膏保护都可能再次出现脱位或半脱位。带铰链的外固定架可在控制性活动情况下维持肘关节复位。维持复位是第一位的。不稳定比关节活动丧失更难处理。轴心需在透视下精确定位。铰链位置稍有偏差会明显影响其作用（图3.3.3-13）。

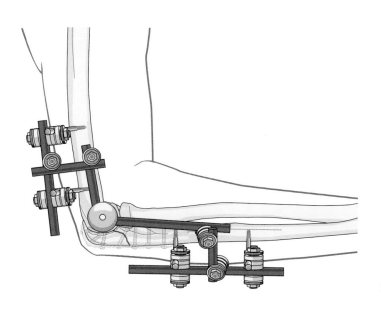

图 3.3.3-13 肘关节铰链外固定架的安置。

7 术后处理

7.1 针道护理

针道反应取决于固定针的位置和稳定性[12]，护理团队和患者的术后处理。

从这一点上考虑，组合式复位技术更有优势，因为它允许根据骨折的类型为固定针选择最佳的解剖位置[10]。如果在固定针置入位置能达到"稳定状态"，没有感染迹象，外固定架就可以维持很长时间。

重要的是，医院要有清晰的针道护理流程，由有经验的护士教会患者自己进行针道护理。

通过避免固定针置入时的热损伤和局部血肿形成，以及后续护理中使用酒精消毒剂来清洁固定针部位，使用封闭性加压敷料，可显著减少固定针的感染和松动[13]。

7.2 针道感染

针道护理首先要有正确的固定针置入。对常规 Schanz 螺钉，通常需要预钻，手动拧入固定针，以减少热坏死。固定针周围不适当的软组织张力必须在术中予以松解。针道部位的正确护理对降低针道并发症的发生很重要。针道感染持续存在的病例，通常固定针会丧失对骨骼的把持力。X 线片上能看到骨吸收的缝，机械上针显得有松动。可以通过取出松动针，在另一个位置重新拧入一枚固定针来解决这一问题。

7.3 动力化

除了几个特殊情况（桥接固定、急诊应用、张力调整）外，外固定架允许一开始就部分负重。随着愈合的进展，可以逐步增加到完全负重。经过多年的观察发现，没必要为外固定架添加额外的动力化装置。在外固定架固定的情况下进行部分或完全负重是最好、最有效的动力化方法。

8 外固定架固定的时间

8.1 治疗手段的改变

有 3 种基本的治疗选择：
- 用外固定架作为最终治疗直到骨折愈合。
- 早期更换为内固定。
- 更换为非手术治疗，如石膏、矫形支具等。

如果预期要更换为内固定，必须尽早进行（2 周内），因为这样做的并发症发生率比晚期更换者明显降低。

在外固定架临时固定前后，或者临时固定之后计划任何手术都要遵循以下规则：
- 如果新的内植物放置在原先外固定部位的周围，所有针道都必须干净。有时手术需要分两次进行，一期先清理原有针道，二期再实施最终的内固定术。
- 任何超过 10~14 天的针道部位都被认为有细菌定殖，在进行最终内固定之前，应对这些区域进行无菌清洁和清创。
- 如果对于这些针道部位的无菌条件有任何的怀疑，或者针道已经存在感染，则在置入新的内植物之前，针道清创之后至少需要有 10 天的"固定针休息期"。
- 必须预防性使用抗生素，并且抗菌谱能够覆盖以往针道感染的细菌。
- 更换内固定术后头 6 周密切随访。

如果出现针道有问题的证据，最好要鉴别细菌种类、应用抗生素、更换固定针并改变位置，继续使用外固定架治疗。针道护理应该让患者一起参与，以确保达到最佳的效果。如果晚期必须更换外固定架为内固定，则推荐要有至少 10 天的"固定针休息期"，即取下外固定架后，先对针道进行清理和清创，再用夹板固定，直到针道问题解决后再延期行内固定手术。期间可以适当应用抗生素。

8.2 最终固定

急诊行外固定架固定可以获得肢体的临时稳定，让软组织恢复。只要软组织条件稳定，就可以将外固定架更换为最终的内固定。理想状态是 10 天内更换为内固定。如果外固定仍稳定且没有并发症的迹象，更换固定就不是必需的。

如果皮肤覆盖差，或者担忧软组织损伤严重，切开复位感染的风险很高，此时，可以保留外固定架作为骨折的最终治疗。

必须仔细观察骨折愈合的进程，如果没有进展，应考虑其他治疗方法。

参考文献

1. **Perren S.** Basic aspects of internal fixation. In: Müller ME, Allgöwer M, Schneider R, eds. *Manual of Internal Fixation.* Berlin Heidelberg New York: Springer-Verlag; 1990:1–112.
2. **Pape HC, Krettek C.** [Damage control orthopedic surgery]. *Unfallchirurg.* 2003 Feb; 106(2):85–86. German.
3. **Giannoudis PV.** Surgical priorities in damage control in polytrauma. *J Bone Joint Surg Br.* 2003 May; 85(4):478–483.
4. **Jakob RP, Fernandez DL.** The treatment of wrist fractures with the small AO external fixation device. In: Uhthoff HK, ed. *Current Concepts of External Fixation of Fractures.* Berlin Heidelberg New York: Springer-Verlag; 1982; 307–314.
5. **Fernandez DL.** Treatment of articular fractures of the distal radius with external fixation and pinning. In: Saffar P, Cooney WP, eds. *Fractures of the Distal Radius.* London: Martin Dunitz Ltd; 104–117.
6. **Schütz M, Müller M, Regazzoni P, et al.** Use of the less invasive stabilization system (LISS) in patients with distal femoral (AO 33) fractures: a prospective multicenter study. *Arch Orthop Trauma Surg.* 2005 Mar; 125(2):102–108.
7. **Lazo-Zbikowski J, Aguilar F, Mozo F, et al.** Biocompression external fixation. Sliding external osteosynthesis. *Clin Orthop Relat Res.* 1986 May; (206):169–184.
8. **Faure C, Merloz PH.** *Zugänge für die Fixatuer-externe-Osteosynthese. Atlas anatomischer Querschnitte.* Berlin Heidelberg New York: Springer-Verlag; 1987. German.
9. **Ilizarov GA.** [Basic principles of transosseous compression and distraction osteosynthesis]. *Ortop Travmatol Protez.* 1971 Nov;32(11):7–15. Russian.
10. **Fernandez Dell'Oca AA.** External fixation using simple pin fixators. *Injury.* 1992;23 Suppl 4:S1–54.
11. **Mears D.** Clinical techniques in the lower extremity. In: Mears D, ed. *External Skeletal Fixation.* Baltimore London: Williams & Wilkins; 1983; 210–338.
12. **Green S.** Complications of external fixation. In: Uhthoff HK ed. *Current Concepts of External Fixation of Fractures.* Berlin Heidelberg New York: Springer-Verlag; 1982.
13. **Davies R, Holt N, Nayagam S.** The care of pin sites with external fixation. *J Bone Joint Surg Br.* 2005 May; 87(5):716–719.

致谢·我们感谢 Suthorn Bavonratanavech 和 Alberto Fernandez 在本书第 2 版中对本章所做的贡献。

第 **4** 节 | 锁定钢板
Locking plates

········ 谢增如 译

1 引言

引入锁定钢板旨在最大限度地保护骨折处的血液供应。在使用传统普通钢板和普通螺钉时，内植物－骨界面结构的稳定性取决于钢板与骨之间的摩擦力，这只能通过拧紧普通螺钉以使钢板紧压在骨面上来实现。直接位于钢板下的骨皮质会出现相当多结构上的改变，这些变化最初被认为是由比骨更坚硬的金属内植物所致的"应力保护"。更进一步的研究[1, 2]提出了这样的理论：骨皮质内的血液流动受到扰乱，是造成人们观察到的在每一块被螺钉紧紧压在骨面上的钢板的下方出现骨重塑的原因。有限接触动力加压钢板（LC-DCP）下层表面设计的目的是减少钢板与骨的接触面积，并且明显减少了骨皮质受压所引起的血管改变。尽管如此，

LC-DCP 也还是通过被紧紧压在骨头上面产生摩擦力的（图／动画 3.3.4-1a）。为消除传统钢板与骨接触的不良影响，开发设计了一种完全不同的方法：螺钉能拧紧并锁定于钢板螺孔上，意味着钢板不再压迫下方的骨面（图／动画 3.3.4-1b）[3]。这种新技术原则上类似于外固定架，被称为内固定架原则。因为内植物的功能更像一个固定架而不是一块钢板，只不过其整个结构都被软组织和皮肤所覆盖。由于这些装置是被设计用来避免传统钢板固定造成血流阻断的，理论上应该具备更强的抗感染能力。不过，这一假说未被证实。

图 3.3.4-2 示意了锁定钢板技术的发展演变史。

锁定钢板不是新概念，第一个已知的专利是在 1931 年由法国外科医生 Paul Reinhold 获得的。为满足新的需要而设计的第一个现代内植物是用于前

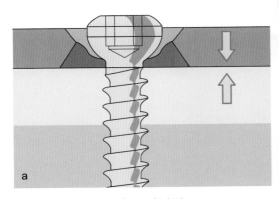
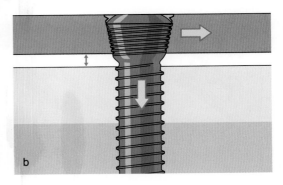

图／动画 3.3.4-1 钢板－骨界面。
a 普通钢板由螺钉压迫在骨皮质上产生摩擦力以获得稳定性，骨膜受到破坏，导致出现无血供区域。
b 头锁定螺钉通过与钢板机械咬合，而不是钢板压迫在骨面上，骨膜和血供因此得以保留。

臂骨的小型点接触固定器（PC-Fix），这是一种窄的类钢板内植物，具有特殊设计的底层表面，只有几个小点与骨面接触。螺钉是自攻的单皮质钉，仅有一种长度，圆锥形螺钉头在拧紧时被牢靠锁定在钢板相应的螺孔里。进一步发展的产物是微创稳定系统（LISS）[4]。与点接触固定器（PC-Fix）不同，这种内植物被设想用于干骺端部位的骨折——最初用于股骨远端骨折，后来又用于胫骨近端骨折。它的形状符合骨骼特殊部位的解剖形态，所以也因左右侧的需要而分开设计。内固定"钢板"由于没有接触骨面的必要而不需再额外塑形。头锁定螺钉（LHS）有带精细螺纹的圆锥形帽，与钢板相应的圆锥形螺孔完美贴合。LHS 的稳定性依赖于螺钉头和钢板螺孔之间的坚实连接，而不依赖钢板与骨之间的摩擦力（图 / 动画 3.3.4-1）。最初的系统由单皮质、自钻自攻螺钉组成，用瞄准臂经皮拧入。然而，在临床应用中失败率较高，因

此现在推荐使用双皮质自攻螺钉。人们设计这种内植物并配上通过微创肌肉下插入的途径使用的器械。

锁定加压钢板（LCP）出现在 1999 年，是有限接触动力加压钢板（LC-DCP）和 LISS 的结合 [5, 6]。两种钢板的锁定孔被"融合"成一个结合的孔（结合孔）——既能用普通螺钉，也能用锁定螺钉（图 3.3.4-3）。根据这种新的 LCP 技术在几年内就设计出从大到小一整套的钢板，用新 LCP 组合孔替换了老的动力加压孔。全球范围的外科医师们开始熟悉这种新技术及其优缺点 [7]。

最新的进展是变角（VA）技术（图 3.3.4-4）。球形头加上钢板上特殊开槽的孔，允许螺钉从螺钉与钢板正常成 90° 角（垂直）的方向再倾斜一定的角度（最大可达 15°）。变角螺钉在板孔中的把持强度为非变角锁定加压钢板的 70% 左右，只要遵循应用指南，其强度仍然足以提供稳定性。

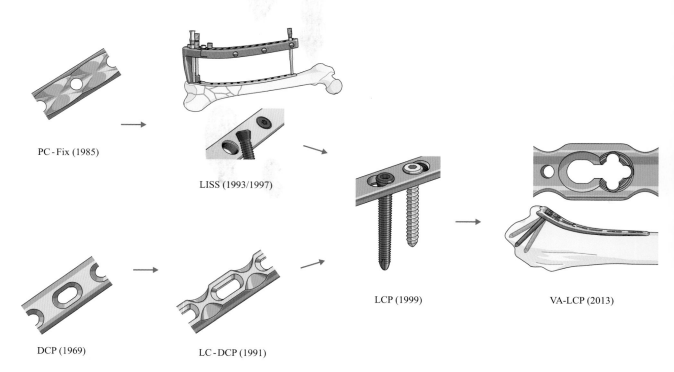

PC-Fix (1985)

LISS (1993/1997)

DCP (1969)

LC-DCP (1991)

LCP (1999)

VA-LCP (2013)

图 3.3.4-2　钢板系统的演变。 普通钢板发展于 20 世纪 60 年代到 80 年代，随后锁定钢板自 90 年代开始发展直至合并形成锁定加压钢板（LCP）。最新的进展是变角（VA）技术的引入。

2 适应证

2.1 概述

普通钢板与锁定钢板之间的本质区别不在于钢板本身，而在于这样一个事实，即螺钉被锁定在钢板上，它们因此作为整体一起发挥作用。

这意味着该构造很少依赖于螺纹和骨之间的界面。因此，锁定钢板在两种关键情况下能提供比普通钢板更多的优势：骨质量较差，如骨质疏松症；骨折的形态减少了可用于固定的骨量（表 3.3.4-1）。典型例子是靠近关节面的干骺端多段骨折。

2.2 骨量贫乏

使用锁定螺钉最重要的适应证是骨量贫乏。

骨质疏松性（或病理性）骨折：在劣质骨中，普

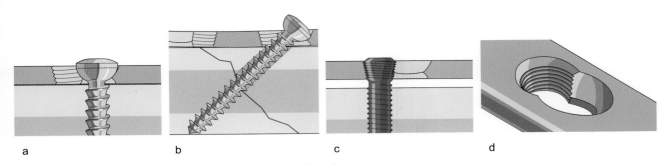

a   b   c   d

图 3.3.4-3　锁定加压钢板的组合孔整合了两个被验证过的要素。
a-b　结合孔的一半是标准 DCP/LC-DCP 加压孔（DPU：动态加压单元）的设计，使用普通螺钉（包括拉力螺钉）。
c-d　另一半呈圆锥形，其螺纹与头锁定螺钉的螺纹相匹配，提供角度稳定性。

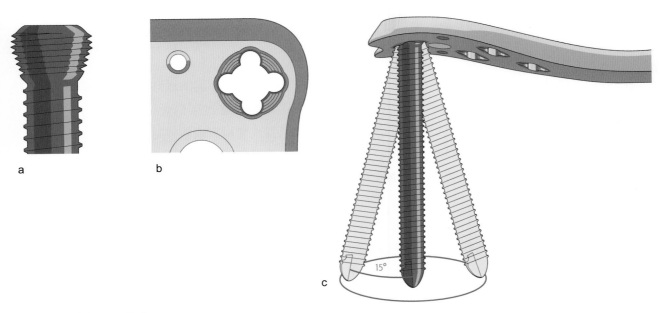

a   b   c

图 3.3.4-4　变角 LCP 技术。
a　变角锁定加压钢板（VA-LCP）带螺纹的钉头呈圆形，便于在锁定孔内变换各种角度。
b-c　VA 锁定孔中的 4 个螺纹柱为 VA-LCP 板和锁定螺钉之间提供螺纹锁定的 4 个点，在希望的螺钉角度方向上形成角度固定的结构。

表 3.3.4-1　使用锁定螺钉的适应证和临床指征

适应证	普通螺钉（钢板）的缺点	锁定螺钉的优点	锁定螺钉的积极作用
骨质疏松性骨（或病理性骨，如翻修手术中）	在插入过程中容易过度拧紧，从而破坏骨中的螺纹	由于锁定机制，即使在钢板孔中过度拧紧，也不可能在骨皮质中过度拧紧；前者通过使用 TLA 和矫正技术可以避免	早期复位丢失的风险降低
	骨折愈合前，螺钉在轴向、弯曲或扭转负荷下容易松动	如果放置合适（90°TLA 操作），螺钉在钢板孔内不大可能松动	继发性复位丢失的风险降低
干骺端骨折	即使骨质较好时，钢板孔中的螺钉也很容易倾斜成角	LHS 在钢板孔中不会成角。螺钉的作用像角钢板上的多个小刀片	继发性复位丢失的风险降低
	较短的骨末端与短钢板形成一个短臂杠杆。普通螺钉不能承受很高的拔出或弯曲力；相继出现螺钉松动移位的风险较高	顾名思义，锁定钢板不会在单个螺钉－骨皮质界面水平上失效。所有的螺钉必须与钢板一起拔出	因不稳定而继发性复位丢失的风险降低
	普通螺钉和解剖预定形的关节周围钢板匹配不完全，未获得骨与板的充分接触	固定的稳定性不依赖钢板与骨的完美匹配，因此，在预塑形钢板上使用锁定螺钉，稳定性足够	降低了继发稳定性丢失的风险
微创钢板接骨术	如果钢板没有与骨表面精确地匹配（不可能，因为看不到骨表面），骨头被拉向钢板上而产生错位（成角或扭转）	使用锁定螺钉时（钢板与骨之间的距离不变），良好复位的骨折还在复位的位置上	早期复位丢失的风险降低
假体周围骨折	单皮质螺钉固定不充足	可以加用单皮质螺钉	继发性复位丢失的风险降低
	普通钢板不能与锁定连接板和持线按钮结合	能与锁定连接板和持线按钮结合	

注：TLA，扭矩限制附件；LHS，头锁定螺钉。

通螺钉在拧入过程中很容易被过度拧紧，损坏骨孔的螺纹，所以螺钉把持力差。这可能导致早期甚至即时的骨折不稳定（图 3.3.4-5）。老年人的骨皮质较薄，就算起初得到固定，也不能抵御拔出和摇晃应力。普通钢板固定骨质疏松骨的失败率高，一般会有螺钉松动和迁移（图 3.3.4-6 和图 3.3.4-7，视频 3.3.4-1 和视频 3.3.4-2）。与此相反，锁定螺钉从来不会被过度拧入骨皮质中，因为在螺钉旋入之末锁定过程会自动停止。依锁定钢板的设计，它是不会在单个螺钉－骨皮质界面上失效的（图 3.3.4-8，视频 3.3.4-3 和视频 3.3.4-4），因为所有的螺钉会同钢板一起拔出（图 3.3.4-9）。

假体周围 / 内植物周围骨折：没有尖端的特殊

单皮质螺钉（假体周围螺钉）（图 3.3.4-10）及其他装置，比如锁定连接钢板（LAP），已经发展到当髓内已置入髓内钉或假体时还允许拧入螺钉；变角锁定螺钉也提供了这样的选择。

小块骨或软骨骨折：应该通过手术获得稳定性，比如在胸骨、肋骨（图 3.3.4-11）、肩胛骨、面部或颅骨的骨折。

钢板 / 螺钉内固定失败后的翻修手术：在钢板和螺钉内固定失败后，骨质由于存在螺钉孔和骨溶解而常常变得很差，所以使用新螺钉时的空间往往非常有限。而锁定螺钉仍然可以通过在骨上单皮质固定或偏心固定以提供稳定性。

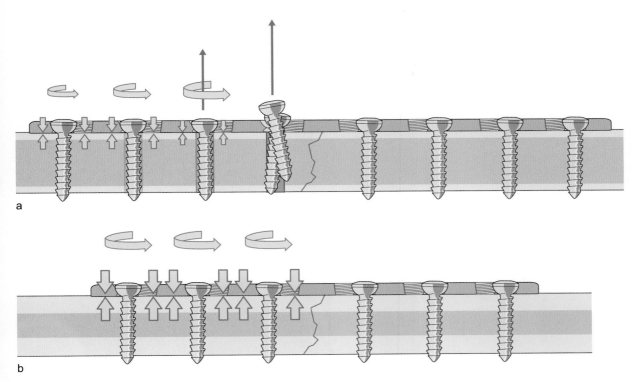

图 3.3.4-5　普通螺钉在正常骨和骨质疏松性骨的（过度）拧紧情况。

a　骨质疏松性骨，在骨干处皮质较薄，螺钉上拧入时承受的扭矩（以实现钢板与骨之间足够的摩擦力）常常超过螺钉 – 骨界面的稳定性，从而导致骨中螺纹的即时破坏。螺钉根本没有把持力，并在早期自螺孔中摆动脱出。

b　优质骨中，普通螺钉可以被完全拧紧，在钢板和骨质之间产生所需摩擦力以实现稳定的固定。

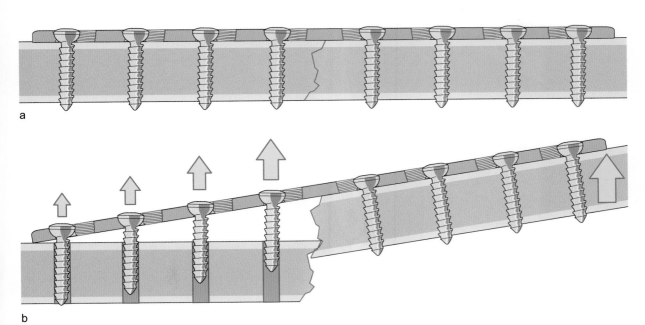

图 3.3.4-6　骨质疏松性骨中的普通螺钉会相继松动。 即使正确拧紧的普通螺钉在循环往复的负荷下也会松动。钢板的弯曲力转换为螺钉的轴向拉拔力。靠近骨折处的螺钉受力最大，导致早期复位丢失。

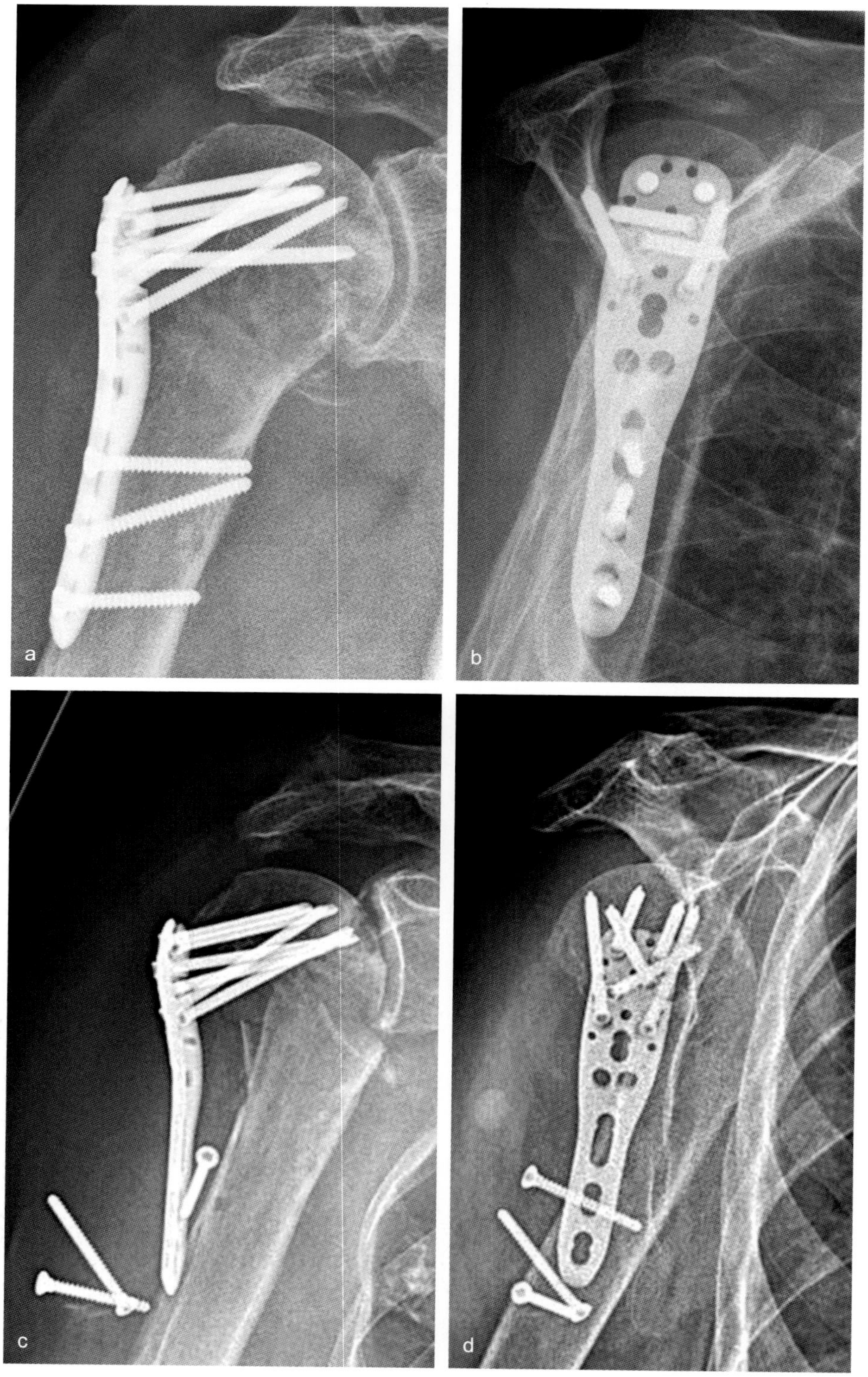

图 3.3.4-7　骨质疏松性肱骨干中的普通螺钉早期松动。骨质疏松性骨中的普通螺钉即使在极小的负荷下也可能早期松动。钢板上的头锁定螺钉（或较长的钢板和较多普通螺钉）本来可以预防内植物的失败。

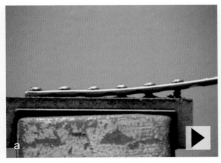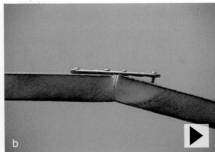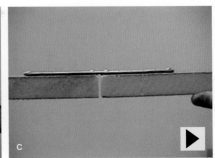

视频 3.3.4-1

a 普通螺钉固定失效——相继拔出。

b 普通螺钉固定失效——短钢板。

c 稍长钢板用普通螺钉时的力度。

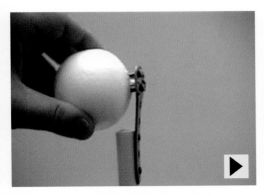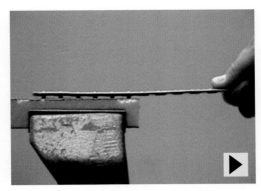

视频 3.3.4-2 重复应力下普通螺钉失效。

视频 3.3.4-3 使用锁定螺钉后强度增加——不会被拔出。

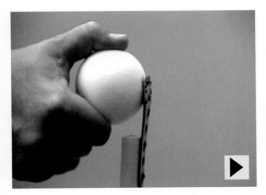

视频 3.3.4-4 重复应力下带锁定螺钉的强度（未被拔除）。

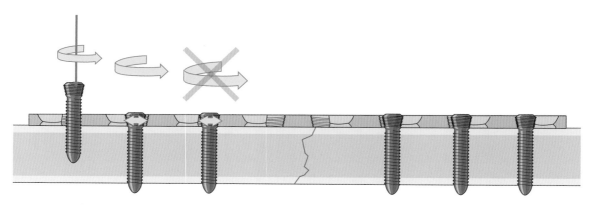

图 3.3.4-8　骨质疏松性骨中螺钉不宜过度拧紧。由于螺钉头和钢板孔之间的锁定机制，骨中的 LHS 不会拧得过紧。LHS 拧入时总沿着在骨中形成的螺纹进入骨内的，直到锥形螺钉头自动阻止螺钉的进一步转动。LHS 在钢板螺孔中过度拧紧时会导致螺纹变形，并妨碍后期内植物的取出。

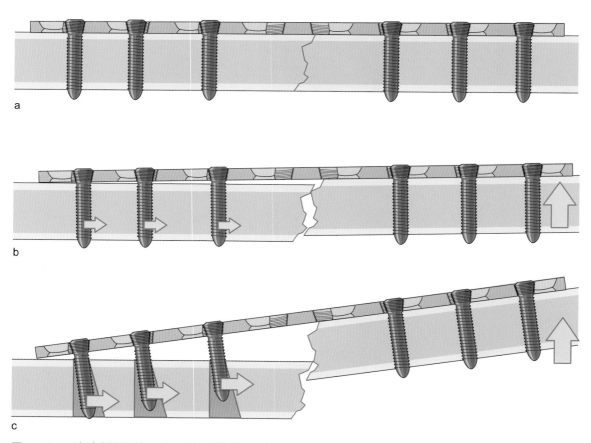

图 3.3.4-9　骨质疏松性骨中锁定螺钉整体退钉且切割穿透骨质；用 LHS 固定于骨的钢板提供了更强的抗弯曲（和扭转）力矩。螺钉不能在钢板孔中倾斜，因此在弯曲及退钉前破坏了大量的骨质。优点是复位丢失可能性小，缺点是复位的丢失导致较普通钢板看上去更多的骨损失（骨溶解）。

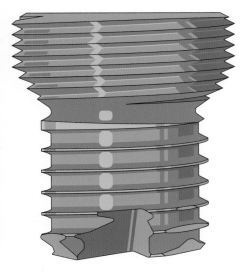

图 3.3.4-10　假体周围 LHS。该短单皮质 LHS 的螺钉尖部是平的，可置于假体柄旁固定。进入的螺纹尽可能靠近假体柄，以使螺钉有效长度最大化。

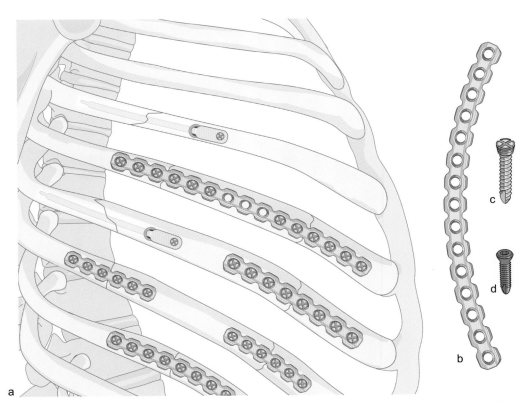

图 3.3.4-11　锁定钢板治疗肋骨骨折：使用锁定钢板系统，肋骨骨折的固定十分牢靠。肋骨较薄的特点及其解剖学变化是锁定技术的完美适应证。

a　一侧多发肋骨骨折和连枷胸；通过预塑形的 LCP 和髓内钉固定。

b　预塑形的弧形 LCP。

c　自攻型头锁定螺钉。

d　普通自攻螺钉。由于螺钉松动会导致其在胸内移位，它们并不常用。

2.3 关节周围骨折

使用锁定螺钉的第二个主要指征是靠近关节的骨折。

关节周围较短的骨段只能使用钢板的很短部分进行固定。使用 T 形钢板或 L 形钢板能增加固定的螺钉数量，从而改善固定效果，但是杠杆的力臂仍然较短，会在螺钉上产生很高的拔出力和弯曲力。即使在骨质较好的情况下，钢板孔内的普通螺钉也有可能松动、退钉或成角。这将导致在早期复位和稳定性的丢失（图 3.3.4-12）。在这些较短的骨段中，使用角稳定性的内植物是必要的。当钢板与关节周围螺钉一起使用，就像一个"组合"角钢板（图 3.3.4-13），角稳定可通过角钢板或锁定螺钉提供。脆性骨折里骨质最差的通常是干骺端，老年患

者的这些区域骨折在使用锁定钢板时会获益。解剖型"关节周围"钢板已经被开发出来，几乎可以用于人体的所有区域。关节周围钢板的螺孔可使用普通螺钉或锁定螺钉，但在干骺端使用锁定螺钉是有优势的，特别是在钢板与骨面不太匹配的情况下。

2.4 微创钢板接骨术（MIPO）

微创钢板接骨术（MIPO）是使用锁定钢板的第三个指征。因为与普通钢板相比，这些钢板更容易被置入和固定，并且不需要精确的钢板塑形。行 MIPO 时，可能难以将钢板放置在骨的理想位置上。

普通螺钉被拧紧时，骨被牵拉向塑形较差的钢板上，造成骨和钢板之间的接触不良或骨复位不良，因此，使用普通螺钉时，塑形较差或偏心放置

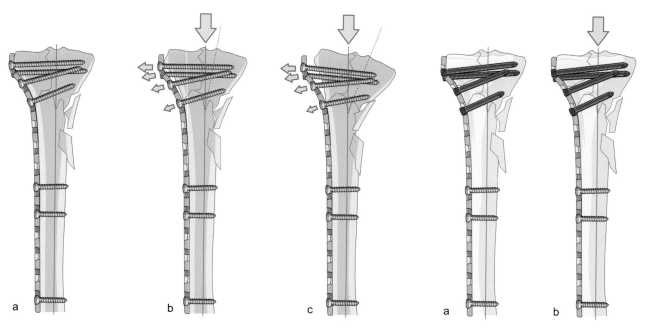

图 3.3.4-12 　使用普通螺钉发生二次复位丢失。在较短的末端骨段，钢板的杠杆力臂较短，在普通螺钉上产生了很强的拔出力。这会使普通螺钉早期相继松动，失去了钢板和骨之间的摩擦，钢板自骨上脱离。这是因为关节部骨块可以在冠状面上成角移位，以及螺钉没有在钢板螺孔中锁定。

图 3.3.4-13 　LHS 没有发生二次复位丢失，它提供了角稳定性，因此不会在螺孔中成角。钢板和所有的 LHS 组合成一个整体，即使是较短的末端骨段或是由于粉碎性骨折远端皮质失去内在稳定，这个整体仍可维持稳定。

的钢板可能会造成早期稳定性丢失。将骨头向在骨干偏心放置的钢板牵拉时，会导致轴向偏移或旋转畸形（图 3.3.4-14，图 3.3.4-15）。在这些情况下使用锁定螺钉能防止早期复位丢失（图 3.3.4-16）。

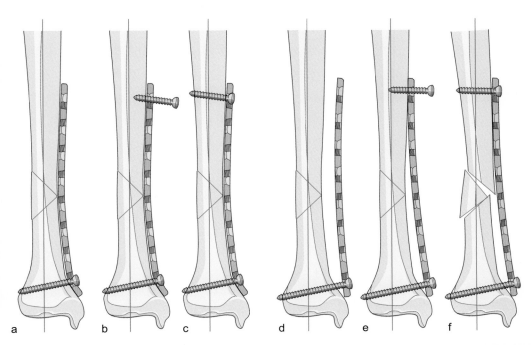

图 3.3.4-14 使用普通螺钉时初次复位丢失。对于胫骨远端内侧钢板，常常需要靠近内踝放置普通螺钉，免得钢板与骨分开一定距离，导致闭合切口时皮肤有张力。

a-c 如果钢板是精确塑形的（使用 MIPO 时就很难实现），拧入普通螺钉可以继续维持骨折复位。

d-f 如果钢板塑形欠佳，拧入普通螺钉将会产生轴向或扭转（或两者皆有）偏移，使已经复位的骨折移位。

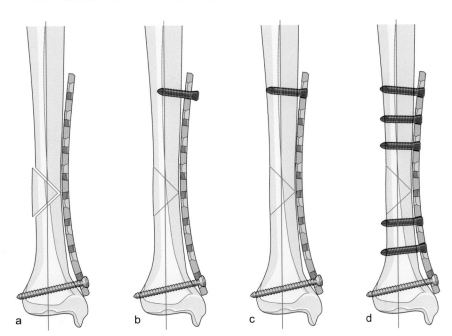

图 3.3.4-15 LHS 不会发生即时复位丢失。用塑形欠佳的钢板固定骨折（出现在微创接骨术中不能直接看到骨的情况下），LHS 不会使已经对齐的骨折移位。为了复位和（或）使钢板与骨贴近需要使用普通螺钉时，必须先于 LHS 使用。

3 锁定螺钉的使用原则

3.1 一般特点

LHS 设计成可与钢板紧密锁定，这提供了螺钉相对于钢板的轴向和角度稳定性。锁定钢板固定骨折几乎不依赖骨质或所要固定的解剖区域（图/动画 3.3.4-17），不同于普通螺钉，这种螺钉－钢板组合不需要通过钢板和骨头之间的摩擦力来固定骨折。如果用作内支架，例如把 LHS 安在骨折两侧，应力将通过钢板螺钉结构从一个骨段传递到另一个；在这种情况下，LHS 承载弯曲负荷而不是张力（图/动画 3.3.4-18）。此外，锁定板不必精确地按骨的形状塑形，因为拧紧的 LHS 不会使内植物对骨产生压力（图/动画 3.3.4-19）。这可以防止 LHS 拧紧时复位不良，并有助于保护内植物下方的骨膜血运（图/动画 3.3.4-20）。

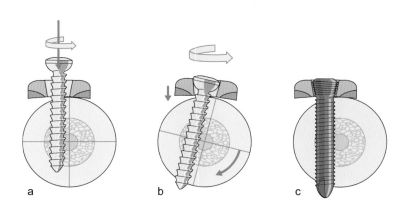

图 3.3.4-16 普通螺钉 *vs.* LHS 在拧入时位置丢失测试。

a-b 钢板稍微偏心放置，主要见于微创钢板固定的操作，当第 1 个普通螺钉拧紧时，会直接使已经矫正和排列的骨折发生旋转。

c 使用 LHS 时不发生这种情况。

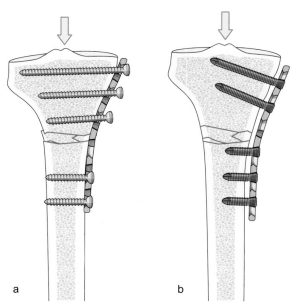

图/动画 **3.3.4-17** 普通螺钉相继从钢板上发生松动，但 LHS 几乎没有。

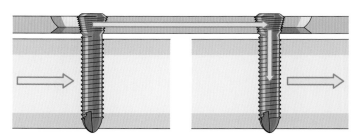

图/动画 **3.3.4-18** 使用 LHS 时，负荷通过螺钉和钢板发生转移，因此它们一起承载弯曲负荷。

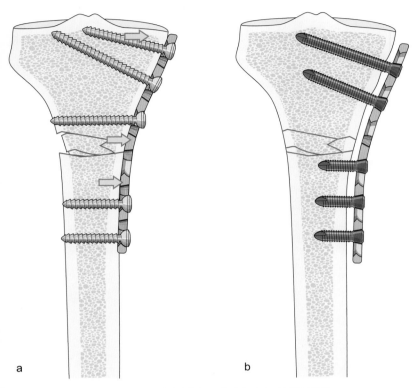

a b

图 / 动画 **3.3.4-19** 使用 LHS 的锁定加压钢板不需要精确塑形。

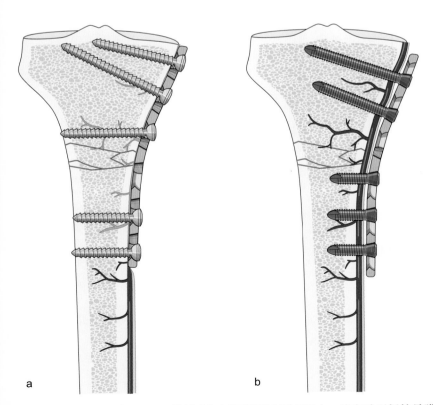

a b

图 / 动画 **3.3.4-20** 使用 LHS 的锁定加压钢板不会压在骨上，这有助于保护骨膜的血供。

3.2 头锁定螺钉的种类和功能

使用 LHS 有一些规则（表 3.3.4-2）：

- 必须和锁定钢板一起用。
- 从来不将 LHS 当拉力螺钉用。
- 不将 LHS 穿越没有复位的骨折块，关节内粉碎骨折（C3 型）中心关节面缺损者除外。

正确的应用形式为：

- 使用准确放置的带螺纹的钻套（用于 LHS）或者圆柱形钻套（仅用于角度变换螺钉）或者关节周围导针阻挡器（例如 PHILOS 钢板），以正确的角度安置在钢板螺纹孔的中心。
- 必须使用正确的扭力限制器附件拧紧螺钉。它可以是螺丝改锥或者动力工具附件的一部分。过度旋紧会因为螺丝头或者钢板孔的螺纹变形

而导致螺丝钉卡压在钢板上，也可能主要是螺丝钉头部的螺钉改锥凹受损。所有这些都给钢板和螺钉的取出造成极大的困难。

螺钉的不同型号（图 3.3.4-21）：

- 自攻 LHS。
- 自钻、自攻 LHS。
- 角度可变的自攻 LHS（VA 螺钉）（图 3.3.4-4）。

锁定螺钉的不同功能（图 3.3.4-22）：

- 钢板固定螺钉：把钢板固定到骨上。通常用在 2 个骨折块中的 1 块或 2 块上。
- 位置螺钉：将整复好的 2 个（或更多）关节内或干骺端骨块维持在正确的彼此相对的解剖位置上。这个功能总是和螺钉固定钢板的功能结合在一起。

表 3.3.4-2　螺钉的不同功能和使用规则

功　能	螺钉类型	作　用	要　求
拉力螺钉 · 钢板外自由放置 · 经钢板拉力螺钉	皮质骨螺钉 * 皮质（骨干）螺钉 † 松质骨螺钉 †	骨块间加压	滑动孔，供全螺纹或部分螺纹螺钉使用的有螺纹的孔
偏心螺钉，即轴性加压螺钉	皮质骨螺钉 松质骨螺钉	骨块间加压	动力加压单元和半球形螺钉头的传统螺钉
钢板固定	皮质骨螺钉 松质骨螺钉	骨与钢板之间的摩擦	骨骼质量要足够好，钢板与骨面要贴服
	LHS	螺钉头锁定在钢板上，角稳定，螺钉松动不多见	使用有螺纹的钻头套筒或导向器以保证螺钉的通道十分准确，用扭力限制器将螺钉拧得足够紧
位置螺钉 · 钢板外自由放置 · 经钢板的螺钉孔	皮质骨螺钉 松质骨螺钉，全螺纹 LHS（只能经钢板）	保持两段骨或两个骨块的相对位置	在攻丝和拧入螺钉过程中临时固定骨或骨块
复位螺钉	皮质螺钉 松质骨螺钉	复位至钢板上 复位钢板对侧的蝶形骨折块	没有骨块间加压作用，只固定骨折块
	LHS	复位至钢板上	带有螺钉把持器的改锥抓住螺钉头

注：* 不推荐把自攻型螺钉当拉力螺钉使用。
　　† 部分螺纹的钛合金螺钉。
　　LHS，头锁定螺钉。

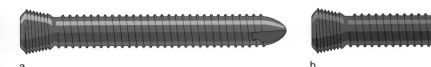

a   b

图 3.3.4-21　不同类型的 LHS。

a　一般使用的 LHS 是绿色的，自攻型而不是自钻型，通常可双皮质使用。

b　蓝色自钻自攻型螺钉少见，可用于单皮质模式（以往用于 LISS 系统，通过带瞄准器套筒拧入螺钉时使用）。这种螺钉不建议双皮质使用，因为尖端必须继续推进穿透远侧皮质，可能导致软组织损伤（图 3.3.4-24b）。

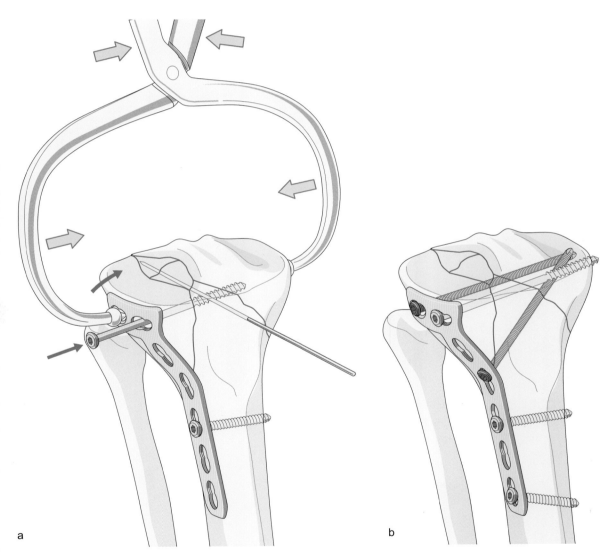

a   b

图 3.3.4-22　胫骨近端骨折的固定展示了螺钉的不同功能。

a　骨折复位并用夹钳和克氏针维持。用标准螺钉固定钢板，横穿关节骨折提供加压。

b　随后用 LHS 完成固定，贯穿关节内粉碎骨折发挥位置螺钉的功能和钢板固定螺钉的作用。

3.3 单皮质或双皮质头锁定螺钉

在骨干，大多数情况下推荐使用双皮质螺钉，此时螺钉有更长的工作长度。骨质疏松时尤其建议如此（图 3.3.4-23）。

双皮质固定应使用自攻型 LHS。不推荐在双皮质固定时使用自钻/自攻型螺钉，因为它们的螺钉尖端会刺激和损伤软组织结构（图 3.3.4-24）。

"亚双皮质"关节周围头锁定螺钉用在靠近关节处，横跨骨松质全长，但不穿透对侧皮质（图 3.3.4-25）。这既确保其最长的工作长度，又可防止：

- 对对侧骨皮质外软组织的刺激（如：使用桡骨远端掌侧钢板时对腕部伸肌腱的影响；或使用股骨远端外侧钢板时对内侧副韧带股骨起点的影响）（图 3.3.4-26）。
- 关节内螺钉尖端穿透了对侧骨质（如肱骨近端或肱骨远端外侧髁）。
- 胫骨远端或腓骨钢板固定时螺钉尖端穿入下胫腓联合。

在较差骨质上螺钉过短导致早期复位丢失和畸形（图 3.3.4-27）。

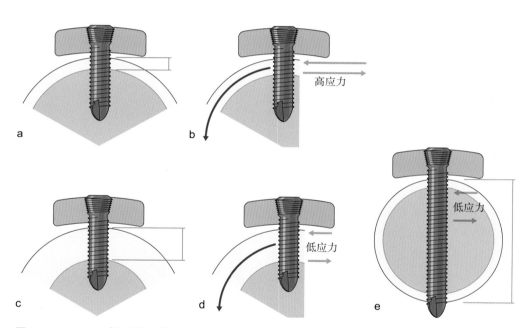

图 3.3.4-23 LHS 的工作长度。与骨接触的螺纹长度影响螺钉－骨界面的应力。
a-b 当骨皮质较薄或用单皮质螺钉时工作长度较短，这导致在界面有很高的应力。
c-e 当骨皮质较厚或使用双皮质螺钉时工作长度较长，这使在界面的应力较低。

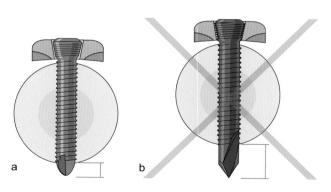

图 3.3.4-24 自钻和自攻型双皮质 LHS。双皮质固定只使用自攻型 LHS（a），而避免用自钻/自攻型 LHS（b）。

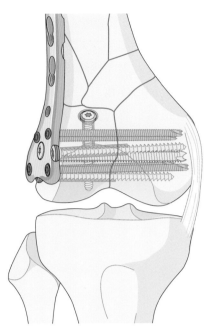

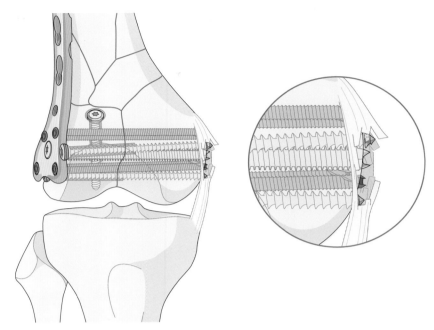

图 3.3.4-25 股骨远侧干骺端 LHS 的正确长度。尤其在骨质较差时，干骺端的 LHS 应尽可能有最长的工作长度。然而，螺钉尖端不应穿透对侧皮质，否则会刺激软组织结构，诸如韧带或肌腱。这既非单皮质也非双皮质，或许可以称作"亚双皮质"（即接近双皮质）。

图 3.3.4-26 在股骨远侧干骺端使用 LHS 过长。双皮质 LHS 在某些部位，如股骨远端（或桡骨远端），会刺激重要的软组织结构，因此在这些区域应该避免。

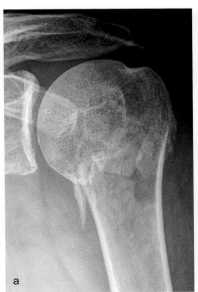
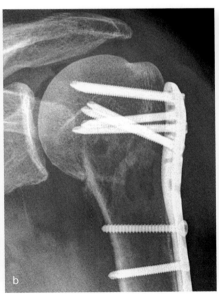
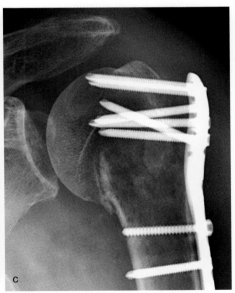

图 3.3.4-27 肱骨头使用短的 LHS，早期内翻畸形。

a-b 肱骨的骨量减少，在邻近软骨下区域接近软骨处，骨质尚能提供一个稳定的螺钉-骨界面。在肱骨头拧入的 LHS 应该足够长，以便将螺钉尖部锚定于更坚实的骨质中。

c 如果选择的螺钉较短，就像这个病例，6 周后发生了早期不稳定并内翻塌陷。

单皮质螺钉偶尔用于以下情形：

- 假体周围骨折：假体周围螺钉（螺钉尖部磨平）（图 3.3.4-10）与正常 LHS 相比增加了螺钉工作长度。
- 临时复位钢板：在髓内钉或较大的钢板作最终固定时可用小钢板（2.4、2.7 或 3.5）维持复位。单皮质螺钉很有帮助，并不会阻挡在髓腔内的扩髓器、髓内钉或处于髓腔内的螺钉。
- 在质量较好的骨干上作补充固定（不建议仅依靠单皮质螺钉固定）。
- 长螺旋型骨折：可以增强固定，以允许使用较短钢板（图 3.3.4-28）。

3.4 螺钉数量

使用双皮质 LHS 的原则：

- 在骨质较好、预期愈合时间较短（血运良好、复位良好、低能量损伤）时用长钢板固定，可以在每个主要骨块上使用 2 枚双皮质螺钉。螺钉位置必须完好地处于骨的中心（而不是切线位）。不允许有多少误差空间，经

验不足的手术医生应始终考虑使用 2 枚以上螺钉。

- 通常在每个主要骨折块上用 3 枚双皮质螺钉。
- 对骨质疏松性骨建议使用 4 枚（或更多）双皮质螺钉，尤其在有扭转负荷的骨上（如肱骨）。
- 在钢板末端最后一个钉孔使用锁定螺钉可产生应力集中，这可能导致发生内植物周围骨折的风险增加，尤其在骨质疏松性骨中。手术医生应该在这个位置使用一枚双皮质普通螺钉。如果这枚普通螺钉在 LHS 之后拧入，应该小心不要过度拧紧[8]。

4 锁定加压钢板

4.1 一般特征

LCP 的特征是结合孔，它既能用普通螺钉，也能用 LHS。结合孔的第一部分设计了传统的动力加压钢板 / 有限接触动力加压钢板（DCP/LC-DCP）的加压孔（动力加压单元），它允许普通螺钉产生

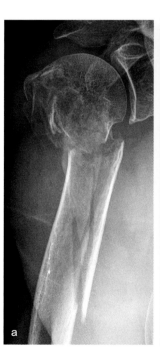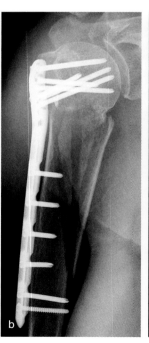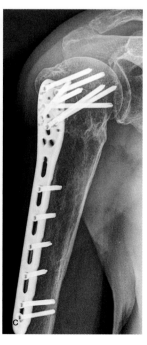

图 3.3.4-28

a 长螺旋型骨折上单皮质 LHS 的使用。

b 用单皮质螺钉补充双皮质 LHS，保证了总长度，也使钢板工作长度减少到期望值。

c 该病例手术 4 年后随访 X 线片。

轴向加压，或者通过钢板放置有一定角度的拉力螺钉。第二部分是圆锥形带螺纹的，能使用 LHS，它的位置在直钢板上靠近钢板中央处，在关节周围钢板上靠近骨折部位（图 3.3.4-8）。

来自不同系统的所有传统钢板（4.5、3.5、2.7以及更小的）（LC-DCP，L 形钢板，T 形钢板，还有重建钢板）都设计了结合孔，但在整体钢板尺寸上没有任何变化。在多数解剖型 LCP 上的关节周围部分都设计了圆形或锥形带螺纹的螺孔，便于使用 LHS，如果需要也可以使用普通螺钉。

在一些新的钢板系统中，将角度可变技术整合到钢板孔上，允许与垂直的钉道成 15° 角拧入角度可变的锁定螺钉。

4.2 锁定加压钢板的"组合"应用

当在同一块钢板上使用锁定和非锁定螺钉时，可以称作"组合"应用[9]。在近 10 年，这种方法已得到越来越多的应用。在大块骨上的一些生物力学和临床研究表明，锁定螺钉和普通螺钉结合使用是有效的。当用组合技术将锁定钢板置于股骨远端的外侧时，抗扭转能力显著提高[10]。先用普通螺钉固定远端股骨髁，然后加用锁定螺钉。这可能是由于钢板较宽阔的解剖预塑形部分紧压在骨面上时提供了额外的扭转稳定性。如果骨量较好，可以使用普通螺钉将钢板固定到骨干上。

内侧胫骨高位截骨用外侧组合钢板固定的患者也获得了类似结果[11]。然而，组合钢板的错误使用也会带来不能达到绝对或相对稳定的风险。这可能产生一个高应变环境。结果将是内固定失效和延迟愈合或不愈合[12]。

当 LCP 作为组合钢板系统来使用时，必须有仔细的术前计划。要达到绝对稳定还是相对稳定？要有很清楚的目的。在使用锁定螺钉之前（拉力螺钉在先，锁定螺钉在后），必须获得理想的骨块间或钢板骨骼间的加压。

4.3 锁定加压钢板的生物力学

使用 LCP 可以提供普通钢板的 6 个标准功能：

- 加压。
- 保护。
- 支撑。
- 张力带。
- 桥接。
- 复位。

使用传统螺钉，或者使用头锁定螺钉加上传统螺钉进行混合固定都能够提供所有这些功能。如果单使用锁定螺钉，锁定加压钢板可以具有保护、支撑、张力带或桥接钢板的功能，但不能用作加压钢板或复位工具。

在任何一个具体病例，钢板的这些不同的功能里面应当总有一个是比较理想的，医生必须根据骨折的部位、骨折的类型、骨骼的质量以及软组织的情况制订计划。术前计划的正确实施取决于诸多因素，包括复位的方法与质量，钢板的长度，螺钉的类型和数目，以及其拧入的顺序（表 3.3.4-3）。为了提供不同的功能，可能需要单独使用传统或锁定螺钉，或者（混合）使用这两种螺钉。

骨折治疗方法和产生的稳定性类型不同导致不同类型的骨折愈合，LCP 允许手术医生为骨折选择正确的生物力学环境，是绝对稳定还是相对稳定。通过恰当使用 LCP 可以显著地改善骨折患者术后的临床效果。LCP 首次公布的使用结果是很有前景的，但也面临重重困难，出现了许多并发症[5]，其中大多是由于忽视了已经发布的正确使用 LCP 的应用指南[6] 而出现的使用错误[13]。使用 LCP 的临床经验已在不断积累[14-17]。

4.4 用锁定加压钢板的绝对稳定固定

简单类型骨折（A 型或 B2 型）的解剖复位和骨块间的加压可以通过 LCP 来实现。骨折复位应消除骨折间隙，并将钢板放置在骨的张力侧。这种钢板固定技术一般适用于需要解剖复位的关节骨折块或简单骨干骨折。前臂双骨折的钢板固定就是一个很好的例子，骨头质量好，直接切开行解剖复位，并不需要使用锁定螺钉[18]，对骨折也可以遵循 AO 原则使用普通螺钉进行固定。然而，有经验的手术医生都知道，骨折愈合早期可能会失去绝对稳定，导致一些不稳定，有骨痂形成（刺激性骨痂）。在最近一项回顾性研究中，使用加压钢板治

表 3.3.4-3　简单或多骨块骨干和干骺端骨折的钢板内固定应用指南

项　目	简单骨折（A 型和 B2 型）		多骨块骨折（B3 型和 C 型）
生物力学原理	骨块间加压	拉力螺钉固定 ± 复位	夹板固定
复位技术	直接复位为主	间接或经皮直接复位*	间接复位更可取
置入	至少部分切开	切开、微创、MIPO	闭合、微创
钢板塑形	必须与骨面匹配	使用 LHS，不需要准确塑形	使用 LHS，不需要准确塑形
钢板跨度比†	8~10（横行或短斜行骨折），2~3（长螺旋型骨折）		2~3（骨折区域长），4~8（骨折区域短）
螺钉类型	加压：偏心安置的皮质骨螺钉或拉力螺钉。钢板固定：中立位安置的皮质骨螺钉或 LHS‡	皮质骨螺钉或 LHS‡	皮质骨螺钉或 LHS‡
单 / 双皮质螺钉	皮质骨螺钉：双皮质 LHS：双皮质，内植物或假体周围用单皮质		
骨干的 LHS	双皮质，自攻螺钉 用于假体周围骨折时单皮质自钻的"假体周围"螺钉 在骨质好的骨干最好使用自钻 / 自攻单皮质螺钉（例如，带瞄准器的 LISS）		
干骺端的 LHS	自攻螺钉（只要可能，但不要穿透对侧骨表面）		
钢板螺钉密度	≤ 0.6~0.8	≤ 0.4~0.5	≤ 0.4~0.5
每个主要骨块上的螺钉数（n）	≥ 3（特殊情况下 2）	≥ 3（特殊情况下 2）	≥ 3（特殊情况下 2）
每个主要骨块的皮质（n）	≥ 5~6	≥ 4	≥ 4
螺钉位置	靠近骨折，旨在绝对稳定	中间部分（≥ 2 个螺孔）不用螺钉，不用拉力螺钉（夹板固定时）	骨折区域没有螺钉，但螺钉靠近骨折处
骨折部位钢板上空余的孔数（即钢板有效长度）	0~2	≥ 2	≥ 2

注：* 夹板固定单纯骨折时，复位需准确：无间隙或最多间隙 <1~2 mm（即接近解剖复位）。

　　† 钢板跨度比 = 钢板长度 / 骨折长度。

　　‡ 在骨骺 / 干骺端和（或）骨质较差和（或）MIPO 技术的情况下。

　　LHS，头锁定螺钉；LISS，微创稳定系统；MIPO，微创钢板接骨术。

疗肱骨干简单骨折（A 型和 B2 型），超过 40% 的愈合病例显示骨痂形成，骨折二期愈合。这表明仅有 60% 病例可达到计划的绝对稳定，绝对稳定并不是肱骨干简单骨折良好愈合的必需条件。对愈合最重要的且具有统计学意义的因素是在 X 线片上骨折间隙的大小（$P=0.001$）[19]。这强调了如果手术医生想要达到绝对稳定，解剖复位和加压必不可少。

LCP 同时使用普通螺钉和锁定螺钉可用于以下一些情形。

4.4.1 简单的干骺端骨质疏松性骨折

将骨折复位并用一至多枚拉力螺钉固定，由于骨质较差需小心拧紧。LCP 起到保护钢板的作用，通过 1~2 枚普通螺钉固定到每个主要骨块上，让钢板与骨接近。按照表 3.3.4-3 中的应用指南加用双皮质 LHS 进一步行钢板固定。或者，用手推动保护钢板使之与骨接近（而不是先用普通螺钉），然后在两侧用 LHS 固定整块钢板（图 3.3.4-29）。

4.4.2 关节周围骨折（累及或未累及关节）

使用解剖预塑形钢板和 LHS 固定关节部位骨折，提供角度稳定性。用一枚拉力螺钉或者经过钢板上的动力螺钉孔拧入一枚普通螺钉，或者使用加压器以达到骨块间的加压。为完成骨干上主要骨块的最终内固定，骨质较好时可以使用普通螺钉（图 3.3.4-30），骨质较差时可以先用 1~2 枚普通螺钉固定，再使用 2~3 枚双皮质 LHS 固定（图 3.3.4-31）。如果有关节内骨折，则应先行复位，然后用单独的拉力螺钉或通过钢板的普通螺钉进行加压。偶尔，将复位钳放在钢板上对关节内骨折加压，类似"垫片"的作用。一些钢板系统可以运用自身附带的加压装置。在复位和加压之后，拧入 LHS，起到位置螺钉的作用，以维持关节内骨折的复位，同时也作为钢板固定螺钉（图 3.3.4-32）。

4.4.3 A 型简单骨折的微创钢板接骨术

使用微创钢板接骨术（MIPO）能够成功处理简单的骨干骨折和干骺端骨折（图 3.3.4-33）。软组织中切口长度可以很小，尽可能保护皮肤和深层组织的血液供应。对简单骨折而言，实现完美的解剖复位是至关重要的。一些复位技术能够有效地辅助实现这一目标。通过小切口精准放置点式复位钳，结合经皮拉力螺钉，有助于在插入钢板和固定前获得无缝隙的复位。在钢板两端各安置一枚普通螺钉，是将钢板贴附于骨的第一步。经皮用 LHS 最终固定。另一可选的方法是复位骨折但不使用拉力螺钉。用长钢板少螺钉提供更具弹性的固定，形成相对稳定和有骨痂生成的二期愈合。

> MIPO 的使用经验表明，复位的质量是决定骨折顺利愈合的最重要因素。
>
> 在同一个骨块上一起使用（"混合"使用）普通螺钉和 LHS 必须遵循一个简单的原则：如果 LHS 已经拧入并锁定，就不要去拧紧普通螺钉。

这意味着应该先拧入普通螺钉，随后拧入 LHS，或者必须先松开已经拧入并锁定的 LHS（回退到螺钉头没有与钉孔螺纹咬合），才能在同一骨块上增加普通螺钉。在 MIPO 中这种技术被用来贴合已经插入并固定的钢板（结合头锁定螺钉），使钢板贴合骨面，避免压迫邻近的软组织和伤口。

4.5 锁定加压钢板的相对稳定

相对稳定是粉碎性干骺端和骨干骨折的最佳治疗方式，这是因为：

- 无法实现解剖复位和骨折块间加压。
- 直接复位会破坏骨和软组织的局部血供。
- 相对稳定允许功能康复，并使粉碎骨折通过骨痂形成而达到愈合。

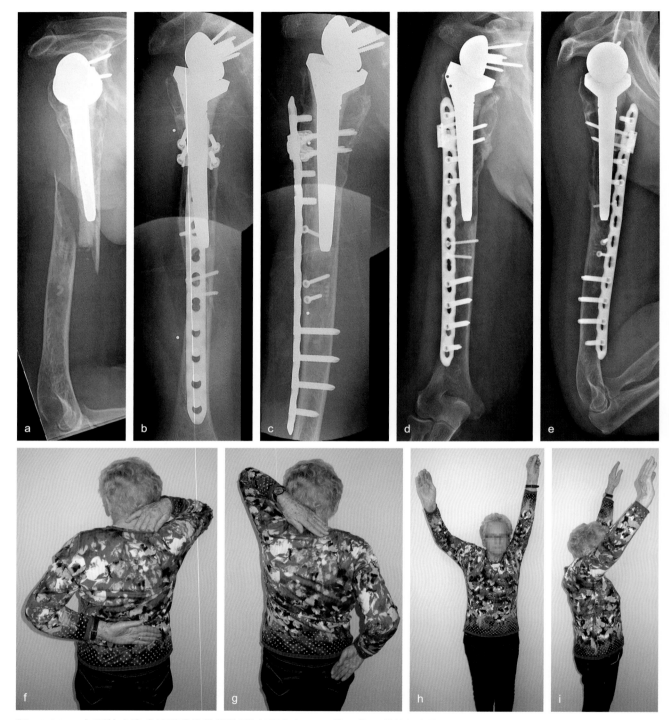

图 3.3.4-29　加压技术治疗骨质疏松性假体周围骨折（12A1 型），使用整块钢板都用 LHS 固定的 LCP。

a　　85 岁女性患者，肩关节假体周围简单骨折，伴严重骨质疏松，骨皮质菲薄。

b-c　通过一个切口切开暴露骨折，解剖复位并使用 3 枚 3.5 mm 拉力螺钉小心拧紧维持。直到使用钢板固定前这些螺钉起到复位固定骨折的作用，但由于骨质较差并不能提供较强的骨块间加压。这些应力被一块仅使用 LHS 固定在骨面的狭长 LCP（4.5 mm 系列）中和。在骨折近端，使用短的假体周围单皮质螺钉，并通过一块附加锁定钢板加强固定。为减少远端内植物周围骨折的风险，在钢板末端用一枚单皮质螺钉固定。

d-i　术后 1 年随访影像与功能恢复。

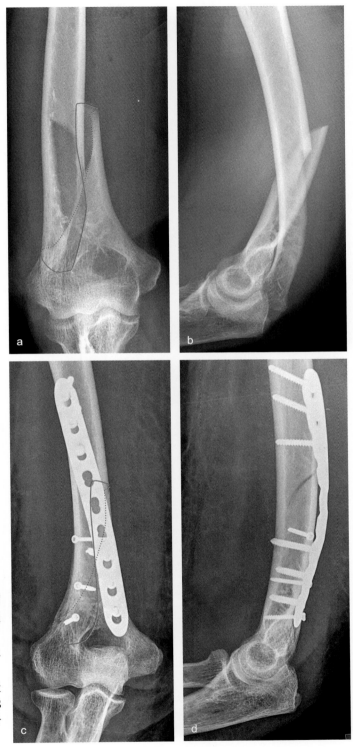

图 3.3.4-30 加压技术治疗肱骨远端骨折（12A1 型）病例，使用 LCP，在干骺端使用 LHS，而在骨干使用普通螺钉。

a-b 75 岁女性患者，肱骨远端骨干与干骺端连接处的简单螺旋型骨折，中等骨量。

c-d 切开解剖复位并用 3 枚 3.5 mm 拉力螺钉固定，随后置入预塑形的窄 4.5 mm 系列 LCP，以 3 枚双皮质 LHS 固定远端。在钢板近端用普通螺钉偏心固定对主要骨折处额外加压，随后拧入 2 枚普通螺钉完成固定。

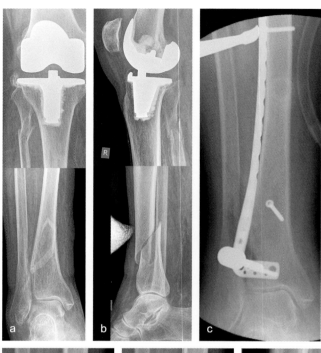

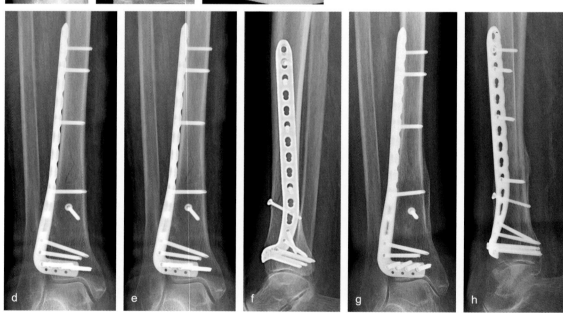

图 3.3.4-31　加压技术治疗骨质疏松的胫骨远端骨折（42A1 型），应用组合式 LCP。

a-b　76 岁女性患者，低能量创伤，胫骨远端干骺移行处简单螺旋型骨折。因全膝关节置换无法行髓内钉固定。

c　取远端前外侧入路，显露骨折远端部分并用复位钳解剖复位。用一枚复位螺钉（遵循拉力螺钉原理，由于骨质较差要仔细，小心拧紧）维持复位直到经远端切口自肌层下插入钢板。初步完成远端的固定，然后用一枚普通皮质骨螺钉在钢板最近端钉孔经皮拧入，使钢板与骨完美贴合。

d-f　由于骨质较差，最终的固定采用 LHS。在可能的地方，假体周围骨折应该用钢板固定骨的全长，就像这个病例一样。骨折内固定虽然有效也应遵循指南。

g-h　术后 1 年，尽管应用加压技术，还是骨痂形成间接愈合。一枚独立拉力螺钉（或结合钢板），通过这种由用少量但分散良好的螺钉固定在骨干的相当柔韧的长 LCP 提供"保护"的结构，仅维持了很短时间的绝对稳定性。即使在石膏或行走支具保护下部分负重，也无法维持绝对稳定。骨折处的微动造成了相对稳定的结果，随之必然在钢板的对侧形成大量骨痂（后内侧）。

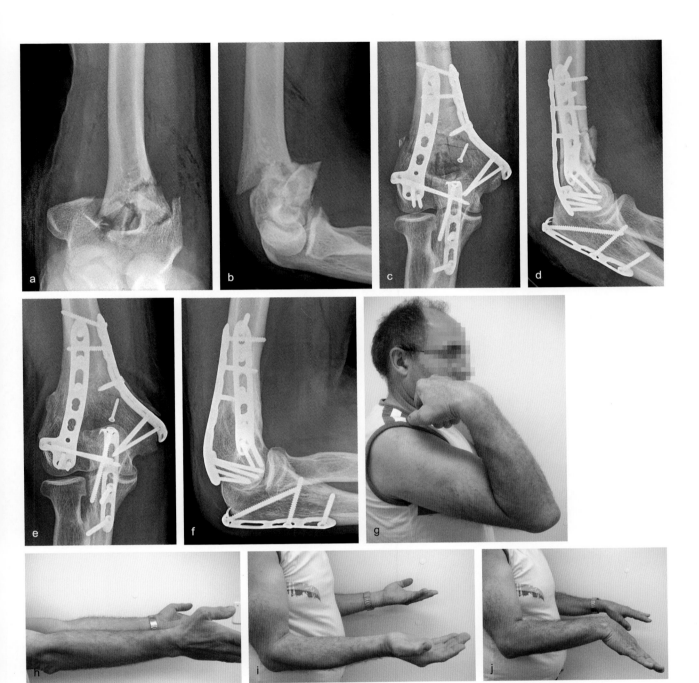

图 3.3.4-32 加压技术治疗 13C3 型骨折，应用 LCP。

a-b 54 岁男性患者，摩托车车祸伤，造成肱骨远端关节内粉碎背侧 2 级开放性骨折。

c-d 取背侧入路，尺骨鹰嘴截骨。用 LHS 固定解剖复位和加压的关节内骨折，一方面作为关节部骨块的位置螺钉；另一方面作为钢板固定螺钉，提供角度稳定性以避免继发弯曲塌陷。干骺端背侧面和尺侧面（简单骨折线）通过在两块钢板的最近端钉孔内使用普通螺钉来进行加压。尺侧钢板与骨面完美贴合，用普通螺钉在骨干处行最终固定。桡侧钢板与骨面之间有微小间隙，用两枚 LHS 固定。

e-f 术后 6 个月，直接愈合（关节内部分）；干骺端前侧骨痂生成，间接愈合。

g-j 术后 1 年随访影像。

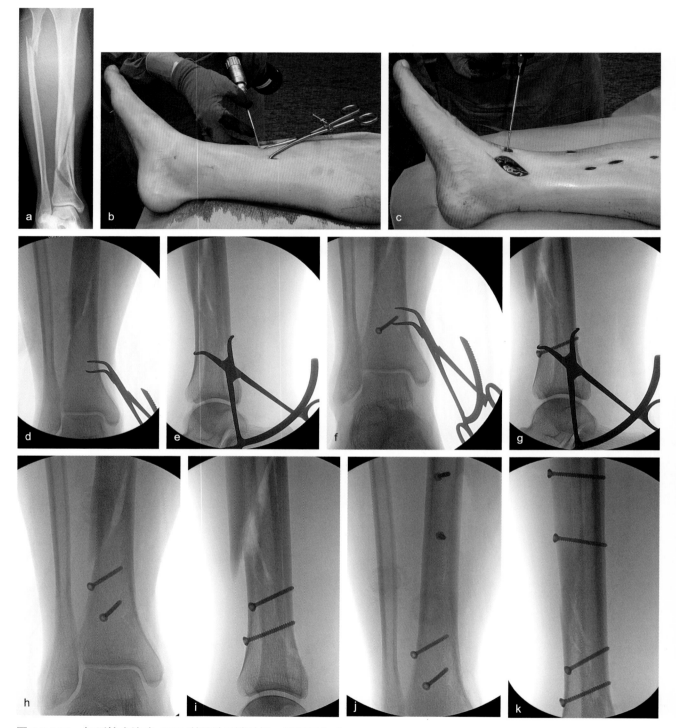

图 3.3.4-33 加压技术治疗 42B2 型胫骨远端骨折，使用组合式 LCP。

a   一名 55 岁男性因滑雪造成闭合性损伤。胫骨远端骨干与干骺端移行处骨折，邻近关节。

b-c 微创钢板接骨术使医源性软组织损伤最小化。

d-g 最重要的是复位主骨和较长的蝶形骨块之间的两个骨折面。一种选择是在理想的位置通过两个戳创切口放入点式复位钳进行
     复位。

h-k 无缝隙的复位（理想状态下解剖复位）可以通过经皮应用"维持"螺钉来保持，每个骨折面至少一枚。这些螺钉允许撤去复
     位钳以免影响钢板的插入。

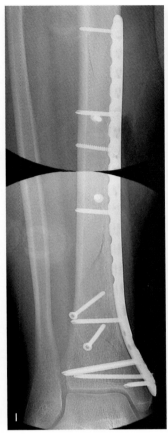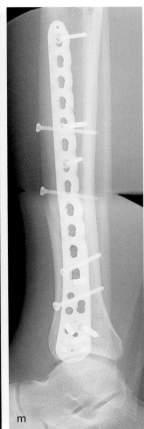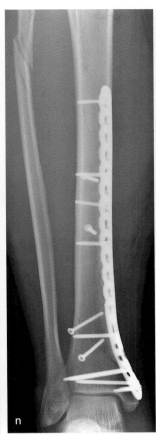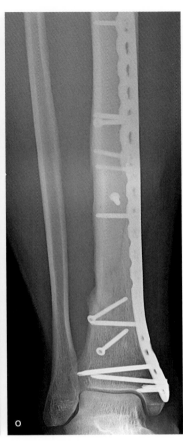

图 3.3.4-33（续）

l-n 随后用普通螺钉对插入的钢板远端行初步固定，使之贴附于骨面。之后，使用另一枚普通螺钉固定于钢板最近端，它在侧位上必须完美居中。最终用 LHS 固定远端（下胫腓联合区的"亚双皮质"）和近端（双皮质）。在钢板最近端选择普通螺钉优于头锁定螺钉，因为它保证了钢板与骨面的紧密贴合，不刺激软组织，减少了骨的局部应力，因而降低了以后发生内植物周围骨折的风险。

o 术后 1 年随访 X 线影像。

使用钢板固定骨折，影响内固定稳定性和钢板－骨结构负荷状况的 3 个主要因素（表 3.3.4-3，图 3.3.4-34）：

- 钢板长度。
- 钢板工作长度。
- 螺钉数量、位置和设计[6, 20]。

4.5.1 钢板长度

桥接钢板结构常是长钢板、少螺钉，以提供相对稳定。长钢板能够增加螺钉的力臂，这使每一枚螺钉的拔出力降低，这在骨质疏松性骨尤其

有利（视频 3.3.4-1b-c）。使用微创技术经皮或者肌下插入钢板，不需要对软组织进行额外剥离及破坏血供。一般来说，钢板的长度取决于骨折区域的长度。

根据经验，治疗粉碎性骨折时，钢板长度应达到整个骨折长度的 2~3 倍，而在螺旋型、斜行、横行骨折时应达到 8~10 倍。

4.5.2 钢板工作长度

为避免锁定钢板过早失效，应优化其工作长度

(定界骨折区域的 2 枚螺钉间的长度)[20]。对简单类型骨折而言,当间隙较小时(<1 mm),增加钢板工作长度能使钢板失效的可能性降到最小,因为钢板在负荷下的变形(应变)会很小,负荷被分散

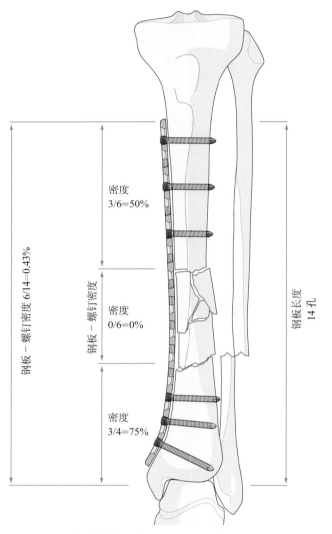

密度
3/6=50%

钢板−螺钉密度 0/6=0%

密度
0/6=0%

钢板−螺钉密度 6/14=0.43%

钢板长度
14 孔

密度
3/4=75%

图 3.3.4-34 在桥接钢板技术中钢板跨度比和钢板−螺钉密度的重要性。图示胫骨干粉碎性骨折机械学上完美固定。钢板长度和骨折长度的比例被称为钢板跨度比。在此例中,比例足够大,更确切地说,大概为 3 倍,表明钢板是整个骨折段的 3 倍长。钢板−螺钉密度可从 3 个骨折段看出。近端主骨块钢板−螺钉密度是 0.5(6 个钉孔中用了 3 个);骨折端部分密度是 0(没有用钉孔);远端主骨块密度是 0.75(4 个钉孔中用了 3 个)。必须接受在远端主要骨块上钢板−螺钉密度更高,这是由于解剖学的缘故无法减少螺钉。此例中该结构整体的钢板−螺钉密度是 0.43(14 个钉孔中使用了 6 枚螺钉)。

于较长的区域,也会分担至骨折端(图 3.3.4-35)。在钢板工作长度较短的情况下(在骨折平面没有空的钉孔),结构的刚性强,即使在中等负荷下钢板对侧的骨折端也无法接触。没有发生负荷分担,最大的应变将集中在钢板中部(图 3.3.4-36,视频 3.3.4-5)。较长的钢板工作长度可降低该结构的刚性,即使在中等负荷下,也能使钢板对侧的较小的骨折间隙闭合。这使骨折端直接接触(视频 3.3.4-6)。通过进一步增加负荷,轴向应力将从一个主骨块直接传到另一个,而不会增加钢板的应变(负荷分担)(图 3.3.4-37)。

当间隙较大时,这主要出现在粉碎性骨折或者复位较差的简单骨折,即使在高负荷下也没有发生骨的直接接触。因此,负荷分担有助于保护内固定免于失效。负荷下钢板的应变高,而在骨折平面留出更多空的钉孔以增加钢板工作长度时甚至会更高(图 3.3.4-38)。当螺钉尽可能靠近骨折端时钢板的应变最低[21](图 3.3.4-39)。如果螺钉远离骨折端

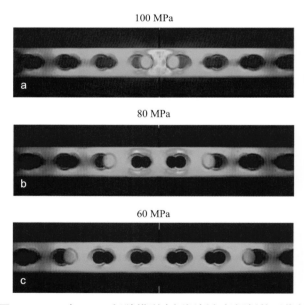

100 MPa

a

80 MPa

b

60 MPa

c

图 3.3.4-35 在 1 mm 间隙模型中短钢板和长钢板的工作长度。在 1 mm 间隙模型负荷分担情况下,一块 12 孔 4.5 mm 系列 LCP 钢板起桥接作用(空余 0~4 个钉孔)时平均最大范式等效应力(Karl Stoffel,医学博士,2003 年时的个人通讯)[21]。

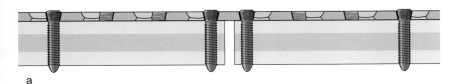

中等应变

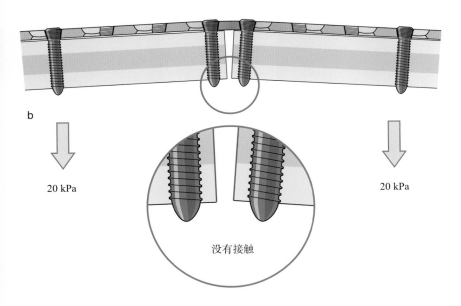

20 kPa   20 kPa

没有接触

高应变

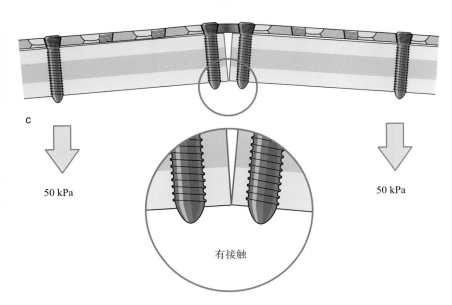

50 kPa   50 kPa

有接触

图 3.3.4-36 在微小间隙模型中短钢板的工作长度。

a 钢板工作长度最短（在骨折平面上没有空余钉孔）的情况下，结构刚度大。

b 即使在中等负荷下钢板对侧也无骨质接触。

c 负荷分担仅发生在高应变下。这种情况必须避免，因为在骨折愈合前钢板可能失效。

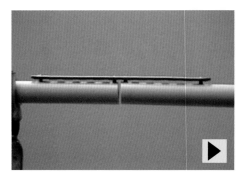

视频 3.3.4-5　微小骨折间隙的高应变环境。

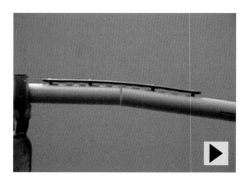

视频 3.3.4-6　微小骨折间隙的低应变环境。

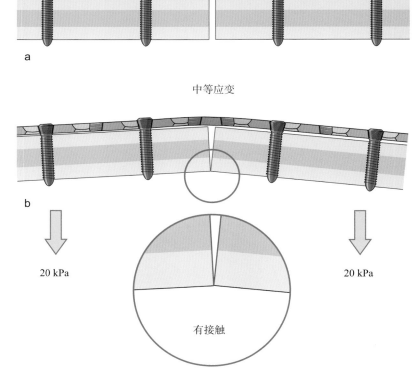

a

中等应变

b

20 kPa

有接触

20 kPa

中等应变

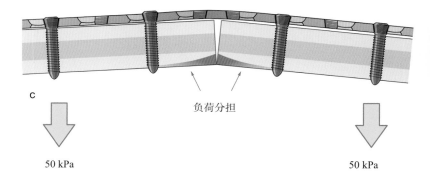

c

负荷分担

50 kPa

50 kPa

图 3.3.4-37　微小间隙模型中长钢板的工作长度。

a　在骨折平面较长的工作长度能够降低该结构的刚度。

b　即使在中等负荷下，钢板对侧的微小骨折间隙能够轻易闭合，使主骨端直接接触。

c　在进一步增加负荷时，轴向应力将从一个主骨块直接传到另一个，而不会增加钢板的应变（负荷分担）。

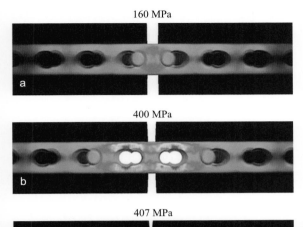

160 MPa

a

400 MPa

b

407 MPa

c

图 3.3.4-38　6 mm 间隙模型中短钢板和长钢板的工作长度。在 6 mm 间隙模型中，一块 12 孔 4.5 mm 系列 LCP 钢板起桥接作用（空余 0~4 个钉孔）时平均最大范式等效应力。无负荷分担的情况（Karl Stoffel，医学博士，2003 年时的个人通讯）[21]。

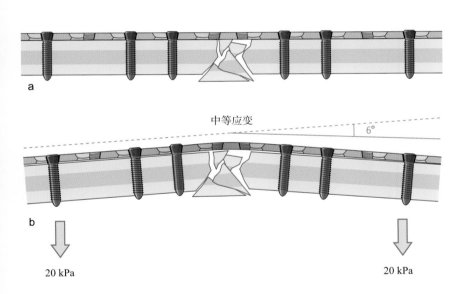

a

中等应变

6°

b

20 kPa　　　　　　　　　　　　　　　　20 kPa

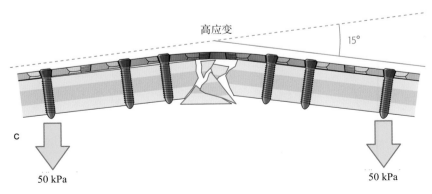

高应变

15°

c

50 kPa　　　　　　　　　　　　　　　　50 kPa

图 3.3.4-39　在粉碎性骨折或较大间隙模型中，短钢板工作长度（有意增大了绘制的角度以便于更好地图示说明和理解）。

a　粉碎性骨折中钢板对侧的主骨块没有直接接触（无负荷分担）。置入螺钉应尽可能靠近骨折端，这将降低该结构的弹性到一个预期的限度。

b　在最小负荷下（20 kPa，模拟部分负重），钢板有轻微的变形。

c　在较高负荷下（50 kPa，模拟半身重量），钢板变形增加。

放置，在无螺钉的钢板部分会出现较高的应变，此现象也会出现在螺钉上（尤其是靠近骨折端的螺钉）以及螺钉－骨界面处（图 3.3.4-40）。内固定失效将更常见。

4.5.3 锁定加压钢板作桥接钢板应用的技术

普通螺钉或锁定螺钉都能成功地用在 LCP 上，起到桥接钢板的作用，产生相对稳定性。在上肢，尤其是肱骨这样一些有可能会发生较高扭转负荷的部位，加用 LHS 能够更好地抵抗扭转应力。在下肢损伤中，微创钢板接骨术在近 20 年已经成为标准。

当需固定的骨段较短，以及骨质较差时，LHS 具有优势，使普通螺钉的拔出力降低。对干骺端的固定，一些新型钢板系统在钢板的围关节部分提供了导向装置。可确保在松软的干骺端骨质中维持精准的螺钉轨道（对拧紧锁定很重要），导向器使得在骨干处更容易经皮置入螺钉。在骨质良好的骨干，普通螺钉通常有效（图 3.3.4-41）。在一个非常长的粉碎性骨折区域，即使尽可能地靠近骨折端置入螺钉，仅一块钢板固定弹性可能过大。这将导致高应变环境，使钢板变形，导致延迟愈合或不愈合。在这种情形下，可能需要在骨的对侧加用第 2 块钢板（或另一种选择：使用外固定架直至愈合）（图 3.3.4-42）。

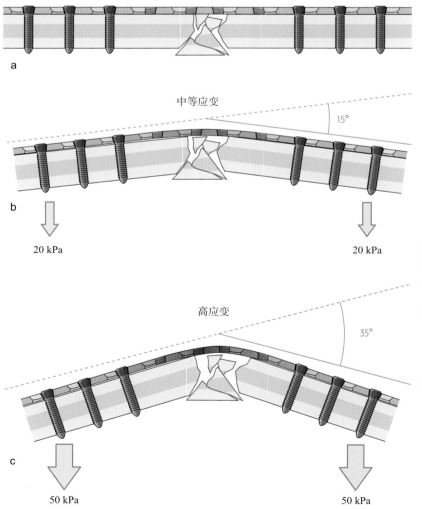

图 3.3.4-40 在粉碎性骨折或较大间隙模型中，长钢板的工作长度（有意增大了绘制的角度以便于更好地图示说明和理解）。

a 螺钉置入处离骨折越远（与图 3.3.4-39 对比），钢板结构的弹性越大。

b 在最小负荷下（20 kPa，模拟部分负重），与更近的螺钉情形相比，钢板更易产生弹性变形。螺钉更近且负荷更大的情况下也有类似的变形，如图 3.3.4-39b 所示。

c 在较高负荷下（50 kPa，模拟半身重量），钢板极易弯曲变形，机械轴也更偏离钢板，导致更多的偏心负荷。这导致在无螺钉的钢板部分以及螺钉上（尤其是靠近骨折端的螺钉）承受更高的应力，即便增加桥接长度也无法抵消。内固定失效更为常见。因此，置入螺钉应尽可能地靠近粉碎骨折端。

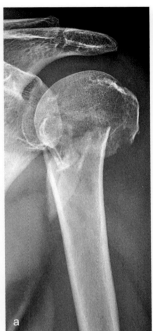

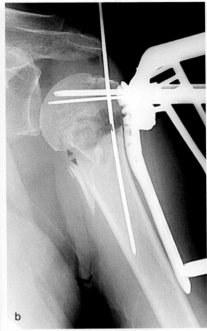

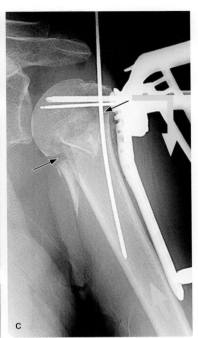

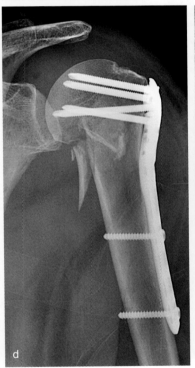

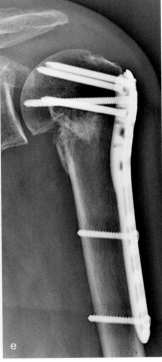

图 3.3.4-41 PHILOS 钢板桥接技术（微创钢板接骨术，MIPO）治疗 11A3 型骨折。

a 一名 84 岁女性在滑雪时摔倒，导致肱骨头下骨折伴内侧壁粉碎。

b 在恢复力线、克氏针固定后，经三角肌劈开入路用导向器插入了 1 块 PHILOS 钢板（5 孔板）。用 1 根克氏针和 1 枚头锁定螺钉初步固定近端。重要的是没有在分离移位情况下固定骨折（红色箭头）。

c 必须通过手动调整导向器及肘部以稍微缩短上肢达到复位（宽黄色箭头）。尽管内侧壁粉碎，但通过这种复位操作（黑色箭头）也可获得一些支撑 [前侧、后侧和（或）中央]。

d 只有完成上述步骤后才能继续在骨干上置入螺钉。骨质良好时，如这个病例中骨皮质厚度适中，使用普通螺钉即可。1 块力臂较长的 5 孔板允许外科医生在骨干上只使用 2 枚螺钉。在远端骨块近骨折端处增加 1 枚螺钉，可以提供更好的稳定性，并降低退钉风险。

e 1 年后随访图像。

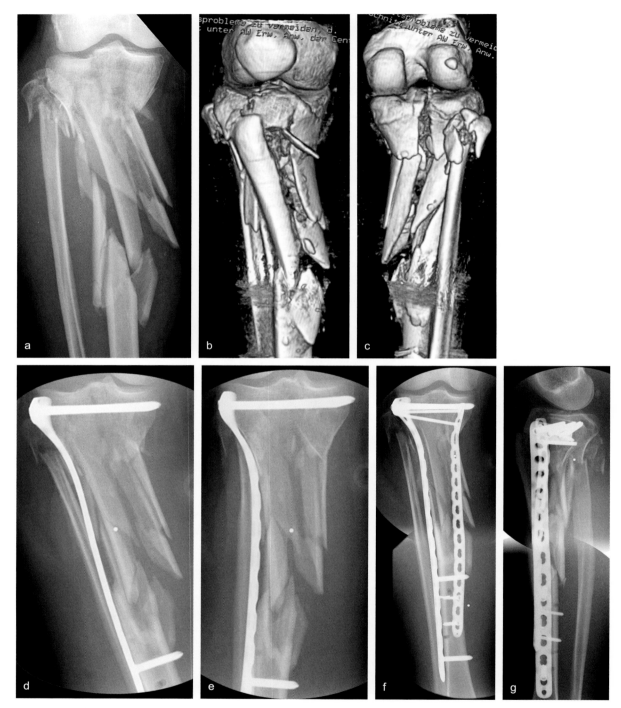

图 3.3.4-42　桥接技术治疗 41C3.3 型骨折，用 2 块 LCP。

a　患者女性，36 岁，从桥上跳下自杀，致双侧胫骨近端关节内骨折，为闭合性骨折并伴有筋膜室综合征。

b-c　行 CT 三维重建后立即行跨膝关节外固定及筋膜切开术。于第 8 天通过近端内侧及外侧微创入路行最终固定。

d-g　用克氏针作为操控杆以及大号复位钳复位关节端骨折块后，在外侧肌层下置入长 LCP，用 LHS 固定近端，经皮固定远端，螺钉尽可能靠近粉碎区域。这种结构极易弯曲。这是在图像增强器下采集的术中手动施加内翻和外翻应力时的图像。单外侧钢板无法承受愈合阶段的生理弯曲力矩。经皮插入内侧桥接钢板（3.5 mm 系列 LCP，直形，轻度塑形），以防止骨折端内翻塌陷。由于两块钢板的工作长度较长且粉碎性骨折区域较长，钢板只能提供相对稳定，并通过骨痂生成达到间接愈合。

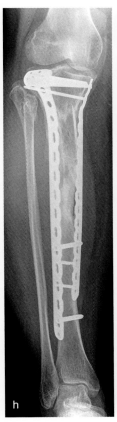
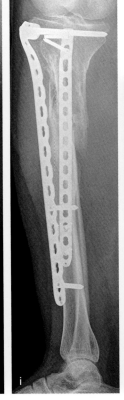
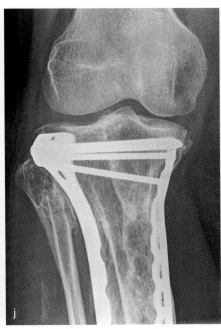
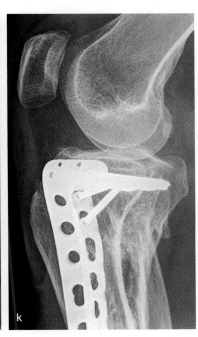

图 3.3.4-42（续）
h-k 2 年随访的影像。

4.6 锁定加压钢板同时提供绝对稳定和相对稳定

在同一钢板上结合应用两种原则只用于同一骨上合并多类型骨折，一处骨折理论上应绝对稳定固定，而另一处骨折最好以相对稳定处理。两种典型的情况如下。

- 合并干骺端粉碎的关节内骨折。这些 C2 型或 C3 型骨折需要对关节内骨折解剖复位和绝对稳定的固定，而对于干骺端（或骨干）粉碎骨折部分，理论上应以最小的组织切开进行相对稳定的桥接固定。根据骨质情况、手术入路以及复位方式，单独使用 LHS 或者与普通螺钉联合应用（图 3.3.4-43）。
- 同一根骨上的节段性干骺端 – 骨干骨折，一个简单骨折和一个粉碎骨折。简单骨折需要解

剖复位和绝对稳定的固定，而同一钢板用于桥接粉碎部分，提供相对稳定性（图 3.3.4-44）。

这两种不同的病例中，同一骨折区域绝对稳定和相对稳定本不相容，因此这些病例需要详细的术前计划并遵循 AO 原则。LCP 是固定此类复杂骨折的理想内植物。

4.7 锁定加压钢板的失效模式

正确使用时，LCP 可以是一种成功的内植物，但没有哪种内植物的成功率为 100%，也没有哪种骨折的愈合率为 100%。外科医生必须意识到，由于钢板和螺钉之间的机械耦合，LCP 的失效方式不同于使用普通螺钉固定的钢板。螺钉切出并不常见，通过上述原则及技术谨慎应用钢板，能够进一步降低发生这个并发症的风险。一般情况下，在骨

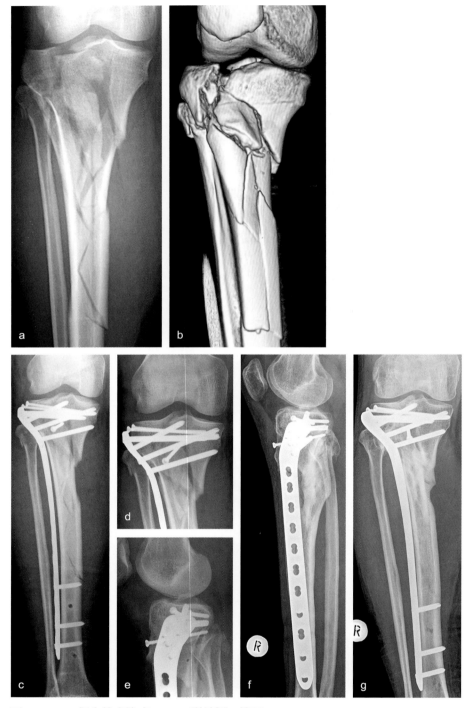

图 3.3.4-43 组合技术治疗 41C3.3 **型骨折，使用** LCP。

a-b 39 岁滑雪运动员高速滑行中受伤，胫骨近端闭合性粉碎骨折延伸至骨干中部，伴发筋膜室综合征。初步处理为跨膝关节外固定和筋膜切开减压术。

c-e 大体重建采用标准外侧入路解剖复位加压固定近端（关节）部分，然后于肌下插入一块长 LCP-PLT。近端固定采用长"亚双皮质" LHS 维持关节内骨折块的位置，同时提供角度稳定，防止后内侧塌陷伴内翻畸形。在远端，临床及图像增强器下最后检查矢状位扭转及力线后，用经皮 LHS 固定。关节骨折部分很快出现一期骨愈合，二期骨愈合出现延迟，但无进一步干预也获得了愈合。

f-g 15 个月后，骨折塑形过程基本完成。

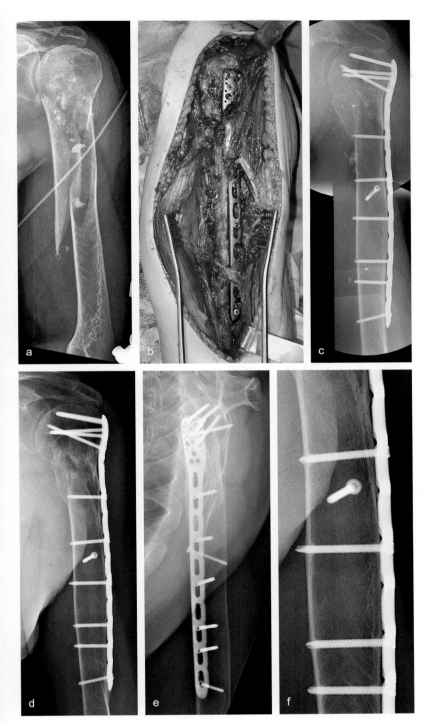

图 3.3.4-44 LCP 治疗 11A2 型和 12A1 型骨折。

a 患者 67 岁，男性，骑车遭遇车祸外伤，肱骨节段性骨折：头下粉碎骨折及一处骨干中段简单螺旋型骨折。X 线片可见严重的骨质疏松。

b-c 这个长螺旋型骨折的解剖复位可提供良好的稳定性，形成一个负荷分担结构。选择切开的手术入路保留三角肌附着点和穿过肱骨肌群的诸多血管。先完成远端的解剖复位，用拉力螺钉（小心拧紧）维持，居中放置一块长 PHILOS 钢板。由于骨皮质薄，除最远端的螺钉外，其余使用双皮质 LHS。最远端这枚皮质螺钉可以减少骨的局部应力，并防止以后该平面发生内植物周围骨折。近端的粉碎骨块在生物学上恢复力线和用钢板桥接固定，在肱骨头处用长的 LHS。

d-f 2.5 年后骨折顺利愈合，远端骨折一期愈合，钢板下出现继发性骨质减少（应力遮挡），头下水平通过骨痂生成获得二期愈合。

干处,钢板上的单皮质螺钉应避免偏心固定。

如果骨折延迟愈合,内植物承受负荷时间可能会延长从而导致金属疲劳,以致钢板弯曲或断裂和(或)螺钉断裂。螺钉通常在钢板和螺钉之间的交界处断裂。因为所有的螺钉只能一起失效,所以螺钉切出并不常见。然而,在骨质疏松性骨或有神经疾病的患者,如糖尿病患者中,骨 – 螺钉界面处所有螺钉同时失效会导致极度不稳定,骨折端大幅度移位,螺钉像“挡风玻璃雨刷”一样在骨中移动,骨质受破坏导致大量骨溶解。外科医生必须了解这种失效模式,因为骨质丢失将使翻修手术非常困难。如果锁定螺钉周围骨溶解,有早期失效的迹象,患者必须通过门诊复查严密随访,并考虑早期翻修手术。

第二种失效模式是螺钉的尖端穿透进入关节,在普通螺钉中并不常见。骨质疏松性关节周围骨折的固定具有挑战性,LCP 往往是最好的内植物。然而,骨质疏松的干骺端骨质中内植物松动、复位丢失和嵌插(塌陷)是很常见的。在这种情况下,置于软骨下骨的普通螺钉常发生退钉。然而,LHS 不会发生这种情况,因此螺钉的尖端可能会穿透关节。肱骨近端和桡骨远端是这一并发症最常发生的两个部位。通常,螺钉的尖端仅穿透 1~2 mm,并留在关节软骨内,因而没有造成损伤。尽管如此,

这些病例也必须密切随访,如果患者出现疼痛或摩擦等症状,或软骨溶解的放射学征象,则需要立即取出螺钉。还需注意,神经疾病患者可能不会主诉疼痛。

外科医生还必须意识到,如果 LHS 卡死在钢板的钉孔中,内植物的取出会更加困难。可通过使用扭矩限制改锥(必须强制使用)降低这种问题发生的风险,并确保正确使用导向器,使螺钉以正确的角度锁定至钢板。钛合金内植物出现螺钉卡死的问题更加常见,这是因为其生物相容性允许骨向螺钉和钢板的螺纹间生长。手术医生如果计划取出锁定加压钢板,必须要掌握取出卡死螺钉的各种不同方法,并在术前准备好相应的配套器械。

5 结论

近 20 年来,锁定钢板技术的引进和发展,为骨折手术治疗带来了革命性的改变。LCP 的使用需要对其功能原理有清楚的认识。角度稳定、MIPO 技术和组合螺钉应用,为骨折愈合提供了最佳稳定环境。仔细的术前计划,精确的手术操作,普通螺钉和 LHS 结合 LCP 联合应用,采用正确的钢板长度、钢板工作长度和螺钉类型,皆是为了达到最佳的骨愈合结果[22]。

参考文献

1. **Perren SM.** Basic aspects of internal fixation. In: Müller ME, Allgöwer M, Schneider R, et al. eds. *Manual of Internal Fixation.* Berlin Heidelberg New York: Springer Verlag; 1991:1–112.

2. **Perren SM, Buchanan J.** Basic concepts relevant to the design and development of the point contact fixator (PC-Fix). *Injury.* 1995;26(Suppl 2):1–4.

3. **Tepic S, Perren SM.** The biomechanics of

the PC-Fix Internal fixator. *Injury.* 1995; 26(Suppl 2):5–10.

4. **Schütz M, Südkamp NP.** Revolution in plate osteosynthesis: new internal fixator systems. *J Orthop Sci.* 2003;8(2):252–258.

5. **Sommer C, Gautier E, Müller M, et al.** First clinical results of the Locking Compression Plate (LCP). *Injury.* 2003 Nov;34 Suppl 2:B43–54.

6. **Gautier E, Sommer C.** Guidelines for the

clinical application of the LCP. *Injury.* 2003 Nov;34 Suppl 2:B63–76.

7. **Wagner M, Frigg R.** *AO Manual of Fracture Management, Internal Fixators, Concept and Cases Using LCP and LISS.* 1st ed. Stuttgart: Thieme; 2006.

8. **Bottlang M, Doornink J, Byrd GD, et al.** A nonlocking end screw can decrease fracture risk caused by locked plating in the osteoporotic diaphysis. *J Bone Joint Surg*

Am. 2009 Mar 01;91(3):620–627.

9. **Gardner MJ, Griffith MH, Demetrakopoulos D, et al.** Hybrid locked plating of osteoporotic fractures of the humerus. *J Bone Joint Surg Am.* 2006 Sep;88(9):1962–1967.

10. **Stoffel K, Lorenz KU, Kuster MS.** Biomechanical considerations in plate osteosynthesis: the effect of plate-to-bone compression with and without angular screw stability. *J Orthop Trauma.* 2007 Jul;21(6):362–368.

11. **Staubli AE, De Simoni C, Babst R, et al.** TomoFix: a new LCP-concept for open wedge osteotomy of the medial proximal tibia—early results in 92 cases. *Injury.* 2003 Nov;34 Suppl 2:B55–B62.

12. **Egol KA, Kubiak EN, Fulkerson E, et al.** Biomechanics of locked plates and screws. *J Orthop Trauma.* 2004 Sep;18(8):488–493.

13. **Sommer C, Babst R, Müller M, et al.** Locking compression plate loosening and plate breakage: a report of four cases. *J Orthop Trauma.* 2004 Sep;18(8):571–577.

14. **Haidukewych GJ, Ricci W.** Locked plating in orthopaedic trauma: a clinical update. *J Am Acad Orthop Surg.* 2008 Jun;16(6):347–355.

15. **Tan SL, Balogh ZJ.** Indications and limitations of locked plating. *Injury.* 2009 Jul;40(7):683–691.

16. **Hunt SB, Buckley RE.** Locking plates: a current concepts review of technique and indications for use. *Acta Chir Orthop Traumatol Cech.* 2013;80(3):185–191.

17. **Bonyun M, Nauth A, Egol KA, et al.** Hot topics in biomechanically directed fracture fixation. *J Orthop Trauma.* 2014;28 Suppl 1:S32–S35.

18. **Takemoto RC, Sugi MT, Kummer F, et al.** The effects of locked and unlocked neutralization plates on load bearing of fractures fixed with a lag screw. *J Orthop Trauma.* 2012 Sep;26(9):519–522.

19. **Yi JW, Oh JK, Han BS, et al.** Healing process after rigid plate fixation of humeral shaft fractures revisited. *Arch Orthop Trauma Surg.* 2013 Jun;133(6):811–817.

20. **Claes L.** Biomechanical principles and mechanobiologic aspects of flexible and locked plating. *J Orthop Trauma.* 2011 Feb;;2 (Suppl 1:S4-S7.

21. **Stoffel K, Dieter U, Stachowiak G, et al.** Biomechanical testing of the LCP—how can stability in locked internal fixators be controlled? *Injury.* 2003 Nov;34 Suppl 2:B11-19.

22. **Ricci WM.** Use of locking plates in orthopaedic trauma surgery. *JBJS Rev.* 2015 Mar 17;3(3):pii: 01874474-201503030-00003.

致谢 · 我们非常感谢帮助我们理解和应用锁定钢板技术的一些外科专家们：Thomas Rüedi，Martin Altmann，Röbi Frigg，Emanuel Gautier，and Karl Stoffel。我们也感谢 Michael Wagner 和 Michael Schütz 在《骨折治疗的 AO 原则》第 2 版中对此章节所做的贡献。

General topics

第4篇

一般问题

张殿英 译

第 1 章 | 多发伤：病理生理、处理顺序及治疗方法
Polytrauma: pathophysiology, priorities, and management

1 定义

多发伤曾经的定义为：由多种损伤引起，且超过一定严重程度（ISS 评分 >16）的临床综合征，伴有一系列的全身反应，可导致非直接损伤的远处器官及重要系统出现功能障碍或衰竭。但是，一个 2014 年的国际共识[1]建议多发伤应重新定义为出现 2 处以上的损伤，AIS 评分 ≥ 3 分，且伴有如下附加条件中的 1 项或几项：

- 低血压（收缩压 ≤ 90 mmHg）。
- 意识不清（GCS 评分 ≤ 8 分）。
- 酸中毒（碱缺失 ≤ 6）。
- 凝血功能障碍（部分凝血活酶时间 ≥ 50 s，或 INR ≥ 1.4）。
- 高龄（≥ 70 岁）。

2 骨折的影响

早在 20 世纪初，对于存在长骨骨折的多发伤患者，手术固定并不是常规的治疗方法。这背后的主要原因是担心出现脂肪栓塞（即脂肪或骨髓内容物进入外周血）。近些年来，人们认为这种情况是继发于脂肪分解为游离脂肪酸，毒性介质释放，以及导致血管渗透性增加的免疫炎性反应。这些都可能导致肺泡出血、水肿、多形核粒细胞释放以及呼吸衰竭（成人呼吸窘迫综合征，ARDS）[2]。

在第一次世界大战期间，通过使用托马斯夹板固定股骨干骨折，使存活率大幅度提升，这也是固定长骨骨折并获得较好疗效的首例证据。之后，随着抗生素的出现，同时伴随着重症监护、麻醉、内固定设计，以及 AO 推行的标准化骨折固定技术，手术治疗骨折更为可行。但是在数十年的时间里，有很多学者认为创伤患者"过于虚弱以至于不能耐受手术"，应使患者通过骨牵引治疗并绝对卧床。但是在 20 世纪 80 年代早期，由 Bone 等[3]进行的一项前瞻性随机对照研究证实了尽早固定股骨骨折的优势，这降低了呼吸衰竭的发生率，同时缩短了重症监护及住院的时间。该研究为之后盛行的早期全面处理（early total care，ETC）理论奠定了基础。因此，外科医生由之前的创伤患者"过于虚弱以至于不能耐受手术"的观点，逐渐转变为"过于虚弱以致不得不手术"。ETC 逐渐成为骨折手术固定的最佳治疗方案，同时重症医学的发展也促进了多发伤患者早期接受手术固定治疗。

ETC 理论被广泛采用，但也有少数文献报道了其负面影响，如某些患者出现了 ARDS 及多器官功能衰竭。为了应对这些问题，逐渐出现了损伤控制外科（damage-control orthopedics，DCO）的概念。这种方法是基于"创伤限制"原则而提出的[4]。

ETC 及 DCO 已经成为欧洲及北美外科医师中热议的话题，他们积极探讨多发伤患者可以从哪种治疗方法中获益更多。

近来引进了早期合理治疗的概念，强调在复苏期间不应进行骨折固定，而应当延迟一段时间，直到患者完全复苏，恢复正常的生理指标。早期合理治疗也考虑在此期间固定不稳定的骨盆及脊柱骨折。因此，目前认为 ETC 及 DCO 可以互补，并适用于不同情况的患者[5]。

虽然 ETC 及 DCO 对创伤治疗有重要的影响，人们仍然花费了数年时间认识到：不恰当的创伤治疗方案与某些可避免的死亡及伤残密切相关。美国建立的创伤中心，以及近期在澳大利亚及英国建立的区域创伤网络（regional trauma networks，RTN），充分证明了有组织的创伤救治体系的良好效果。英国的国家体系是基于美国外科医师学院创伤委员会提议的主要组成部分而建立的。主要包括：

- 领导者（在各种等级的创伤中心）。
- 院前及院内分流。
- 指定且合乎要求的创伤救治机构：主要创伤救治中心（Ⅰ级）、创伤病房（Ⅱ级）、区域性的急救医院（Ⅲ级）、转运服务、康复病房。
- 人力资源（计划及发展，管理及临床团队协作）。
- 教育－预防－公众清晰，良好的沟通（在所有层级的创伤救治体系）。
- 康复以及数据收集。
- 带有质量保证监测的审查及研究[6]。

骨折对于创伤后系统反应的严重程度具有重要影响，因为：

- 出血：休克的延长期以及出血常与不稳定的骨盆环损伤、股骨干骨折、多发的长骨骨折，以及开放损伤有关。
- 污染：开放性骨折常存在污染。如果伤口延迟清创或清创不彻底，伤口就可以成为细菌完美的培养基，进而形成局部或全身感染。
- 在缺氧环境中坏死、缺血的组织：不稳定或有移位的骨折，尤其是在高能量损伤后，应尽早彻底清创，以清除促炎症介质的来源。
- 缺血－再灌注损伤：较长时间的低血容量性休克，以及骨折后伴或不伴血管损伤的筋膜室综合征，都易出现存在微血管损伤的缺血－再灌注损伤，这种损伤是由于氧自由基而形成的。组织钝挫伤可激活黄嘌呤氧化酶，缺血可产生底物黄嘌呤及次黄嘌呤，而再灌注将增加共基质氧，导致破坏性的游离氧自由基形成。这样就形成了一种危险的三联征。
- 压力和疼痛：不稳定骨折引起疼痛和应力，可以通过传入中枢神经系统，刺激神经内分泌、神经免疫和代谢反射弧[7]。
- 影响重症监护：不稳定骨折会影响有效的患者体位（如直立胸部），以及患者无痛活动。

总结起来，多发伤患者骨折治疗的主要目的是：

- 控制出血。
- 控制感染源。
- 防止缺血－再灌注损伤。
- 缓解疼痛。
- 协助通气、护理及物理治疗。

这些目的可以通过止血、清创、筋膜切开或血管重建、骨折固定和无张力伤口覆盖来完成。

对于长骨的稳定，应根据特定情况选择外固定或内固定。

3 病理生理学

创伤可以激活一系列生理学的反应，包括心血管系统、免疫系统及凝血系统，以维持内部稳定及存活能力。心血管系统开始表现出继发于低血容量休克的低血流动力学表现，而当复苏完成后则转变为高血流动力性[8]。免疫炎症系统的激活可导致全身炎症反应综合征（systemic inflammatory response syndrome，SIRS）及补偿抗炎综合征

(compensatory antiinflammation syndrome，CARS)。在理想状态下，这两种免疫反应之间保持着良好的平衡，同时可以顺利地恢复。过大的 SIRS 可能会导致 ARDS、多器官功能障碍（MODS），甚至死亡；而代谢失调的 CARS 可导致免疫抑制及早期脓毒症的出现[9]。凝血系统对于创伤及出血的反应较为复杂，包括了脉管系统、循环血小板、凝血蛋白及纤溶机制等。凝血过程的开始，既可能是由于血液各组成部分间的反应（内源性通路），也可能是涉及组织结构的反应（外源性通路）。正常来讲，血液保持在液态及凝固态之间是最理想的平衡状态。

3.1 严重创伤的早期反应

局部及系统反应在严重创伤后立刻出现。骨折、软组织损伤、器官损害（肺、肝、肠道等）、供氧不足、酸中毒及疼痛刺激都会导致这些反应。主要生理学反应的目的是停止出血，以及保持重要器官的血流供应。

创伤后早期反应的特征是神经内分泌系统释放肾上腺皮质激素与儿茶酚胺类，包括提高心率及呼吸频率，伴有白细胞增多及发热。来自主动脉及颈动脉上的感受器的刺激可激发肾素－血管紧张素系统，以求通过血管收缩来控制血压。同时代谢率也进一步降低，以减少能量消耗[10]。

临床中首要的任务是控制出血、防止缺氧及高碳酸血症（可导致酸中毒）、避免体温过低。所有的这些情况都会导致重要器官的继发性损害，如头部等，同时也被认为是 SIRS 的前兆。

在创伤后，炎症反应及免疫学功能改变大量出现。促炎症及抗炎症介质释放以调控细胞及血管反应。多形核中性粒细胞（PMN）、单核细胞和淋巴细胞被激活，引发与血管内皮黏附相关的局部分子反应。这种黏附过程是通过黏附分子的表达而调控的，这对随后的 PMN 外渗至关重要。如果这

种情况是全身性的，而不是局部损伤部位，PMN 就失去自身调节作用，释放有毒酶，导致 ARDS 或 MODS 形式的远处器官损伤。无法快速恢复正常生理参数会导致免疫系统的失调，为超常的全身炎症反应铺平了道路，并在晚期造成免疫停滞。因此，许多多发伤严重、早期的并发症，如 ARDS、MODS、脓毒症和血栓栓塞等，目前认为与免疫功能紊乱有关。白细胞介素 6（IL-6）是用于评估免疫系统改变的有效标记，且具有一致的表达模式和血浆半衰期。当达到 200 pg/dL 的临界值，则明确诊断为"SIRS 状态"。目前已观察到一些不良反应，和 IL-6 水平及 SIRS 均存在较强的关联性[11]。

最近，人们正在对创伤后的一系列免疫反应进行研究，对一大批标记物有了进一步认知，以及所谓的损伤相关的分子模式（damage associated molecular patterns，DAMPs）。

病原体相关分子模式（PAMPs）是 DAMPs 中的一部分，并且代表了能够激活创伤后内在免疫反应的危险信号。它们在创伤相关的诱发全身激活中的病理生理学作用，目前正在进一步研究中，但尚不完全明确[12]。

3.2 创伤后凝血功能障碍

凝血功能障碍在严重创伤后较常见*，并且常在患者到达医院之前就早早发生。

这是由于以下因素的组合，包括：
· 失血所致的低血容量性休克。
· 血管内皮损伤。
· 损伤组织内凝血酶－血栓调节蛋白复合物形成。
· 活化蛋白 C 减少。
· 抗凝和纤维溶解途径的激活。
· 低体温。

此外，采用大量晶体溶液进行复苏导致的血液稀释，也能引起凝血功能障碍[13]。

凝血功能障碍、酸中毒和低体温合称为"致死三联征"，与病死率增高相关（图 4.1-1）。早期识别与治疗创伤所致的凝血功能障碍对复苏的成功至关重要。

  * 关于此种凝血异常有几种命名，如急性创伤性凝血功能障碍、创伤早期凝血功能障碍、创伤－休克后急性凝血功能障碍、创伤诱发的凝血功能障碍，以及创伤相关性凝血功能障碍。

3.3 外科治疗引发的反应："二次打击"

为保持稳态和生存，机体会对创伤做出反应，主要包括一些免疫－生理活动的上调。介质的释放和 SIRS 的诱发主要取决于所受创伤的严重程度（"首次打击"现象）。在后续诊疗干预、外科操作以及创伤后或术后并发症过程中，引起炎症介质瀑布激活的因素被称为"二次打击"或"三次打击"（图 4.1-2）[14]。

现已明确，早期、过长的外科干预（二次打击）与高出血风险及精神压力刺激相关，这可以导致已有的 SIRS 进一步放大。有些病例中，这可能会出现失控，并导致 ARDS 和 MODS 的出现。尽管我们

无法对"首次打击"施加影响，但外科医生可以通过有序的复苏、谨慎计划外科干预时机来降低患者体内对"二次打击"的生理反应，从而把并发症的风险降至最低[15]。此时运用创伤控制外科（DCS）概念是至关重要且性命攸关的。传统及免疫指标可以在入院时对 SIRS 进行定量检测（表 4.1-1）。表 4.1-1 内包含定义 SIRS 的传统指标。严重创伤后第 0~1 天，IL-6>200 pg/dL 与 SIRS 状态有关[11]。

表 4.1-1　定义 SIRS 的参数（每项参数为 1 分，大于 2 分即为 SIRS 状态）

体温	>38 ℃或 <36 ℃
心率	>90 次／分
呼吸频率	>20 次／分或 $PaCO_2$<32 mmHg
白细胞计数	>12×10⁹/L 或 <4×10⁹/L

4 复苏

出血是引起创伤后本可预防的死亡的最常见的原因。复苏方案强调尽早控制出血，包括立即控制外出血——cABC 是患者存活的关键。

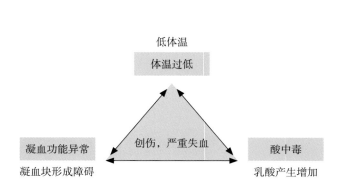

图 4.1-1　致死三联征。

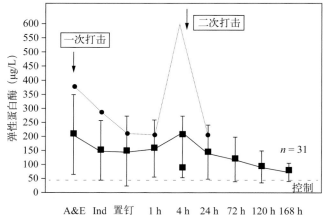

图 4.1-2　接受股骨髓内钉的患者在不同时间点弹性蛋白酶释放水平（作者的数据）。图中显示二次打击现象。与其他患者相比，虚线代表患者在置钉 4 小时后显示出弹性蛋白酶释放水平过度升高（n=31）。

医生的首要任务是综合患者的生理、解剖损伤模式、损伤的机制和患者对早期复苏的反应来评估创伤失血的程度。据估计，50% 多发伤的患者接受输血，15% 的患者接受大量输血[16]。

出血来源不明的失血性休克患者，应立即评估胸腔、腹腔和骨盆环，它们是创伤中隐匿性、急性失血的主要部位。

当前，在配置良好的创伤治疗单位，初步诊断过程中 CT 已经取代了传统的放射影像技术（X 线和超声）。早期的全身（创伤）CT（WBCT）能够确定出血部位，从而指导外科或介入放射医生进行止血。需要治疗的数目刚好为 17：每 17 名 ISS 创伤评分 >16 且接受创伤 CT 的患者中，会有额外的 1 人存活，且病情越严重越能从早期 CT 中获益[17]。

然而，由于患者要暴露于大剂量射线，因此应注意须有明确指征方可进行 WBCT。不能单独用 WBCT 作为判断创伤机制的"筛查工具"。

血清乳酸和碱缺失是用来评估、监测失血和休克的敏感方法。乳酸来源于无氧糖酵解，其在静脉血内的含量可间接反映氧债和组织低灌注。动脉血中的碱缺失可用来评估全身组织由低灌注引起的酸中毒。标准的凝血功能监测包括早期及重复的 PT、APTT、血小板计数和纤维蛋白原检测。

近期引入了黏弹性试验用于检测凝血功能异常。已有报道称通过黏弹性测试评估早期血凝块硬度的变异，可作为创伤患者大量输血及死亡率的良好预测指标[18]。便携式凝血测量仪和血栓弹力测定仪使在创伤治疗室、重症监护病房或手术室进行定点检测成为可能，并提供凝血功能的实时数据以指导患者治疗。

若不伴随脑损伤，创伤大出血止住后，收缩压应提升至 80~90 mmHg。

若伴有脑损伤（GCS ≤ 8），建议平均动脉压保持在 ≥ 90 mmHg。可静脉输注少量（每个成人 250 ml）温晶体溶液，同时应避免大量晶体溶液，因其可引起稀释性凝血功能障碍和 MODS。

必须强调的是，这种"容许性低血压"必须限时。快速止血才是根本措施。

尽早采取措施减少热量丢失，让体温过低的患者保持温暖，对恢复和保持体温很重要。

对出血患者，实施大量输血方案以快速输注红细胞、新鲜血浆和血小板。目的在于补充丢失的血液和消耗的凝血因子。最新的证据提示，血、新鲜冰冻血浆和血小板的最佳比例为 1:1:1，可提高生存率[19]。血栓弹力图、纤维蛋白原水平和标准凝血功能检测，可用于指导纤维蛋白原和冷沉淀治疗。血液病专家已经成为创伤救治团队的重要成员。

大量输血的定义为，在 24 小时内替代患者全身血量，或者急性输血每小时达到患者全身血量的一半。

治疗的目的在于迅速恢复血容量，保持血液成分，从而维持其凝固及携氧能力、生化过程和胶体渗透压。开始复苏时即必须进行交叉配型、凝血功能检测、全血计数和生化检查。接收严重创伤患者的医院应有完备的大量输血方案。不同地区的资源配备会有差异，但是应该能够保证立即按照 1:1:1 的比例输注 O 型血（浓缩红细胞）、解冻的新鲜冷冻血浆和血小板。所输血液均应为温热状态。

一些药物也已用作控制出血的辅助治疗。CRASH-2 试验证明，在钝挫伤或贯通伤后 3 小时内应用氨甲环酸（一种安全的抗纤溶药物）可显著降低输血需求和病死率。早期用药是关键，最好在院前或入院后早期给予。氨甲环酸的负荷量为 1 g，间隔 8 小时以上再注射 1 g[20]。

近来，损伤控制复苏（DCR）的概念被引入公众创伤的范畴。DCR来源于近年来在阿富汗和伊拉克冲突中军队应对大出血的经验。DCR的定义为对严重创伤系统的处理，包括采取一系列手段，从伤处处理至全面治疗，立即控制外出血来减少失血，最大程度改善组织氧合，争取最好的结局[21]。DCR的要素为控制外出血，限时容许性低血压，限制晶体溶液的使用，早期输血或血制品（大量输血方案），早期应用氨甲环酸，防止低体温，以及早期DCS。

多学科处理多发伤患者依然是患者最佳治疗的基础。

发展和实践循证处理方案能够减少差异，改善诊疗过程与结局。

5 手术的时机和优先事项

多发伤患者早期处置包括两个重要的阶段：院前与院内阶段。在这两个阶段，适时、适宜的决断和干预对于取得最佳的结果具有关键作用。

最主要的目标是维持生命，这就要求安全的气道和充足的供氧，以支持重要器官的功能。高级创伤生命支持方案，已经成为多发伤患者初步诊断及早期治疗的金标准，而很多创伤系统将评估与治疗同时进行而不是先后开展。早期复苏包括重要的抢救生命措施（图4.1-3）：

- 降低体腔的压力（张力性气胸、心脏压塞、硬膜外血肿）。
- 控制活动性出血（大量血胸或血腹、骨盆挤压、全肢体截断以及手足碾压）。

初步诊疗后，应根据生理状况将患者分为4类：

- 稳定。
- 临界。
- 不稳定。
- 濒死。

这将指导后续的治疗策略（表4.1-2）。针对患者临床状况或生理指标的恶化，应迅速评估和调整治疗策略。达到复苏终点对于正确的患者分类至关重要。复苏终点参数包括正常的血流动力学、氧饱和度、体温，以及乳酸浓度<2 mmol/L、无凝血功能障碍、体温正常、尿量每小时>1 ml/kg，无需正性肌力药物支持。

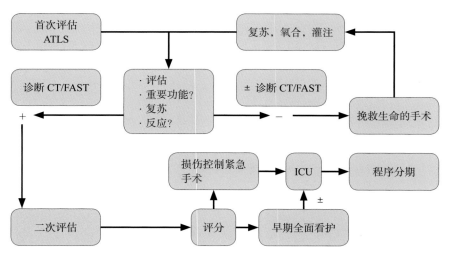

图4.1-3 多发伤患者早期评估和管理路径。
ATLS，高级创伤生命支持；FAST，创伤重点超声评估法；ICU，重症监护病房。

表 4.1-2 多发伤患者根据生理状态的 4 个分类及其标准

	指 标	稳定 / 安全	交界性 / 有风险	不稳定	濒 死
休克	血压（mmHg）	>100	80~100	60~90	<50~60
	血单位	0~2	2~8	5~15	>15
	乳酸水平（mmol/L）	正常范围	2.5 左右	>2.5	严重酸中毒
	碱缺失（mmol/L）	正常范围	无数据	无数据	>6~8
	ATLS 分类	I	II ~ III	III ~ IV	IV
凝血功能	血小板计数（×10^9/L）	>110	90~110	<70~90	<70
	第 II 和 V 因子	90~100	70~80	50~70	<50
	纤维蛋白原	>1	1 左右	<1	DIC
	D- 二聚体	正常范围	异常	异常	DIC
体温		>34 ℃	33~35 ℃	30~32 ℃	30 ℃或更低
软组织损伤	肺功能，PaO_2/FiO_2	350~400	300~350	200~300	< 200
	胸部创伤评分：AIS	AIS I 或 II	AIS 2 或更多	AIS 2 或更多	AIS 3 或更多
	胸部创伤评分：TTS	0	I ~ II	II ~ III	IV
	腹部创伤	≤ II	≤ III	III	≥ III
	骨盆创伤	A（AO）	B 或 C	C	C（粉碎，外展翻转）
	手足	AIS I ~ II	AIS II ~ III	AIS III ~ IV	C（粉碎，极度翻转）
外科策略		DCO（损伤控制）或 ETC（确定性手术）	ETC	DCO（若不稳定）ETC（若稳定）	DCO	DCO

注：AIS，简略创伤量表；ATLS，高级创伤生命支持；DCO，骨科损伤控制；DIC，弥散性血管内凝血；ETC，早期全面治疗。

5.1 损伤控制手术的指征

如果复苏反应差，生理指标不能恢复至正常，应避免做确定性手术，需要采用损伤控制手术。此概念的基本原理是通过推迟长时间、创伤性、确定性手术，注重恢复生理状态来挽救生命[22]。损伤控制手术适用于 10%~20% 的多发伤患者（表 4.1-3）。

简单地说，损伤控制手术有 3 类适应证：

- 生理指标：体温过低、凝血功能障碍、酸中毒。
- 复杂严重的损伤，如胸部损伤、骨盆骨折、双侧股骨骨折、复杂的手足骨折、老年多发伤；

表 4.1-3 损伤控制手术患者的选择标准

体温过低：<34 ℃
酸中毒：pH<7.2
乳酸：>4 mmol/L
凝血功能障碍
血压 <70 mmHg
输血量达 15 单位
创伤严重程度评分 >36

预计会有大量失血，重建手术时间较长，超出患者生理承受能力。

- 群发伤：在群发伤事件中，患者数量较大，超出医疗机构早期完全治疗能力时，采用限时手术挽救生命和肢体，从而救治尽可能多的患者。

损伤控制可在以下两种条件下应用：

- 反应性："bail-out" 手术，意指在患者死亡风险迫近时，中止有创操作。
- 预置性：由于患者复苏不充分或者生理状态恶化，在早期即做出分阶段实施确定性手术的决定。

损伤控制手术包括通过结扎和填塞止血，对长骨和骨盆骨折进行固定（包括外固定器或者夹板），采用造瘘、冲洗和清创等措施降低感染风险。损伤控制手术应该尽快完成，目的是完成手术后尽早将患者转入 ICU 以进一步稳定其生理功能。在 ICU 内生理功能稳定后，再于有计划的可控的条件下分期行全面彻底手术治疗。

DCS 后有一个从第 5~10 天的时间窗，是最终固定骨折的时机（表 4.1-4）。在此期间，存在一个位于过度炎症（SIRS）和免疫抑制（CARS）之间的免疫学时间窗。免疫抑制状态会持续约 2 周，因此可在创伤后第 3 周进行重建手术。

5.2 早期全面治疗的指征

只有在所有复苏指标均达标的情况下，才建议在第 1 天行确定性长骨接骨术。

早期全面治疗不意味着立即全面治疗：要对患者进行充分的复苏，在此期间骨折需用夹板临时固定。

这是指要恢复正常的氧合、生命体征、体温、凝血功能和微循环，从而恢复有氧代谢（可通过 pH、碱缺失和静脉血乳酸检测）。在有些病例中，这个过程可能需要 24~36 小时，但依然为骨折手术提供了安全的窗口期[23]。这时，要根据骨折的特点和外科医生的专长来选择适宜的接骨术。表 4.1-5 列出了行早期完全治疗的标准。按照这个标准，大多数多发伤的患者均有可能行早期确定性骨折固定。临床经验和文献提示[2, 3, 24]，多发伤行早期骨折固定在降低发病率和病死率方面具有益处。这是由于：

- 降低 ARDS、脂肪栓塞、肺炎、MODS、脓毒症和血栓栓塞等并发症的发生率。
- 有利于护理和重症监护：胸腔直立、早期活动、减少镇痛。

表 4.1-4　多发伤患者手术干预的时机

时　机	复苏状态 / 生理状态	外科干预
第 1 天	正常，无波动	早期全面治疗
	短暂反应	损伤控制
	无反应，需正性肌力	救命手术
第 2~3 天	过度炎症（↑ SIRS）	只行二次探查
第 4~10 天	安全机遇期	彻底手术
第 11~21 天	免疫抑制（↑ CARS）	避免手术
第 22+ 天	生理功能正常	次要重建手术

注：CARS，代偿性抗炎反应综合征；SIRS，全身炎症反应综合征。

表 4.1-5　患者行早期全面治疗的标准

血流动力学稳定
不需要血管活性药物 / 正性肌力药物
无低氧血症和高碳酸血症
乳酸 <2 mmol/L
凝血功能正常
体温正常
尿量 >1 ml/(kg·h)

6 特殊的损伤模式

关于 DCS，需要考虑一些特殊的损伤模式。当较难做出决定时，最好在床旁咨询其他学科的专家（外科、重症医学、麻醉科等），这样可以将所有因素考虑进来（图 4.1-4～ 图 4.1-7）[25]。而此时不适于进行远程医疗。

6.1 严重骨盆骨折及出血控制

开放或闭合，且伴有移位的骨盆骨折在发生脱套损伤（如 Morel-Lavallée 损伤）时，可能造成出血进入腹膜后、腹腔或软组织。在受伤现场使用骨盆带或床单对此类患者是有益的。采用积极复苏手段，大量输血非常重要，且必须在早期使用氨甲环酸。在复苏室进行初步评估和干预后，可以使用外固定器或骨盆加压钳（C 形钳）迅速复位，固定骨盆环。但是，一个处理得当的骨盆带（床单），可以提供良好的骨盆外周固定，并能免除早期骨盆修复。如血流动力学反应良好，诊断性检查可到此结束，然后以分期手术的方式完成骨盆重建。

如果患者的情况仍然不稳定，则需要明确出血来源并进行止血。此时有两种选择：直接进行骨盆填塞手术控制或介入式影像及栓塞。这取决于多种因素，包括器械设施、医师经验和出血部位。如果需要剖腹手术，必须考虑到腹腔间室综合征的可能性[26]。在重症监护病房康复后，通常需要 1～2 个"二次检查"程序，然后才能进行确切的骨盆固定和腹壁闭合。

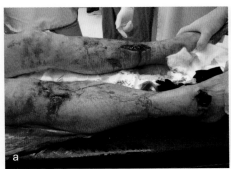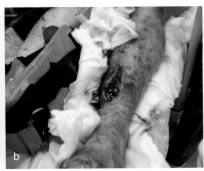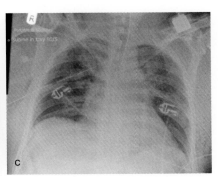

图 4.1-4　一名 40 岁男性患者，遇机动车车祸。现场：Glasgow 昏迷评分：7；血压：70/30 mmHg；心率：120 次 / 分；呼吸频率：40 次 / 分；氧饱和度：72%（呼吸空气）。患者下肢有明显损伤（a-b），呼吸困难。在现场给予气管内插管，呼吸机辅助通气。建立一个外周静脉通路，立即给予 1.5 L 晶体溶液。患者被救护车转运至当地医院。救治耗时 30 分钟。

复苏

- 左侧胸膜腔针刺减压和双侧胸膜腔引流（c）。
- 建立静脉通道，动脉置管用于监测和采血。
- 液体复苏（大量输血方案）。
- 生化指标：血压：115/70 mmHg；心率：112 次 / 分；氧饱和度：98%～100%（吸入氧浓度 50%）；血红蛋白：106 g/L；血小板：130×10^9/L；乳酸：5.8 mmol/L。
- 患者呼之能应，行 CT 扫描。

创伤 CT 所见

- 双侧连枷胸，肝脏小面积裂伤，左侧桡骨和尺骨开放性骨折（Ⅰ级）。
- 左髋臼骨折——后柱和后壁，伴髋关节后脱位，左侧胫骨和腓骨开放性骨折（ⅢA 级）。
- 右侧股骨开放性骨折（ⅢA 级），右侧胫骨和腓骨开放性骨折（ⅢB 级），右距骨开放性粉碎骨折；损伤严重评分 50。

当患者从 CT 室返回时，血压降至 95/65 mmHg，乳酸 3.1 mmol/L，继续进行复苏。

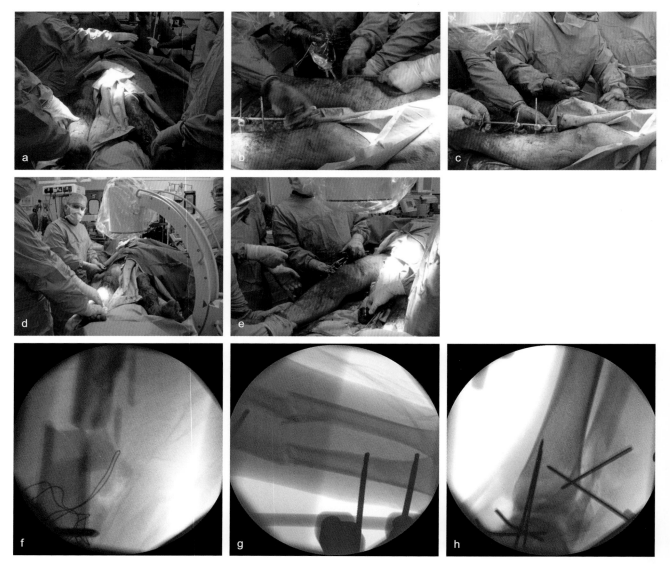

图 4.1-5　患者入手术室行损伤控制手术。两个外科团队协同进行清创，通过外固定器对上下肢骨折进行固定。手术时间 2 小时，然后被转入 ICU 进行支持治疗。

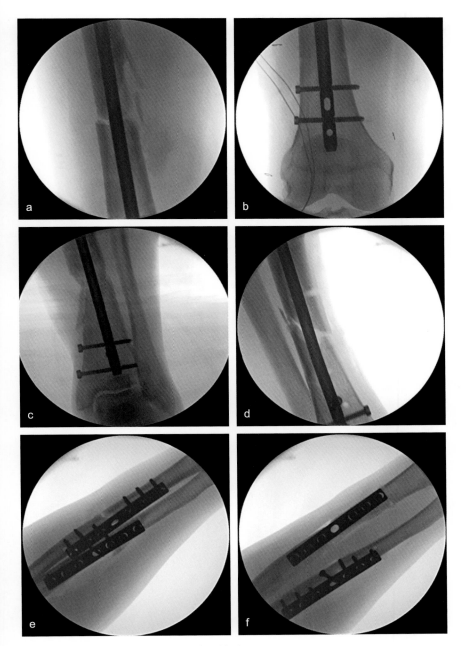

图 4.1-6 该患者接下来接受了分阶段处理。

- 第 4 天，移除外固定器，右股骨、右胫骨接受髓内钉治疗；左前臂行切开复位内固定；对两腿创口进一步清创，并行负压伤口治疗（NPWT）。影像显示第 4 天股骨干骨折固定（a-b）、左胫骨骨折固定（c-d）和左前臂骨折固定（e-f）。

- 入院后第 6 天：右内侧腓肠肌瓣转移至右小腿前方，两条小腿的伤口均使用负压吸引。

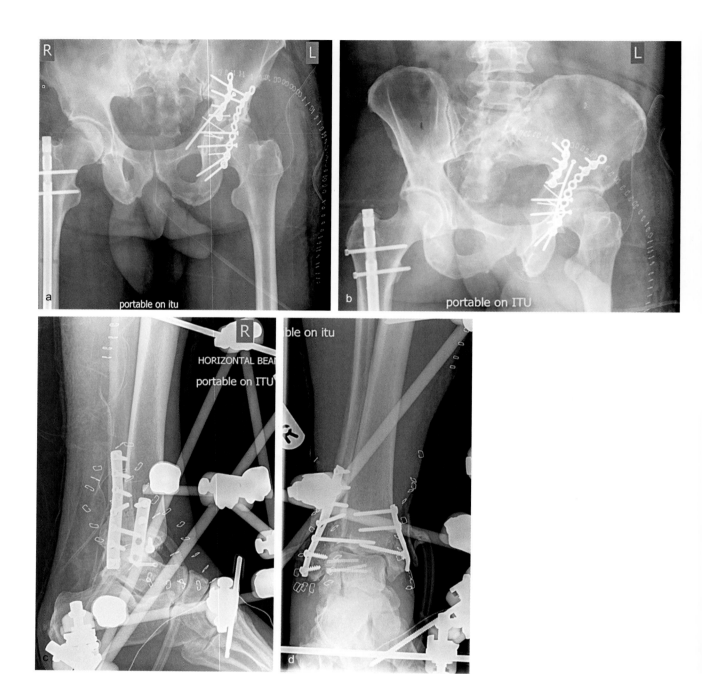

图 4.1-7　入院后第 7 天，移除右踝关节的克氏针；右距骨、左髋臼和右膝关节切开复位内固定，右膝关节表面植皮。X 线显示髋臼骨折（a-b）和右踝 / 距骨骨折（c-d）牢固固定。

6.2 伴有长骨骨折的脑外伤

发生脑外伤后，防止低血压和低氧血症导致的继发性脑损伤[27]并维持最佳脑灌注是至关重要的。

硬膜外或急性硬膜下血肿需要紧急手术清除并止血。脑外伤患者且开颅术后 GCS<9 时，在急诊手术后需对其进行颅内压监测[28]。如果对复苏反应良好，早期骨折固定术可以为护理提供便利，减少疼痛刺激（传入性），并减少镇静、镇痛，因而可对脑外伤患者产生积极作用。

有学者担心，在上述情况下，对合并颅脑损伤的长骨骨折患者行早期固定可增加死亡率，但并没有得到证据支持[29]。

无论采取何种治疗方案，为避免继发性脑损伤，许多神经外科医生建议围手术期应在重症监护病房和手术室进行颅内压监测，因为积极的颅内压控制与良好的预后相关。治疗方案应基于患者的个体临床评估，而不是根据长骨骨折固定所强制要求的时间限制。

6.3 伴有长骨骨折的严重胸部损伤

带锁髓内钉仍然是治疗闭合性和开放性股骨干骨折的金标准。然而，在髓腔安装固定装置会增加髓内压力，造成周围循环、肺内介质释放和脂肪（栓子）内渗。经食管超声心动图已清楚地证明这一点。已经完全复苏的单发骨折患者对髓内钉具有良好的耐受性，但是对于复苏不足的患者和可能发生肺功能退变的多发伤患者来说，髓内钉可引发更多问题。在这种情况下，固定长骨的决策及手术方式选择具有一定的争议性。

最近有两项前瞻性随机研究[30, 31]探讨了这个问题。在北美的一项研究中，接受扩髓式髓内钉治疗的 63 例多发伤患者中[30]，有 3 例发生 ARDS，

而未扩髓组 46 例患者中有 2 例发生 ARDS。两组之间的差异无统计学意义（P=0.42）。然而，差异的效能为 5%，根据计算，每组需要 39 817 名患者才能检测出差异。作者[30]得出结论：对股骨干骨折的患者使用髓内钉进行初始固定后，ARDS 的总发生率较低。在给定样本量的情况下，扩髓组和未扩髓组之间 ARDS 的发生率没有差异。

在欧洲进行的另一项研究[31]中，将存在股骨干骨折的多发伤患者随机分为两组，一组是开始（<24 小时）即使用髓内钉，另一组是先使用外固定，随后转为髓内钉。在纳入的 165 例患者中，94 例为髓内钉固定，71 例为外固定。121 例患者状态稳定，44 例处于临界状态。在根据两个治疗组之间的初始损伤严重程度进行调整后，髓内钉治疗组临界患者发生急性肺损伤的概率是外固定组的 6.69 倍，股骨骨折会对多发伤患者的治疗结果造成影响。在稳定型患者中，早期股骨髓内钉固定可缩短患者的通气时间。在临界的患者中，早期髓内钉固定患者的肺功能障碍发生率要高于外固定并随后转用髓内钉的患者（图 4.1-8）[2, 5]。

6.3.1 肋骨骨折固定

连枷胸（多个部位连续 3 根或 3 根以上肋骨骨折）是一种严重的胸部损伤，最近的研究表明，胸壁稳定有助于治疗这种损伤。骨科、创伤外科或胸外科医生通过固定肋骨骨折来治疗连枷胸，而目前许多多中心随机试验正在对此进行研究。通过小锁定板稳定连枷胸部位可以改善肺功能，从而帮助连枷胸患者缩短呼吸机通气时间、减少 ICU 住院时间，并缓解疼痛。未来几年的新研究将有助于为这种危及生命的伤情治疗提供指导[32, 33]。

6.4 爆炸伤

爆炸伤不如枪伤常见，但其在平民和军事环境中的数量都在增加。爆炸伤不同于枪击，主要是因为爆炸伤存在多种损伤机制[34]。它往往涉及更多的

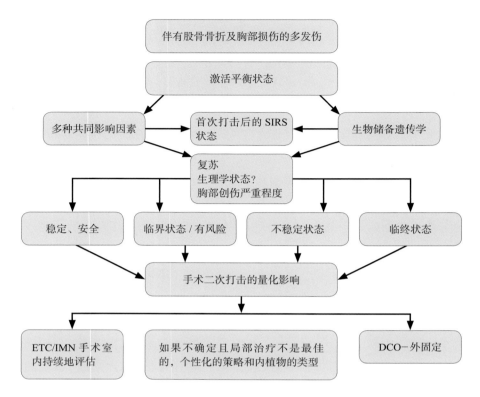

图 4.1-8 胸部创伤患者的治疗方法。
SIRS，系统性炎症反应综合征；ETC，早期全面治疗；IMN：髓内钉内固定术。

身体部位，并且通常损伤程度更为严重。虽然个体创伤的外科处理与其他类型的创伤类似，但对于爆炸伤患者个体的综合处置，以及如何应对大规模伤亡事件，都是值得考虑的问题。

爆炸的初级效应来自炸药爆炸过程中产生的高速冲击波。爆炸现场所处的位置和使用的炸药类型对伤害的严重程度有直接影响。肺损伤很常见，并且由于肺泡－毛细血管界面上的压力差，还会引起破裂、出血、肺挫伤、气胸、血胸、纵隔积气和皮下气肿[35]。第二种常见的初级爆炸损伤是对空腔脏器的冲击。肠（通常是结肠）会受到冲击波的伤害，肠系膜缺血或栓塞可导致大肠或小肠延迟性破裂，这些损伤在一开始就很难发现。肝、脾和肾等实质器官的破裂、梗死、缺血和出血通常与极大的爆炸冲击力或患者接近爆炸中心[35]有关。

爆炸的二级效应是在战争[36]和平民袭击[37]中

骨科医生处理的核心问题。爆炸的二级效应与从炸药中喷出的碎片和（或）爆炸物中填塞的异物造成的贯通伤有关。伤害的严重程度取决于受害者距爆炸中心的距离、碎片的形状和尺寸以及炸药中植入或产生的异物的数量。与大多数战争伤害不同的是，民用简易爆炸装置加入了许多碎片，包括螺钉、螺栓、钉子等，这些碎片都可能加重贯通伤所造成的破坏。对于伤情严重的患者，常存在开放性骨折、严重软组织损伤和多器官贯通伤等[38]。

三级爆炸伤是指爆炸物造成的钝挫伤；飞行或下落的物体可引起上述物体外的额外伤害；建筑物倒塌时，造成大规模死伤[39]。

四级爆炸效应是最近新增的一个类别，包括爆炸附近发生的火灾、有毒物质造成的烫伤和化学伤害。如果爆炸发生在狭小的空间内，会造成此类伤害剧增（图 4.1-9）[40]。

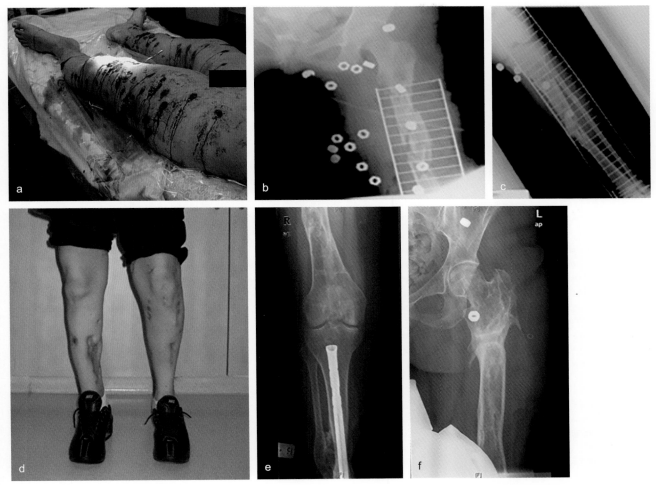

图 4.1-9 开放性关节内骨折造成治疗窘境。由于感染风险增加、不愈合、畸形愈合、关节僵硬及截肢可能，这些外伤伴有明显的疾病发病率。尽管是开放性损伤，如同其他关节骨折，关节重建及稳定、固定应是治疗的主要目标。
a　由弹片形成的多个贯通伤口的爆炸伤。
b　开放性骨折，Gustilo Ⅲ A 型的股骨转子下骨折。
c　开放性骨折，Gustilo Ⅲ A 型的胫骨骨干骨折。
d-f　2 年随访，两处骨折经切开复位内固定后达到愈合。

6.5 保肢与截肢

随着显微外科技术的发展，吻合血管游离组织移植可大幅增加受损肢体或濒临截肢肢体的保肢率。在多发伤中，此类手术并不常见，因为这些复杂的重建过程不仅耗费时间，并且对于免疫和生理状况不佳的患者，会造成严重的"二次伤害"。

肢体碾压损伤严重程度评分有助于临床决策[34]。只有很少的文献记录过妙手回春的壮举。要实现这样的目标，需要纵观全局，全面把握各个阶段的操作，包括早期清创、血运重建、筋膜切开和骨折固定，然后在"机会窗口期"进行反复清创和早期软组织重建。

决定截肢时，应该在健康组织的平面上进行，并联合早期开放伤口处理。首次截肢是伤口清创的过程，应保存所有健康组织；外科医生不应在如此早的阶段尝试皮瓣手术。一般在几天后患者病情稳定时，再进行延期手术以重建最佳功能的残端。

7　总结

多发伤患者的治疗一直在发展和改进中[35]。据报道，患者在有组织的区域创伤救治网络内接受治疗可获得理想的治疗效果。在进行复苏时，必须快速评估患者的生理状态，然后基于患者对损伤和复苏的生理反应来制订骨折的治疗策略。骨科损伤控制和 ETC 应该是相辅相成的，关键是在正确的时间为正确的患者选择正确的策略。

参考文献

1. **Pape HC, Lefering R, Butcher N, et al.** The definition of polytrauma revisited: an international consensus process and proposal of the new 'Berlin definition'. *J Trauma Acute Care Surg.* 2014 Nov;77(5):780–786.

2. **Balogh ZJ, Reumann MK, Gruen RL, et al.** Advances and future directions for management of trauma patients with musculoskeletal injuries. *Lancet.* 2012 Sep 22;380(9847):1109–1119.

3. **Bone LB, Johnson KD, Weigelt J, et al.** Early versus delayed stabilization of fractures: a prospective randomized study. *J Bone Joint Surg Am.* 1989 Mar; 71(3)A:336–340.

4. **Giannoudis PV.** Surgical priorities in damage control in polytrauma. *J Bone Joint Surg Br.* 2003 May;85(4):478–483.

5. **D'Alleyrand JC, O'Toole RV.** The evolution of damage control orthopedics: current evidence and practical applications of early appropriate care. *Orthop Clin North Am.* 2013 Oct;44(4):499–507.

6. **American College of Surgeons Committee on Trauma.** *Resources for the Optimal Care of the Injured Patient.* Chicago: American College of Surgeons; 2006.

7. **Lord JM, Midwinter MJ, Chen YF, et al.** The systemic immune response to trauma: an overview of pathophysiology and treatment. *Lancet.* 2014 Oct 18;384(9952):1455–1465.

8. **Giannoudis PV, Dinopoulos H, Chalidis B, et al.** Surgical stress response. *Injury.* 2006 Dec;37 Suppl 5:S3–9.

9. **Lasanianos NG, Kanakaris NK, Dimitriou R, et al.** Second hit phenomenon: existing evidence of clinical implications. *Injury.* 2011 Jul; 42(7):617–629.

10. **Sears BW, Stover MD, Callaci J.** Pathoanatomy and clinical correlates of the immunoinflammatory response following orthopaedic trauma. *J Am Acad Orthop Surg.* 2009 Apr;17(4):255–265.

11. **Giannoudis PV, Harwood PJ, van Griensven M, et al.** Correlation between IL-6 levels and the systemic inflammatory response score: can an IL-6 cutoff predict a SIRS state? *J Trauma.* 2008 Sep;65(3):646–652.

12. **Giannoudis PV, Mallina R, Harwood P, et al.** Pattern of release and relationship between HMGB-1 and IL-6 following blunt trauma. *Injury.* 2010 Dec; 41(12):1323–1327.

13. **Schöchl H, Grassetto A, Schlimp CJ.** Management of hemorrhage in trauma. *J Cardiothorac Vasc Anesth.* 2013 Aug;27(4 Suppl):S35–43.

14. **Morley JR, Smith RM, Pape HC, et al.** Stimulation of the local femoral inflammatory response to fracture and intramedullary reaming: a preliminary study of the source of the second hit phenomenon. *J Bone Joint Surg Br.* 2008 Mar;90(3):393–399.

15. **Giannoudis PV, Tan HB, Perry S, et al.** The systemic inflammatory response following femoral canal reaming using the reamer-irrigator-aspirator (RIA) device. *Injury.* 2010 Nov;41 Suppl 2:S57–61.

16. **Patel SV, Kidane B, Klingel M, et al.** Risks associated with red blood cell transfusion in the trauma population, a meta-analysis. *Injury.* 2014 Oct;45(10):1522–1533.

17. **Huber-Wagner S, Lefering R, Qvick LM, et al.** Effect of whole-body CT during trauma resuscitation on survival: a retrospective, multicentre study. *Lancet.* 2009 Apr 25;373(9673):1455–1461.

18. **Kunio NR, Differding JA, Watson KM, et al.** Thrombelastography-identified coagulopathy is associated with increased morbidity and mortality after traumatic brain injury. *Am J Surg.* 2012 May;203(5):584–588.

19. **Ball CG.** Damage control resuscitation: history, theory and technique. *Can J Surg.* 2014 Feb;57(1):55–60.

20. **CRASH-2 collaborators, Roberts I, Shakur H, et al.** The importance of early treatment with tranexamic acid in bleeding trauma patients: an exploratory analysis of the CRASH-2 randomized controlled trial. *Lancet.* 2011 Mar 26;377(9771):1096–1101, 1101.e1–2.

21. **Hodgetts TJ, Mahoney PF, Kirkman E.** Damage control resuscitation. *J R Army Med Corps.* 2007 Dec;153(4):299–300.

22. **Moran CG, Forward DP.** The early management of patients with multiple injuries: an evidence-based, practical guide for the orthopedic surgeon. *J Bone Joint Surg Br.* 2012 Apr;94(4):446–453.

23. **Vallier HA, Wang X, Moore TA, et al.** Timing of orthopaedic surgery in multiple trauma patients: development of a protocol for early appropriate care. *J Orthop Trauma.* 2013 Oct;27(10):543–551.

24. **Goris RJ, Gimbrère JS, van Niekerk JL, et al.** Early osteosynthesis and prophylactic mechanical ventilation in the multi-trauma patient. *J Trauma.* 1982 Nov; 22(11):895–903.

25. **Giannoudis PV, Pape HC.** Damage control orthopedics in unstable pelvic ring injuries. *Injury.* 2004 Jul;35(7):671–677.

26. **Ertel W, Oberholzer A, Platz A, et al.** Incidence and clinical pattern of the abdominal compartment syndrome after "damage control" laparotomy in 311 patients with severe abdominal and/or pelvic trauma. *Crit Care Med.* 2000 Jun;28(6):1747–1753.

27. **Chesnut RM, Marshall LF, Klauber MR, et al.** The role of secondary brain injury in determining outcome from severe head injury. *J Trauma.* 1993 Feb;34(2):216–222.

28. **Stocker R, Bernays R, Kossmann T,**

et al. Monitoring and treatment of acute head injury. In: Goris RJA, Trentz O, eds. *The Integrated Approach to Trauma Care.* Berlin Heidelberg New York: Springer-Verlag;1995;96–210.

29. **Brundage ST, McGhan R, Jurkovich GT, et al.** Timing of femur fracture fixation: effect on outcome in patients with thoracic and head injuries. *J Trauma.* 2002 Feb;52(2):299–307.

30. **Canadian Orthopaedic Trauma Society.** Reamed versus unreamed intramedullary nailing of the femur: comparison of the rate of ARDS in multiple injured patients. *J Orthop Trauma.* 2006 Jul;20(6):384–387.

31. **Pape HC, Rixen D, Morley J, et al.** Impact of the method of initial stabilization for femoral shaft fractures in patients with multiple injuries at risk for complications (borderline patients). *Ann Surg.* 2007 Sep;246(3):491–499.

32. **Ollivere B.** Current concepts in rib fracture fixation. *Bone Joint.* 2016;5(5):2–7.

33. **Swart E, Laratta J, Slobogean G, et.al.** Operative treatment of rib fractures in flail chest injuries: a meta-analysis and cost-effectiveness analysis. *J Orthop Trauma.* 2017;31(2):64–70.

34. **Weil YA, Peleg K, Givon A, et al.** Penetrating and orthopaedic trauma from blast versus gunshots caused by terrorism: Israel's National Experience. *J Orthop Trauma.* 2011 Mar;25(3):145–149.

35. **Wightman JM, Gladish SL.** Explosions and blast injuries. *Ann Emerg Med.* 2001 Jun;37(6):664–678.

36. **Covey DC.** Blast and fragment injuries of the musculoskeletal system. *J Bone Joint Surg Am.* 2002 Jul;84-a(7):1221–1234.

37. **Barham M.** Blast injuries. *N Engl J Med.* 2005 Jun;352(25):2651–2653; author reply-3.

38. **Ad-El DD, Eldad A, Mintz Y, et al.** Suicide bombing injuries: the Jerusalem experience of exceptional tissue damage posing a new challenge for the reconstructive surgeon. *Plast Reconstr Surg.* 2006 Aug;118(2):383–387; discussion 388–389.

39. **Teague DC.** Mass casualties in the Oklahoma City bombing. *Clin Orthop Relat Res.* 2004 May(422):77–81.

40. **Leibovici D, Gofrit ON, Stein M, et al.** Blast injuries: bus versus open-air bombings—a comparative study of injuries in survivors of open-air versus confined-space explosions. *J Trauma.* 1996 Dec;41(6):1030–1035.

41. **Johansen K, Daines M, Howey T, et al.** Objective criteria accurately predict amputation following lower extremity trauma. *J Trauma.* 1990 May;30(5):568–572; discussion 572–573.

42. **Hildebrand F, van Griensven M, Huber-Lang M, et al.** Is there an impact of concomitant injuries and timing of fixation of Major fractures on fracture healing? A focused review of clinical and experimental evidence. *J Orthop Trauma.* 2016;30:104–112.

致谢 · 我们感谢 Otmar Trentz 在《骨折治疗的 AO 原则》第 2 版中的贡献，以及 Rami Mosheiff 对爆炸伤这一部分内容的贡献。

宋哲 译

第 2 章 开放性骨折
Open fractures

1 引言

开放性骨折是指骨折和外界环境相通。损伤的特点有四个：

- 骨折。
- 软组织损伤。
- 神经血管损伤。
- 污染。

必须对损伤的每一部分进行逐一评估，从而获得一个对损伤的全面了解，为治疗方案的制订打下基础。随着对开放性骨折病理理解的深入、骨折固定技术的进步、软组织护理的加强以及抗微生物治疗的改进，开放性骨折的发病率和死亡率已经明显下降。然而，对于特别严重的开放性骨折，即便由经验丰富的创伤外科医生来处理，也会伴发各种并发症和功能障碍。对于复杂的损伤，不管其位置和范围如何，都应该早期进行彻底清创。经过仔细考虑后，一旦决定保肢或截肢，就应开始进行早期确定性的重建。在现代创伤中心，这需要丰富的经验和专业的技术，整形外科、血管外科和骨科医生之间的合作，其他支持性人员和服务，以及专业的设备[1]。

2 历史回顾

开放性骨折治疗的概念是从战地外科医生的经验中得来的，这可追溯至几个世纪以前。仅仅在一个世纪以前，长骨开放性骨折的病死率很高，人们为了防止死亡而早期进行截肢。第一次世界大战爆发时，股骨开放性骨折的死亡率还高达 70%。战伤创口的性质促使 Trueta 在 1939 年提出"闭合处理战伤骨折"的建议。这包括开放伤口的处理，以及随后的管型石膏固定肢体。Trueta 处理与开放性骨折相关的软组织损伤的方法是革命性的。与当时的普遍观点相反，他认为感染的最大危险在肌肉而不在骨骼。他建议伤口清创时切除坏死组织。他保持伤口持续开放的治疗方法在第二次世界大战期间进一步积累了经验。

1943 年，在战场上应用青霉素迅速降低了伤口脓毒症的发生率。然而，过度依赖抗生素导致对细致清创的忽略。伤口清创不彻底所致的并发症促使人们采用延迟关闭伤口的观念。Hampton 推荐，根据临床上伤口洁净的程度，在伤后第 4~7 天关闭伤口。比较大的缺损继续保持开放至二期愈合。

20 世纪，该领域的主要进展在于将这类损伤治疗的重点由保全生命和肢体转移到保全功能和防止发生并发症上，尽管如此，仍不能满足现状。对于特别严重的合并血管损伤的胫骨开放性骨折而言，当时记载的截肢率仍超过 50%[2]。

3 损伤的病因和机制

相较闭合性骨折，开放性骨折通常由更严重的创伤造成。然而，由低能量间接旋转暴力造成的骨折能从内部穿透皮肤，尤其是在骨骼贴近皮肤且没有肌肉覆盖保护的地方。严重的开放性骨折通常发生于直接的高能量损伤，如道路交通事故伤或高处坠落伤。所致创伤程度与碰撞时突然减速传递的能量相关。一个摩托车骑手的下肢开放性骨折是最好的例子（图 4.2-1）。高能量的事故经常会造成身体其他部位（头颅、胸部和腹部）多发的严重损伤，对这些损伤的治疗应优先于开放性骨折（参阅第 4 篇第 1 章）。

尽管在骨折的治疗和软组织损伤的外科手术重建方面取得了进展，但是严重的创伤性软组织缺损患者的治疗仍然是一个严峻的外科挑战，需要使用多学科协作的方法来解决。由于创伤的原因，软组织损伤往往比一开始表面上看到的更广泛。必须清楚识别这种类型的损伤，然而没有经验的外科医生却常会低估软组织损伤的程度，这可能导致医生对患者采取错误的治疗方法。多学科的治疗策略，包括复杂肢体损伤的手术时机，要根据患者的损伤类型、缺血时间以及全身状况来决定。

挤压伤：当外力作用于身体上固定不动的一部分时，就会发生挤压伤。当血管受到外部压力而闭塞时，就可能发生局部缺血。肌肉的挤压伤通常与缺血的全身反应有关，可以导致严重的电解质紊乱和肌红蛋白尿。而全身反应则通常和组织损伤的严重程度及持续时间直接相关。这种全身反应首先表现为损伤区域的缺血期，一旦压力解除，损伤区域就会发生再灌注（缺血－再灌注损伤）。然后，细胞坏死产物的流通可以引起诸如大脑、肺和肾脏等器官的直接毒性反应。

贯通伤：贯通伤包括类型广泛的软组织损伤，从低能量的戳刺伤到战争爆炸造成的全身毁灭性损伤。任何特定武器的性能都依赖于其将动能消散至受体组织的能力（图 4.2-2）。损伤的严重程度与受损的结构和部位、能量消散的程度、尖锐物体在组织内的运动方式，以及污染的程度和类型等密切相关，这些因素决定了损伤、死亡和长期残疾的程度。因此，必须要理解导致这些损伤的机制及其相关的病理变化。

爆炸性冲击伤：通常导致较高的致残率和死亡率。在近期的军事冲突中，肌肉骨骼系统的损伤占

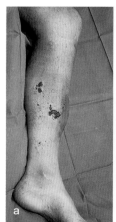
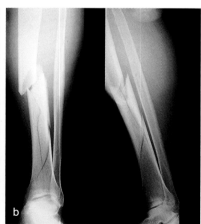

图 4.2-1　高能量摩托车损伤造成的胫骨开放性骨折。
a　小腿内侧面中等大小的皮肤伤口伴闭合性皮肤脱套。
b　胫骨的复杂骨折。

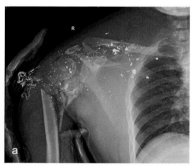
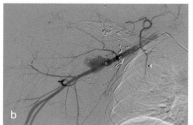

图 4.2-2　枪伤所致损伤的严重程度与机体受到冲击时能量消散的程度相关。
a　近距离高速步枪对肩部的枪伤可以导致肌肉骨骼的严重损伤。
b　血管损伤常见于高能量的枪伤，应该积极地排除。

所有损伤的 54%~70%，而高达 78% 的损伤与爆炸有关。当爆炸点周围气体迅速膨胀时，爆炸在各个方向上传播的超音速震动波会造成人体的损伤。这类冲击伤可根据损伤机制进行分类（图 4.2-3）。

剪切力会导致身体大部分区域的皮肤受到破坏。这些损伤是由高能量造成的，通常伴发深层组织的损伤，包括骨折、肌肉附着处的断裂以及神经和血管的撕裂。这种多平面脱套伤的诊治必须进行系统性评估，并且对每层组织进行清创（图 4.2-4）。

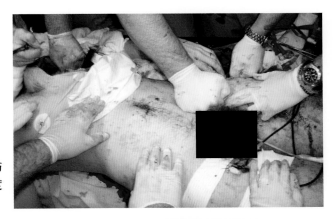

图 4.2-3 爆炸伤不同于枪伤，主要是因为爆炸伤的多重损伤机制。这种损伤通常引起更多的机体损害和更高的严重程度评分。

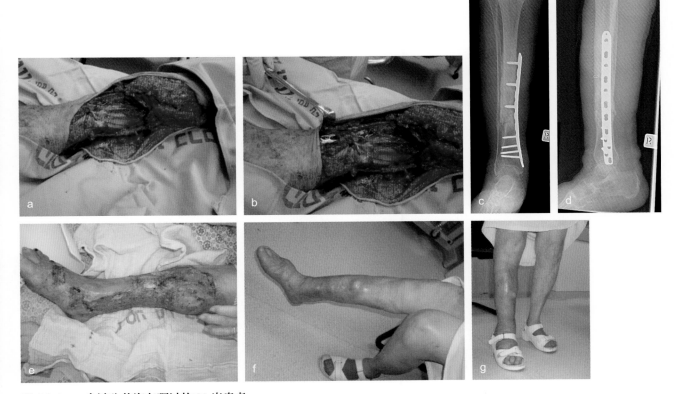

图 4.2-4 一个被公共汽车碾过的 80 岁患者。
a-b 高能量的剪切力导致严重的软组织损伤。
c-e 使用"固定和覆盖"技术：胫骨骨折进行切开复位锁定加压钢板内固定，并用旋转皮瓣覆盖创面。由于软组织损伤严重，需要反复清创和植皮。
f-g 损伤后 2 年，骨折和软组织愈合良好。

4 流行病学

由于地理和社会经济因素、人口数量以及伤员转运系统的差异，开放性骨折的发生率在各个地区有所不同。其发生率在苏格兰爱丁堡创伤骨科中心已经有详细的文件记载[3]，这个中心治疗所有城市和农村人口的骨折患者，开放性骨折的发生率是 21/（10 万人·年）（表 4.2-1）。开放性骨干骨折发生率最高的是胫骨（22%），然后是股骨（12%）、尺骨与桡骨（9%）、肱骨（6%）。而在主要的长骨中，骨干的开放性骨折要比干骺端的开放性骨折更常见（15% *vs.* 1%）。

在随后 15 年的研究中，同一组研究人员回顾了 2 386 例开放性骨折[4]。大部分开放性骨折由低能量损伤造成，仅 22% 是由道路交通事故伤或高处坠落伤造成。高能量开放性骨折常见于年轻男性，而低能量开放性骨折在老年妇女中更为常见。这些数据和其他发达国家非常相似，但在人口结构和社会条件不一样的发展中国家，情况会有所不同。

军事冲突中，开放性骨折的发生率会更高。在近期的流行病学研究中[5]，总共有 1 281 名士兵发生了 3 575 处肢体创伤，其中 53% 是软组织贯通伤，26% 是骨折。915 处骨折均匀分布在上肢 [461 处（50%）] 和下肢 [454 处（50%）]，其中 82% 是

开放性骨折。上肢最常见的骨折部位是手（36%），而下肢最常见的部位是胫骨和腓骨（48%）。爆炸伤占所有损伤机制的 75%。

5 微生物

开放性骨折的高速损伤会造成软组织和骨组织的污染。另外，还可能出现低血容量性休克，进一步减少骨骼和肌肉的血液供应。这会导致组织氧合低下以及软组织和骨骼坏死，并为细菌繁殖和感染提供有利环境。

在一般医院里，大多数开放性骨折后的急性感染是由医院内部的病原体造成（院内感染）。Gustilo 和 Anderson[6] 在 1976 年的报道称，在他们的前瞻性研究中，326 例开放性骨折中大部分的感染是继发的。当伤口开放一段时间（≥ 2 周），就极易发生医院内的细菌污染，例如假单胞菌和其他革兰阴性细菌。Patzakis 等[7] 发现只有 18% 的感染是由来自围手术期初始培养的同一种细菌引起的，这与早期研究报道的 73% 形成鲜明的对比[7]。因此，开放性胫骨骨折伤口进行术前或术中细菌培养是无临床获益的。此外，58% 的患者并不能通过清创后伤口的细菌培养分离出致病菌[8]。因此，早期伤口的细菌培养也不值得推荐。一般来说，当临床感染症状出现时，应使用无菌技术从深层组织中获得多个伤口培养标本（5 个或更多）。医院获得性细菌的出现及其在感染发病机制中的显著作用强调了感染控制措施和早期伤口覆盖（5~7 天）的重要性。

许多因素会影响开放性骨折的最终结果，糖尿病[9]、艾滋病[10] 和吸烟[11] 均与延迟愈合、感染发生率的增高以及感染严重程度的增加有关，考虑这些因素对治疗计划的制订和患者的预后都很重要。适当的内科或专科会诊，如优化血糖控制、启动 HIV 治疗、戒烟咨询，均可改善最终的结果。

表 4.2-1 开放性骨折的发生率 [3]

部　位	骨折总数	开放性骨折	开放性骨折（%）
上肢	15 406	503	3.3
下肢	13 096	488	3.7
肩胛带	1 448	3	0.2
骨盆	942	6	0.6
脊柱	683	0	0.0
合计	31 575	1 000	3.17

6 分型

开放性骨折的分型应该是全面的，且基于损伤机制、软组织损伤的严重性、骨折形态以及污染程度。

Gustilo 和 Anderson[6] 提出，后来由 Gustilo 等 [12] 改良的开放性骨折分型是当代文献中被引用最多的分型系统，并且获得了广泛认可。根据皮肤和软组织损伤，开放性骨折以严重度的升序被分为 3 类（表 4.2-2）。后来又基于污染程度、骨膜剥脱范围以及是否存在动脉损伤，对第 III 型进行了改良细化（图 4.2-5，表 4.2-3）。

表 4.2-2　开放性骨折的 Gustilo-Anderson 分型 [6]

类　型	描　述
I	皮肤伤口 <1 cm
	清洁
	骨折类型简单
II	皮肤伤口 >2 cm
	软组织破坏不广泛
	无皮瓣和撕脱伤
	骨折类型简单
III	高能量损伤导致广泛软组织破坏
	粉碎骨折、节段性骨折或骨缺损，不论皮肤伤口的大小
	严重的挤压伤
	需要修复的血管损伤
	严重污染包括农场损伤

表 4.2-3　开放性骨折的 Gustilo III 型 [6]

类　型	描　述
III A	尽管软组织破坏广泛，骨仍有足够的软组织覆盖
III B	软组织损伤广泛伴骨膜剥离，骨组织外露，伤口污染严重
III C	开放性骨折伴需要修复的动脉损伤

这种分类方法相对简单，虽然不是很精确，但仍不失为一种有用的分型工具。它的有效性已经从骨折愈合时间、骨折不愈合发生率以及是否需要植骨等方面得到了验证。它最主要的缺陷是损伤特征的主观描述导致观察者之间差异性较大[13]。

Bowen 和 Widmaier[14] 对 174 例长骨开放性骨折患者进行研究后发现，Gustilo 和 Anderson 分型、患者年龄以及合并疾病的数量是感染的重要预测因素。根据是否存在 14 种内科疾病和免疫损害因素（包括年龄在 80 岁以上、吸烟、糖尿病、恶性肿瘤、肺功能不全和系统性免疫缺陷等），可以将这些患者分为 3 类。A 类患者（无相关因素）的感染率是 4%，B 类患者（1~2 个相关因素）的感染率是 15%，而 C 类患者（3 个及 3 个以上相关因素）的感染率是 31%。

其他分型系统也有报道。AO/OTA 骨折脱位分型系统细化并整合了 Müller AO/OTA 长骨骨折分

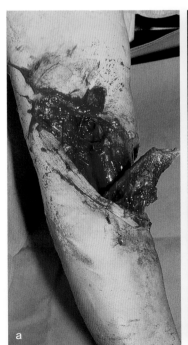
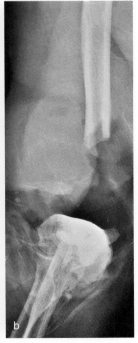

图 4.2-5　高能量摩托车交通伤导致的 Gustilo III C 型肱骨远端开放性骨折。肱动脉和肱静脉损伤，正中神经、桡神经和尺神经失神经状态（12C3，IO4-MT4-NV-4）。

型。它为皮肤损伤、肌肉肌腱损伤以及神经血管损伤提供了分级系统，按严重程度各分为 5 级（参见第 1 篇第 4 章）。它被设计用来为损伤提供了明确的定义，因此可以进行精确的对比。当应用于大数据分析时，这种分型方法允许对损伤类型进行更加精确的比较，这使其成为一种有用的研究工具。然而，对于日常临床实践来讲，这种分型方法太过复杂、可操作性较差。

在手术室完成基本的伤口处理和清创之后进行开放性骨折分型是最可靠的。

7 治疗目标

高能量损伤的治疗目标应按照抢救生命、保全肢体和恢复功能这一优先顺序进行。中期目标是：

- 预防感染。
- 固定骨折。
- 软组织覆盖。

这些目标是相互关联的，因此需要制订一个合适的治疗方案，包括早期手术干预。当出现筋膜室综合征、缺血或者神经肌肉损伤时，肢体的正常功能很难得到恢复。重建手术必须与损伤肢体的康复结合起来，以最大限度地恢复肢体功能。

20 世纪后半叶建立的基本治疗原则本质上保持不变。

- 初始急诊治疗：骨折的临时夹板固定，伤口包扎，抗生素治疗，破伤风免疫。
- 一期手术治疗：清创、冲洗和稳定骨折。
- 二期手术治疗：伤口关闭 / 适当时间的伤口覆盖。
- 功能康复和随访。

可适当应用其他辅助治疗方式，例如局部使用抗生素、负压吸引治疗或皮瓣覆盖。存在争议的是最终手术时机、抗生素种类和使用时间，以及新型辅助治疗的适应证。

8 开放性骨折的治疗

为了达到治疗目的，需要一个严谨、合理、有序的治疗计划。这开始于良好的院前处理，以及随后在急诊室和手术室对伤情的仔细评估和准确的临床判断。一期手术干预的重点在于预防感染，措施是分期的伤口清创和骨折固定。二期手术治疗应注重早期皮肤和软组织重建，以及骨重建的问题。尽早开始早期活动和功能康复是分期治疗方案中必不可少的一部分（表 4.2-4）。

复杂开放性骨折的治疗需要一个包括骨科医生和整形外科医生在内的多学科专家协作小组[15]。缺乏多学科专家协作小组的医院应该立即将复杂开放性骨折患者转诊至最近的专业诊疗中心。只要有可能，这些复杂损伤的一期手术治疗（伤口清创和骨折固定）就应该在专业诊疗中心进行。在一些发达国家，以区域为基础为严重开放性骨折的治疗组织专业诊疗中心作为区域创伤系统的一部分。通常，这些中心也提供重大创伤的区域服务。

应该立即转诊至专业诊疗中心的开放性损伤的特点如下：

- 骨折类型：
  — 胫骨横断或短斜行骨折，伴同一平面的腓骨骨折。

表 4.2-4 开放性骨折的分期治疗

1	初步评估	ABC 评价（依据 ATLS）
		急诊室处理
		伤口包扎和骨折夹板固定
2	早期手术	分期伤口清创
		骨折固定
3	二次手术	皮肤和软组织重建
		骨重建
4	康复	

注：ABC，呼吸道、呼吸和循环；ATLS，高级创伤生命支持。

— 胫骨粉碎骨折，伴同一平面的腓骨骨折。

— 胫骨节段性骨折。

— 伴发骨缺损的骨折。

· 软组织损伤类型：

— 无法直接无张力闭合的皮肤缺损。

— 脱套伤。

— 需要切除失活组织的肌肉损伤。

— 腿部一条或更多主要动脉的损伤。

专业诊疗中心需要：

· 可为多发伤患者提供重症护理和其他创伤设施。

· 具备专业治疗复杂骨折和骨重建的创伤骨科。

· 具备专业进行血管重建的整形外科和显微外科。

· 可提供骨科和整形外科手术团队同时进行清创的设施。

· 确保骨科和整形外科的手术计划源自统一的治疗策略，以保证患者获得有效、理想的治疗。

· 可为协作完成整形重建手术提供专用的手术室。

· 具备拥有肌肉骨骼感染专业知识的微生物学和传染病学专家。

· 具备包括血管造影和放射介入在内的急诊肌肉骨骼影像学设施。

· 可为截肢患者提供或联系人工假肢的装配和康复服务。

· 可提供或联系物理及心理康复服务。

· 具备包含临床结果审核的诊疗流程。

· 每年可达到 30 例的目标治疗量，以维持适当的手术技巧和经验水平。

· 可提供多学科查房以及整形重建手术联合门诊。

8.1 最初的评估和处理

在评估一个高能量肢体损伤时，最优先要做的是确定和处理威胁生命的损伤。最根本的目的是保住患者的生命，即便是最严重的肢体损伤也必须服从于"患者整体"的利益。直接威胁生命的情况得到处理之后，再对损伤肢体的活力进行评估。

任何创伤肢体的评估必须包括：

· 损伤病史和损伤机制。

· 肢体的血管和神经状态。

· 皮肤伤口的大小。

· 肌肉的挤压或缺失。

· 骨膜剥离和骨的血运。

· 骨折类型、粉碎和（或）骨丢失。

· 污染。

· 筋膜室综合征。

对这些部分进行精确评价，外科医生就能对损伤做出准确的描述。

其中一些损伤即时就可以做出评估；另外一些则必须等到一期或二期清创后才能评价。

评估是一个不断进行再评价的持续过程。

在创伤发生现场，对创伤的处理就已经开始了，这包括到达医院前对肢体进行夹板固定以及对伤口进行消毒包扎。此后，为了防止伤口可能发生的细菌污染，应尽量减少伤口的显露。

可以通过监测脉搏、毛细血管灌注情况、肢体颜色、温度以及是否存在伤口持续性出血等对血管状态进行评价。最重要的临床体征就是脉搏是否存在。可能有足够的侧支循环让皮肤维持粉红色，而深部肌肉却有严重的缺血。踝臂指数的多普勒评估有助于临床判断（大于 0.9 为正常）。也可应用 CT 血管造影技术，但不能因此延误治疗。

在急诊室，通常只能对软组织损伤进行初步评估。应记录所有开放伤口的病史、范围和位置。而对开放伤口进行拍照有助于记录损伤特点（图 4.2-6），但要避免反复检查以减少细菌污染的风险。

如果检查的医生没有抬起肢体检查其周围，有可能将开放性骨折漏诊。

较大或污染的伤口应当用足量的无菌生理盐水

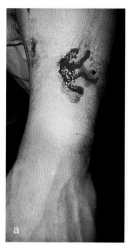
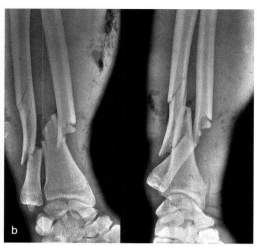

图 4.2-6　采用照片对损伤进行记录非常重要。前臂挤压伤造成的小伤口伴尺桡骨骨折（2R2C3，2U2C3），伤口远端的手部缺血提示血管损伤。

进行冲洗。在伤口包扎前应将诸如树叶和草等表浅的异物去除。初步检查阶段，医生必须使用无菌技术进行操作以尽量减少伤口污染。应使用清洁无菌敷料包扎伤口，直到患者进入手术室后再去除。使用良好衬垫的夹板对复位后的肢体进行固定。

肢体力线矫正前后均应记录脉搏情况。随着力线的恢复，脉搏会有所改善；持续性的脉搏消失提示可能有血管损伤，需要使用多普勒超声或动脉血管造影进一步评估。如果可以，应及时记录下肢和足部的大体运动和感觉功能。所有开放性骨折患者均应接受破伤风的预防治疗。

8.2 抗生素的使用

8.2.1 全身用药

大多数骨科医生在治疗严重的开放性肢体创伤时，一般会使用覆盖革兰阳性和阴性菌的广谱抗生素。第一代头孢菌素可降低开放性骨折的感染率[7, 16]，而本篇第 5 章概括了抗生素的应用指南。但抗生素耐药性在各医疗机构间存在差异，因此每家医院都应采纳当地微生物学家的建议进行适当的经验用药治疗。而是否需要加用一组抗革兰阴性菌的药物（庆大霉素或类似药物）仍存在争议，除非是严重污染的伤口，例如农牧性伤口。最初的"预防性"

应用抗生素不应超过 72 小时，以避免选择出耐药菌株。

8.2.2 局部用药

一项对 1 085 例开放性骨折的研究表明，静脉应用抗生素结合局部应用含氨基糖苷类的聚甲基丙烯酰胺甲酯（PMMA）链珠和仅静脉应用抗生素相比，可明显降低感染率，由 12% 降至 3.7%[17]。而根据开放性骨折类型分别进行分析时，仅 Gustilo Ⅲ 型骨折的感染率降低程度具有统计学意义（PMMA 链珠 *vs.* 静脉应用抗生素为 6.5% *vs.* 20%）。

"抗生素链珠"技术的优点包括：

- 局部抗生素高浓度。
- 全身系统内浓度低，可以保护患者免于氨基糖苷类药物的不良反应。
- 减少全身性应用氨基糖苷类药物的需要。

PMMA 骨水泥是最常用的抗生素载体。通常，40 g PMMA 混合 3.6 g 妥布霉素，并被塑形成 5~10 mm 的球体，用不可吸收的缝线或钢丝串在一起。另外，大块骨水泥通过塑形可作为填充节段性骨缺损的间隔物。最常使用的是氨基糖苷类抗生素，因为它具有广谱抗菌性和热稳定性；但万古霉素和头孢菌素也有所应用。在医院药房的协助下，抗生素骨水泥链珠可以消毒和无菌包装，以备随时使用。这项技术可减少院内细菌造成的二次污染，而这已被证明是多数 Gustilo Ⅲ 型开放性骨折发生感染的原因。

最近，动物模型实验已经证实，使用可吸收性生物载体，如硫酸钙、脱钙骨基质和纤维蛋白凝块运载局部抗生素在预防感染方面很有前景[18]。这些生物载体可避免取出 PMMA 骨水泥的需要，并减少自体骨移植的数量或体积，同时可提供骨传导和（或）骨诱导材料来促进骨折愈合。

8.3 手术时机

初次手术治疗的目的包括：

- 保全生命和肢体。
- 通过清创和冲洗净化伤口。
- 完成损伤的最终评估。
- 固定骨折。

在手术室内处理开放性骨折的具体步骤见表 4.2-5。

一般认为开放性骨折是急诊手术的适应证。大多数外科医生认为应在伤后 6~8 小时内手术。早期的手术治疗可减少感染和其他并发症的风险。如果不在 6~8 小时的时间窗内处理污染伤口，将导致足量的细菌增殖而发生早期感染，这种基本的科学认知称为开放伤处理的 6~8 小时法则。然而"6~8 小时法则"是缺乏临床证据的，一些医疗保健体系认为如果能让同一个骨科和整形外科专业团队进行初期手术并提供最终治疗，那么延迟手术是可接受的[19]。

8.4 初期手术

8.4.1 清创和冲洗

最终的损伤评估应在手术室内患者麻醉的状态下进行，应对肢体再次进行临床检查，并根据需要加拍 X 线片。牵引位 X 线片有助于损伤评估，但最好是拍摄整个骨骼的全长 X 线片，而不是用图像增强器拼接起来的影像。应使用"创伤刷洗"的方法清洗肢体，包括用肥皂水和生理盐水对肢体和伤口进行刷洗，以去除杂草、沙石和其他污染物。然后对肢体进行正式的消毒和铺单。

"损伤带"的概念非常重要。它可以显示与皮肤伤口截然不同的真正伤口大小，而皮肤伤口仅是真正伤口与外界相通的窗口（图 4.2-7）。临床许多病例的皮肤伤口较小，而潜在的软组织损伤带却很大，在肌肉覆盖丰富的骨折中尤其常见（如股骨干或肱骨干骨折，以及伴有后方伤口的胫骨骨折）。

初次手术治疗应该由有经验的外科医生来施行：不充分的初次清创可导致开放性骨折治疗结果欠佳。

表 4.2-5　手术室内处理开放性骨折的各个阶段

评估	评估伤口和肢体，包括牵引位 X 线片和制订计划
伤口处理	刷洗
	消毒和铺单
	伤口清创
	伤口冲洗
骨折处理	消毒和铺单：再次刷洗
	骨折固定
	包扎伤口和夹板固定

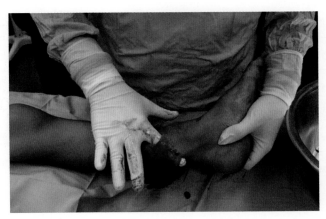

图 4.2-7　没有仔细的伤口评估，就不能获得损伤带真实范围的全面评价。

通常需要手术扩大创伤伤口，手术操作需仔细计划，将手术损伤最小化，并要考虑骨折的固定计划（图 4.2-8），以及采用可能的整形外科手术对伤口进行覆盖。对于胫骨来说，推荐向最近的"筋膜切开线"水平延长切口，并沿这些线进一步垂直延伸。这种技术可以保护穿支血管，为整形外科医生的手术重建提供尽可能多的选择。

创伤伤口手术清创和冲洗的目的是去除所有异物、所有失活软组织以及游离骨片，并减少细菌数量。清创开始于伤口皮缘的细致切除。根据需要有针对性地清除皮下组织、筋膜和肌肉，以获得一个清洁、有活力的伤口。通过对肌肉组织的颜色、张力、出血能力和收缩性进行评估，活力可疑的肌肉必须予以切除，直至露出正常组织。应尽可能保留

和修复重要的神经血管结构。骨折断端应充分显露、仔细清洗与处理。

使用温盐水或林格液冲洗伤口可进一步减少细菌数量，使用更多的液体冲洗比较大的伤口有好处。对 Gustilo Ⅲ 型开放性伤口，通常推荐的冲洗量为 10 L。

在完成清创和冲洗之后，应对损伤再次进行评估。此时，可清晰获得伤口严重程度的信息，从而能够对开放性骨折进行准确分型。

然而直到伤口覆盖时，可能仍无法将 Gustilo Ⅲ A 型和 Ⅲ B 型伤口区分开来。如果有疑问，则应计划在 24~48 小时后进行第二次或第三次清创。

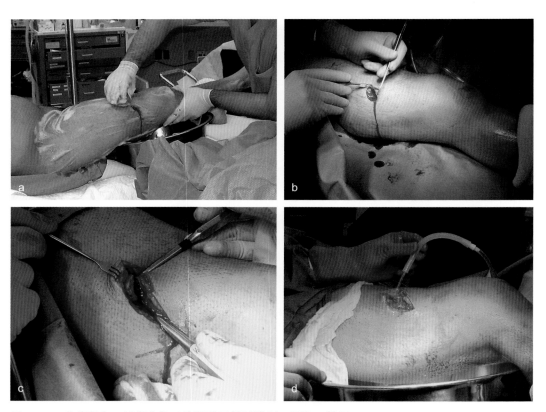

图 4.2-8　手术室内，对有小伤口的股骨干骨折进行一期伤口处理。

a　手术室内初步创伤刷洗，包括用肥皂水和盐水仔细刷洗肢体。

b　肢体正式消毒和铺单后对伤口进行仔细清创，一般从皮肤开始，逐层深入至骨骼。可能需要扩大伤口以便进行全面评估和彻底清创。

c　暴露骨折断端并清创。

d　充分冲洗伤口。

而对爆炸伤来说，由于众多碎片侵入组织，需要进行连续多次的清创。"90% 法则"是一个有用的经验法则：每次清创都会去除 90% 的污染物，因此在第一次清创后剩下 10%，在第二次清创后就剩下1%，而在第三次清创后仅剩下 0.1%。

8.4.2 骨折固定

开放性骨折处理中必须进行骨折的复位和固定，这几乎没有争议。一旦完成伤口的一期处理后，治疗应推进至骨折复位和固定。稳定的骨折可以防止软组织的进一步损伤，方便伤口和患者的护理，并允许肢体的早期活动和功能康复。对于适合早期全面治疗的多发伤患者，早期的骨折固定可以减少肺部并发症以及全身炎症反应综合征引起多器官功能衰竭的风险。依据损伤范围、骨折的类型、部位及患者的全身情况选择临时固定还是最终固定。可使用髓内钉（IM）、外固定架或钉板系统固定骨折。固定方式的选择取决于骨折的骨骼、骨折的部位（例如关节内、干骺端、骨干）、软组织损伤情况以及手术医生的经验。

Gustilo Ⅰ型开放性骨折可以按照闭合性骨折的治疗原则进行处理。大多数病例需要手术固定。这类开放性骨折的临床结果与闭合性骨折的相似。

Gustilo Ⅱ型和Ⅲ型开放性骨折基本上都不可避免地存在移位和不稳定，通常需要手术固定。恢复肢体的长度、力线、旋转以及提供稳定性，可为软组织愈合创造理想的环境，从而降低伤口感染的风险。解剖复位可减少死腔和血肿。而骨折区域稳定性的恢复，可避免骨块间移动造成的进一步损伤，抑制炎症反应，减少渗出和水肿，并促进组织的血管再生。

Gustilo Ⅱ型和Ⅲ型开放性骨折固定方式的选择仍存在争议。仔细的术前计划十分必要。采取的手术入路、选择的内植物或外固定均不可影响后续的骨科或整形外科手术。

关节内骨折需解剖复位和绝对稳定的固定，而关节外骨折可仅恢复力线并行相对稳定的固定。干骺端和骨干骨折的治疗可采取多种手术技术。骨骼的特点、骨折的类型、部位、骨膜剥离的程度及软组织覆盖的情况都会影响治疗计划的制订。有些情况下，使用跨关节外固定架行临时固定是明智之举。外固定架可用于维持肢体的长度和力线，直到肿胀消退、软组织条件改善。理论上，外固定架应放置于损伤区域和计划手术区域之外。一旦软组织条件允许，就可进行最终的骨折固定。

不管是计划临时固定还是最终固定，骨折的固定都应在清创和冲洗完成后立即进行。进行骨折固定前，应对肢体再次消毒铺单。手术医生应重新刷手，并更换手术衣和手套。同时必须更换一套无菌手术器械。

钢板

尺桡骨和肱骨干的开放性骨折最好使用钢板固定。而下肢骨干骨折一般不推荐使用钢板固定。尤其要注意的是，有报道显示胫骨干开放性骨折钢板固定的感染率可高达 20%~40%[20, 21]。然而对许多上肢和下肢关节周围的开放性骨折来说，钢板固定仍然是一种治疗选择，预塑形解剖锁定钢板结合微创技术的临床效果可靠（图 4.2-9）。高能量损伤所致严重的胫骨近端开放性骨折[22]的分期治疗策略包括初期的跨关节外固定架治疗，在软组织条件允许后行二期切开复位内固定。

胫骨的经皮钢板固定技术为软组织严重受损的复杂骨折，尤其是那些延伸至关节周围的骨折提供了一种可供选择的固定方法。

髓内钉

带锁髓内钉已被证明是大多数下肢骨干骨折的最佳治疗选择[23, 24]，这项技术对于开放性骨折有着特殊的价值，可不受限制地处理肢体并有利于软组织的处理（图 4.2-10）。髓内钉可以在不进一步破坏

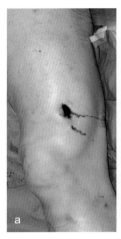
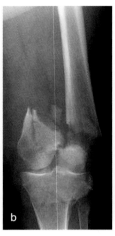
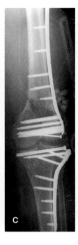
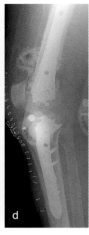

图 4.2-9

a-b 股骨远端（33C2）和胫骨近端（41C1）的 Gustilo ⅢA 型开放性骨折。

c-d 股骨远端和胫骨近端的伤口处理、切开复位内固定（ORIF），以及微创内固定系统（LISS）的应用。

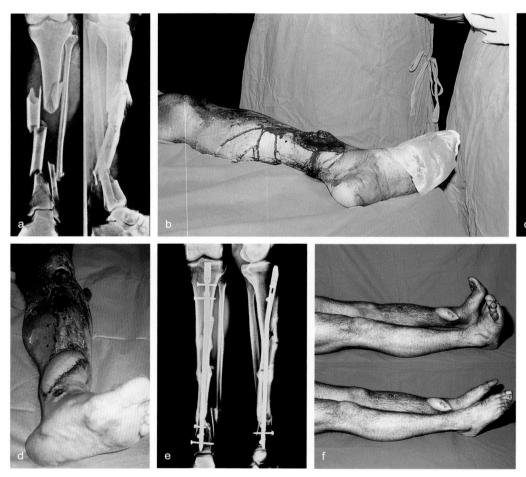

图 4.2-10 应用闭合非扩髓髓内钉（UTN 8 mm）固定多节段胫腓骨开放性骨折。

a 30 岁泥瓦匠，挤压伤，胫骨中段两节段复杂性骨折（42C3）。

b 小腿远端巨大撕裂伤，胫骨嵴表面广泛擦伤。神经、血管情况：完整。分型：IO3-MT3-NV1。

c 术后 X 线片示静态锁定的 8 mm UTN 固定胫骨骨折。

d ORIF 后 36 小时，远端骨折处行自体骨松质移植，游离肌皮瓣覆盖软组织缺损。

e 软组织和骨折顺利愈合，术后 1 年随访的 X 线片。

f 良好的功能结果。

软组织覆盖并保留骨皮质残存血运的情况下插入。

　　髓内钉插入前是否扩髓仍有争议。扩髓可能造成骨内膜血供的额外损害，但不扩髓必须使用较小直径的髓内钉，导致骨折固定的强度不足、内植物断裂的风险增加。Bhandari 等最近的一篇综述报道了 Mundi 等[25] 提出的复杂胫骨干开放性骨折的最新治疗指南。目前的临床证据并不能明确在胫骨干开放性骨折治疗中，到底是扩髓髓内钉还是非扩髓髓内钉更具优势（图 4.2-11）[26]。

　　尽管临床上外固定和髓内钉都广泛用于治疗开放性骨折，但仍缺少高质量的研究对这两种治疗方法的效果进行比较[27]。最近的一篇荟萃分析发现，外固定相对于非扩髓髓内钉畸形愈合率和再手术率更高，而在骨折愈合率和深部感染率方面无明显差异[27]。尽管髓内钉并不能改善骨折愈合率和感染率，但它可更好地维持力线，降低二期手术率，并能更好地被患者耐受，因此它比外固定更常应用于临床。

　　外固定

　　外固定可用于开放性骨折的固定，而且几乎可

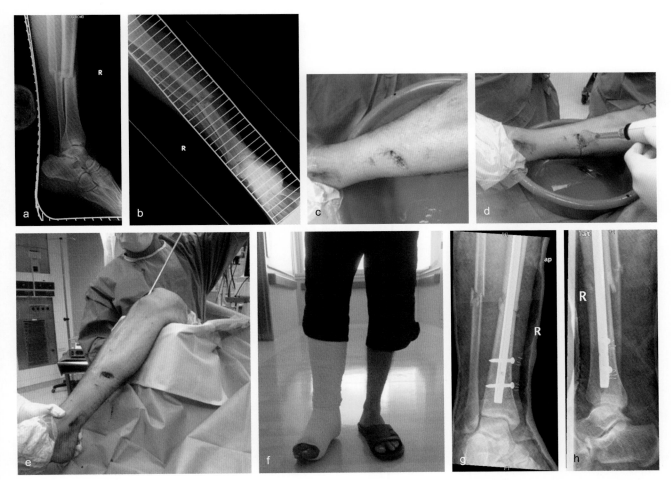

图 4.2-11　扩髓髓内钉治疗开放性骨折有时被认为是不安全的，因为它可能导致感染的播散以及血运的破坏。然而研究表明，与非扩髓髓内钉相比，扩髓髓内钉的感染率、骨折不愈合率以及内固定失效率更低。

a-b　使用扩髓髓内钉治疗 Ⅱ 型开放性骨折。
c-d　冲洗和清创。
e　　扩髓和置钉。
f-h　术后立即完全负重。

用于任何情况。传统观点认为外固定可作为开放性骨折的最终固定，但目前更多地用于开放性骨折的临时固定。外固定的优势如下：

- 使用相对简单、快速。
- 能够提供相对稳定的骨折固定。
- 如正确使用，不会造成进一步损伤。
- 避免在开放性伤口中植入内固定物。
- 不需要大手术即可调整骨折的复位。

外固定的主要问题是针道感染、力线不良、延迟愈合以及患者依从性欠佳。

外固定架治疗软组织损伤和污染严重的开放性骨折尤其有用，而金属内植物因有细菌黏附的风险，应尽量避免使用。战争伤的伤口也符合这种标准。当骨干骨折不适合应用髓内钉时，外固定也是一种选择。环形外固定架可用于治疗关节周围骨折。跨关节外固定架常用于胫骨近端和远端，以及肘关节和腕关节周围骨折的临时固定（图 4.2-12）。

最终的骨折固定

外固定仍常用于广泛软组织损伤患者的临时固定，或者作为损伤控制策略的一部分。应尽早更换髓内钉作为最终固定。如果延迟至 14 天以上，则应先进行清创和去除外固定针，并在去除外固定架和髓内钉固定之间的这段时间内使用石膏或支具固定肢体，以获得针道的结痂愈合。即使采用这样的治疗方法，愈合率达 90% 的患者中依然有 9% 发

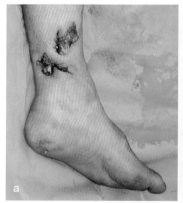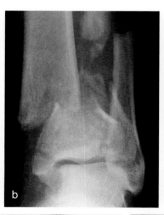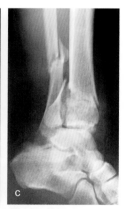
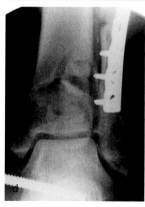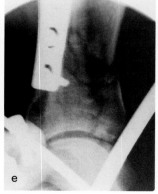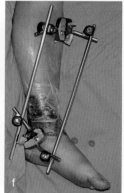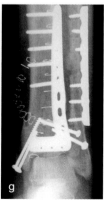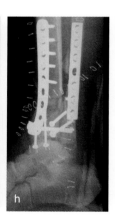

图 4.2-12

a-c 胫骨远端的关节内开放性骨折（43C2）。

d-f 初期治疗包括一期伤口处理、腓骨钢板固定以及跨关节外固定架临时固定。

g-h 术后第 6 天肿胀消退且伤口可耐受进一步手术，进行最终的切开复位内固定。

生感染[28]。和长期外固定（>28 天）相比，短期外固定（≤ 28 天）可显著降低感染率。

一旦患者能够耐受手术并有充足的软组织覆盖，就应更换髓内钉固定。治疗针道感染时，应行清创、冲洗，并使用抗生素，且间隔时间应大于 10 天，以保证髓内钉置入前针道结痂愈合。

外固定可作为胫骨干开放性骨折最终治疗的一种选择（图 4.2-13），环形外固定架是一种非常有用的固定装置，但是需要仔细的针道护理和随访。

9　伤口覆盖

如有可能无张力闭合，应一期闭合开放伤口的手术延长切口。开放伤口的覆盖在手术时机和手术技术方面仍存在争议。普遍接受的原则是开放伤口应保持敞开。这样可防止伤口的厌氧环境，利于引流，还可反复清创[29]。最近，开放伤口的一期闭合又重新引起了人们的兴趣。如果能保证伤口清洁，一期闭合伤口可降低发病率、缩短住院时间、减少住院费用，且不会增加伤口感染率。

目前，所有开放性骨折的治疗规范是初期保持伤口开放，2~7 天后完成伤口的延期闭合或覆盖。

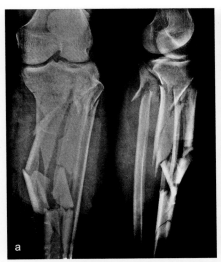
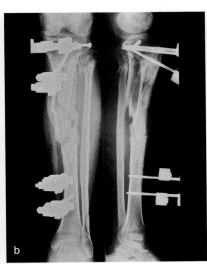
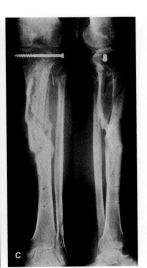
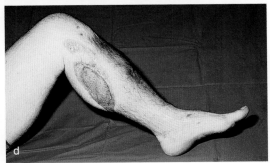

图 4.2-13　外固定架治疗累及胫骨平台和大部分骨干的 Gustilo ⅢA 型胫腓骨开放性骨折。
a　47 岁男性，岩石砸伤致胫腓骨近端及骨干广泛的粉碎骨折（41B1，42C2，4F1B）。
b　拉力螺钉固定关节内骨折并使用单边外固定架固定，术后 5 个月去除外固定架连接杆后的 X 线片。
c　外固定架去除后随访情况，骨折愈合良好。
d　损伤后 8 个月的临床结果，肢体功能良好。

初步处理伤口后，有许多方法可对开放伤口进行临时覆盖。创面负压疗法（NPWT）可使伤口创面暴露于密闭系统的负压环境之中，这个系统可以吸除血管外间隙的液体，减轻水肿，改善微循环，降低组织内细菌水平并促进肉芽组织的增生，从而促进伤口愈合[30]。将带孔的聚氨酯海绵状敷料置入伤口并确保负压的均匀分布（图 4.2-14）。这项技术在开放性骨折伤口治疗中的临床效果满意。如延迟覆盖伤口，NPWT 可减少组织转移和肌瓣的需要[31]。然而，长期伤口负压治疗感染率高[32]，不能用它替代早期确定性整形手术覆盖伤口。

抗生素"链珠"技术[33]可作为一种选择，而随机试验并没有证实多层敷料包扎伤口的有效性。

伤口通常需要连续多次清创。初次清创后，如果伤口活力存疑，应常规进行再次手术清创。对高能量或严重污染的损伤，应每隔 24~48 小时进行反复清创，直至确保伤口活力良好。

10 软组织重建

软组织重建应在伤后 7 天内进行，更理想的是在伤后 72 小时内进行[34]。骨科和整形外科联合手术的治疗效果更好[35]。手术计划应遵循阶梯性重建原则，采用最简单的软组织覆盖方法，通过一次整形外科手术完成伤口的最终治疗。选择何种皮瓣覆盖创面取决于皮肤软组织缺损的大小及其三维结构、可获得的（受体）血管、可获得的供区以及患者的一般状况（图 4.2-15）。这可能涉及局部肌肉筋膜皮瓣转移和游离组织移植（参见本篇第 3 章）。有证据表明开放性胫骨干骨折的伤口创面二期覆盖时，将重组人类骨形态发生蛋白应用于骨折区域可降低骨折延迟愈合的风险[36]，但这未被确定为常规临床实践。

11 结果、陷阱和并发症

开放性骨折治疗的终极目标是尽快恢复患者的正常功能。积极的手术治疗措施包括早期的骨折固定和软组织重建，其好处在于避免了关节和软组织的制动，有利于早期活动。患者和康复团队需相互配合，以便使患肢的早期运动范围最大化。

开放性骨折的治疗有许多陷阱。感染仍是主要风险，而骨折延迟愈合和不愈合也常见于开放性骨折，而非闭合性骨折。严重损伤，尤其是伴有骨缺损时，意味着会发生骨折不愈合。

重建骨缺损和刺激骨折愈合的手术治疗应尽早施行。如有需要，植骨手术通常延迟至伤后约 6 周，软组织完全愈合后再进行。自体骨松质移植是一种常用的方法，用于治疗使用 Masquelet 技术之后的骨缺损。复杂的骨缺损需要特殊的技术，包括 Masquelet 技术、腓骨移植、游离复合骨移植以及牵张成骨技术。

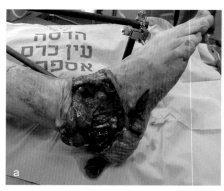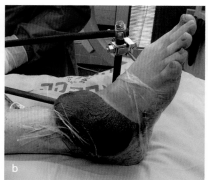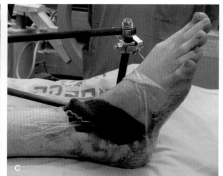

图 4.2-14　双侧胫骨开放性骨折，采用带孔的聚氨酯海绵状敷料临时覆盖伤口，术后使用低压真空引流（负压伤口治疗泵）。

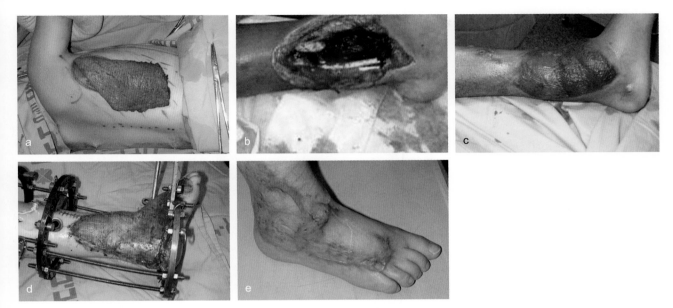

图 4.2-15 选择旋转肌皮瓣还是游离皮瓣取决于创面的解剖部位、软组织损伤的严重程度以及手术团队的经验。胫骨远端 1/3 的骨折常需要游离肌皮瓣，例如背阔肌皮瓣、腹直肌皮瓣或股薄肌皮瓣。

a 切取背阔肌游离皮瓣。
b 胫骨远端内侧创面需游离皮瓣覆盖。
c 上述游离皮瓣的长期随访结果。
d 另一例背阔肌游离皮瓣在环形外固定架患者中的应用。
e 上述游离皮瓣的长期随访结果。

12 特殊情况

12.1 开放性骨折伴血管损伤

开放性骨折伴需要修复的大动脉损伤归类为 Gustilo ⅢC 型损伤。开放性骨折的治疗原则必须和血管损伤的治疗原则相结合。Gustilo ⅢC 型开放性骨折通常伴有骨和软组织毁损。尽管严格遵守治疗原则和治疗技术，但功能结果不佳仍很常见。Gustilo ⅢC 型胫骨开放性骨折常因损伤范围大和相对脆弱的软组织覆盖而导致非常差的预后。

Gustilo ⅢC 型开放性骨折需要极为仔细的评估。保肢或截肢的决定取决于富有经验的骨科、整形外科以及血管外科医生与患者达成一致。许多病例在技术上有保肢的可能。但是，保肢并不总是正确的选择，尤其对于 ⅢC 型胫骨开放性骨折，或者保命优于保肢的多发伤患者。血管外科医生通常能够通过静脉或旁路移植恢复肢体远端部分的血运；而直接的动脉缝合则很难再通。可运用本章节介绍的技术对肢体进行复位和固定。整形外科技术可提供软组织覆盖。然而，胫骨软组织和骨的严重损伤可导致感染性不愈合。如果选择保肢，患者可能要面对一个长期经历反复疼痛和心理折磨的手术治疗过程。患者的功能结果可能会很差，且并不优于截肢[37]。问题在于如何做决定：什么情况下应该保肢？什么情况下应该截肢？（图 4.2-16）影响决策的重要因素包括：

- 患者的一般情况（存在休克）。
- 热缺血时间（超过 6 小时）。
- 患者的年龄（>30 岁）。
- 伤口占损伤区域的比例（钝性伤导致大范围的损伤带）。

建议使用多种客观评分系统来鉴别适合保肢的损伤，但其临床应用的准确性并未被证实[38]。

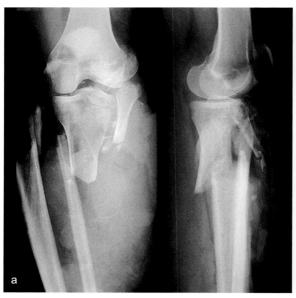 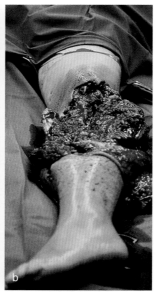

图 4.2-16 19 岁女性，摩托车事故导致多发创伤，下肢毁损伤。损伤远端无血运及感觉运动（IO5-MT5-NV5）。一期行截肢治疗。

下肢评估项目（LEAP）研究小组随访了 569 个病例[37]，调查了严重下肢创伤的保肢对比重建的结果，以阐明这些因素预测结果的重要性。研究发现，保肢患者和一期截肢患者的临床结果相似[39]。也许更重要的是，LEAP 证明了影响总体功能结果更多的是患者的经济、社会和个人资源，而不是治疗过程或诸如骨折愈合和关节功能等因素。提示预后不佳的因素包括吸烟、非白种人种族、贫穷、缺乏私人医疗保险、缺少社会支持、欠缺自信心以及涉及残疾索赔。尽管其中一些因素很难改变，但是协助患者早期进行心理康复治疗可以改善总体的功能[40]。

对于适合尝试保肢的病例，紧急施行血管再通手术是首要目标。应避免血管造影导致的时间延误，除非血管损伤的节段不明确。第一步是控制出血近端，医生须避免"盲"夹血管，这可能导致加重动脉损伤或损伤邻近结构。理想的治疗策略是施行临时血管分流，固定骨折，然后行血管修复（图4.2-16~图 4.2-18）。

动脉修复后通常需行筋膜切开减张术，因为血管再灌注会导致肢体肿胀，并引起筋膜室综合征。早期的筋膜切开减张术值得推荐，有利于血管和骨骼的手术显露。

12.2 枪击伤

枪击伤的严重程度与被击中时能量释放的大小有关（$E=1/2mv^2$）。高速步枪和近距离猎枪可能会造成毁损伤，这是因为高能量的冲击力继发产生空穴，以及弹头造成的继发粉碎骨折。这类伤口需要积极、反复清创，外固定通常是最安全的骨折固定方法。在日常生活中，大多数枪击伤是由低速度的手枪造成，通常不是十分严重，除非神经血管结构受到损坏。尽管骨折块可能很大，但所形成的空穴不明显，弹头的继发损伤很小，软组织附着很少从骨块剥离。这类损伤的伤口处理可通过清创来完成，而骨折的治疗可按闭合性骨折来处理。关节内的子弹应取出，以避免关节病和全身性铅中毒（图4.2-19）。

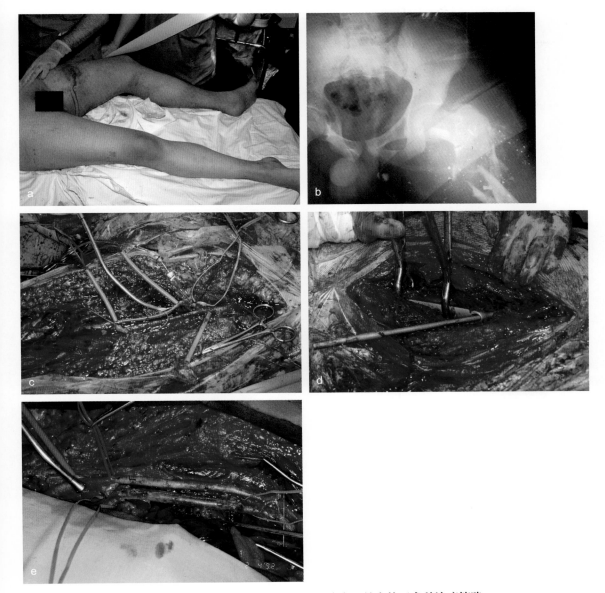

图 4.2-17   股骨近端 Gustilo ⅢC 型开放性骨折的诊断一旦确定，就应使用多种治疗策略。

a   左股骨骨折伴血管功能异常——注意腿部的斑点状阴影。

b   X 线片显示股骨近端的严重骨折。

c   骨折固定时行股动脉临时分流以恢复血供。

d   骨折的最终钢板固定。

e   通过反向静脉移植恢复动脉和静脉血供。

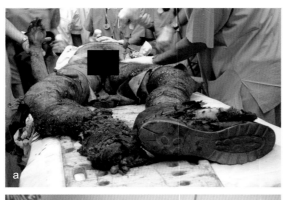
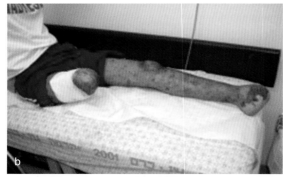
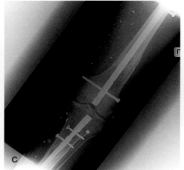
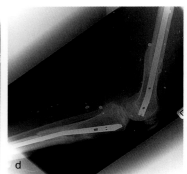
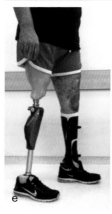
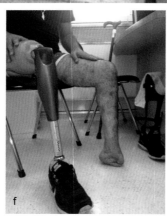

图 4.2-18　肢体能否保留取决于许多因素，例如年龄、既往身体状况、血管损伤、合并其他损伤等。双下肢严重毁损病例的决策更有难度。对于这些病例，可以尝试利用多团队协作模式以及现代显微外科重建技术至少保留一侧肢体。

a　　爆炸伤造成的双侧 Gustilo Ⅲ C 型开放性骨折。

b-d　2 年的随访。

e-f　11 年的随访。

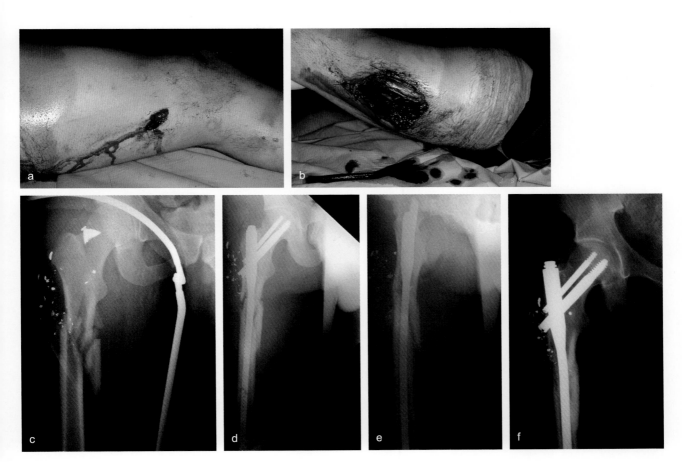

图 4.2-19
a-b 大腿高速度枪击伤的入口和出口。
c-f 静态锁定髓内钉治疗股骨近端骨折。

12.3 骨缺损

广泛的创伤性骨缺损最好在大型创伤中心治疗，患者的安全转运应在充分复苏后早期进行。严重的骨缺损通常伴发广泛的软组织创伤，必须由骨科和整形外科医生组成的多学科团队处理，可能需要复杂的软组织重建手术。治疗时必须考虑骨缺损的大小、任何相关的软组织损伤、患者的一般状况及意愿。截肢始终是一种治疗选择。总之，骨缺损的治疗需要漫长的治疗周期，特别是一些复杂技术，例如骨搬运。患者需要在治疗早期了解到整个治疗过程很可能是漫长而艰难的，而治疗目标是良好的骨折愈合、可接受的肢体力线、等长的肢体长度和可接受的功能恢复。

骨缺损治疗中使用环形外固定架的疗效已获得证实。这项技术允许同时治疗骨缺损、感染、不愈合及畸形。创伤性骨缺损初期治疗的结果可能导致两种情况：

（1）骨搬运以维持骨的总长度（通常长度 >6 cm 的骨缺损）。大段骨可通过外固定架每天运输 1 mm，最后与其他骨段相接触。骨搬运后的缺损区域则被再生骨填充。在骨断端接触时（"骨对接"），通常需要在这个部位进行局部植骨以促进愈合[41]。

（2）骨短缩（通常长度 <6 cm 的骨缺损）。骨长度的恢复可单独使用外固定架或联合应用髓内钉实现，并通过远离骨折区域的干骺端截骨完成。骨缺损部位的软组织通常有损伤并需要重建，骨短缩则允许使用局部皮瓣来覆盖创面，避免了使用游

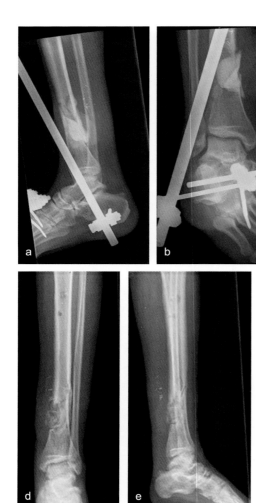
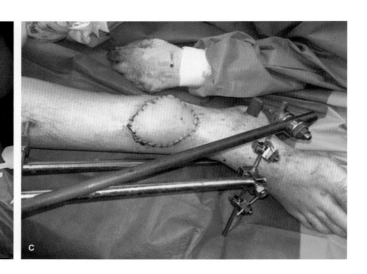

图 4.2-20 骨干骨缺损的重建依然是极大的临床挑战。最近，Masquelet 提出了一种结合诱导膜和骨松质移植的手术技术。

- a-b 第一次手术时，应进行彻底的软组织和骨骼清创，并置入骨水泥间隔物。为了获得理想的膜诱导作用，骨水泥应完全占据重建的空间。
- c 在 Masquelet 技术的第一阶段，应修复软组织缺损（如有必要，可使用带血管蒂的转移皮瓣）。
- d-e 在 Masquelet 技术的第二阶段，6~8 周后，取出骨水泥间隔物，并对骨缺损区域行自体骨松质移植。

离皮瓣的必要[42]。骨瓣可以治疗长度 >6 cm 的胫骨节段性骨缺损。常用的骨瓣包括腓骨和髂骨的骨瓣；然而，髂骨骨瓣的长度限制在 10 cm 内。游离骨瓣保留了骨骼的血液供应，可以提供有生长能力的骨骼，而不需要骨骼的爬行替代。希望保留肢体长度时，游离骨瓣可用于超过 6 cm 的胫骨骨缺损的急性期治疗，无论是否伴发软组织缺损。

局部应用抗生素骨水泥已在开放性骨折大节段骨缺损的治疗中获得成功。Masquelet 技术[43, 44] 包含两个治疗阶段。首先把抗生素 PMMA 骨水泥间隔物置入节段性骨缺损部位，以维持骨长度，然后诱导出一种类似于滑膜的异物膜。这个膜提供了一个容纳空间用于后续的骨松质移植，而且已证实它可以分泌多种生长因子，促进移植骨的愈合（图

4.2-20）。这项技术在有丰富肌肉覆盖的骨骼中更有效，例如股骨，而非胫骨这样的皮下骨骼。

12.4 关节开放伤

与其他关节内骨折一样，关节的重建和坚强的固定是进行早期活动的关键。预防感染需行关节镜下或开放手术的关节冲洗[45]，并且所有污染物均必须去除。长期留存的金属异物可能导致局部反应[46]，极少可发生全身毒性反应，例如铅中毒[47]。这些异物必须尽早取出，即使患者没有症状。

13 总结

开放性骨折与周围的外部环境相通，这会引起

细菌污染，导致感染风险较高。开放性骨折约占所有肢体骨折的 3%，最常见于高能量损伤。复合多发伤很常见。损伤的严重程度不仅可以分型，而且是决定预后的最重要因素。治疗的最终目标是在避免并发症的同时，早期恢复肢体的正常功能。掌握软组织和骨折处理的基本原则之后，精细的手术技

术和正确的决策制订均必不可少。外科手术技术要求很高，并且依赖于可利用资源，包括骨科、整形外科和显微外科医生的专业知识。有许多可能的陷阱会导致灾难性的并发症。然而在大多数情况下，这些陷阱可通过对细节的仔细关注以及应用合理而成熟的临床判断来避免。

参考文献

1. **Norris BL, Kellam JF.** Soft-tissue injuries associated with high-energy extremity trauma: principles of management. *J Am Acad Orthop Surg*. 1997 Jan;5(1):37–46.

2. **Lange RH, Bach AW, Hansen ST Jr, et al.** Open tibial fractures with associated vascular injuries: prognosis for limb salvage. *J Trauma*. 1985 Mar;25(3):203–208.

3. **Court-Brown CM, Brewster N.** Epidemiology of open fractures. In: Court-Brown CM, McQueen MM, Quaba AA, eds. *Management of Open Fractures*. London: Martin Dunitz; 1996;25–35.

4. **Court-Brown CM, Bugler KE, Clement ND, et al.** The epidemiology of open fractures in adults: a 15-year review. *Injury*. 2012 Jun;43(6):891–897.

5. **Owens BD, Kragh JF Jr, Wenke JC, et al.** Combat wounds in operation Iraqi Freedom and operation Enduring Freedom. *J Trauma*. 2008 Feb;64(2):295–299.

6. **Gustilo RB, Anderson JT.** Prevention of infection in the treatment of one thousand and twenty-five open fractures of long bones: retrospective and prospective analysis. *J Bone Joint Surg Am*. 1976 Jun;58(4):453–458.

7. **Patzakis MJ, Bains RS, Lee J, et al.** Prospective, randomized, double-blind study comparing single-agent antibiotic therapy, ciprofloxacin, to combination antibiotic therapy in open fracture wounds. *J Orthop Trauma*. 2000 Nov;14(8):529–533.

8. **Lee J.** Efficacy of cultures in the management of open fractures. *Clin Orthop Relat Res*. 1997 Jun;(339):71–75.

9. **Aderinto J, Keating JF.** Intramedullary nailing of fractures of the tibia in diabetics. *J Bone Joint Surg Br*. 2008 May;90(5):638–642.

10. **Harrison WJ, Lewis CP, Lavy CB.** Open fractures of the tibia in HIV positive patients: a prospective controlled single-blind study. *Injury*. 2004 Sep;35(9):852–856.

11. **Harvey EJ, Agel J, Selznick HS, et al.** Deleterious effect of smoking on healing of open tibia-shaft fractures. *Am J Orthop (Belle Mead NJ)*. 2002 Sep;31(9):518–521.

12. **Gustilo RB, Mendoza RM, Williams DN.** Problems in the management of type III (severe) open fractures: a new classification of type III open fractures. *J Trauma*. 1984 Aug;24(8):742–746.

13. **Brumback RJ, Jones AL.** Interobserver agreement in the classification of open fractures of the tibia. The results of a survey of two hundred and forty-five orthopaedic surgeons. *J Bone Joint Surg Am*. 1994 Aug;76(8):1162–1166.

14. **Bowen TR, Widmaier JC.** Host classification predicts infection after open fracture. *Clin Orthop Relat Res*. 2005 Apr;(433):205–211.

15. **BOAST 4.** The management of severe open lower limb fractures. BOA/BAPRAS Standards for the management of open fractures of the lower limb, 2009. Available at: http://www.boa.ac.uk/en/publications/boast. Accessed July 2, 2011.

16. **Patzakis MJ, Harvey JP Jr, Ivler D.** The role of antibiotics in the management of open fractures. *J Bone Joint Surg Am*. 1974 Apr;56(3):532–541.

17. **Ostermann PA, Seligson D, Henry SL.** Local antibiotic therapy for severe open fractures: a review of 1085 consecutive cases. *J Bone Joint Surg Br*. 1995 Jan;77(1):93–97.

18. **Beardmore AA, Brooks DE, Wenke JC, et al.** Effectiveness of local antibiotic delivery with an osteoinductive and osteoconductive bone-graft substitute. *J Bone Joint Surg Am*. 2005 Jan;87(1):107–112.

19. **Weber D, Dulai S, Bergman J, et al.** Time to initial operative treatment following open fracture does not impact development of deep infection: a prospective cohort study of 736 subjects. *J Orthop Trauma*. 2014 Nov;28(11):613–619.

20. **Bach AW, Hansen ST Jr.** Plate versus external fixation in severe open tibial shaft fractures. A randomized trial. *Clin Orthop Relat Res*. 1989 Apr;(241):89–94.

21. **Clifford RP, Beauchamp DG, Kellam JF, et al.** Plate fixation of open fractures of the tibia. *J Bone Joint Surg Br*. 1988 Aug;70(4):644–648.

22. **Kyle JJ, Steven CL.** Staged open treatment of high-energy tibial plateau fractures. *Tech Knee Surg*. 2005;4:214–225.

23. **Court-Brown CM, Christie J, McQueen MM.** Closed intramedullary tibial nailing. Its use in closed and type I open fractures. *J Bone Joint Surg Br*. 1990 Jul;72(4):605–611.

24. **Brumback RJ, Ellison PS Jr, Poka A, et al.** Intramedullary nailing of open fractures of the femoral shaft. *J Bone Joint Surg Am*. 1989 Oct;71(9):1324–1331.

25. **Mundi R, Chaudhry H, Niroopan G, et al.** Open Tibial Fractures: Updated Guidelines for Management. *JBJS Rev*. 2015 Feb 3;3(2).

26. **Study to Prospectively Evaluate Reamed Intramedullary Nails in Patients with Tibial Fractures Investigators, Bhandari M, Guyatt G, Tornetta P 3rd, et al.** Randomized trial of reamed and unreamed intramedullary nailing of tibial shaft fractures. *J Bone Joint Surg Am*. 2008 Dec;90(12):2567–2578.

27. **Giannoudis PV, Papakostidis C, Roberts C.** A review of the management of open fractures of the tibia and femur. *J Bone Joint Surg Br*. 2006 Mar;88(3):281–289.

28. **Bhandari M, Zlowodzki M, Tornetta P 3rd, et al.** Intramedullary nailing following external fixation in femoral and tibial

shaft fractures. *J Orthop Trauma*. 2005 Feb;19(2):140–144.

29. **Zalavras CG, Patzakis MJ.** Open fractures: evaluation and management. *J Am Acad Orthop Surg*. 2003 May–Jun;11(3):212–219.

30. **Morykwas MJ, Simpson J, Punger K, et al.** Vacuum-assisted closure: state of basic research and physiologic foundation. *Plast Reconstr Surg*. 2006 Jun;117(7 Suppl):121S–126S.

31. **Tan Y, Wang X, Li H, et al.** The clinical efficacy of the vacuum-assisted closure therapy in the management of adult osteomyelitis. *Arch Orthop Trauma Surg*. 2011 Feb;131(2):255–259.

32. **Bhattacharyya T, Mehta P, Smith M, et al.** Routine use of wound vacuum-assisted closure does not allow coverage delay for open tibia fractures. *Plast Reconstr Surg*. 2008 Apr;121(4):1263–1266.

33. **Keating JF, Blachut PA, O'Brien PJ, et al.** Reamed nailing of open tibial fractures: does the antibiotic bead pouch reduce the deep infection rate? *J Orthop Trauma*. 1996;10(5):298–303.

34. **Godina M.** Early microsurgical reconstruction of complex trauma of the extremities. *Plast Reconstr Surg*. 1986 Sep;78(3):285–292.

35. **Tielinen L, Lindahl JE, Tukiainen EJ.** Acute unreamed intramedullary nailing and soft tissue reconstruction with muscle flaps for the treatment of severe open tibial shaft fractures. *Injury*. 2007 Aug;38(8):906–912.

36. **Govender S, Csimma C, Genant HK, et al.** Recombinant human bone morphogenetic protein-2 for treatment of open tibial fractures: a prospective, controlled, randomized study of four hundred and fifty patients. *J Bone Joint Surg Am*. 2002 Dec;84-A(12):2123–2134.

37. **Bosse MJ, MacKenzie EJ, Kellam JF, et al.** An analysis of outcomes of reconstruction or amputation after leg-threatening injuries. *N Engl J Med*. 2002 Dec 12;347(24):1924–1931.

38. **Bosse MJ, MacKenzie EJ, Kellam JF, et al.** A prospective evaluation of the clinical utility of the lower-extremity injury-severity scores. *J Bone Joint Surg Am*. 2001 Jan;83-A(1):3–14.

39. **MacKenzie EJ, Bosse MJ, Pollak AN, et al.** Long-term persistence of disability following severe lower-limb trauma: results of a seven-year follow-up. *J Bone Joint Surg Am*. 2005 Aug;87(8):1801–1809.

40. **Cannada LK, Jones AL.** Demographic, social and economic variables that affect lower extremity injury outcomes. *Injury*. 2006 Dec;37(12):1109–1116.

41. **Mekhail AO, Abraham E, Gruber B, et al.** Bone transport in the management of posttraumatic bone defects in the lower extremity. *J Trauma*. 2004 Feb;56(2):368–378.

42. **Paley D, Herzenberg JE, Paremain G, et al.** Femoral lengthening over an intramedullary nail. A matched-case comparison with Ilizarov femoral lengthening. *J Bone Joint Surg Am*. 1997 Oct;79(10):1464–1480.

43. **Masquelet AC, Fitoussi F, Begue T, et al.** [Reconstruction of the long bones by the induced membrane and spongy autograft]. *Ann Chir Plast Esthet*. 2000 Jun;45(3):346–353. French.

44. **Pelissier P, Masquelet AC, Bareille R, et al.** Induced membranes secrete growth factors including vascular and osteoinductive factors and could stimulate bone regeneration. *J Orthop Res*. 2004 Jan;22(1):73–79.

45. **Dougherty PJ, Vaidya R, Silverton CD, et al.** Joint and long-bone gunshot injuries. *J Bone Joint Surg Am*. 2009 Apr;91(4):980–997.

46. **Eylon S, Mosheiff R, Liebergall M, et al.** Delayed reaction to shrapnel retained in soft tissue. *Injury*. 2005 Feb;36(2):275–281.

47. **Linden MA, Manton WI, Stewart RM, et al.** Lead poisoning from retained bullets. Pathogenesis, diagnosis, and management. *Ann Surg*. 1982 Mar;195(3):305–313.

致谢 · 我们感谢 Peter O'Brien 和 Rami Mosheiff 在《骨折治疗的 AO 原则》第 2 版中对本章的贡献。

侯志勇 译

第 3 章 软组织缺损的治疗原则
Soft-tissue loss: principles of management

1 引言

近 20 年来，肢体创伤之后的软组织治疗取得了长足的进步。这种进步归功于下列因素：

- 创伤中心临床经验的积累。
- 骨折固定技术和内植物材料的改进。
- 软组织缺损修复技术的诸多进步。

然而，这类创伤的处理仍然是手术的一个挑战，软组织损伤是下肢创伤中最重要的部分（尤其是高能量损伤）。软组织损伤往往决定最初的，有时是最终的软组织损伤治疗方案，而软组织损伤的治疗是否得当对于骨折的愈合也至关重要[1]。

肢体软组织损伤治疗的重要性及其对肢体最终预后起决定性影响的意义逐渐被认识到。在此基础上引发了一系列问题，包括损伤的评估、分型方法、预后的判断、骨折的固定以及骨缺损的处理等，这些问题的最终解决能够促进骨修复，与重建技术以及软组织处理形成最优的组合。

各类损伤迥然不同，很难制订统一、标准的治疗方案；每个严重的软组织损伤各有特点，需要考虑损伤部位的局部因素、患者因素和医疗设施来制订个体化的治疗方案[2]。

肌肉和皮肤的血液供应被重新认识，并在临床应用中开始用皮瓣或肌瓣覆盖创面。这为软组织缺损的治疗提供了有效的重建方法（图 4.3-1）。

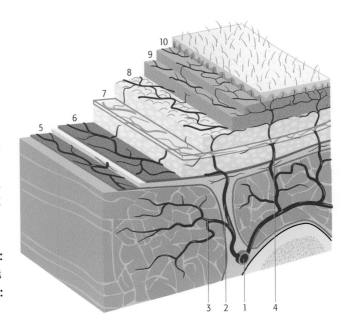

图 4.3-1　皮肤的血液循环通过肌间隔（直接皮肤系统）或肌肉穿支（肌皮系统）到达皮肤。然后细分为水平血管丛。节段动脉（1）分别进入肌间隔（2）、肌肉（3）和肌皮组织（4）发出相应分支。进入肌间隔和肌肉组织的血管穿过深筋膜（肌膜）。皮肤血管由穿支血管组成（2、4），且只有穿过肌肉的血管才是真正的穿支血管。在穿过肌肉后，这些血管继续垂直进入皮肤。进而发出三个水平动脉丛：包括筋膜丛，可以在筋膜深面（5）或筋膜下（6）；皮肤浅筋膜内的皮下丛（7）；以及皮肤丛，其中皮肤丛包括三层：真皮下层（8）、真皮层（9）、表皮下层（10）。

2 软组织缺损的评估

下面将从临床、影像、实验室检查三个方面，对患者及其软组织损伤进行仔细评估。

2.1 患者评估

系统的检查对于正确评估损伤是必不可少的。一个完整的病史必须包含患肢的详细检查和患者的全身体格检查，并进行清楚记录，这样才能快速获得尽可能准确的诊断（图 4.3-2）。然而，临床优先原则有时可能会延迟评估，因为需要首先处理危及生命的疾病。无意识患者的评估通常是不完整的，因为无法对损伤的某些方面进行评估，如神经损伤。

病史应该包括损伤的机制、暴力大小、损伤时间，还包括影响诊断的其他因素如年龄、性别、头部受伤情况、血管疾病、糖尿病、破伤风免疫情况、病毒感染情况（如艾滋病、乙型和丙型肝炎），以及心理状况：如认知状态、依从性和是否存在药物、尼古丁、酒精依赖。

2.2 软组织评估

软组织损伤的评估标准和损伤程度的分类主要取决于检查者的经验。因此，高年资的医师应该参与到这一过程当中。通常，在手术室中进行冲洗、清创和（或）一期固定期间，才能实现对软组织损伤程度的全面评估。根据术中的检查，医生才能评估软组织损伤的严重程度、明确损伤范围。伤口的大体照片有助于和患者沟通病情，并减少反复暴露伤口的次数。

软组织损伤的评估必须包含以下内容：

· 伤口的部位、大小、范围、深度、特点（如挤压伤、擦伤、缺损伤、脱套伤）。
· 伤口的污染情况，有无异物存在。
· 皮肤的情况（如颜色、毛细血管再充盈情况、肿胀、温度）。
· 周围结构的系统性评估（如神经、血管、肌肉、肌腱、骨、软骨等）。
· 关节上、下毗邻组织的损伤情况。

毛细血管再充盈情况可以通过用手指或工具轻

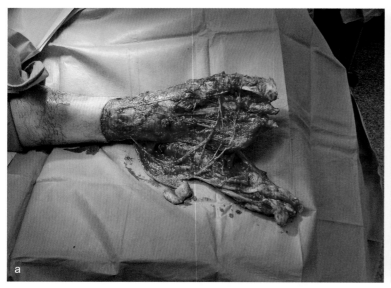
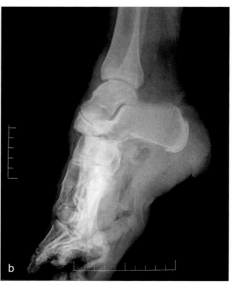

图 4.3-2　患者，男性，47 岁，右足及右胫骨远端严重创伤。大面积皮肤缺损，右足及胫骨远端广泛脱套伤。
a　足的背面观。
b　足的侧位 X 线片。

压皮肤，然后快速释放进行检查（图 4.3-3）。用尖锐的针或手术刀刺破皮肤，有时可以帮助判断皮肤的血供情况。通过观察皮肤颜色是淡红色或青色、皮肤出血情况即可判断组织血液灌注情况。缺乏毛细血管出血表明组织已经失去活性。不过，皮肤在创伤后会出现血液再灌注。

青色的瘀斑表明皮肤受到一些损伤，但仍然可以存活。然而淡灰色的瘀斑表明损伤超过了皮肤的耐受范围。所有这些临床征象都应该用来评估正常的皮肤或皮瓣的灌注情况（表 4.3-1）。肌肉是否能存活可以通过 4 "C" 来评判：

— 颜色（color）。

— 受到机械或电刺激时是否收缩（contractibility）。

— 肌肉韧性（consistency）。

— 肌肉出血的能力（capacity of blood）。

脉搏消失可能表明邻近指定区域的动脉受损严重，这种临床症状不容忽视，需要立即采取措施。远端脉搏的存在不能确保血管未受损害，因为侧支循环可以维持可触及的脉搏。当伤口涉及肌腱时，应该同时检查肌腱的主动、被动活动。一旦怀疑存在肌腱损伤，必须在手术室中进行伤口探查并做好修复肌腱的准备。对于刚受伤的患者，肌肉和肌腱的活力往往难以判断。坏死的肌腱在暴露一段时间后，会软化并变成绿色。肢体的畸形和骨擦感是骨折的特有体征，可以通过拍摄 X 线片来证实有无骨折存在。下列体征可能表明存在严重神经损伤，

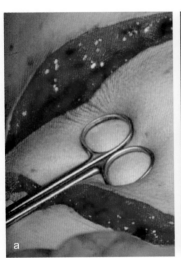 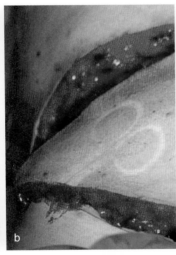 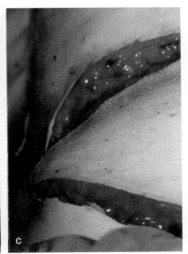

图 4.3-3　毛细血管再充盈情况。

a　通过剪刀轻轻地按压指定区域，即可判定局部毛细血管再充盈情况。
b　观察剪刀按压产生的痕迹。
c　压痕退去。正常情况下，压痕将在 3 秒内消失。压痕消退过快或过慢，分别表示可能存在静脉阻塞或动脉血流障碍。

表 4.3-1　皮肤灌注不足的临床征象

	挫　伤	炎症 / 感染	动脉功能不全	静脉回流障碍
颜色	紫色	红色	苍白	暗红 / 紫色
毛细血管再充盈	正常	加快	减慢 / 消失	加快
肿胀	增加	增加	减少	增加
表面温度	正常	升高	降低	正常 / 升高

应立刻进行处理：

- 严重的疼痛和感觉迟钝可能是由于筋膜室综合征或血肿增大压迫神经造成。
- 神经严重挫伤或断裂会导致肢体、足、手的麻痹及功能丧失，如腓总神经损伤导致足下垂，桡神经损伤导致垂腕，尺神经损伤导致爪形手，正中神经损伤导致猿手以及臂丛神经损伤性麻痹。
- 两点触控的辨别障碍。
- 对强烈反应和疼痛刺激的缺失，外周反射的障碍。
- 神经支配范围内的出汗障碍。

软组织损伤的全面评估还需要进一步检查。一些非临床技能操作同样有助于判断皮肤的损伤程度和活力（表4.3-2）。

一旦评估完成，需要应用涉及软组织的分型系统对软组织损伤进行分类，常用的有 Gustilo-Anderson 分型和 AO 软组织分型。

2.3 骨折的评估

骨折的评估需要以受伤区域为中心拍摄两个垂直方向的 X 线片，拍摄范围应该包含骨折上、下的关节。复杂的关节骨折及干骺端的骨折还需要进行 CT 扫描成像。

制订骨折固定的计划是必不可少的，关键决策是在骨折临时和终极固定之间做出选择。软组织重建的技术和时机，对于骨折固定方式的选择至关重要。因此实施最终软组织修复重建的医疗团队必须参与手术方案的制订。不管是手术切口的选择，还是内固定或外固定装置的位置，均应不影响后期的骨科手术或矫形重建手术的施行。

在早期的手术治疗中，终极固定并不是必需的选择。通常情况下，肢体的临时固定可以通过外固定来完成。这种方法创伤较小，并可提供初步的骨折稳定，为进一步判断软组织损伤范围与软组织恢复提供条件。外固定应该跨越损伤区域，并维持肢体的长度及力线。这就需要安放跨关节的外固定架，而初步的跨关节外固定架可以用于合并或不合并胫骨平台骨折的开放性股骨髁上骨折、开放性 Pilion 骨折及开放性胫骨干骨折。当软组织水肿缓解，软组织损伤状况做过充分评估和（或）修复后，可以进行终极固定。终极固定包括：内固定如钢板、螺钉固定和髓内钉固定，或更换为终极外固定，如环形外固定架。

3 保肢和早期截肢

近年来，随着救援时间的缩短和神经血管损伤修复技术的不断改善，明显缺血且严重受损肢体的保肢治疗有了可能。有大量的分型和评分系统可以用来判定患肢是否可以进行保肢治疗。这些评分包

表 4.3-2 非临床技术评估皮肤血流的优缺点

	创伤大小	可信度	定量	易操作性
温度	无	可	可	简单
组织供氧	有	高	高	中等
声学多普勒	无	可	低	简单
激光多普勒血流仪	无	可	可	中等
双工彩色多普勒	无	高	高	困难
CT 成像	有	高	低	困难
荧光染料	有	高	可	困难

括损伤肢体严重程度评分（MESS）[3]、保肢指数（LSI）[4]、患者神经损伤、缺血情况、软组织损伤、骨损伤、休克和年龄的评分（NISSSA）[5] 以及汉诺威骨折量表[6]。上述评分标准强调保肢在技术层面是否可行，但不注重保肢或截肢后的患肢功能和患者生活质量。所以下肢评估项目（LEAP）仅仅是大量研究的结果[7]。因此，不同的评分体系在个体患者治疗中的价值是有限的。

临床工作中，许多病例明显不能保肢（图 4.3-4）。然而，创伤科医生常常会遇到许多病例，患者的肢体受损严重，在技术层面上讲可以实施保肢治疗，但是往往受技术、手术时机或就医条件的限制而不能保肢治疗。当保肢治疗已经不可能时，关键是选择合适的截肢平面，既要保留尽可能多的功能，也要保证匹配合适的假肢。如果具备技术层面的保肢条件，外科医生需要考虑肢体重建和保肢治疗以及截肢哪个更有利于患者功能的恢复。

上肢：在上肢，尽可能进行肢体的保肢治疗是普遍的选择（图 4.3-5）。不幸的是，在一些病例当中，截肢却是最好的选择。有些病例明显不具备保肢条件，如严重挤压伤合并节段性的骨和软组织缺损，以及严重的血管神经损伤。有些病例则存在一定争议，如涉及前臂伸肌和屈肌的严重缺损。大多数患者宁愿选择一个没有功能的上肢，也不选择安装假肢，因此需要尝试多次手术以进行肢体重建。在对上肢损伤进行初始评估过程中，外科医生需要对完整的肌肉、血管、神经状况进行详细的记录，以便给决策过程提供帮助。近年来，假肢技术取得了巨大的进步。因此，一个功能极差、没有功能的手或引起慢性疼痛且没有感觉的手，往往不如一个好的假肢，尤其是肢体的非优势侧。这种情况最常见于年轻男性患者，一个功能差的肢体会阻碍他们重新融入工作场所，何况在不久的将来，机电假肢（就是通过选择性的肌肉收缩进行控制的上肢或手的智能代替物）将会是此类患者治疗的一个很好选择。手或上肢的同种异体移植手术不是常规选择，仅限于非常特殊的病例中。

下肢：考虑到进行肢体外形和功能重建的选择差异，外科医生应该采用与上肢不同的标准来治疗下肢严重创伤。在一些文化中，身体的完整性，尤其是肢体的完整性，远比功能更重要，这种社会文化因素不能被忽视。功能应该从一个更广泛的角度

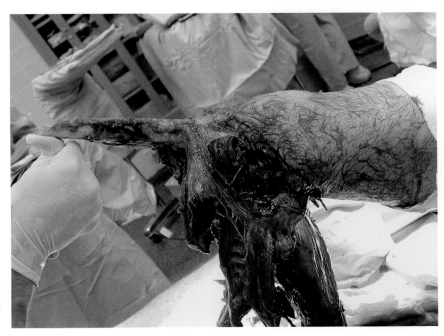

图 4.3-4　患者，37 岁，男性，农机设备造成大面积脱套伤。患肢不具备保肢条件。

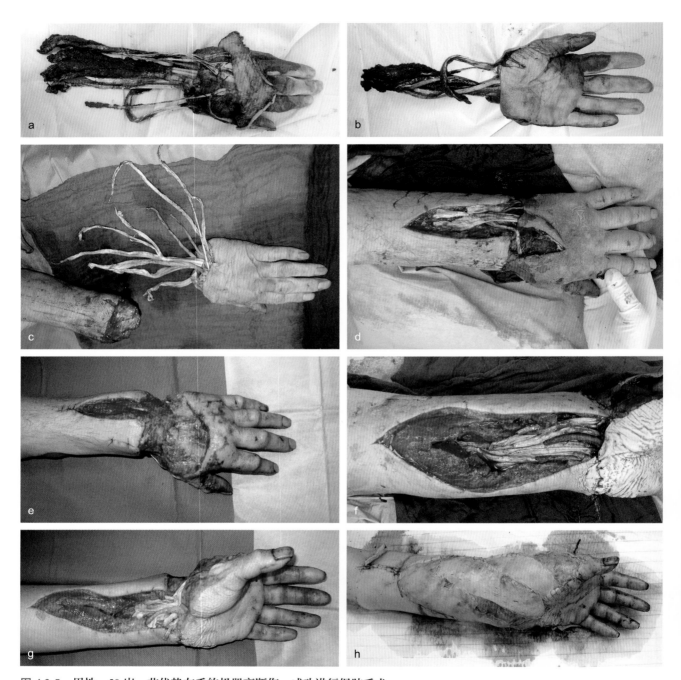

图 4.3-5　男性，50 岁，非优势左手的机器离断伤，成功进行保肢手术。

a　手离断 45 分钟后的背面观。注：存在大量的污染物，尤其在肌腱平面。

b　手掌面观。

c　手背面观，残端清创术后。

d　手背面观，再植术后，包括内固定、两根动脉即尺动脉和桡动脉的吻合，三根深静脉即两根尺动脉的伴随静脉、一根桡动脉的伴随静脉、浅静脉系统的头静脉。注意手背的蓝色皮瓣。

e　手背面观，手再植术后 2 周，部分皮瓣坏死、清创术后。

f　手再植术后掌面观，注意大面积皮肤缺损。

g　手掌面观，屈肌肌腱外露。

h　手掌面观，用（背阔肌和前锯肌）嵌合游离肌瓣＋中厚皮片移植覆盖缺损后 3 天。

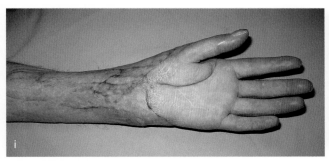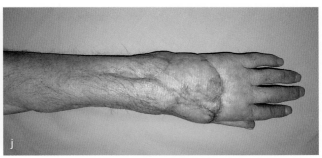

图 4.3-5（续）

i 手掌面观，术后 12 个月随访。注意移植皮瓣颜色和质地良好，背部皮瓣体积稍大，手血液灌注、营养均良好。手指由于手内
 在肌作用处于功能内收位。

j 手背面观，术后 12 个月随访。注意移植皮瓣颜色和质地良好，已经明显萎缩。

考虑。假肢的功能必须要和进行保肢治疗后可能的
功能结果进行比较。在上肢，我们可以通过各种肌
腱或肌肉的转位来重建手的功能。然而在下肢，我
们通常没有这样的选择。而且，有许多优良的足或
踝的假肢，可以复制足的不同功能。截肢的绝对
指征：

- 不稳定的多发伤患者，长时间的保肢手术可能
  危及生命。
- 合并严重缺血的不可重建的血管损伤。
- 肢体大面积的挤压伤，如液压机损伤。
- 严重感染或坏死性筋膜炎。
- 多间室的严重的肌肉、神经和（或）肌腱的
  缺损。
- 在卫生保健设施不全国家的资源问题。

 损伤时患者的年龄、合并症和一般健康情况，
是考虑是否行截肢手术的相关因素，并作为个体化
治疗的依据。

 如果认为下肢具备保肢条件，必须决定是否进
行保肢治疗。大多数情况下，患肢术后的功能是决
定截肢或保肢治疗的主要因素。

 外科医生应该仔细评估患者生活的整个环境和
状况。如果时间允许，我们应该告知患者及其家属
截肢或保肢术后的结果，并让他们参与治疗方案的
确定。我们在向患者及其家属提供选择时，应当考
虑如下因素[7]：

- 患者的职业和活动性。
- 能否得到适合的假肢和康复设备。
- 需要多次手术来重建肢体的患者的一般健康情
  况、社会心理因素、依从性和多次手术的期望
  （例如年龄、吸烟史、用药史、糖尿病、营养
  状况等）。
- 保肢手术治疗的风险：麻醉的风险、出血、血
  管闭塞、感染、伤口坏死、骨折延迟愈合、骨
  折不愈合、持续疼痛、多次手术、康复时间
  长、二期截肢的可能、重返工作和（或）融入
  社会的过程漫长。
- 截肢的风险：伤口坏死、幻肢异常感觉或疼痛
  和（或）安装假肢的费用。
- 肢体重建的时间和截肢后的康复时间。
- 如果肢体重建成功，包括骨折愈合、软组织修
  复、肢体功能如何等。
- 考虑患者的职业和活动，以及社会、文化环境
  等因素，假肢的功能如何（例如，在一些文化
  中，截肢患者会在社会活动中被排斥）。

 必须让患者认识到没有正确或错误的选择，二
者都是重塑功能的替代方案。在一些患者或医生眼
中，截肢是失败的象征，令人沮丧。但需要认识到
重新恢复到损伤前的活动范围才是我们的目标。通
过仔细考虑如何实现这一目标，患者和医生可以做
出最好的决定。

4 早期治疗

软组织损伤（包括热烧伤）由多种不同程度的损伤组成，小到较轻微的损伤，大到危及生命、需要立即进行多学科手术专家合作处理的损伤。受伤患者的院前分类旨在确保患者能快速且安全到达最适合的、有专业的设备并能提供损伤确切治疗的医院。因此，医疗保障系统的组织机构对患者的预后有重要作用。

4.1 组织机构对初期治疗的影响

院前急救系统与急诊科工作人员的交流应该在患者到达医院之前就开始。损伤机制（如高能量损伤 *vs.* 低能量损伤，钝性损伤 *vs.* 锐性损伤）往往决定患者的预后。患者损伤的早期分类可以避免不必要的延误，有助于最终治疗方案的确定[8]。在软组织损伤严重的病例中，无论是单一损伤还是多发损伤，软组织方面的专家尽早参与治疗是十分必要的，最好是整形外科医生或具有大量软组织损伤治疗和修复经验的医生[9]。早期的多学科联合诊治有助于疾病的正确诊断，对软组织损伤程度进行正确分类，进而制订最适合的治疗方案[10]。

5 多学科决策制订和分期治疗

伴有严重、创伤性软组织缺损的患者需要多学科联合治疗[11]。在许多病例中，软组织损伤比最初呈现的更严重，需要经验丰富的外科医生进行早期评估。延误治疗会导致手术难度增加、术后的治疗过程更复杂、住院时间延长，最终导致住院费用增加。

5.1 创伤科或骨科医生的角色

不管是骨科专业还是创伤专业，一个高年资、经验丰富的外科医生负责特定患者的后续治疗是非常重要的。涉及手部附近的损伤需要首先咨询手外科医生或进行过手外科培训的医生。治疗方案的确定应包含一名软组织损伤治疗方面的专家参与制订，并尽早地确定手术治疗的优先顺序和时间安排。

5.2 整形外科医生的地位

整形外科医生应该尽早参加到治疗方案的制订当中，理想情况是患者仍在急诊科时整形外科医师便参与到患者的诊治。早期制订详细的治疗计划至关重要，并有助于改善预后。在一些软组织严重损伤的择期病例中，即使具备合适的临床专家评价也使用了相关评分，但截肢还可能是必需的，保持"患者生命优先于肢体"的原则。

5.3 为风险肢体决策

一旦完成对复杂损伤的充分评估，而且手术重建看起来可行，治疗团队就必须确定关键治疗优先顺序：

- 临时的血管分流；
- 先修复血管，再固定骨折，还是反过来也一样？
- 即刻还是延期进行软组织覆盖？

一般来讲，首先应该在手术室中对伤口进行详细的检查（"按照下面检查目录进行"）。在充分牵引下做骨折 X 线检查。彻底清除所有异物和包括坏死骨碎片在内的坏死组织，然后进行伤口冲洗。只有这时，才有可能全面评估损伤的程度，并且可能导致对先前的手术计划做出改变。必须对可能的手术暴露和骨折固定的类型（如终极固定还是临时固定，内固定还是外固定）做出决定，并考虑随后的清创和以后的重建手术（例如带蒂或游离皮瓣手术）。早期阶段很少进行手部之外的神经损伤的处理。然而，需要向相关专科医生明确：离断的神经残端应如何进行标记，以便在以后的手术当中轻松定位神经残端。手术记录当中必须准确记录神经残端的位置，最好可以画图表示（图 4.3-6）。

5.4 分期治疗过程

肢体复杂损伤需要分期治疗，原因如下：

- 骨、关节、软组织损伤严重，一期确定性修复显得范围太大，风险太高。
- 患者病情，由于多发伤需要根据损伤控制手术的原则进行固定。
- 治疗设施不完善，缺乏经验丰富的医疗团队，手术室设备不足，术后治疗能力不足，即缺少重症监护病房。

在这种情况下，就需要一个完善的分期治疗方案。第一阶段包括损伤的术中评估、外科清创、伤口冲洗。通过使用外固定稳定骨折。固定针的置入位置是关键，因为它们应该位于损伤区域以外，并

且不能妨碍后续的手术治疗（即位于潜在术区以外）。根据患者的总体恢复情况，往往需要在术后24~48 小时进行再次清创，然而一些复杂的爆炸伤可能需要更早进行[12]。在单一肢体创伤的患者中，第二阶段应该包括开放性骨折的确定性固定，包括进行带血管的或不带血管的骨与软组织移植（植皮还是皮瓣）。第二阶段治疗也应该在术后 3~5 天进行。如果固定方式需要由外固定更换为内固定（髓内钉或钢板固定），则应尽早进行，理想的时间是伤后 5 天内，因为在这个时间更换将使发生感染的风险降低。伴有严重多发伤需要重症监护的患者，不适合在此期间进行主要的重建手术。伤口的临时治疗应该继续，通常使用伤口负压吸引，直至患者有条件进行重建手术。

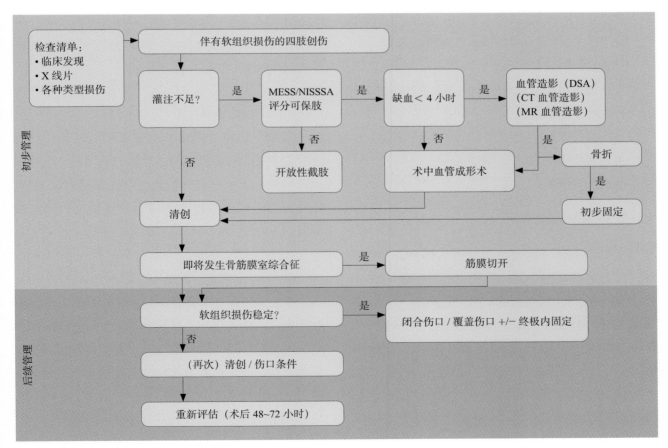

图 4.3-6　复杂软组织损伤的治疗原则。注意在伤口稳定之前，有指征重复再评估。
CT，计算机断层扫描；DSA，数字减影血管造影；MESS，肢体毁损严重程度评分；MR，磁共振；NISSSA，神经损伤、缺血、软组织损伤、骨损伤、休克和年龄评分。

6 软组织重建

清创是手术治疗开放性伤口的基础。随着时间的进展，由于细菌的繁殖以及细胞外基质的分子合成，创伤造成的伤口会形成生物膜。这种生物膜是感染的高危因素，必须进行手术清创。

清创包括从伤口彻底清除异物、污染物或失活组织、坏死组织，以形成一个干净的，甚至无菌的伤口为最终目的。伤口需要进行广泛的局部切除，只保留健康的组织，类似于肿瘤的切除。

在每一个病例，既要提供足够的骨折固定，又要尽量保留软组织保护，两者之间要逐个达到平衡。保持骨折的稳定非常重要，但避免进一步损伤骨和软组织的血液供应也同样重要。制订合理的术前方案和熟悉血管的解剖知识是必不可少的。微创手术的切口小，但如果位置不佳，同样会损伤皮瓣重要的血液供应。当计划进行骨折固定时，应考虑如下因素：

骨折的解剖位置和特点：

- 皮肤和软组织的情况，包括脱套，伤口的位置和大小。
- 污染的程度。
- 其他合并伤。
- 患者整体情况。

6.1 软组织重建的原则

软组织重建应该使组织缺损区得到充分的覆盖，恢复其形态和功能，并避免出现供区的缺损。几十年以前，骨折获得即刻、终极固定、伤口一期覆盖是我们追求的目标。现在的趋势是分期治疗，通过反复清创、伤口管理、延期闭合伤口及软组织重建，以减少伤口愈合过程中出现的并发症。彻底的软组织重建应基于以下五个软组织重建的基本原则[13, 14]。

6.1.1 手术时机

一旦手术方案确定下来，手术的时机也必须确定。由于大多数重建手术需要等待 1~2 天，因此这段时间可以用来管理和改善患者的一般情况，如使糖尿病患者保持良好的血糖水平。不同医疗团队之间进行跨专业的接触、沟通，对于确定治疗的优先顺序和最佳治疗时机是至关重要的。例如，二期骨移植的时机和路径都将受到软组织重建类型的影响；当外科医生回来暴露骨折，放置内植物时，必须清楚血管蒂的位置，避免损伤。

6.1.2 用同种物质进行移植

当修复组织缺损时，用相同组织代替丢失的组织更可取，例如，用骨组织代替缺损的骨组织，脂肪组织代替缺损的脂肪组织，肌肉组织代替缺损的肌肉组织，皮肤代替缺损的皮肤，以便在功能、厚度、质地以及皮肤的颜色和感觉等方面，恢复其正常的外形和轮廓。如果上述情况难以实现，可以选择最相似的组织进行缺损组织的重建，同时尽量减少供区的缺损。

6.1.3 组织库

人体是一个宝贵的"组织库"，但资源有限。治疗方案必须考虑供区的并发症，确保不会出现因供区的缺损而引起更多问题。在截肢的病例当中，切除的部分肢体可以为肢体重建提供宝贵的组织来源。

6.1.4 功能和美观方面

尽管美观在面部重建中的重要性要远大于其在肢体重建中的重要性，但在负重区，功能的恢复必须予以考虑。切口的确切位置应该合理规划，以避免在负重区出现瘢痕，或阻碍后续的手术。

6.1.5 备用方案

在手术期间，遇到意想不到的情况，原来的手术计划可能需要改变。由于任何重建手术都有失败的风险，因此备用方案是非常重要的。

6.2 重建的阶梯线性概念和新的模块化途径

重建的阶梯的最初想法是提供一系列能够根据不同的复杂程度进行应用的各种不同外科治疗方案的选择（图 4.3-7），这一原理首先应用于复杂眶部缺损的重建，随后被骨科医师采用，用于肢体缺损的重建[15]。严格执行阶梯化重建治疗的弊病在于

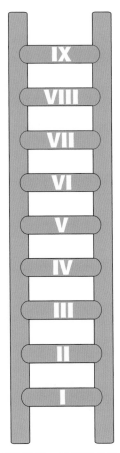

图 4.3-7　经典的重建阶梯。 最简单的治疗方法类似于进行稳定伤口闭合或伤口覆盖，旨在减少并发症的出现。只有当简单的治疗方法失败后，才可以采用下一级治疗方法。
Ⅰ　伤口的二期愈合。
Ⅱ　一期闭合伤口。
Ⅲ　延期闭合伤口。
Ⅳ　中厚皮片移植。
Ⅴ　全厚皮片移植。
Ⅵ　组织牵张术。
Ⅶ　随意型皮瓣。
Ⅷ　带蒂皮瓣。
Ⅸ　游离皮瓣。

必须首先应用最简单的方法，并且只有当前"简单"的治疗方案失败或无法应用时，才能选用下一级治疗方案。现在已经更改为直接选择最佳治疗方案，而不再从最简单的治疗方案开始。应该避免使用不确切的方法闭合伤口或覆盖伤口。即使此方案在技术层面是简单易行的，且看似是对患者最微创的方法，但也应该避免，因为这样做极有可能会导致重要手术的需求延迟到并发症较多的不利阶段。例如，作为人体主要负重区的足跟部，当存在大量组织缺损时，进行中厚皮片移植只适用于不走路的人群。然而，一个具有相似缺损的手工业工人则应该接受更好、更复杂的手术方案，例如一个符合局部需求的皮瓣。最初认为，外露的骨组织和肌腱组织缺少血液供应，符合通过皮瓣移植进行重建的指征，因为骨组织和肌腱不产生组织液，例如，移植皮肤的血液供应和肌肉、筋膜、皮下组织、真皮组织的血液供应不同。不过，随着伤口负压吸引联合皮片移植治疗技术的出现，上述观念已经发生改变[16]。治疗方案的确定需要评估潜在的远期结果和稳定性、供区的并发症和复原时间，以及患者的一般情况、可获得的医疗资源和外科医生的技术水平等。

传统阶梯治疗的每一级阶梯代表一种不同重建治疗方案，现在建议将每一级阶梯替换为结合不同伤口覆盖技术的重建模块（图 4.3-8）[17]。所有类型的软组织重建可以像模块一样被组合、安排、使用，为患者提供个体化治疗方案。未来，组织工程学也将成为其中一个模块。

7 软组织重建的类型

7.1 皮肤移植

皮肤移植是将皮肤组织与它们的血液供应和供区附着处完全分离，再移植到身体的另外一个区域。通常，皮肤移植用于骨筋膜室综合征减压后的

不能完全闭合的伤口，或供区皮瓣移植后的创面（图 4.3-9）。

伤口皮肤移植的指征为不能进行一期伤口闭合但没有必要使用皮瓣或皮瓣不适用的情况。皮肤移植易于获得，且有助于缩短手术时间和术后住院时间，而且如果使用得当，可以获得优良的功能和美容效果。皮肤移植适用于任何可产生新生血管且有血供的软组织缺损区域，如肉芽组织、肌肉、筋膜、腱旁组织、动脉外膜和骨膜等。

皮肤移植的存活需要移植物移植和长入两个阶段。受体部位的伤口创面和移植的皮肤之间建立新的血管联系，被视为伤口愈合的第一步；缺失的皮肤被有着表皮和真皮等正常组织结构的健康皮肤永久取代。移植皮肤的附着生长有四个明显的阶段：

（1）纤维蛋白黏附。

（2）血清吸取。

（3）组织融合。

（4）新血管形成和血运重建。

皮肤移植基本分为中厚皮片移植和全厚皮片移植两类。

全厚皮片移植包括表皮和全部真皮的移植。通常取自足够松弛、可以直接闭合伤口的供区。移植皮片越厚，移植术后的皮肤越接近正常的皮肤。这是因为较厚的皮瓣胶原含量的增加，以及真皮血管丛和真皮深层的表皮附属器的数量更多。

中厚皮片移植由表皮组成，包括基底膜和厚度不一的真皮。中厚皮片移植是最常用的，尤其当需要覆盖的创面面积很大时，我们会选择中厚皮片，

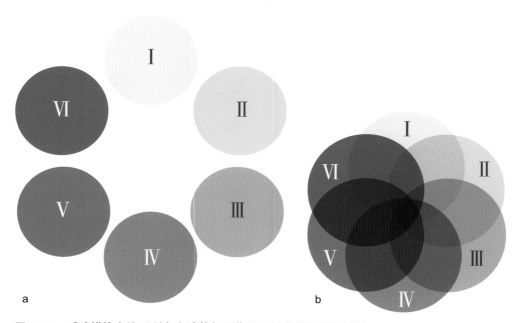

图 4.3-8 重建模块专注于所有方法的相互作用，以获得最好的结果。

a 不同重建方法的选择用圆圈表示。

b 模块的演化：不同伤口闭合和覆盖技术的相互整合，以获得最好的结果。不同方法的整合是可行的，如带蒂皮瓣和游离皮瓣结合，中厚皮片移植和游离皮瓣结合等。

Ⅰ 中厚皮片移植。

Ⅱ 全厚皮片移植。

Ⅲ 皮肤牵张术。

Ⅳ 任意型皮瓣。

Ⅴ 带蒂皮瓣。

Ⅵ 游离皮瓣。

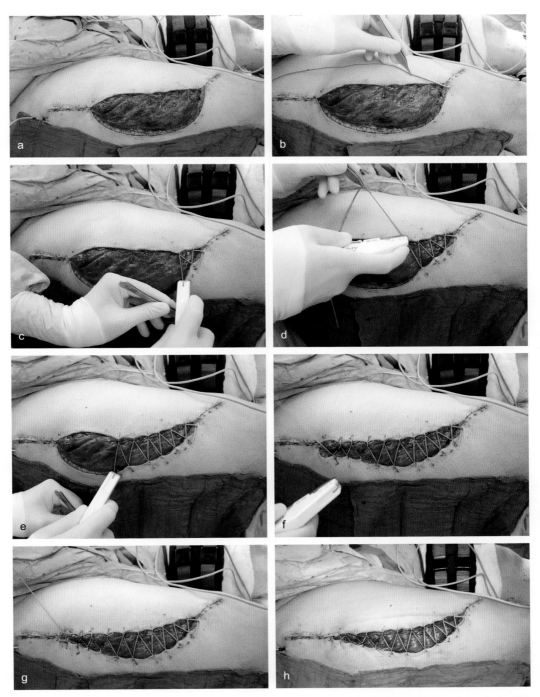

图 4.3-9　使用弹性血管环和一次性预制系统闭合伤口。此技术用于使有明显肿胀，但没有实质性的皮肤缺损的伤口边缘逐步对合。大的弹性血管环类似系鞋带方式缝合伤口。当组织消肿时，通过轻柔的牵引可以使这种类型的伤口在几天之内闭合。

a　股前外侧皮瓣术后的手术伤口外观，伤口的近端和远端已一期闭合。

b　将血管环末端固定在皮肤上并打结。

c-g　弹性血管环以"Z"形方式交替缝合伤口的两侧皮缘。尽管弹性血管环的位置被钉皮器所固定，但它仍然可以通过钉皮器产生的孔洞进行滑动。

h　弹性血管环使用最后的钉孔固定在伤口末端并进行打结固定，防止其从最后的钉孔滑脱。然后就可以每隔一天通过收紧"鞋带"的方式，使伤口边缘逐渐靠近。

而放弃使用全厚皮片。因此，中厚皮片移植相较于全厚皮片移植可以耐受更差的局部条件。由于毛囊内残留的上皮组织以及真皮深层的其他皮肤附属器存在，中厚皮片移植的供区通常在 7~14 天内自愈。供区完全愈合后，通常可以再次取皮。

中厚皮片移植可以用作网状移植或非网状移植。在非网状移植中，通常会使用手术刀在皮片上做很多小切口，以允许浆液性渗出物自创面经过移植皮片引流至体外。使用网状取皮装置获取的网状移植皮片，可以植于相当于取皮区 3 倍面积的皮肤缺损处。这对于覆盖大面积缺损是非常有用的。然而，网状皮片移植会延缓最终的上皮形成，并造成创面愈合的不美观。

脱套伤是挤压－撕脱创伤的一部分，伴随严重的并发症。皮肤与其深层血液供应之间的联系被切断，如果真皮血管丛的侧支循环不充分，则脱套的皮肤将会坏死。即使对于经验丰富的外科医生，判定脱套的皮肤能否存活也是十分困难的。如果在修剪前后脱套皮肤的边缘显示有真皮出血，这些皮肤就应该保留。缺乏真皮出血意味着皮肤自发的血管重建是不可能的。脱套的皮肤可以即刻作为中厚皮片移植，或者去除皮下脂肪后作为全厚皮片移植[18]。当伤口创面血管丰富且干净时，皮片可以立即用于植皮。否则，获取的皮片应当包裹无菌纱布，置于 4 ℃冰箱中备用。2~5 天后，当伤口具备植皮条件时，保存的皮片可以用于植皮。

移植的皮片必须保持固定足够长时间以允许成功血管化和移植物长入伤口的组织床。避免皮片发生剪切是很重要的，因为这会阻碍新的微血管形成，或者破坏伤口创面已经形成的微血管。移植皮肤的皮缘通常用缝线、钉皮器或组织黏合剂固定。

移植的皮片通过敷料固定于伤口表面，并且通过敷料在整个移植区域提供均匀的压力，以达到如下目的：

· 缩小死腔。

· 减少血肿形成——稳定皮片以降低剪切力形成的危险因素。

理论上，对于敷料的材料和必要的操作人员而言，敷料应该是便于使用和经济实惠的。目前有许多类型的辅料可供使用，包括简单的无菌纱布、棉球、树脂膜和泡沫垫。支撑敷料适用于关节及其他难以避免运动的区域的伤口、轮廓不规则的伤口，如在深凹区，敷料的固定是非常困难的。使用非黏附性敷料作为交界面直接用于移植物是非常有用的。支撑敷料可以用一个半封闭的敷料固定，或用敷料打包固定。打包固定是将敷料放置于创面，周围加以放射状的缝线缝合形成的。对于面积较大、形状不规则且凹凸不平的伤口创面，或分泌物较多的伤口创面，应用伤口负压吸引装置治疗是非常有用的。

7.2 皮瓣

皮瓣是一个单位，由一个或多个组织构成，可以通过血管蒂维持自身的血液灌注。皮瓣可以用于覆盖那些血运差的组织缺损或内植物外露的组织缺损。皮瓣的类型不同，可以由简单的皮肤和皮下组织组成，如带蒂皮瓣，也可以是一个复杂的单位，可能包含任何一种组织，如皮肤、皮下组织、肌肉、骨、筋膜、神经和肌腱。对于远距离移植，供区的血管通过在显微镜下吻合 1 条动脉，至少 1 条静脉，有时吻合 1 根感觉神经，而重新建立连接，也被称为显微血管皮瓣。

皮瓣的常规分类如表 4.3-3[19]：

· 血管供应解剖学（如营养动脉）。

· 移植技术（如皮瓣获取和转位的技术）。

· 组织构成（如构成皮瓣的组织）。

7.2.1 局部皮瓣（带蒂皮瓣）

局部皮瓣一般用来覆盖供皮瓣区相邻部位的组织缺损。根据相应的移植技术分为：推进皮瓣、旋转皮瓣、转移皮瓣和交错皮瓣几大类。

表 4.3-3　根据不同特点进行的皮瓣分类和命名

分类参数	分 类		进一步分类 / 内容
血液供应类型	随意（真皮和真皮下血管丛的非特异性血液供应）	成分：皮肤、皮下组织、少量肌肉	宽带和长度的比例根据解剖区域而变化
	轴性（至少一个动静脉系统）	一种或多种成分：皮肤、肌肉、筋膜、骨	有蒂：单蒂 / 多蒂
			游离（微血管）
			穿支
移植类型	局部	推进	有蒂：单蒂 / 多蒂
			V-Y
			Y-V
		旋转	围绕一个中心
		平移	围绕一个中心
		交错	围绕一个中心
	邻位	—	基于缺损附近的血管蒂
	远位	有蒂（附着的）	交指、交腿、岛状
		游离（分离的）	微血管
组织构成类型	皮肤	—	—
	皮下组织	—	—
	筋膜	—	—
	骨和骨膜	—	—
	软骨	—	—
	神经	—	—
	组成	筋膜 − 皮肤	—
		肌肉 − 皮肤	—
		骨 − 皮肤	—
		神经 − 皮肤	—
皮瓣准备时间	即刻	—	—
	延期	手术延期	—
		由于组织扩张延期	—
		物理延期	—
		化学延期	—
蒂的类型	皮肤	单蒂	—
		多蒂	—
	非皮肤	皮下组织	—
		筋膜	—
		肌肉	—

注：经允许引自 Selected Readings in Plastic Surgery，Volume 9，Number 2，1999，page 2，University of Texas，Southwestern Medical Center at Dallas，Baylor University Medical Center.

- 推进皮瓣是沿着皮瓣的长轴，自基部向缺损处推进。V-Y 推进皮瓣是推进皮瓣的一种改良形式（如 V-Y 大腿后侧皮瓣治疗坐骨压疮）。
- 旋转皮瓣是围绕一个中心轴旋转至组织缺损处（如旋转皮瓣治疗骶骨压疮）。
- 平移皮瓣是围绕一个中心轴向侧方移位至组织缺损处（如面部平移皮瓣）。
- 交错皮瓣是围绕一个中心轴移位至附近的、没有直接相邻的组织缺损处，以至于皮瓣的蒂必须经组织间隙的上方或下方通过（如 Z 字成形术）。

局部皮瓣通常由皮肤和皮下组织构成，供血动脉及其各自伴行静脉没有确定的排列或轴性方向。皮瓣能否存活取决于真皮和真皮下血管丛的血液灌注和皮瓣的设计（如皮瓣的长宽比例）。在下肢和手部，皮瓣的长宽的适合比例为 1:1 或 2:1（图 4.3-10）。为了获取足够长的皮瓣，我们可以通过延迟手术的技术或组织预处理的方式增加比例。皮瓣推移的最大距离主要取决于皮肤的弹性。供皮瓣区的皮肤应该十分松弛，皮瓣的轮廓应该整合在完整的解剖单位或者美容单位内，以便取得令人满意的结果。然而，在涉及软组织损伤急性肢体创伤中，我们必须考虑伤口周围的皮肤和皮下组织也位于损伤范围内，它们的血管可能已经损坏，特别是在皮瓣切取之后。

轴性皮瓣拥有一个完好的血管蒂，包括 1 根动脉、2 根伴随静脉，以及有时伴随着神经的淋巴管。血管束可能走行于邻近肌肉及其筋膜的上方，或平行于皮肤表面，也可能走行于肌肉内部。动脉的纵向走行允许我们获得一个包含皮肤、皮下组织、伴或不伴皮肤覆盖的肌肉的完整移植单位。Taylor[20] 定义了血液供应的概念，即皮肤的解剖血管的范围，既包括源自节段性皮肤的血管（如周围浅筋膜动脉），也包括来自发达肌肉的血管（如腓动脉）。基于肌肉的穿支血管（如肌皮穿支），或沿着筋膜走行的血管（如筋皮穿支），人体内存在着大量潜在的轴性皮瓣（~400）[21]。

7.2.2 区域皮瓣（带蒂皮瓣）

区域皮瓣的特点是皮瓣的蒂和组织缺损处相连续，且转移组织（如皮肤、肌肉、骨）来源于同一肢体。如果蒂内带有血管束，有时还会有伴随神经周围或多或少脂肪组织（如没有皮肤的蒂），这样的皮瓣称为岛状皮瓣。相应的，与局部皮瓣相比，区域皮瓣的旋转弧更长。

典型的区域皮瓣包括：上臂外侧皮瓣、前臂桡侧皮瓣、远端蒂腓肠皮瓣、外侧踝上皮瓣、足底内侧皮瓣（足弓皮瓣）、腓肠肌皮瓣（内侧头和外侧头）和比目鱼肌皮瓣（图 4.3-11）。

目前，在创伤的外科治疗中，并没有肌瓣的治疗效果优于筋膜皮瓣的临床证据。筋膜皮瓣的切取要求要高于肌瓣，因此筋膜皮瓣的切取需要使用的时间更多。肌瓣可以和皮岛联合使用（即肌皮瓣），当单独使用肌瓣，则需要在肌瓣上进行植皮（通常使用带网眼的中厚皮片移植）。肌瓣的微血管网密度较高，因此血液灌注更充分，但是还没有临床证据证明肌瓣可以使受体部位的抗生素含量增高或促进骨折更好的愈合。肌瓣更适用于伴有空腔的组织缺损，因为它们的体积较大，正好可以填充空腔。这两种类型的皮瓣都可以获得较满意的美学效果，但肌瓣可能需要在骨折愈合后进行一次皮瓣修薄手术。

7.2.3 远处皮瓣（显微血管皮瓣）

在 19 世纪 80 年代末期，显微血管皮瓣手术已经成为常规手术。这使许多肢体的保肢治疗成为可能，因为这项技术几乎使位于身体任何部位的任意缺损的修复都成为可能。显微血管皮瓣常用于创伤外科，包括肌瓣（如股薄肌、背阔肌）、肌皮瓣（如背阔肌）和筋膜皮瓣（肩胛骨 / 肩胛旁皮瓣、股前外侧皮瓣、上臂外侧皮瓣和前臂桡侧皮瓣）。皮瓣的范围已经大幅增加，现在任意一块肌肉单独

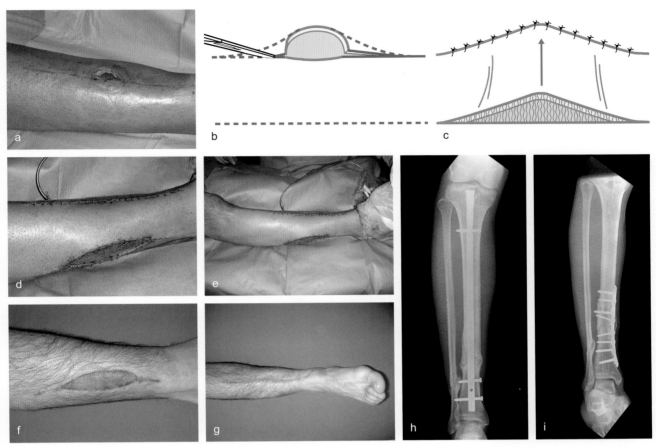

图 4.3-10 38 岁男性患者，右小腿远侧 1/3 开放性骨折（Gustilo ⅢA 型）后 1.5 年，伤口迁延不愈伴肥大型骨折不愈合。

a   小腿胫骨嵴可见纵行瘢痕。小腿的中远 1/3 交界处可见一个直径约 4 cm 大小的伤口，血供良好，肉眼可见新鲜的肉芽组织。

b-c 示意图描绘了一个双血管蒂（头部和尾部的血流方向）筋膜皮瓣向内侧转移到缺损处。

d   术中伤口肉芽组织切除和双蒂皮瓣转移后的照片。通过皮下和皮肤缝合，在无张力的情况下关闭伤口。

e   移植带网眼的中厚皮片覆盖供区。

f   6 个月后随访，可见移植的中厚皮片成活。

g   胫骨前方愈合良好的瘢痕。

h   在取出髓内钉用钢板固定之前，右下肢的骨折显示肥大型骨折不愈合。

i   6 个月后骨折完全愈合。

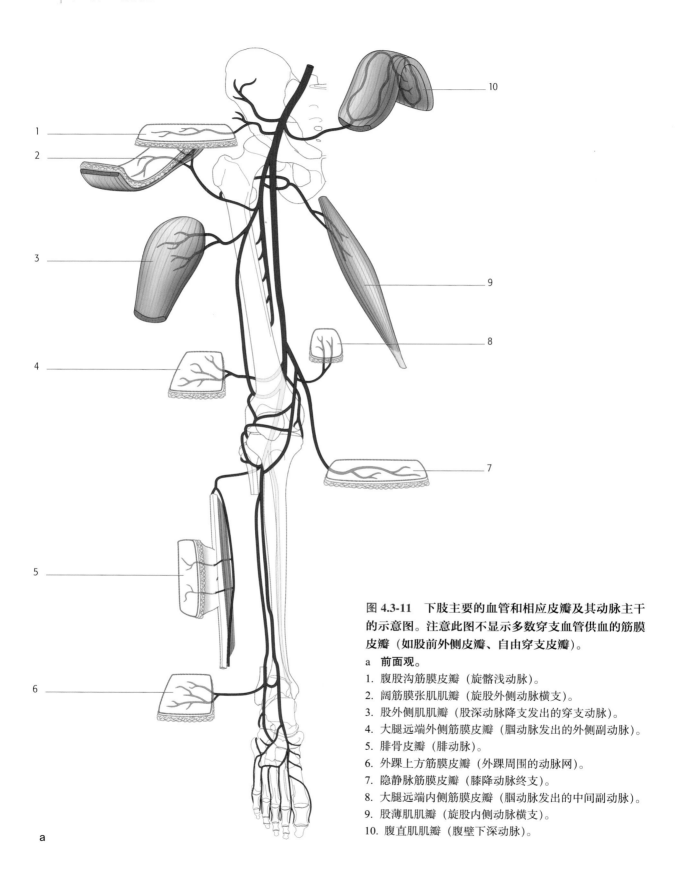

图 4.3-11 下肢主要的血管和相应皮瓣及其动脉主干的示意图。注意此图不显示多数穿支血管供血的筋膜皮瓣（如股前外侧皮瓣、自由穿支皮瓣）。

a 前面观。

1. 腹股沟筋膜皮瓣（旋髂浅动脉）。

2. 阔筋膜张肌肌瓣（旋股外侧动脉横支）。

3. 股外侧肌肌瓣（股深动脉降支发出的穿支动脉）。

4. 大腿远端外侧筋膜皮瓣（腘动脉发出的外侧副动脉）。

5. 腓骨皮瓣（腓动脉）。

6. 外踝上方筋膜皮瓣（外踝周围的动脉网）。

7. 隐静脉筋膜皮瓣（膝降动脉终支）。

8. 大腿远端内侧筋膜皮瓣（腘动脉发出的中间副动脉）。

9. 股薄肌肌瓣（旋股内侧动脉横支）。

10. 腹直肌肌瓣（腹壁下深动脉）。

a

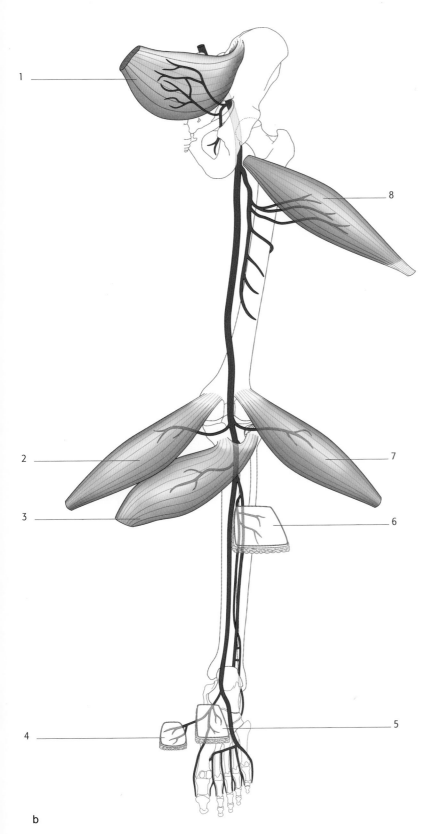

图 **4.3-11**（续）

b **后面观。**

1. 臀大肌肌瓣（臀上动脉、臀下动脉）。
2. 内侧腓肠肌肌瓣（腓肠肌内侧动脉）。
3. 比目鱼肌肌瓣（胫动脉和腓动脉的分支）。
4. 足内侧筋膜皮瓣（足底内侧动脉的皮支）。
5. 足弓筋膜皮瓣（足底内侧跖动脉）。
6. 腓肠肌筋膜皮瓣（腓动脉及其返支）。
7. 腓肠肌外侧头肌瓣（腓肠肌动脉外侧支）。
8. 股二头肌肌瓣（股深动脉的分支）。

b

地或连带肌肉表面的皮肤，都可作为一个显微血管皮瓣用于软组织缺损。微血管皮瓣手术改进的重点是降低供区的发病率、提升受区的匹配程度（包括组织构成、体积、质地、颜色）（图 4.3-12）。

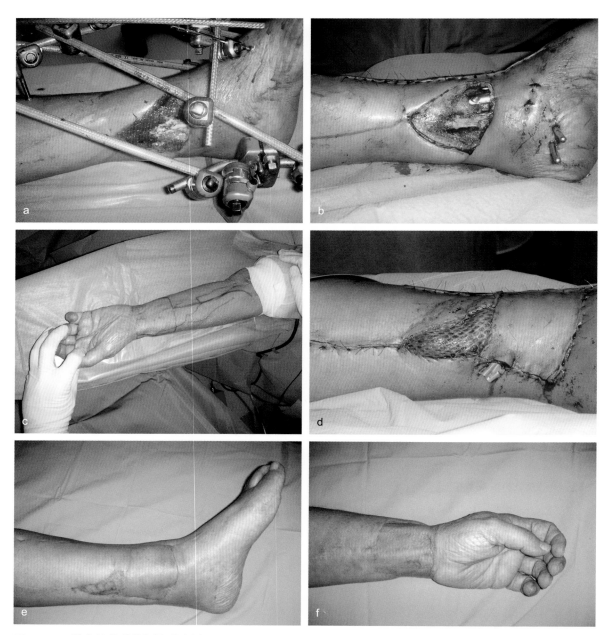

图 4.3-12　游离的前臂桡侧筋膜皮瓣。

a　双踝开放性骨折一期外固定治疗。继发皮肤坏死，内踝外露。

b　清创术后，去除外固定，进行切开复位内固定。内固定材料和少部分胫骨外露。

c　标记长方形的皮岛近侧至腕横纹。标记浅静脉，使其包括在血管蒂内。

d　游离的前臂桡侧筋膜皮瓣缺损，立即用小块带网眼的中厚皮片覆盖蒂的近端，以防止它在张力过大下走行。

e　软组织重建 6 个月后。前臂的皮肤与踝关节周围的皮肤完美融合。移植的中厚皮片的外观稍微有些色素沉积和发亮，并有一个永久的钻石形图案。

f　皮瓣移取后 6 个月。供区中厚皮片移植之后，软组织衬垫消失。桡侧腕屈肌和掌长肌肌腱覆盖完好。

8 术后管理和二次手术

8.1 术后管理

术后管理包括：无菌敷料包扎，患肢的制动和夹板固定，患肢抬高（相对心脏水平），密切观察神经、血管的状态及皮瓣的血运。如果伤口简单、不伴有其他合并症，且绷带包扎良好，患者术后即刻便可以进行活动。

对于皮肤移植，我们的目标是实现移植皮肤和伤口创面的最大程度的贴合，以利于血管的增殖。任何引起移植皮肤和伤口创面发生剪切的活动都必须避免。另外，还需避免将重建区域直立放置和垂直方向的外力，以保护新生、未成熟的显微血管。理想的情况是，延迟 4~5 天进行活动，这样移植皮肤已经黏附到伤口创面，并且比较稳定。此后，在环形绷带或弹力袜包扎下，允许谨慎的活动。

患者术后需要制动。一般来说，带蒂皮瓣要制动 2 天，显微血管皮瓣需制动 5 天。制动时间取决于皮瓣的类型和部位、患者的合并症以及患者的依从性。患肢应该用弹力绷带或弹力袜包扎。如果游离皮瓣移植到下肢，建议在肢体的承受范围内，每天增加 30 分钟的训练时间。一般而言，肢体负重

情况主要取决于骨折而不是软组织。

2~3 周后，一旦术后伤口完全愈合且肿胀消退，就可以用定制的加压服替代加压绷带。应该在白天穿加压服，以防止皮瓣肿胀。肌瓣和肌皮瓣的萎缩需要 3 个月左右。筋膜皮瓣随着淋巴循环的改善而变平坦，并非由于继发性的萎缩。因此，筋膜皮瓣体积变小会比肌瓣需要更长的时间。

如果骨折的固定伴随有复杂的软组织重建，而且骨折的固定又不够坚强，就需要用夹板或石膏进行固定，以充分保护组织。此外，软组织的重建（肌腱、血管、神经的修复）需要特别的、暂时的静态或动态固定。一般来说，夹板和石膏容易引起骨隆起处的体表皮肤受压。当带蒂皮瓣、植皮或皮瓣的感觉减退或缺失时，有发生压疮的危险。

8.2 二次手术

如果骨、肌腱和神经的重建需要翻修手术或二次手术，应当在伤口完全愈合之后，才可以实施进一步的手术。术后 6 周，可以在皮瓣下行 Masquelet 骨移植手术来治疗骨缺损[22]。手术方案的制订和（或）实施需要施行皮瓣手术的医生参与，以确保在安全区域进行植骨。记住，筋膜皮瓣相较于肌瓣更容易和周围组织融合（长入），后者通常对其血管蒂保持依赖。

参考文献

1. **Norris BL, Kellam JF.** Soft-tissue injuries associated with high-energy extremity trauma: principles of management. *J Am Acad Orthop Surg.* 1997 Jan;5(1):37–46.

2. **Volgas DA, Harder Y** *Manual of Soft-tissue Management in Orthopaedic Trauma.* 1st ed. Stuttgart and New York: Thieme.

3. **Johansen K, Daines M, Howey T, et al.** Objective criteria accurately predict amputation following lower extremity trauma. *J Trauma.* 1990 May;30(5):568–573.

4. **Russell WL, Sailors DM, Whittle TB, et al.** Limb salvage versus traumatic amputation. A decision based on a seven-part predictive index. *Ann Surg.* 1991 May;213(5):473–480; discussion 480–481.

5. **McNamara MG, Heckman JD, Corley FG.** Severe open fractures of the lower extremity: a retrospective evaluation of the Mangled Extremity Severity Score (MESS). *J Orthop Trauma.* 1994;8(2):81–87.

6. **Tscherne H, Oestern HJ.** [A new classification of soft-tissue damage in open and closed fractures]. *Unfallheilkunde.* 1982 Mar;85(3):111–115. German.

7. **Mackenzie EJ, Bosse MJ.** Factors influencing outcome following limb-threatening lower limb trauma: lessons

learned from the lower extremity assessment project (LEAP). *J Am Acad Orthop Surg.* 2006;4(10):205–210.

8. **Sampalis JS, Denis R, Fréchette P, et al.** Direct transport to tertiary trauma centers versus transfer from lower level facilities: impact on mortality and morbidity among patients with major trauma. *J Trauma.* 1997 Aug;43(2):288–295; discussion 295–296.

9. **Pape HC, Hildebrand F, Krettek C.** [Decision making and priorities for surgical treatment during and after shock trauma room treatment]. *Unfallchirurg.* 2004 Oct;107(10):927–936. German.

10. **Bernhard M, Becker TK, Nowe T, et al.** Introduction of a treatment algorithm can improve the early management of emergency patients in the resuscitation room. *Resuscitation*. 2007 Jun;73(3):362–373.

11. **Schaser KD, Melcher I, Stöckle U, et al.** [Interdisciplinarity in reconstructive surgery of the extremities]. *Unfallchirurg*. 2004 Sep;107(9):732–743. German.

12. **Karanas YL, Nigriny J, Chang J.** The timing of microsurgical reconstruction in lower extremity trauma. *Microsurgery*. 2008;28(8):632–634.

13. **Mathes SJ, Nahai F.** *Reconstructive Surgery: Principles, Anatomy, and Technique*. 1st ed. St Louis London: Quality Medical Publishing, Churchill-Livingstone; 1997;3:1193–1206.

14. **Millard DR.** *Principalization of Plastic Surgery*. 1st ed. Boston: Little, Brown & Co; 1986.

15. **Levin LS.** The reconstructive ladder. An orthoplastic approach. *Orthop Clin North Am*. 1993 Jul;24(3):393–409.

16. **Harvin WH, Stannard JP.** Negative-pressure wound therapy in acute traumatic and surgical wounds in orthopedics. *JBJS Rev*. 2014 Apr 22;2(4).

17. **Wong CJ, Niranjan N.** Reconstructive stages as an alternative to the reconstructive ladder. *Plast Reconstr Surg*. 2008 May;121(5):362e–363e.

18. **McGrouther DA, Sully L.** Degloving injuries of the limbs: long-term review and management based on whole-body fluorescence. *Br J Plast Surg*. 1980 Jan;33(1):9–24.

19. **Mathes SJ, Nahai F.** Classification of the vascular anatomy of muscles: experimental and clinical correlation. *Plast Reconstr Surg*. 1981 Feb;67(2):177–187.

20. **Taylor GI, Palmer JH.** The vascular territories (angiosomes) of the body: experimental study and clinical applications. *Br J Plast Surg*. 1987 Mar;40(2):113–141.

21. **Taylor GI.** The angiosomes of the body and their supply to perforator flaps. *Clin Plast Surg*. 2003 Jul;30(3):331–342.

22. **Gage M, Yoon R, Gaines R, et al.** Dead space management after orthopedic trauma: tips, tricks and pitfalls. *J Orthop Trauma*. 2016 Feb;30(2):64–70.

致谢 · 感谢 Alain Masquelet 和 William de Haas 对《骨折治疗的 AO 原则》第 2 版的贡献，并对《骨创伤软组织治疗手册》（*Manual of Soft Tissue Management in Orthopedic Trauma*）的共同编辑 David Volgas 表示谢意。

侯志勇 译

第 **4** 章 | 儿童骨折
Pediatric fractures

1 引言与流行病学

　　肌肉骨骼系统损伤在儿童比较常见，并且与患儿的日常活动相关，如玩耍、体育活动等。肌肉、骨骼损伤是儿童时期导致永久残疾的第二常见原因（次于头部损伤）。急诊科 1/7 的儿童是因骨折就诊。我们必须意识到由于新兴的、高速率的体育运动和体育设施（例如旱冰鞋、滑板、高科技自行车）的出现，幼儿越来越容易发生严重创伤。Mann 和 Rajimaira[1] 回顾了 2 650 例儿童骨折，其中 30% 累及骺板，高达 50% 的骺板损伤发生在桡骨远端骨折，第二常见的损伤部位是股骨远端，50% 的患儿需要接受手术治疗[2]。骨折的总体发生率主要取决于儿童的活动程度，经常参与体育运动的儿童更易发生骨干骨折和骺板损伤。

　　因此，所有骨科医生、创伤科医生和小儿外科医生都应该对儿童骨折的基础理论有一定的认识。

　　儿童不是成人的缩影：两者的主要区别在于骨骼的物理特性和生长能力。

　　此年龄段治疗的主要目的必须是，在受伤即刻起就给患儿提供有效、确切、适宜的治疗。尽量避免反复手法复位及麻醉。受伤治疗后，患儿应当能完全恢复活动能力，没有过度疼痛和远期后遗症。

2 生长和发育

　　未成熟的骨骼对机械外力有较好的承受能力，并能对损伤迅速做出反应。如果损伤未累及骨骺生长板关键区域，那么未成熟骨的生长有助于骨折的修复。骨的生长有两类不同的调节系统：

- 骨骼的纵向生长（长度）受骨骺系统调节。
- 骨骼的周径生长（直径和厚度）受骨外膜和骨内膜系统的调节。

　　上述两种生长调控系统都遵循 1895 年 Roux 提出的规律[3]。临床上，外伤导致的骨骼周径生长紊乱较为罕见，而外伤导致的骨骼纵向过度生长或生长抑制时有发生。外伤性过度生长通常是暂时的，极少引起严重畸形。大多数骺板损伤后会发生一过性的生长抑制，导致骨生长抑制线，此线在 X 线片上可见。永久性骨生长抑制较为罕见，但后果严重。

　　总的来说，我们可以认为：

- 儿童骨折趋于快速且可靠的愈合。
- 多数情况下，畸形愈合可充分再塑形，这取决于患儿年龄、骨折移位程度和骨折部位（节段）。
- 除了骺板损坏伴随骨生长抑制外，仅骨折治疗失败也会导致未成熟骨骼的永久成角畸形。这主要发生在骨干骨折。

2.1 骨骺生长的调节

骨骺（生长板）是骨纵向生长的初级生发中心。可将其分成两个部分：主导生长功能的骨骺区和无生长功能的干骺区[4]。在骨骺区，基质的比例超过细胞成分的比例，而在干骺区恰好相反[5]。Trueta 和 Morgan[6] 将骺板划分为 5 区：

- 骨基质区。
- 细胞生长区。
- 成熟肥大软骨区。
- 软骨矿化区。
- 细胞变性和骨形成区。

骺板由软骨膜包围，软骨膜影响软骨区周径生长，在骨骺和干骺端亦是如此。这一区域的血供非常重要：骨骺、干骺端和软骨膜由 3 支独立的滋养动脉供血。

骺板靠近干骺端的区域由于细胞比例高，对弯曲和剪切力耐受较差。因此，损伤常常发生在生长板的这一区域，而骨骺部分未累及，也极少造成生长紊乱。骺板干骺区损伤可造成 Salter-Harris Ⅰ 型和 Ⅱ 型骨折，我们将在本章后面详细叙述。

骺板的干骺区损伤后，骨生长紊乱的情况比较罕见。其病因尚未完全清楚，可能与严重挤压导致骨折的同时引起骺板弯曲有关。

长骨骺板的另一个重要功能是通过调节关节软骨的生长对关节面进行塑形。骨骺的任何损伤必须作为关节损伤来考虑。

2.2 骨干的生长与再塑形

骨干的强度取决于长管状骨干的钙化程度。Du Hamel[7] 认为骨干的周径生长是骨外膜的沉积和骨内膜的吸收共同作用的结果。管状骨干的厚度和直径直接决定了骨所能承受的机械应力，而机械应力似乎也可影响骨的再塑形过程。通过骨外膜的沉积，近关节处骨干的管状结构逐渐增粗，干骺端也逐渐扩大。

2.3 骨生长紊乱

如果生长板处于活跃期，那么骨的生长紊乱包括两种模式：一种是骨生长因刺激而增快；另一种是骺板部分或完全闭合导致生长能力降低。后者是永久的，而骨的快速增长是暂时的，并且只发生在损伤修复期或骨 / 关节感染邻近的骨干和干骺端[8]。

必须十分注意所有骨骺周围损伤，而不只是骺板骨折。

生长停止可继发于任何骺板损伤。某些特殊情况下也可继发于简单的干骺端骨折。骨生长紊乱的风险必须和患儿家长交代清楚。由于二次损伤后果严重，治疗过程中也应该避免。

2.4 骨的再塑形潜力

上肢骨的纵向生长主要发生在肱骨近端和尺、桡骨远端（分别是肩部和腕部），这两个生发中心是上肢生长的最重要部位，因而塑形潜力也很强。然而，肘关节周围骨折，尤其是肱骨远端骨折，再塑形潜力较差。尺骨近端没有真正的生长板，只是有一个隆起，而且并不起纵向生长的作用。这也是孟氏骨折和尺骨近端弯曲畸形再塑形能力较差的原因。

下肢与上肢正好相反，大多数下肢骨的生长主要发生在膝部（股骨远端和胫骨近端），膝部也是再塑形程度最大的部位。但是，下肢的塑形能力一般低于上肢。股骨远端和胫骨近端的骨骺骨折常继发于高能量创伤，因而生长紊乱的风险较高。

2.4.1 影响再塑形潜力的因素

骨再塑形潜力主要与 4 个因素有关：

- 骨龄。
- 不同部位生长板的潜力差异（例如肱骨近端大于股骨远端）。
- 骨折部位与关节的距离。
- 关节轴线的定位方向。

2.4.2 具体骨折的再塑形

儿童骨折畸形愈合后再塑形能力取决于多方面因素，包括患儿年龄、损伤部位、畸形与邻近关节的方向关系以及生长板的完整性。旋转移位不能通过再塑形矫正，对其接受程度取决于髋关节或肩关节旋转代偿的程度。具体骨折再塑形的指导原则见表 4.4-1。

3 受伤儿童的临床检查

3.1 病史采集

我们的目的是在不引起患儿疼痛的基础上，进行重点的临床检查。这包括病史采集，通常需在患儿父母的帮助下进行，而且在适当的时候要对高级创伤生命支持（advanced trauma life support, ATLS）标准中的所有重要参数进行评估。病史内容需要包含详尽的受伤机制。病史采集有助于排除非事故性损伤，在治疗过程中，应避免不必要的、导致疼痛的操作，而且在影像学检查前应行镇痛治疗。

表 4.4-1 非手术治疗后可以接受的对线不良

骨 折	年龄（岁）	成角（°）	旋转畸形（°）	移 位	参考文献
肱骨近端	<5	70	–	完全	[9]
	5~12	40~70	–		[9]
	>12	40	–	50%	[9]
肱骨干	任何年龄	20~30（内翻）	15（内旋）	–	[10]
	任何年龄	20（矢状面）	–	–	[10]
前臂骨干	<9	15	45	完全	[11]
	>9	10	30	完全	[11]
股骨干	0~2	30（内翻/外翻） 30（矢状面）	–	–	[12]
	3~5	15（内翻/外翻） 20（矢状面）	–	–	[12]
	6~10	10（内翻/外翻） 15（矢状面）	–	–	[12]
	≥ 11	5（内翻/外翻） 10（矢状面）	–	–	[12]
胫骨干	<8	5（内翻） 10（外翻）	–	–	[13]
	>8	5（内翻） 10（外翻）	–	–	[13]

注：循证很弱，应当谨慎考虑推荐的建议，尤其是旋转。

3.2 多发伤

针对多发伤的最初治疗程序应遵循 ATLS 指南，这类似于成人的处理方式（参阅第 4 篇第 1 章）。长骨固定有利于护理和康复并且不影响患儿的肺功能，所以早期全面的护理是合适的。因此对于所有主要长骨骨折、不稳定骨盆骨折和脊柱骨折的早期或即刻的固定应放在治疗的优先位置。外固定是儿童多发伤固定的快速方法。患儿的心血管系统能代偿缓慢失血，但是突然的循环衰竭则难以处理。

经过成功的复苏后，受伤严重的患儿应尽快转运至专科医疗中心。

儿童脊柱损伤并不常见，仅占所有受伤儿童的3%。然而，尸体研究显示，高能量创伤致死的 16岁以下儿童中，脊柱骨折的发生率约为 12%[1]。上位颈椎是儿童脊柱损伤最常见的部位。患儿如出现疼痛、斜颈、活动受限、肌肉痉挛等表现，应怀疑颈椎损伤。在颈部，弯曲暴力所致的脊髓损伤较伸展暴力导致的更为严重。

受伤儿童的骨盆检查应在脊柱妥善保护之后。大多数儿童骨盆骨折是稳定的，但仍应多角度拍摄受伤部位 X 线片，CT 扫描有助于全面评估损伤情况。

髋臼骨折约占所有骨盆骨折的 6%。对 Y 型软骨损伤的鉴别非常重要，因其可引起髋臼中央性生长停滞，从而导致髋臼发育不良，继而引起股骨头外侧半脱位。这种情况常发生在 8 岁以下的患儿，主要是由于 Y 型软骨损伤在这一年龄段较难诊断。

3.3 四肢损伤

为了避免疼痛，手法检查应做到系统化，并且动作轻柔。

机敏的患儿通常可以明确指出疼痛部位。直接告诉患儿接下来的检查可能引起疼痛，可造成患儿精神紧张，从而使下一步的检查无法执行。

有时，检查不得不限于简单的视诊和完全必要的周围神经血管查体。

对任何可疑骨折的情况均应行 X 线检查以明确诊断。

4 儿童影像学检查

对每处可疑损伤进行 X 线检查时，必须包括相互垂直的两个投照角度，并且均需包含可疑骨折部位的上下两个关节。与成人不同的是，如果第一张 X 线片即清楚显示病变是需要麻醉下正规治疗的显著移位骨折，则无需其他角度投照，以避免摆放体位而增加疼痛。在这种情况下，邻近关节的影像学检查是必需的。

当诊断不明确时，可加拍健侧 X 线片进行对比，这是最后的办法，但为避免患儿受到过多辐射，并不推荐此方案。所有急诊科都应备有儿童正常和变异的 X 线图谱；间隔一段时间或转诊给小儿骨科专家后均应考虑复查 X 线片。可疑骨折应先固定 5~7 天，必要时进一步复查 X 线片。再移位发生率高的骨折，如肱骨外髁骨折，需定期进行 X线随访检查。

经放射科医生会诊后，可适当使用其他诊断工具，如超声、CT 扫描、MRI 做进一步检查。CT 扫描意味着大剂量的辐射，在儿童应谨慎使用，尤其是小于两岁的儿童，对甲状腺和胸腺生长发育有显著风险。虽然 CT 扫描是评估头部、脊柱和骨盆损伤的最佳手段，但是针对患者个体应权衡利弊。在有大量软骨组织的幼儿，超声越来越多地用于关节内损伤的诊断，例如肱骨外髁骨折。MRI 可获得出色的图像，但幼童需要在全麻下进行。

5 儿童骨折分类

儿童关节和关节周围骨折是一些必然会累及骺

板的损伤。

髓板损伤的治疗和预后取决于损伤的类型。

5.1 髓板损伤——Salter-Harris 分型

Salter-Harris 分型[14] 是髓板损伤最常用的分类

方法，共分五型。由于传统分型不能体现髓板周围的 Ranvier 带是否损伤，它通常是韧带撕脱伤或开放性摩擦伤的结果，Rang[15] 提议把韧带撕脱伤和开放性摩擦伤分别归为 Salter-Harris 分型的Ⅵ和Ⅶ型（表 4.4-2）。

表 4.4-2　改良的 Salter-Harris 分型

Salter-Harris Ⅰ型	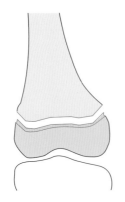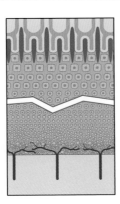	骨折线沿髓板走行，穿过细胞增生区和临时骨化区的交界处。骨折未累及生长带，不造成骨生长紊乱
Salter-Harris Ⅱ型	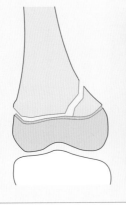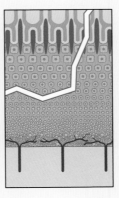	髓板的剪切伤，伴干髓端部分骨折（Thurston-Holland 骨折片）。此型占髓板损伤的 70%。和Ⅰ型骨折相同，此型未累及生长带，也不易造成骨生长紊乱
Salter-Harris Ⅲ型	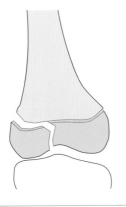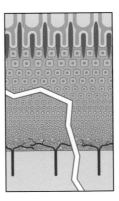	髓板部分分离，伴关节内骨髓骨折。骨折横贯生长带。该型如果不能完全复位，极可能造成生长紊乱，因此需行切开复位

（续表）

Salter-Harris Ⅳ 型	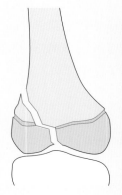 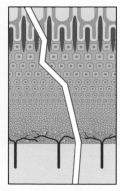	骨折线自关节面穿过，累及骺板全层和干骺端。此型生长带受累，要求解剖复位和固定
Salter-Harris Ⅴ 型	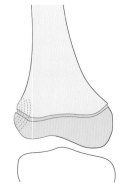 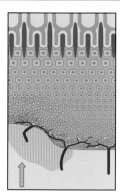	关节面和生长板有压缩。此型损伤往往在病例回顾时才可诊断，可引起部分骺板生长抑制
Salter-Harris Ⅵ 型	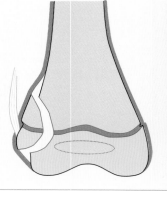 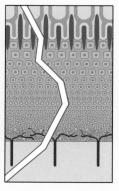	韧带附着处的撕脱骨折，骨折块常带有部分软骨膜环（Ranvier 带）。该型要求准确的复位和固定。即便如此，骨生长紊乱仍可发生
Salter-Harris Ⅶ 型	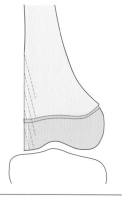 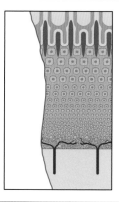	骺板周围的开放性摩擦伤，该型常导致骺板桥接

5.2 AO 儿童长骨骨折的综合分类

鉴于 Salter-Harris 分型仅描述了骨骺区的骨折，AO 儿童骨折专家组制订了一种适合儿童骨骼的特殊分型方法，能准确描述所有长骨骨折的发生节段。

儿童长骨骨折的 AO 分类系统基于成人骨折 AO 分类系统，在主要特征方面不仅沿袭了成人骨折 AO 分类系统，还综合了 Salter-Harris 分型及其他著名的分型方法（图 4.4-1）。

这种新的分类系统已经确认并发表，被命名为 AO 儿童长骨骨折综合分类系统。其本质上是由以下基本元素组成[16, 17]。

5.2.1 骨与段

儿童长骨编码与成人 AO/OTA 骨折和脱位分类一致：

1——肱骨。

2——桡骨 / 尺骨。

3——股骨。

4——胫骨 / 腓骨。

骨节段编码也遵循同一编码体系：

1——近端。

2——骨干。

3——远端。

然而，各节段的划分与成人有所不同，儿童长骨骨折的干骺端是用一个正方形来界定的，其边长等于骺板最宽处。对于成对的长骨（桡 / 尺骨、胫 / 腓骨），则两根长骨必须包括在该正方形内。因此，三个节段（图 4.4-2）划分如下：

· 节段 1：近端骨骺和干骺端。

· 节段 2：骨干。

· 节段 3：远端骨骺和干骺端。

儿童踝部骨折较为罕见且形态学上与成人不同，将其归入节段 3。

5.2.2 骨折类型

原来成人骨折严重程度的编码（A-B-C）[1] 被新的骨折分类代替：

· E：骨骺。

· M：干骺端。

· D：骨干。

该分型编码适用于儿童骨折，并被广泛接受。

因为骨骺骨折从定义上讲属于关节内骨折，所以使用 E-M-D 编码可以明确关节内和关节外骨折。干骺端骨折是通过一条边在骺板上的正方形的位置来确定的（骨折线的中心必须位于正方形内）。

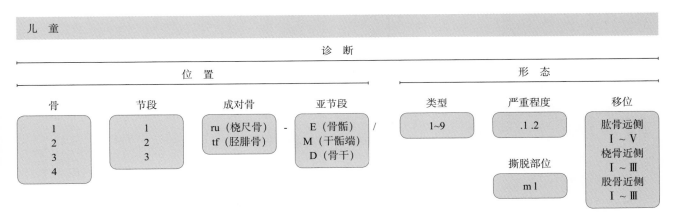

儿 童						
诊 断						
位 置				**形 态**		
骨	节段	成对骨	亚节段	类型	严重程度	移位
1 2 3 4	1 2 3	ru（桡尺骨） tf（胫腓骨）	E（骨骺） M（干骺端）/ D（骨干）	1~9	.1 .2 撕脱部位 m 1	肱骨远侧 I ~ V 桡骨近侧 I ~ III 股骨近侧 I ~ III

图 4.4-1 AO 儿童长骨骨折综合分类系统的总体结构。

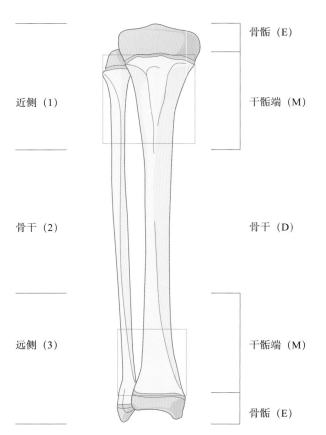

图 4.4-2 儿童长骨节段和分型的定义，儿童较成人有更大的干骺端，因此干骺方框必须放在骺板的最宽处。

5.2.3 儿童编码

儿童骨折模式编码体现了儿童骨折的自身特点。为了便于区别，在整个 AO 儿童骨折分类中，儿童骨折模式前均以斜线"/"隔开（图 4.4-1）。每一个骨折类型（即 E、M、D 型）都对应于不同的骨折模式编码，可据此将儿童骨折分组（表 4.4-3~ 表 4.4-5）。

5.2.4 骨折严重程度编码

对骨折严重程度的编码不仅仅因为其影响愈合（同成人），同时也是研究各种骨折治疗方法应用指征的需要。此编码在如下二者之间区分：

· 1 简单骨折。

· 2 楔形骨折或复杂（粉碎）骨折，即两个主要骨折块之间至少还有一个中间骨折块。

5.2.5 例外和额外的编码

并非所有儿童骨折都可以简单按照上述模式进行分类，因此需要一些新的定义和规则：

· 骨突骨折属于干骺端骨折。

· 过渡区骨折，无论伴或不伴干骺端骨折，均定为骨骺骨折。

· 关节内和关节外韧带撕脱分别归结为骨骺和干骺端损伤。

· Von Laer 做了改良[8]，给肱骨髁上骨折（编码 13-M/3）另外的编码，根据移位程度分为 4 级（Ⅰ~Ⅳ）[8]：

— Ⅰ级，不完全骨折：严格的侧位片上可见罗格斯线（Rogers' line）位于肱骨小头内，前后位投照可见在内翻或外翻位时骨折间隙小于 2 mm。

— Ⅱ级，不完全骨折：伸直型骨折后方皮质连续，前方成角移位；屈曲型骨折，前方皮质连续，后方成角移位。

— Ⅲ级，完全骨折：皮质不连续，但是骨折面仍相互接触。

— Ⅳ级，完全骨折：皮质不连续，骨折面也不接触。

· 桡骨头骨折（21-M/2，21-M/3，21-E/1 或 21-E/2）根据成角和移位程度进行附加编码：

— Ⅰ级，无移位，无成角。

— Ⅱ级，有成角，移位小于 1/2 骨干直径。

— Ⅲ级，有成角，移位大于 1/2 骨干直径或完全移位。

· 股骨颈骨折：骨骺分离和骨骺分离伴干骺端楔形骨折分别对应 Salter-Harris Ⅰ型和Ⅱ型骨折，分别编码为 E/1 和 E/2。股骨颈骨折编码为正常 M 型骨折：

— Ⅰ级，经颈型。

— Ⅱ级，基底型。

— Ⅲ级，转子间型。

表 4.4-3 AO 儿童长骨骨折的综合分类：儿童骨骺骨折类型

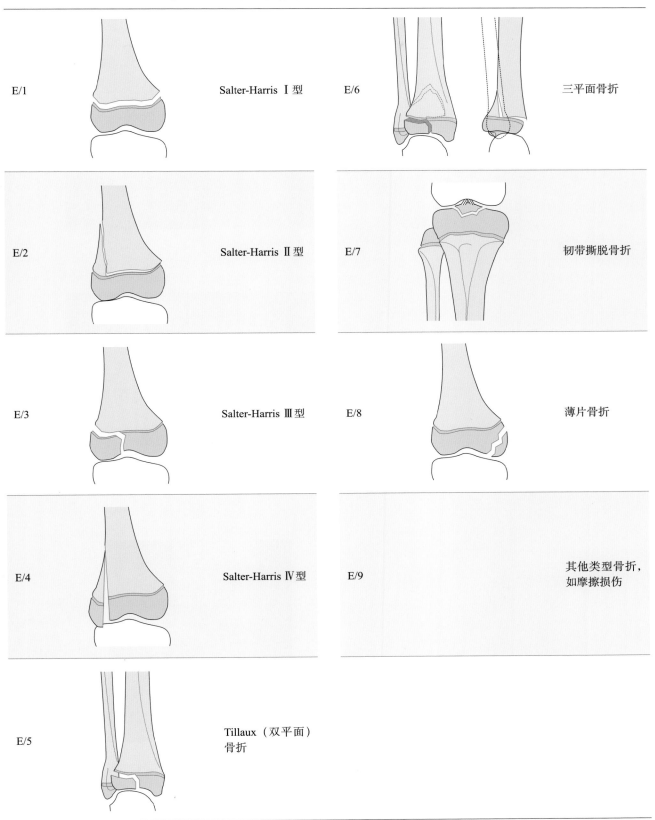

E/1   Salter-Harris Ⅰ 型

E/2   Salter-Harris Ⅱ 型

E/3   Salter-Harris Ⅲ 型

E/4   Salter-Harris Ⅳ 型

E/5   Tillaux（双平面）骨折

E/6   三平面骨折

E/7   韧带撕脱骨折

E/8   薄片骨折

E/9   其他类型骨折，如摩擦损伤

表 4.4-4　AO 儿童长骨骨折的综合分类：儿童干骺端骨折类型

M/2

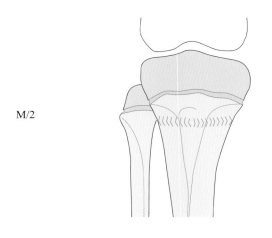 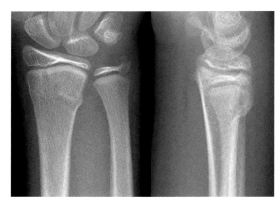

骨干－干
骺端移行
处的青枝
骨折

M/3

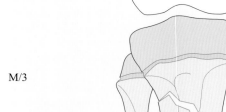 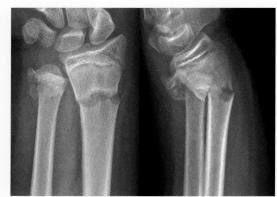

完全骨折

M/7

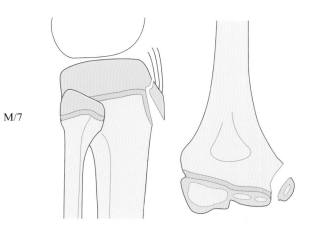 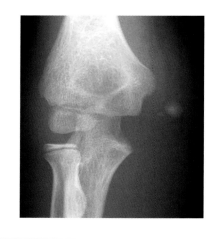

韧带撕脱
骨折和骨
突骨折

M/9

其他骨折

注：数字表明相应的骨骺损伤，因此是不连续的。

表 4.4-5　AO 儿童长骨骨折的综合分类: 儿童骨干骨折类型

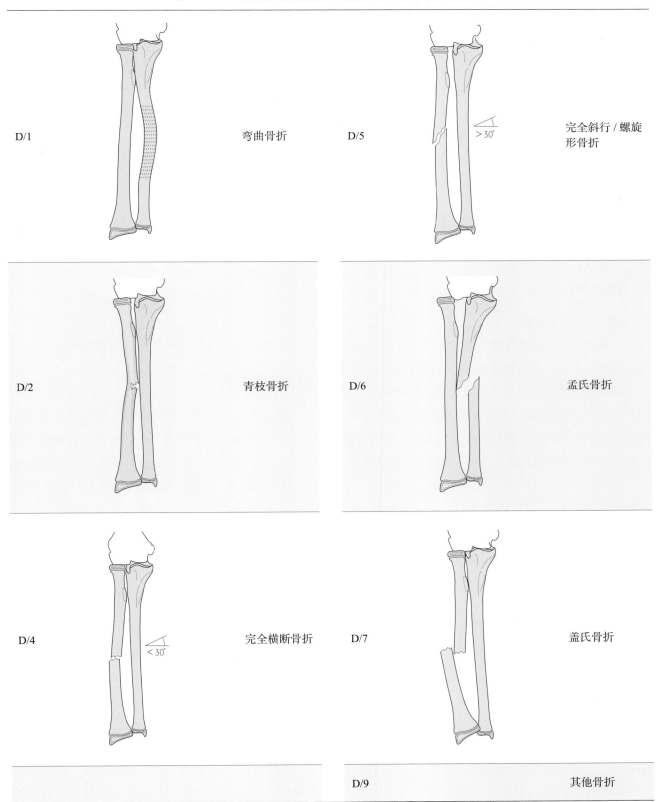

D/1	弯曲骨折	D/5	完全斜行 / 螺旋形骨折
D/2	青枝骨折	D/6	孟氏骨折
D/4	完全横断骨折	D/7	盖氏骨折
		D/9	其他骨折

注: 与成人骨折类似, 斜行骨折定义为骨折线和骨长轴的横断面所成的角≥30°。不属于既定范畴的骨折编码为 "/9"。

6 儿童骨折的治疗

6.1 目的

每一种骨折的治疗目标应是：

- 快速有效缓解疼痛。
- 重建正常的解剖结构和功能。
- 早期活动和恢复儿童正常活动。
- 避免不必要的和反复的手法复位。
- 避免晚期并发症的发生。
- 适合患儿年龄和损伤类型的治疗方案。
- 以最小的损伤获得最佳的疗效。

6.2 闭合治疗

6.2.1 非手术固定

大多数儿童和青少年的上肢骨折可通过闭合复位和石膏固定治疗。虽然越来越多的儿童股骨骨折采用手术治疗，但牵引仍适用于 3~4 岁或以下的幼儿。维持骨折复位固定的唯一方法是应用塑形良好的石膏。通常来说，这需要一个管型石膏，要求有大量的衬垫并易于拆开。夹板和悬臂板仅用于那些无移位的骨折。

非手术治疗只适用于稳定型骨折；如果存在不稳定的迹象（如斜行骨折、同平面双骨折、完全移位骨折），应考虑确切的手术治疗。

6.2.2 手术固定

有固定指征的大部分患儿可通过闭合微创手术达到疗效。微创接骨技术，如弹性髓内钉（ESIN）、克氏针、空心钉，有时候甚至是钢板，均可考虑用于儿童骨折治疗。

儿童对于疼痛、感觉异常、循环障碍等提示并发症的症状描述是不可靠的。因此，对患儿体征的观察应规范、细致，必须经常、全面检查骨折远端肢体的血液循环和神经功能状态。

6.3 切开治疗

不论患儿年龄大小，复位困难或复位后难以维持满意位置的骨折应行手术治疗，除非可以确定后期再塑形满意。某些骨折（如不稳定前臂骨折、难以复位的股骨骨折）应避免多次不同的闭合手法复位和经皮或髓内固定。移位的关节内骨折应行切开解剖复位并坚强固定。

以下损伤 / 骨折普遍认为是切开 / 手术治疗和内固定或外固定的指征：

- 开放性骨折。
- 多发伤。
- 头部和脊柱损伤。
- 股骨颈骨折。
- 关节内骺板损伤（移位 >2 mm）。
- 多次手法复位难以成功的骨折。
- 骨折伴烧伤或其他严重的软组织损伤。

6.4 开放性骨折

和成人一样，开放性骨折是外科急症，需要积极治疗，以预防感染和永久功能障碍。各种成人软组织损伤分型同样适用于儿童开放性骨折（参见第 1 篇第 5 章和第 4 篇第 2 章）。在成人，Ⅲ C 型下肢开放性损伤截肢率高，保肢常常不切实际。

在儿童，应当尽一切努力保肢。

早期截肢仅限于挽救患儿生命。儿童对软组织缺失的耐受力远比成人好。

清创术应积极、彻底，必须切除所有毁损的无活力组织（肌肉、皮肤、骨骼等）。清创术前后均应充分冲洗伤口。

6.5 骨折的手术固定

儿童骨折不需要强大的内植物固定也可达到良好疗效。儿童的好动性对疾病的管理反而有益，因此通常不需要物理治疗。此外，儿童骨折术后夹板固定一般不会导致长期关节僵硬，局部慢性疼痛综合征也很罕见。

弹性髓内钉（ESIN）是治疗体重低于 50~60 kg 患儿骨干骨折的标准疗法。骨骺区骨折可选用多种内植物，最常用的为钢丝和螺钉[18]。

小螺钉（用于股骨近端的 6 mm 螺钉除外）、空心螺钉、克氏针用于治疗关节周围和关节内骨折。由于钢板取出术创伤较大，但取出钢板又是为了防止骨过度生长所必需的，因此钢板很少用于儿童骨折。儿童骨折常应用外固定架，尤其适用于开放性骺端骨折及股骨骨折，但使用时应避免骺板损伤。一般来讲，克氏针可穿过骺板，而拉力螺钉不能。理论上，克氏针应低速进入并以合适角度穿过骺板。

穿过骺板放置克氏针时，必须避免重复钻入、从同一个点钻入多根克氏针，以及从很边缘的位置插入克氏针，以使对骨骺生长带的损伤最小化。

一般来说，克氏针在术后 3~4 周可取出。若必须以螺钉穿过骺板则应尽早取出。

对于关节内骨折，应解剖复位所有骨折块，并以骨块间拉力螺钉坚强内固定。螺钉可置于干骺端和（或）骨骺（E/3 和 E/4 型）[19]，但均需与骺板平行。如患儿骨折处于生长期，这些螺钉通常需手术取出。克氏针不能起加压作用，外露针尾还增加感染概率，且必须辅以石膏外固定。

弹性钛钉髓内固定技术临床上用于 3~4 岁儿童和青春期青少年的骨干骨折，这取决于患儿体型、体格发育和体重（不超过 50~60 kg）。使用尾帽使得弹性髓内钉的使用指征扩大到更复杂的骨折和更年长儿童（图 4.4-3）。10%~12% 的患儿需要外固定，主要包括年长、体重较大的患儿或股骨、胫骨的复杂不稳定开放性骨折患儿（图 4.4-4）。

再次手术及某些特殊情况下，可选用钢板固定，此时最好采用微创技术。1993 年的一项流行病学调查显示，儿童创伤钢板的使用率从过去的 60% 降至 5%[19]。

干骺区内植物移除手术应在 X 线提示有可见骨痂的骨折愈合之后施行。在骨干区域，尤其是应用弹性髓内钉技术，应达到完全固化和再皮质化。固定前臂的弹性髓内钉应在 6 个月左右取出。患儿有时可发生再骨折，尤其是使用外固定者。

7 骨折各论

7.1 肱骨骨折

7.1.1 肱骨近端骨折

肱骨近端对成角（12 岁以下，成角小于 60°）和移位（骨骺仍有 2~3 年生长期者可以接受完全移位）均有很强的矫正潜力，因此骨折后对位不良和功能障碍很少发生。大多数病例，包括断端重叠的移位骨折，只要有 2 年的骨骺生长期，均可完全再塑形。任何未能塑形的畸形，包括旋转畸形，可由肩关节超常的活动范围代偿。因此这些骨折可采用非手术治疗。对于 10~12 岁的儿童，小于 60° 的成角在医学上是可接受的，但是家长常不能接受。对于年龄较大者（女孩 >12 岁，男孩 >14 岁），仅可接受不超过 50% 的移位。因此，完全移位的骨折应当复位，采用逆行弹性髓内钉进行内固定可以获得良好的稳定性，并允许早期活动。针对很少发生的肱二头肌腱嵌入骨折断端的情况，要求切开复位弹性髓内钉内固定。克氏针固定后需辅助制动，存在伤口感染和钢针移动的风险，仅用于个别情况。弹性髓内钉固定允许比较早期活动且可避免克氏针固定的并发症，是肱骨近端骨折切开复位内固定的选择。

此技术首先从肱骨远端外侧进入，仔细操作，注意保护桡神经，钻入两根弹性髓内钉至远端骨折线，待闭合或切开复位完成后，轻柔敲入这两根针直至跨过骨折线进入近端骨折块（图 4.4-5）。

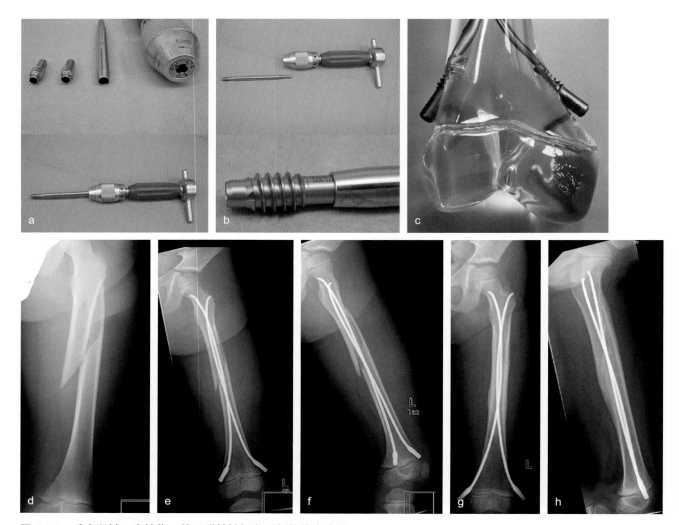

图 4.4-3 手术器械，内植物，使用弹性钛钉和尾帽的临床病例。

a-b 自攻尾帽和尾帽适配器。

c 尾帽安装在一个透明模型上，可见只有螺纹的远端部分与骨接触。

d-h 应用钛制弹力髓内钉辅以尾帽治疗股骨长螺旋形骨折。图 h 显示愈合效果。

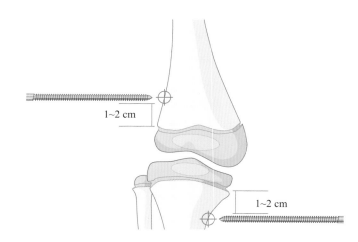

图 4.4-4 钻入外固定架的固定针时，应谨记生长板的厚度仅约 4 mm。为避免生长板过热，应在干骺端距离骺板 1~2 cm 处手动钻入 Schanz 螺钉。在骨骺区可钻入细钢针和 Schanz 螺钉而不损伤骺板。

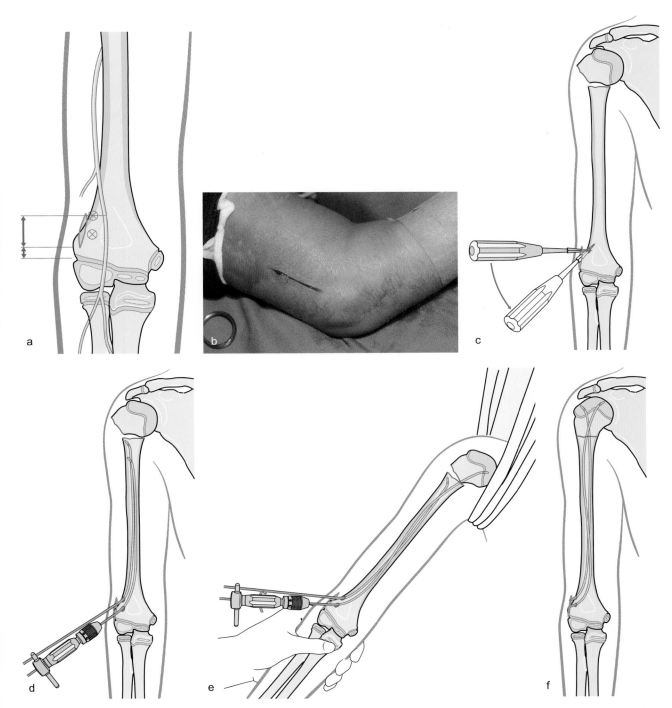

图 4.4-5 弹性髓内钉（ESIN）治疗肱骨近端骨骺分离和近侧干骺端骨折。如图所示，这是一项简单的、适合儿童的技术。

a 肱骨远端生长板上 1 cm 外侧入路。

b 临床手术入路。

c 干骺端骨折完全移位，用骨锥开口。

d 按照单侧技术，其中一根钉预弯成"C"形，另一根预弯成"S"形。

e 手法间接复位肱骨并用弹性钛钉进行内固定。

f 最终完美复位。

7.1.2 肱骨干骨折

肱骨干骨折多见于大龄儿童。由于其再塑形能力和成角畸形的耐受力高，大多数患儿可行非手术治疗。然而，由于社会经济的因素：患儿舒适感、早期活动、早期复课等，年长儿童钛制弹性髓内钉（TEN）固定的指征正快速增加。

骨折伴桡神经损伤并不是手术的指征。与成人的治疗原则相同，如治疗过程中出现桡神经损伤症状，则需行手术探查。

非手术治疗指征：

· 任何年龄段的稳定、无移位的骨折。

· 成角小于 30° 的稳定骨折。

· 任何年龄段有可以接受的移位的稳定骨折。

建议用颈臂悬吊带固定 3~4 周。如骨折需在麻醉下复位，我们建议做确定性固定。

手术治疗的指征：

· 多发伤患儿（即使是幼儿）。

· 年龄超过 10~12 岁的儿童。

· 需麻醉下复位的不稳定的移位骨折。

笔者倾向于弹性髓内钉治疗。术后无需辅助制动，且可于术后 3~4 个月取出髓内钉。

7.1.3 肱骨远端骨折

肘关节损伤在儿童较为常见，必须鉴别关节外（肱骨髁上）骨折和关节内（肱骨髁）骨折。由于肘关节骨骺形态不规则，存在很多突起，因此经验欠丰富的医生诊断肱骨远端骨折会有一定困难。关节内损伤的一个可靠间接体征是"脂肪垫征"或"关节积脂血症"。避免做双侧 X 线对比检查，因为它不能弥补对解剖知识的缺乏。对于肱骨髁上骨折，有无旋转移位是治疗方法选择的依据。髁上骨折的儿童长骨骨折分类法则有助于治疗方法的选择[16, 17]。超声检查越来越多地用于诊断，尤其是幼儿关节内骨折的诊断。

肱骨髁上骨折

治疗肱骨髁上骨折，必须鉴别有无旋转移位，因为这将对治疗产生影响。无旋转移位骨折（13–M/3.1 Ⅰ + Ⅱ）通常不做麻醉就可以进行闭合复位、颈臂悬吊带制动。而大多数有旋转移位的骨折（13–M/3.1 Ⅲ + Ⅳ）必须在麻醉下闭合复位经皮克氏针固定。

一般来讲，肱骨髁上骨折复位之后应当行经皮克氏针固定，因为为了维持复位而极度屈曲位肘关节，可引起骨筋膜室综合征。克氏针可行交叉固定，也可均在外侧固定。如果仅选择从外侧入针固定，应注意肘关节两柱的稳定性。此时要使用大直径（≥ 2 mm）的克氏针并且两针要散开，如有必要，可加用第三根克氏针（图 4.4-6）。

小型外侧外固定架是某些无法复位骨折避免切开复位的极好选择。该技术也适用于严重肿胀、骨折延迟诊断（漏诊）、克氏针固定术后二次移位（尤其是旋转移位）、神经和（或）血管损伤的病例（图 4.4-7）[18, 19]。

有多种手术入路可进行切开复位。神经血管探查需采用前方入路。外侧入路是显露肱骨最为表浅的入路，可滑动手指拨开软组织确保骨折复位，也可以加上内侧入路。许多外科医生青睐直接经肱三头肌腱的后方入路，虽可暴露骨折部位，但多数情况下会切断软组织铰链，因此要尽可能避免。

只有骨折复位后持续存在手苍白、无脉时，才需要行肱动脉探查术。

肘关节周围的侧支循环非常丰富，即使肱动脉发生阻塞，远端灌注仍正常满意。若手的颜色是粉红的，且毛细血管充盈良好（粉红的、无脉搏的手），则无需超声和血管造影等检查。若对苍白、无脉的手做探查，应同时行筋膜切开术，因为再灌注损伤和骨筋膜室综合征将导致缺血性肌挛缩。

复位不良、固定不足，尤其是未能纠正的旋转移位，可导致肘关节内翻畸形。如果肘关节内、外侧柱都稳定复位，内翻畸形就不会发生（图 4.4-8）。

肱骨髁部骨折

肱骨外髁骨折属于 Salter-Harris Ⅳ 型损伤，其诊断异常困难，尤其是当内侧骨折线仅延伸至厚厚的软骨时。完全移位的骨折通常容易辨认，需行切开复位内固定治疗，用干骺端拉力螺钉或两根散开的克氏针固定（图 4.4-9）。固定之后应检查肘关节的稳定性。手术入路可选择外侧或后外侧。这些骨折块很大程度上为软骨所覆盖，确保其血供没有遭到破坏是必要的。

外髁移位骨折漏诊的结果必然是假关节的形成，也会导致肘外翻及尺神经的问题，或者由于外髁的不稳定和过度生长造成肘内翻。

肱骨内髁的损伤非常罕见。肱骨滑车骨化得晚，可能被误认为是上髁骨折。治疗同肱骨外髁骨折的一致。内、外髁同时骨折会导致 Y 形骨折，这类损伤仅见于年龄较大的儿童。与成人不同的是，儿童几乎没有关节内粉碎骨折。不稳定 T 形骨折应当经后方入路用常规方法切开复位。在年幼患儿，两个关节骨块固定之后，用克氏针固定就够了。关节和骺板必须精确固定。

内上髁骨折

内上髁骨折最常是肘关节脱位又自行复位的结果（图 4.4-10）。在这些情况下辨认脱位及内上髁骨折有困难。偶尔内上髁在关节内移位，而关节的不协调理应做出诊断。对需要固定的内上髁骨折的移位程度存在争议，移位小于 0.5 cm 是可接受的，而大于 1 cm 的移位则是不可接受的，因其可导致肘关节不稳。

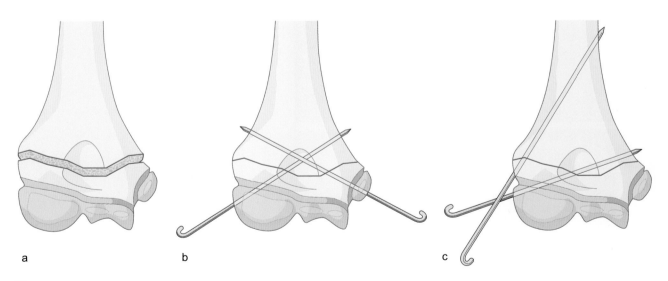

a   b   c

图 4.4-6

a 肱骨髁上骨折。

b 闭合复位后，行经皮克氏针交叉固定。两根克氏针分别从内外侧进入，需注意避免尺神经损伤。克氏针必须走行于骨质内并穿过鹰嘴窝，这样，每根克氏针均可穿过四层皮质。

c 如果两根克氏针均从外侧钻入，则需选用 2 mm 克氏针。两根克氏针必须散开，一根需经鹰嘴窝固定内侧柱，另一根尽量垂直于骨折线以固定外侧柱。两根针均应穿过肱骨对侧皮质。

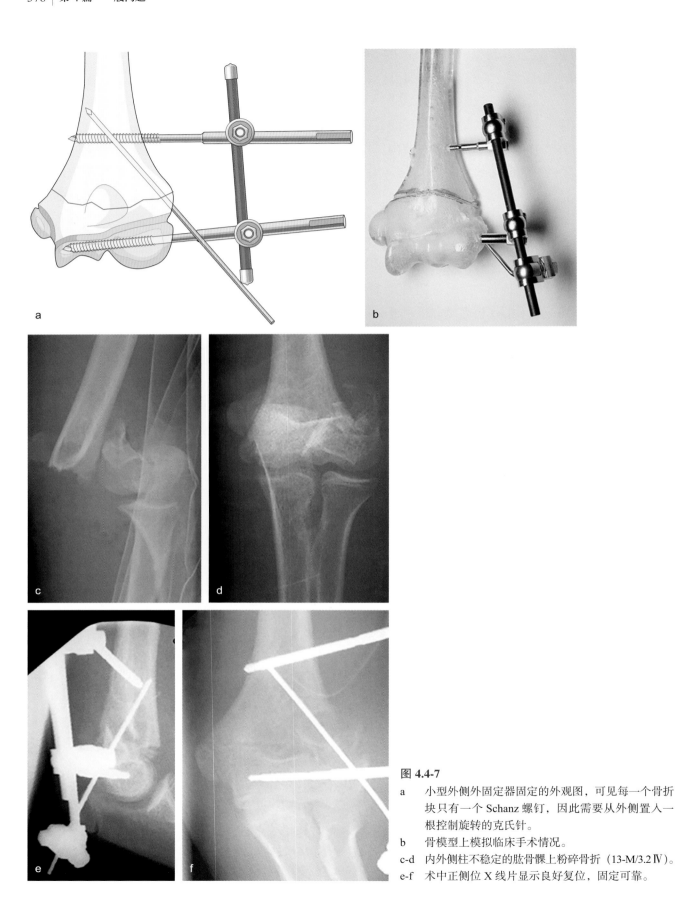

图 4.4-7

a 小型外侧外固定器固定的外观图，可见每一个骨折块只有一个 Schanz 螺钉，因此需要从外侧置入一根控制旋转的克氏针。

b 骨模型上模拟临床手术情况。

c-d 内外侧柱不稳定的肱骨髁上粉碎骨折（13-M/3.2 Ⅳ）。

e-f 术中正侧位 X 线片显示良好复位，固定可靠。

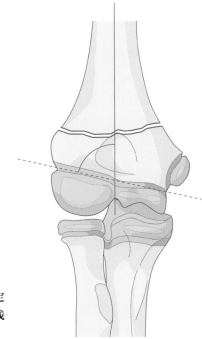

图 4.4-8 Baumann 角是指肱骨外髁骺板和肱骨干长轴之间的夹角。骨折复位和固定后，此角应与健侧一致（通常是 70°~75°），超过 75° 表示肘内翻。最好在侧位 X 线片上判断旋转移位的复位情况。

图 4.4-9

a 肱骨远端外髁骨折（Salter-Harris Ⅳ型）。

b 如果干骺端骨折块足够大，可以经后外侧手术入路拧入干骺端拉力螺钉以固定骨折块。

c 对于年幼的儿童，可使用克氏针固定，应按图示方式精确钻入。

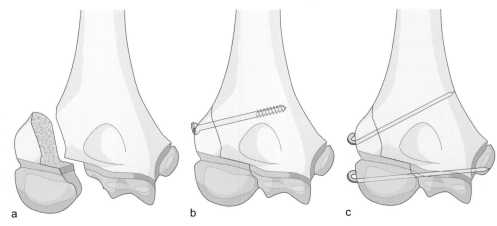

图 4.4-10 肱骨远端内上髁骨突损伤。年幼儿童可用克氏针固定，而骨骼接近成熟的儿童应使用螺钉固定，并需确保尺神经走行的骨面光滑。

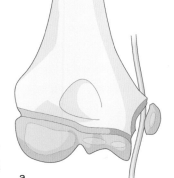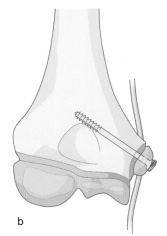

7.2 前臂骨折

7.2.1 前臂近端、桡骨头和桡骨颈骨折

桡骨近端骨折占肘关节骨折的 10%~15%，可累及干骺端或骺板（Salter-Harris Ⅰ型或Ⅱ型）。真正意义上的桡骨头骨折（Salter-Harris Ⅲ型或Ⅳ型）较少见，因其可导致严重的生长紊乱，必须进行手术治疗。在儿童桡骨头完全骨化之前，骨折的诊断较为困难，X 线和超声检查的间接征象对诊断有一定帮助。桡骨头的血供与股骨头相似，骨折移位和骨折治疗过程均有可能损伤桡骨头血运。此类骨折可伴发骨生长紊乱甚至缺血性骨坏死。

桡骨颈对成角畸形的耐受度较高，但对骨折移位的耐受度较低。

这是因为很小的移位也会增加环状韧带下的桡骨曲度，妨碍前臂旋转。对于 10 岁以下的儿童，桡骨颈成角 40°~50° 是可以接受的；而对于 10 岁以上的儿童，成角大于 30° 即应考虑纠正。

如果采用 Métaizeau 提出的治疗方法 [20]，桡骨颈骨折几乎不需要切开复位。使用一根弹性髓内钉或一枚末端轻度弯曲的克氏针，大部分骨折能够复位对合维持在相应位置上（图 4.4-11）。完全移位的桡骨近端骨折需要另外用一枚粗克氏针或斯氏针作撬棒协助复位。术后无需石膏固定，应当立即开始前臂的旋转锻炼。

7.2.2 孟氏骨折（D/6）

典型的孟氏（Monteggia）骨折是指尺骨骨折合并桡骨头脱位。年幼儿童发生的孟氏骨折中，尺骨骨折可能极为靠近近端，如鹰嘴骨折，从而会掩盖桡骨头的脱位。

孟氏骨折治疗的目标是桡骨头的精确复位。

治疗尺骨的稳定性青枝骨折，闭合复位后用旋后位石膏固定即可，1 周后需复查 X 线。若属于不稳定性骨折，必须进行尺骨的解剖复位，此时桡骨头可自行复位。虽然应用弹性钉通常可以获得满意的固定，但少数病例可能需要小钢板固定。

孟氏骨折常常发生在幼儿身上。这个年龄段儿童的孟氏骨折常常被漏诊，因为尺骨骨折不明显，只是有轻微的变形。尺骨的生理弯曲必须纠正，并且必须维持住尺骨骨折的复位（可能会比较困难），这样就可以维持桡骨头的复位（图 4.4-12）。

7.2.3 前臂骨干骨折

对 6 岁以上患儿，不稳定的前臂双骨折需要进行手术治疗，因为非手术治疗术后的前臂功能通常比较差 [21]。许多医生把外科干预的年龄界限降低到 4 岁（甚至 3 岁）。手术适应证的扩大与孩子家庭的社会经济环境有关（如父母都在工作 / 上学和运动）。使用弹性钉是合理的，因为弹性钉可以使用微创技术（图 4.4-13）。该技术已取代传统的钢板固定技术，但对于年长且几乎没有生长潜能的青少年的不稳定性骨折，仍可选用钢板治疗。

7.2.4 桡骨远端骨折

儿童桡骨远端移位骨折分为两型。一型骨折线位于干骺端或骨干与干骺端的交界处，如果该型骨折中桡骨远端完全移位，应行闭合复位、克氏针固定，并防止骨折再次移位和成角（图 4.4-14）。此方法的优点被许多病例总结和随机对照试验所证实。其他干骺端骨折，通过闭合复位、管型石膏固定来治疗。二型为骺板骨折，此型骨折应当复位并用石膏管型固定，只有很少情况不稳定需要用克氏针固定。

骺板骨折复位后如出现再移位，应当任其改型，因为再次进行手法复位会造成骺板生长受限。

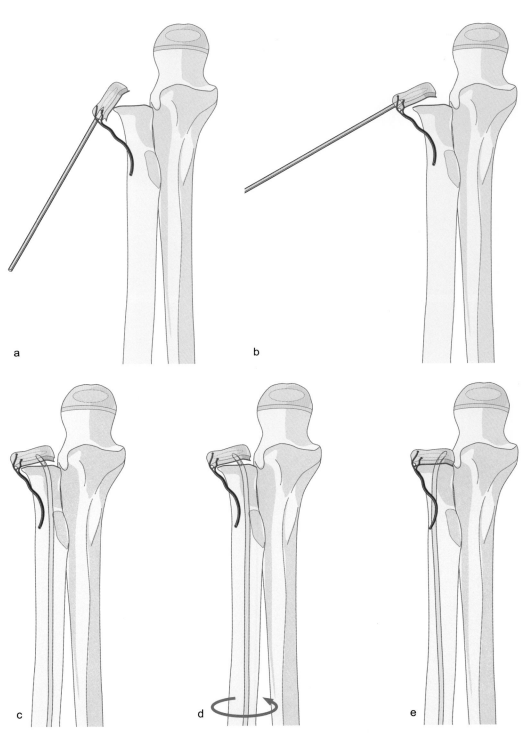

图 4.4-11　Métaizeau 等 [20] 建议先经皮用探针轻柔地使桡骨头部分复位，然后旋转弹性钛钉，通过其弯曲的尖部达到完全复位。

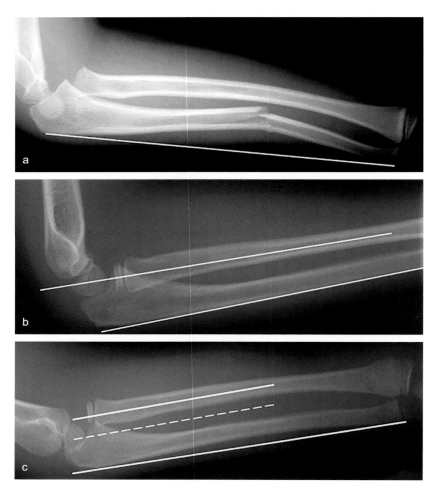

图 4.4-12 幼儿孟氏骨折。

a 尺骨的青枝骨折不能被忽视，因其会导致桡骨颈脱位。

b 幼儿正常的前臂侧位 X 线片，桡骨干的中心线必须通过肱骨小头的中心，尺骨必须是直的。

c 尺骨弓形骨折（弹性形变），注意尺骨不是直的，桡骨的中心线不再通过肱骨小头的中心。

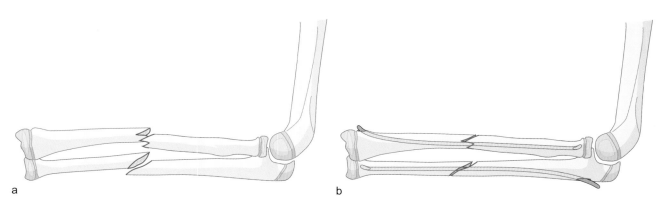

图 4.4-13 不稳定的尺、桡骨双骨折宜采用闭合复位、弹性髓内钉固定。术后处理通常是功能锻炼，不上管型石膏，虽然可能有指征用夹板镇痛，难得需要钢板内固定。

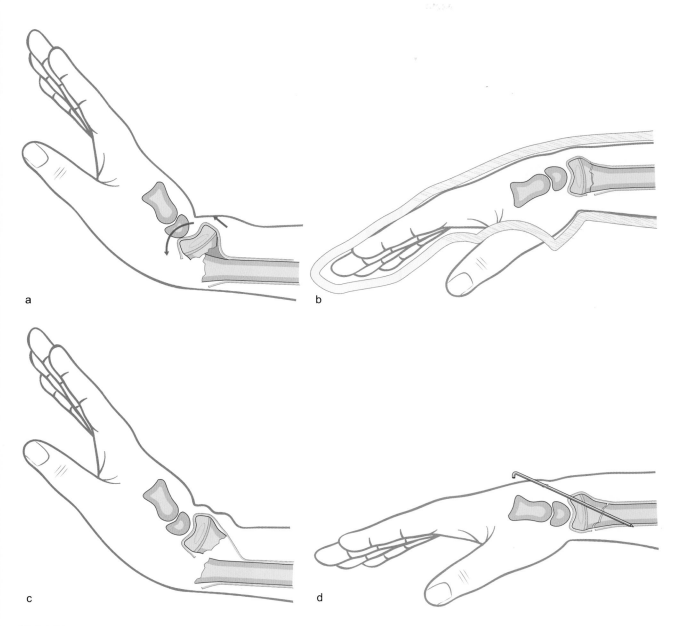

图 4.4-14

a 桡骨远端骨折成角，背侧骨膜铰链完好。

b 手法复位，并用三点接触的石膏管型固定（有弧度的石膏管型固定的结果为骨头是直的）。

c 如果骨折完全移位，骨膜铰链就断裂。

d 该类型骨折不稳定，可能需要克氏针固定。

桡骨远端的再塑形，甚至塑形得不怎么好，也总能获得良好效果。有文献报道，矢状面成角畸形15° 以及短缩畸形 1 cm 均可获得可靠的再塑形[22]。在年幼的儿童背侧成角畸形 30° 也可获得良好的再塑形。对 10 岁以下儿童来说，桡骨远端完全移位也可以重新塑形，不会遗留功能障碍。

7.3 股骨骨折

7.3.1 股骨近端骨折

儿童股骨颈骨折的治疗原则是尽早手术、解剖复位、坚强固定。手术医生一定要注意保护股骨头血运（图 4.4-15）。

股骨颈骨折早期，周围支持带中大部分血管依然完整，骨折的移位会造成这些珍贵的血管扭曲，人们认为它是血管闭塞和血栓形成的原因（图 4.4-15）。

关节内积血可能会造成关节囊内压增高，进一步加重股骨头骺板的缺血。

移位的儿童股骨颈骨折应避免手法复位，以防进一步损害任何残留的血液供应。

儿童股骨颈骨折置入 3 枚 3.5 mm 或 4.5 mm 骨皮质螺钉、带螺纹克氏针、6.5 mm 或 7.5 mm 空心骨松质螺钉而获得坚强内固定。如果股骨头干骺端的骨折块小于 2~3 cm，螺钉应当穿过骺板以达到足够稳定的固定。使用一些角度固定装置我们可以对骨折进行更稳定的固定，例如 3.5/5.0 mm 规格的小儿 130° 骨折锁定加压接骨板（LCP），它可以提供良好的角度和旋转稳定性。我们可以从臀中肌和阔筋膜张肌之间显露髋关节囊（Watson-Jones 入路），然后"T"形切开关节囊。在将拉钩放进股骨颈时，要特别注意避免损伤在骨膜下包绕骨头的支持带血管。一旦复位成功，就用克氏针进行固定，通过屈曲和旋转髋关节检查复位，特别是股骨距平面的复位情况。骨折最终固定以后，从不完全缝合切开的关节囊，以避免再次发生关节囊内压的增高。应用空心骨松质螺钉这种方式的内固定带来便利。对于股骨颈基底部骨折，作者首选的固定技术是使用小儿 130° 锁定加压接骨板（图 4.4-16）。

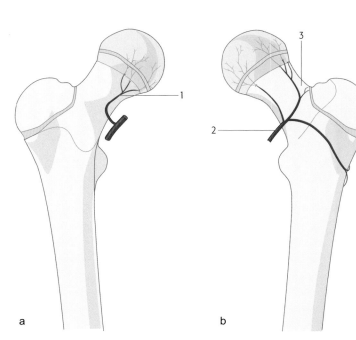

图 4.4-15 股骨头的血运。
a 旋股外侧动脉发出的前支供应股骨头前、下方血运（1）。
b 由旋股内侧动脉发出的后支供应股骨头 5/6 的血运（2）；需要注意的是，其上支行经梨状窝附近，沿股骨颈上行（3）；损伤该血管会造成儿童股骨头缺血性坏死，因此成人型髓内钉禁用于儿童患者。

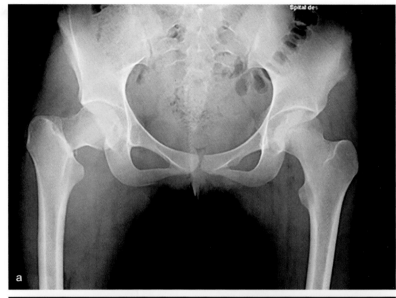

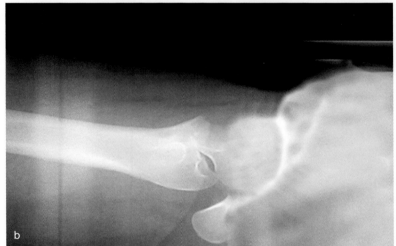

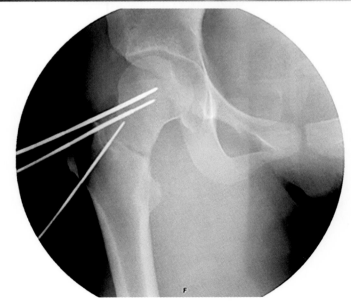

图 4.4-16 14 岁男孩，完全移位的股骨颈基底部骨折。

a 骨盆正位。

b 髋关节轴位片。

c 图示经臀肌的外侧入路，使用撬棒进行术中复位的技术。

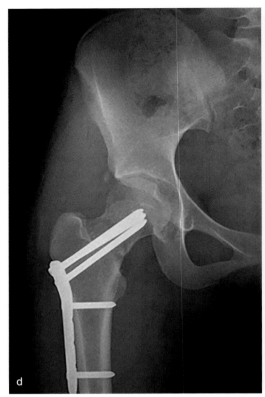
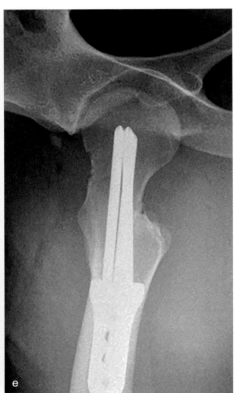

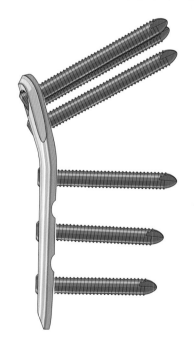

图 4.4-16（续）

d-e 良好复位内固定术后 4 周复查髋关节正位
　　和轴位片，允许部分负重。

f 　儿童髋关节 130° 锁定加压接骨板（3.5 mm
　　和 5.0 mm 规格）可应用于股骨近端骨折
　　的固定。

如果需要，医生必须做好固定材料穿过骺板的准备（图 4.4-17）。2 或 3 枚螺钉穿过大的骺板，不会导致骨骺的生长停滞。只有股骨颈基底部骨折的固定可以不需要穿过骺板。

钢板是治疗儿童转子间和转子下骨折的首选内固定物，其中角度固定的内固定装置（5 孔、7 孔或 9 孔的儿童 130° 锁定加压接骨板）更为合适。

弹性髓内钉也可用于治疗上述骨折，尤其适用于骨囊肿导致的病理性骨折。此时，内侧的髓内钉必须穿过股骨距直达股骨头骺板下，外侧髓内钉应固定于大转子。有时，一些骨折需要 3 根细的髓内钉固定，其中 2 根应置于内侧还是外侧是由骨折部位和类型来决定的。但该内固定手术过程复杂，因此不常使用。

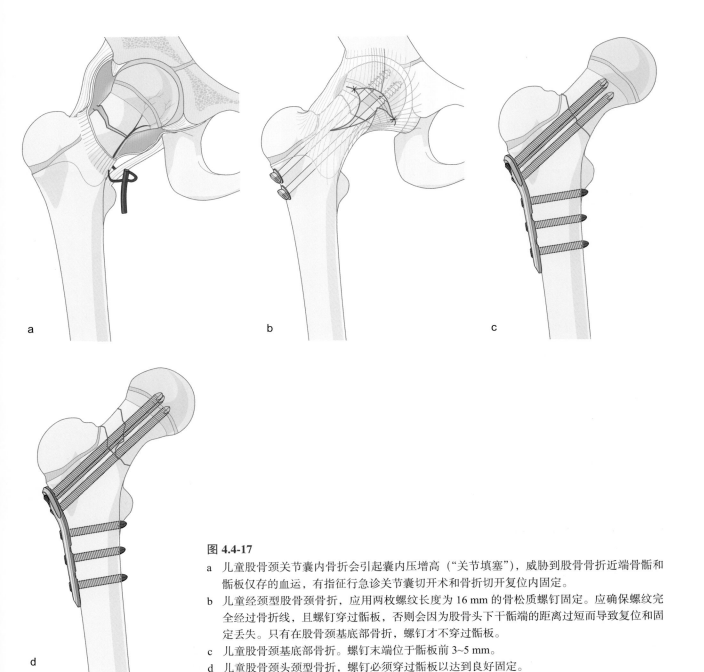

图 4.4-17

a 儿童股骨颈关节囊内骨折会引起囊内压增高（"关节填塞"），威胁到股骨骨折近端骨骺和骺板仅存的血运，有指征行急诊关节囊切开术和骨折切开复位内固定。

b 儿童经颈型股骨颈骨折，应用两枚螺纹长度为 16 mm 的骨松质螺钉固定。应确保螺纹完全经过骨折线，且螺钉穿过骺板，否则会因为股骨头下干骺端的距离过短而导致复位和固定丢失。只有在股骨颈基底部骨折，螺钉才不穿过骺板。

c 儿童股骨颈基底部骨折。螺钉末端位于骺板前 3~5 mm。

d 儿童股骨颈头颈型骨折，螺钉必须穿过骺板以达到良好固定。

禁止用成人型股骨近端髓内钉治疗儿童转子间和转子下骨折,原因是在髓内钉的置入过程中损伤股骨头的血运,进而导致股骨头缺血性坏死的极大风险。

此外,坚硬的骨松质会在这种内植物的置入过程中被破坏。

7.3.2 股骨干骨折

自从 Nancy 的团队引入了弹性髓内钉,儿童股骨干骨折的治疗理念在过去30年里发生了革命性改变[20-22]。现在,弹性髓内钉适用于治疗从5岁到青春期的绝大多数儿童股骨干骨折患者。股骨干的简单横断骨折、短斜行骨折和螺旋形骨折均是弹性髓内钉的适应证(图4.4-18,视频4.4-1)。

根据临床经验,更复杂的粉碎骨折(如AO分型 32-D/5.2)也可以用这种方法治疗(图4.4-19)。推荐使用尾帽对这些骨折进行额外的安全固定,尤其是对年龄大、体重大的儿童。这个简单的附加内植物可以增加股骨干的轴向稳定性,同时可以预防骨折发生塌陷。然而,横断骨折是使用尾帽的禁忌证[23]。

虽然外固定架也可以用于治疗股骨干骨折[24],但是即使在儿童,再次骨折的发生率也很高。弹性髓内钉技术有赖于儿童骨折愈合快,并且有些软组织常保持完整,可以起到铰链作用[21]。

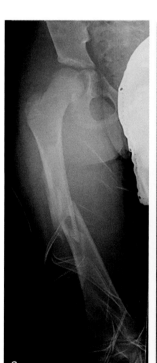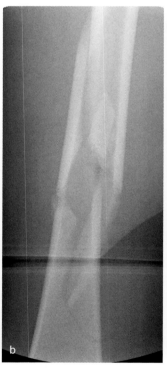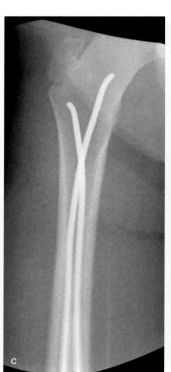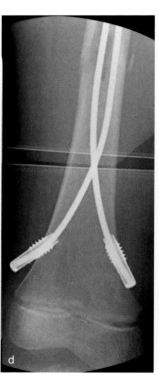

图 4.4-18 9 岁男孩股骨干粉碎骨折。
a   受伤的影像。
b   术前牵引的透视影像。
c-d 术中骨折复位和钛制弹性髓内钉固定的影像记录。注意尾帽的加压作用使髓内钉在很长的距离内展得又好又宽。

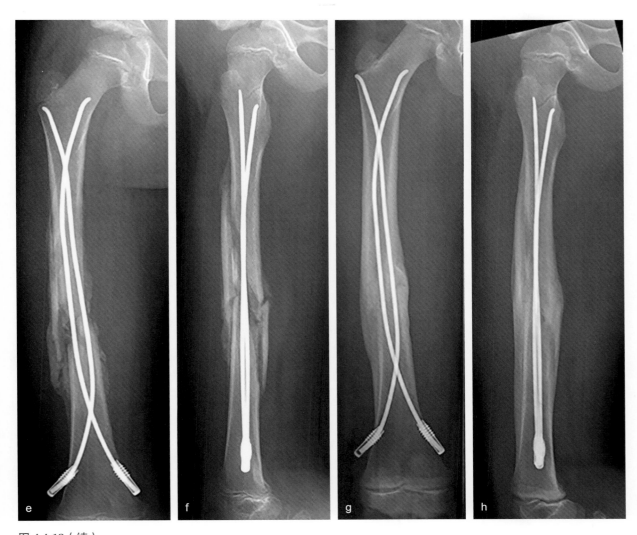

图 4.4-18（续）

e-f　4 周随访时，股骨干力线良好，骨痂丰富，允许负重。

g-h　4 个月后完全愈合。

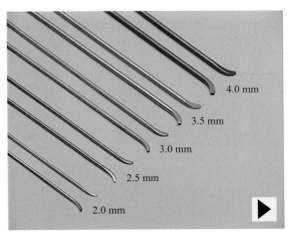

视频 4.4-1　钛制弹性髓内钉在股骨的应用。

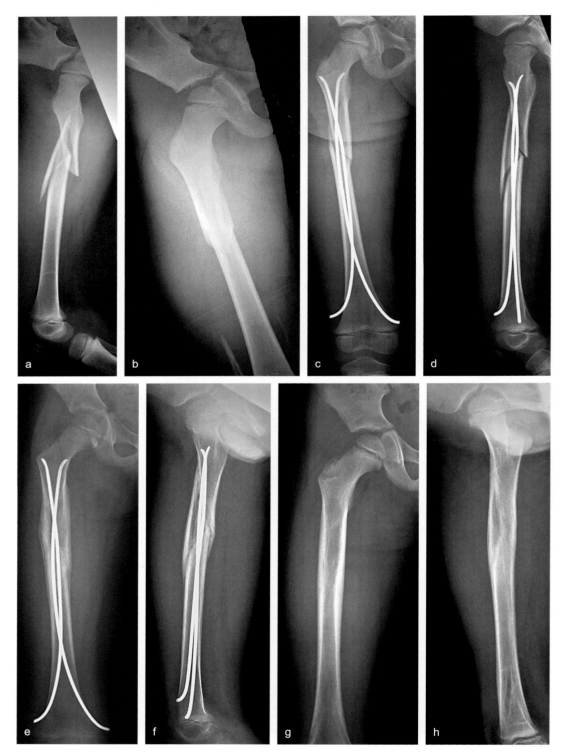

图 4.4-19

a-b　青少年移位、不稳定、螺旋形股骨转子下骨折。

c-d　用弹性稳定髓内钉固定：在牵引床上闭合复位，用预弯的 3.5 mm 钛制弹性髓内钉固定。

e-f　术后 8 周的 X 线片，患者术后 6 周即能完全负重行走。

g-h　术后 6 个月内植物取出后的 X 线片。

对青春期或大于 12 岁且体重较大的患儿，由于其髓腔狭窄，弹性稳定髓内钉的应用受到限制。在这个年龄组，特别是股骨干横断骨折、斜行骨折和粉碎骨折，通过精确的转子外侧入口，使用青少年股骨外侧髓内钉（ALFN），也是一种内固定的选择（图 4.4-20）。除了螺旋／解剖形态之外，直径 8.2 mm 或 9 mm 的髓内钉和这个年龄段儿童股骨的特殊解剖十分契合[25]。

钢板固定应当留在例外情况下使用（例如，年龄较大的儿童和二次手术者）。年龄较大，因为太胖无法用弹性髓内钉固定的青少年，钢板固定是股骨干骨折的选项治疗。如果可能，应当用微创接骨技术（MIPO）。

从梨状肌窝进钉的传统顺行髓内钉不论扩髓与否，都不应当用于生长期的儿童和青少年，因为插入髓内钉能够引起股骨头缺血性坏死。

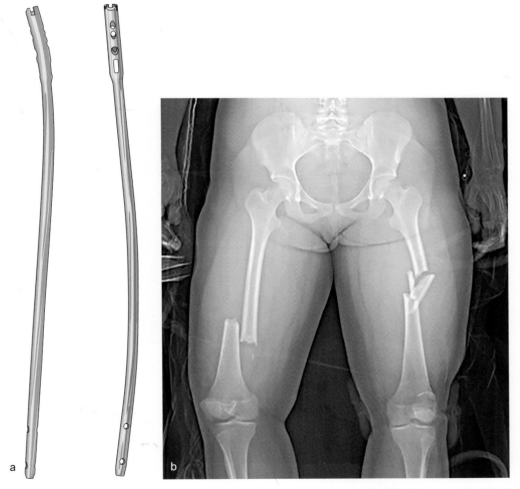

图 4.4-20 青少年股骨外侧髓内钉。14 岁女孩，双股骨骨折，右股骨横断骨折，左股骨粉碎骨折。

a 儿童股骨髓内钉示意图。

b 双股骨骨折的受伤影像。

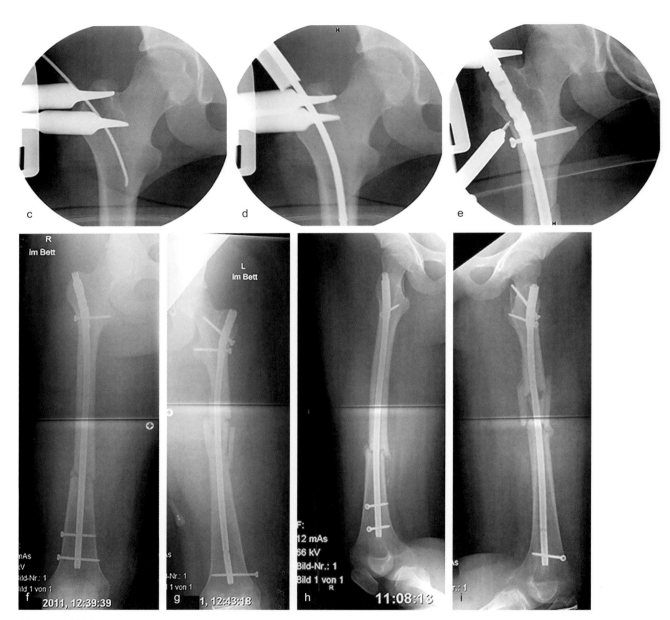

图 4.4-20（续）

c-e　髓内钉外侧进钉的不同步骤。

f-g　术后股骨正、侧位 X 线片。

h-i　术后股骨侧位片，双侧股骨的长度和力线均好。

7.3.3 股骨远端骨折

股骨远端骨折多数为 Salter-Harris Ⅱ 型骨折（AO 分型 33-E/1.Ⅱ）。该型骨折的复位和固定都比较困难，常常需要切开复位。达到确定性固定的方法：带螺纹的交叉克氏针，可能穿过骺板，或在干骺端骨块平行骺板置入骨松质螺钉，使用空心螺钉可给手术带来便利（图 4.4-21）。反复闭合手法复位会破坏生长板。尽管股骨远端骨折多为 Salter-Harris Ⅱ 型损伤，但其常会发生生长停滞。这种损伤常见于高能量损伤，会造成生长板形变以及增殖细胞层的损伤。

年龄极小的儿童发生股骨远端骨折可能是非意外伤害引起的象征。

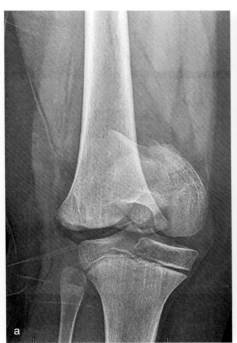
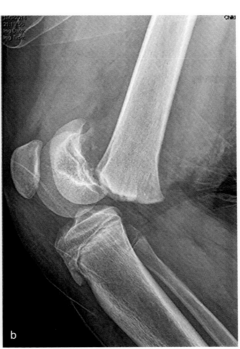
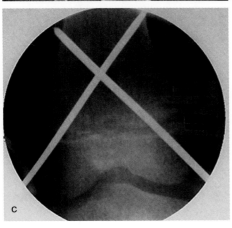

图 4.4-21　12 岁男孩，股骨远端 Salter-Harris Ⅰ 型骨折。此型骨折与膝关节脱位类似，可以导致神经和血管损伤。

a-b　伤后的膝关节正、侧位片。

c　复位克氏针固定的术中影像。用此技术，愈合过程中克氏针位于关节内形成关节感染的通道。股骨远端骨折的愈合时间是肱骨远端骨折的 2 倍。

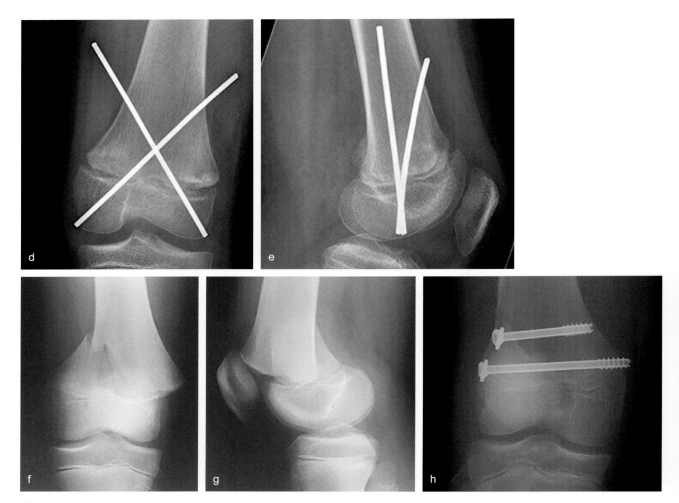

图 4.4-21（续）

d-e　备选方案：克氏针向近端推进使克氏针尾端位于骨内。这可预防关节感染（要了解内侧的血管）。

f-g　13 岁女孩 Salter-Harris Ⅱ 型骨折的受伤影像，干骺端楔形骨折块短。

h　　闭合复位经皮空心拉力螺钉内固定后的 X 线片。

7.4 胫骨骨折

7.4.1 胫骨近端骨骺骨折

　　儿童胫骨结节骨折少见，多由直接创伤所致。该损伤常易被漏诊，尤其是在年幼儿童，常造成进行性膝关节反应畸形。因此，看得见的骨折必须用（空心）拉力螺钉固定（图 4.4-22 a-d）；在很小的幼儿，张力带钢丝可能就够了（图 4.4-22 e）。

　　胫骨髁间棘前部的移位骨折常由前交叉韧带的撕脱造成，而发生于儿童和青少年的骨折应通过关节镜或关节微创手术进行复位和良好固定。无论用何种方法，骨折块一定要放回半月板韧带下的位置。我们还可以通过关节内入路应用拉力螺钉固定骨折块（图 4.4-22 f-g）。另一种方法是在骨块上平行钻两个孔，用可吸收缝线穿过孔道环扎固定骨块（图 4.4-22 h-i）。由于胫骨髁间棘撕脱之前，前交叉韧带一直处于拉伸状态，因此将骨块放回原来的位置是手术操作的重要步骤。术后膝关节用中立位支具固定 4~5 周（期间允许轴向负重），这一方法也可以用于治疗移位不明显的胫骨髁间棘骨折。

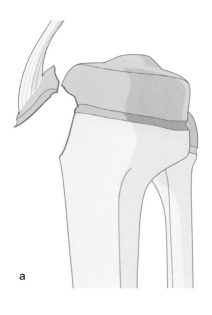

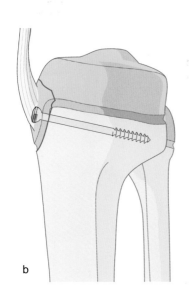

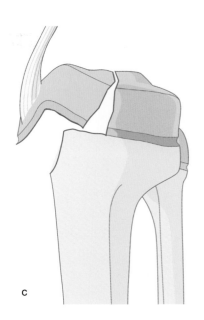

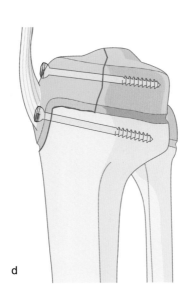

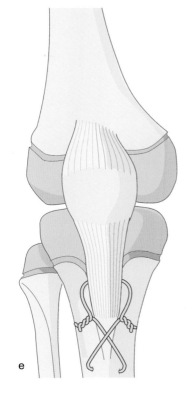

图 4.4-22

a-d 青少年胫骨结节撕脱骨折需要解剖复位和拉力螺钉固定。

e 幼儿胫骨结节撕脱骨折也可以用缝线或钢丝固定。

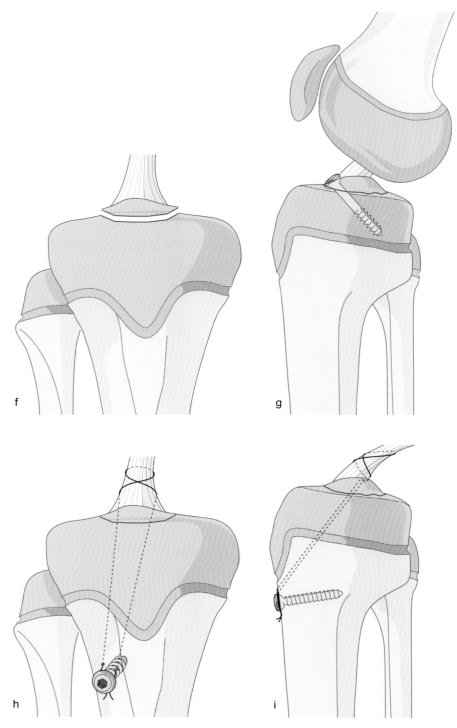

图 4.4-22（续）

f-g 胫骨髁间棘前部移位骨折，用短拉力螺钉固定。

h-i 胫骨髁间棘大的撕脱骨块可以用以下方式固定：将一根可吸收缝线置于前交叉韧带止点，
从撕脱骨块的基底穿出，经跨越骺板钻的两条骨隧道从胫骨前皮质出来，将线拉紧缚于
胫骨前一枚短的骨皮质锚定螺钉上。

7.4.2 胫骨干骨折

胫骨干骨折是儿童下肢最常见的骨折，复位后石膏管型固定是标准的非手术治疗方法。未合并腓骨骨折的单纯胫骨骨折应引起足够重视。由于腓骨是完整的，内翻成角畸形很常见。大多数情况下，这种畸形可随着时间自行矫正。单纯胫骨干骨折常用跨越膝关节管型石膏固定。如果管型石膏固定后，患肢仍存在成角畸形，可在伤后 1 周行石膏楔形切开，以纠正成角。

不需要去复位的胫腓骨稳定骨折无需解剖复位，管型石膏是个安全可靠的治疗方法。比较不稳定的小腿骨折会出现进行性短缩，不像小腿轴向力线不正那样容易纠正。

不稳定或移位的胫骨干骨折应在全麻下复位，如果闭合复位后仍不稳定，或需要切开复位时，弹性髓内钉[20, 21]或外固定架可以作为理想的治疗手段。对于严重粉碎骨折、体重较大或肥胖的患儿来说，钢板内固定术仍然是一种得到公认和证实的选择。由于经典的髓内钉技术会损伤儿童的骨骺和骺板，因此禁用于儿童胫骨干骨折。

骨筋膜室综合征在青少年胫骨闭合性骨折中似乎更为常见。发病原因可能是，在这个年龄段，筋膜特别坚韧和缺乏弹性，其正常舒张压也低于成人。

患儿一旦出现严重小腿骨筋膜室综合征或有出现的征兆，应立即行小腿骨筋膜室切开减张，然后行下肢骨折的手术固定。

胫骨远侧干骺端外翻骨折比较罕见，亦可合并腓骨骨折。此类损伤有进行性外翻畸形的趋势，而且内侧骨折的愈合会缓慢。骨折对线不良需早期使用管型石膏纠正，或用小腿内侧外固定架对骨折间隙进行加压。

儿童胫骨远端骨折原则上应行非手术治疗，但下列情况必须采取手术治疗：

· 严重不稳定骨折。
· 进行性内翻或外翻畸形。
· 开放骨折。
· 严重软组织闭合损伤，包括脱套伤。
· 骨筋膜室综合征。
· 多发伤患儿的胫骨骨折。

7.4.3 胫骨远侧骨骺和干骺端骨折

任何胫骨远端骨折均可能导致生长板功能紊乱或生长停滞。这也适用于 Salter-Harris Ⅰ 型和 Ⅱ 型骨折及更复杂的损伤类型。

对无移位或无明显移位的骨折主要是用管型石膏进行非手术治疗。对明显移位的骨折，可以尝试麻醉下闭合复位。然而，复位前应完成术前告知，如麻醉下闭合复位失败，应立即行切开复位内固定，可以用克氏针、3.5 mm 或 4.0 mm 经皮螺钉固定（图 4.4-23）。

青少年在骨骼发育过程中，骺板是逐渐闭合的，在此过程中可能会发生特殊类型骨折。可以看到以下两种典型损伤：双平面骨折或称青少年 Tillaux 骨折（单纯骺板损伤），以及三平面骨折（累及干骺端）（图 4.4-24）。骨折线可能延伸到关节或内踝。任何大于 2.0 mm 骨折间隙都应手术治疗以达到解剖复位。小型空心螺钉是首选的内植物。对于骨生长即将停止的骨折患儿，螺钉可以穿过骺板。术前 CT 扫描有助于明确骨折类型、评估骨折移位，以及设计固定方式。

在年龄小的儿童，这个节段骨头发生骨折可以是非意外伤害的象征。

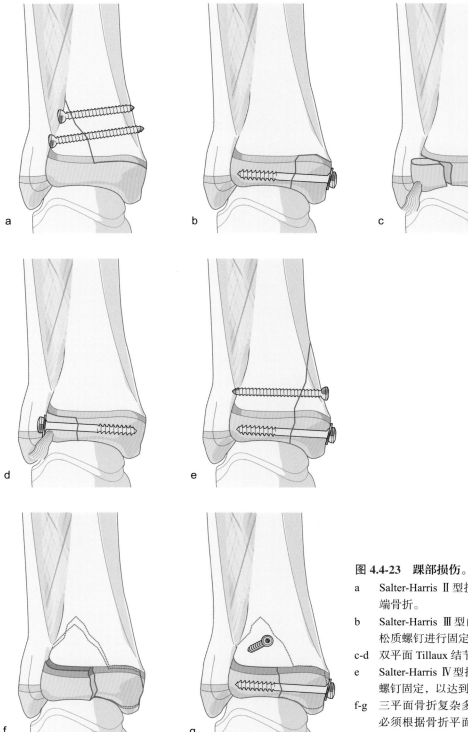

图 4.4-23　踝部损伤。

a　Salter-Harris Ⅱ 型损伤可用 1~2 枚空心螺钉固定干骺端骨折。

b　Salter-Harris Ⅲ 型内踝骨折解剖复位后用 4.0 mm 骨松质螺钉进行固定（螺钉完全在骺板内）。

c-d　双平面 Tillaux 结节骨折可以用骨骺内拉力螺钉固定。

e　Salter-Harris Ⅳ 型损伤可以在生长板上、下各用 1 枚螺钉固定，以达到骨折的绝对稳定。

f-g　三平面骨折复杂多样。干骺端或骨骺部的拉力螺钉必须根据骨折平面置于合适位置。儿童腓骨骨折一般无需固定。

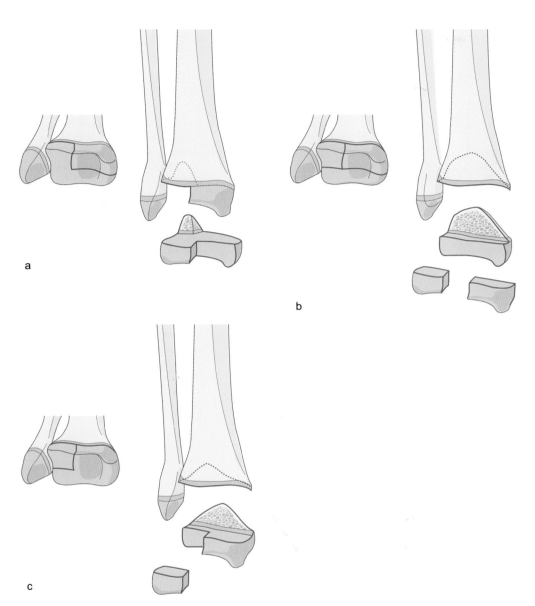

图 4.4-24　儿童胫骨远端骺板融合过程一般需要 12~18 个月，而胫骨远端三平面骨折常发生于该阶段。骨折可能包含 2 个、3 个甚至 4 个骨折块，这取决于受伤时骺板的融合程度。

参考文献

1. **Mann DC, Rajmaira S.** Distribution of physeal and nonphyseal fractures in 2,650 long-bone fractures in children aged 0–16 years. *J Pediatr Orthop*. 1990 Nov-Dec;10(6):713–716.

2. **Slongo T, et al.** [Klassifikation und Dokumentation der Frakturen im Kindesalter]. *Zentralblatt Kinderchir*. 1995;4:157–163. German.

3. **Roux W.** *Gesammelte Abhandlungen über Entwicklungsmechanik der Organismen*. Leipzig: Engelmann; 1895. German.

4. **Schenk RK.** Histomorphologische und physiologische Grundlagen des Skelettwachstums. In: Brunner C, Weber BG, Freuler F, eds. *Die Frakturenbehandlung bei Kindern und Jugendlichen*. 1st ed. Berlin Heidelberg New York: Springer-Verlag; 1978. German.

5. **Hunziker EB, Schenk RK.** Physiological mechanisms adopted by chondrocytes in regulating longitudinal bone growth in rats. *J Physiol*. 1989 Jul;414:55–71.

6. **Trueta J, Morgan JD.** The vascular contribution to osteogenesis. I. Studies by the injection method. *J Bone Joint Surg Br*. 1960 Feb;42-B:97–109.

7. **Duhamel HL.** *Sur le Dévelopement et la Crue des Os des Animaux*. Paris, Histoire de l'Académie Royale des Sciences; 1742;354–370. French.

8. **von Laer L.** Growth and growth disturbances. In: von Laer L, ed. *Pediatric Fractures and Dislocations*. 1st ed. Stuttgart New York: Georg Thieme Verlag; 1991.

9. **Beaty JH.** Fractures of the proximal humerus and shaft in children. *Instr Course Lect*. 1992;41:369–372.

10. **Kwon Y, Sarwark Jr.** Proximal humerus, scapula and clavicle. In: Beaty JH, Kasser JR, eds. *Rockwood and Wilkins' Fractures in Children*. 5th ed. Philadelphia: Lippincott Williams & Wilkins; 2001:741–806.

11. **Price CT, Mencio GA.** Injuries to the shaft of the radius and ulna. In: Beaty JH, Kasser JR, eds. *Rockwood and Wilkins' Fractures in Children*. 5th ed. Philadelphia: Lippincott Williams & Wilkins; 2001:443–482.

12. **Kasser JR, Beaty JH.** Femoral shaft fractures. In: Beaty JH, Kasser JR, eds. *Rockwood and Wilkins' Fractures in Children*. 5th ed. Philadelphia: Lippincott Williams & Wilkins; 2001:941–980.

13. **Heinrich SD.** Fractures of the shaft of the tibia. In: Beaty JH, Kasser JR, eds. *Rockwood and Wilkins' Fractures in Children*. 5th ed. Philadelphia: Lippincott Williams & Wilkins; 2001:1077–1119.

14. **Salter RB, Harris WR.** Injuries involving the epiphyseal plate. *J Bone Joint Surg Am*. 1963;45:857.

15. **Rang M.** *Children's Fractures*. 2nd ed. Philadelphia: Lippincott Raven; 1983.

16. **Slongo T, Audigé L, Schlickewei W, et al.** Development and validation of the AO pediatric comprehensive classification of long bone fractures by the Pediatric Expert Group of the AO Foundation in collaboration with AO Clinical Investigation and Documentation and the International Association for Pediatric Traumatology. *J Pediatr Orthop*. 2006 Jan-Feb;26(1):43–49.

17. **Slongo T, Audigé L, Clavert J, et al.** The AO comprehensive classification of pediatric long-bone fractures: a web-based multicenter agreement study. *J Pediatr Orthop*. 2007 Mar;27(2):171–180.

18. **Slongo T.** [Radialer externer Fixateur zur geschlossenen Behandlung problematischer suprakondylärer Humerusfrakturen Typ III und IV bei Kindern und Jugendlichen.] *Oper Orthop Traumatol*. 2014;26:75–97. German.

19. **Slongo T, Schmid T, Wilkins K, et al.** Lateral external fixation—a new surgical technique for displaced unreducible supracondylar humeral fractures in children. *J Bone Joint Surg Am*. 2008 Aug;90(8):1690–1697.

20. **Metaizeau JP, Lascombes P, Lemelle JL, et al.** Reduction and fixation of displaced radial neck fractures by closed intramedullary pinning. *J Pediatr Orthop*. 1993 May-Jun;13(3):355–360.

21. **Dietz HG, Schmittenbecher PP, Slongo T, et al.** *AO Manual of Fracture Management. Elastic Stable Intramedullary Nailing (ESIN) in Children*. 1st ed. Stuttgart New York: Georg Thieme Verlag; 2006.

22. **Prévot J, Lascombes P, Ligier JN.** [The ECMES (Centro-Medullary Elastic Stabilising Wiring) osteosynthesis method in limb fractures in children. Principle, application on the femur. Apropos of 250 fractures followed-up since 1979]. *Chirurgie*. 1993-1994;119(9):473–476.

23. **Slongo T, Audigé L, Hunter JB, et al.** Clinical evaluation of end caps in elastic stable intramedullary nailing of femoral and tibial shaft fractures in children. *Eur J Trauma Emerg Surg*. 2011; 37:305–312.

24. **Weinberg AM, Hasler CC, Leiner A, et al.** External fixation of pediatric femoral shaft ractures: reatment and results of 121 fractures. *Europ J Trauma*. 2000;26:25–32.

25. **Reynolds RAK, Legakis JE, Thomas R, et al.** Intramedullary nails for pediatric diaphyseal femur fractures in older, heavier children: early results. *J Child Orthop*. 2012; 6:181–188.

孙大辉 译

第 5 章 | 抗生素的预防性应用

Antibiotic prophylaxis

1 引言

尽管手术按照无菌原则进行操作，手术部位仍然会发生感染。不仅开放性骨折如此，闭合性骨折内固定、关节置换等清洁手术有时也会发生感染。

抗生素预防的主要指征是针对感染率高的手术，例如被污染的清洁手术或有污染的手术[1]。

清洁外科伤口的标准包括[2]：
· 伤口一期闭合的择期手术（即非急诊手术）。
· 无急性炎症表现。
· 按无菌技术操作。
· 不经细菌寄居组织层面切开（即呼吸道、消化道或泌尿生殖道）。

一组 47 000 例清洁手术中感染率为 1.5%[3]。这些手术一般不是预防性应用抗生素的指征，因为应用抗生素的风险要高于益处，这些风险包括过敏、抗生素相关性腹泻、艰难梭菌的感染、抗生素耐药性的增加、多重耐药菌的筛选、缺乏成本效益。

污染手术以脓肿、空腔脏器穿孔或开放伤超过 4 小时为特点。显然这些手术已经感染，因此需要治疗。

对应用内植物的手术，在围手术期预防性使用

抗生素已成为标准做法[4]。

Elek 和 Conen[5] 首次证实异物可以增加伤口感染率。当志愿者的皮肤有缝线存在时，金黄色葡萄球菌接种量是平时的 1/10 000 时仍可导致皮肤脓肿。Zimmerli 等[6] 经动物模型研究证实内植物可以增加感染的危险，考虑可能为局部获得性粒细胞功能缺陷所致。

手术部位感染的预防不仅仅依赖抗生素的合理使用，也依赖于手术室制度、适当的手术技术和正确的意识，同时要避免表 4.5-1[7] 总结的风险因素，在世界卫生组织的网页上可获得全面的综述和相关推荐[8]。

使用抗生素预防的同时，外科医生仍应仔细无菌操作，规避风险因素，保证足够的手术室通风，遵守手术室规章制度，掌握精良的手术技术。

目前已有专家组[9] 出版了外科手术预防性使用抗生素的质量标准。应用假体内植物的骨科手术应该预防性肠外使用抗生素。

不同类型的骨折和手术方式，感染的风险有所不同：
· 关节置换或闭合性骨折手术患者的感染率为 0~5%[10]。
· 开放性骨折患者的伤口感染发生率与软组织损

表 4.5-1 手术部位感染的风险因素

风险因素	
患者相关	手术相关
儿童和老年人	手术衣的长度
营养不良	皮肤消毒
肥胖（超过理想体重的 20%）	术前剃毛
糖尿病	术前备皮
吸烟；其他成瘾性不良习惯	手术时间
其他部位并存感染	预防性抗生素的使用
细菌定植（如金黄色葡萄球菌鼻腔定植）	手术室通风
免疫抑制（类固醇或其他免疫抑制药物使用）	器械消毒不充分
术后住院时间长	手术部位异物
并存限制活动或丧失活动能力的严重疾病	外科引流
恶性肿瘤	外科技术包括止血、闭合不良、组织损伤
急诊患者而非择期手术患者	术后低体温
酗酒	手术室规章制度差

伤程度直接相关。开放性骨折按照 Gustilo 分型，感染率分别为：

— Ⅰ 型：0~2%。

— Ⅱ 型：2%~7%。

— Ⅲ A 型：7%。

— Ⅲ B 型：10%~50%。

— Ⅲ C 型：25%~50%[11]。

Gustilo Ⅲ 型开放性骨折存在广泛的软组织损伤。在这种情况下，手术常在严重污染的区域中进行。因此，应该进行短期经验性的抗生素治疗而不仅是预防性治疗。

2 骨 – 内植物感染的微生物学

人工关节感染的微生物学是众所周知的。与其他类型的内植物相关感染一样，葡萄球菌是主要的感染因子。这主要是由于：

· 葡萄球菌存在于皮肤菌丛的深层，皮肤消毒不能到达该层。

· 葡萄球菌毒性因素与宿主蛋白（如纤维蛋白和纤维连接蛋白）结合，便于葡萄球菌附着在内植物上[12]。

进行关节置换手术的患者，最常见的感染因子是凝固酶阴性葡萄球菌（30%~41%）和金黄色葡萄球菌（12%~39%）[13]。在 5%~12% 的感染中未能检测出细菌[14]。

在骨折手术中，金黄色葡萄球菌为主要致病菌。而感染凝固酶阴性葡萄球菌较关节置换的少。

Boxma 等 [15] 进行了一项闭合骨折手术预防性应用单剂量抗生素与安慰剂对比的随机性研究。安慰剂组感染的微生物是：

· 金黄色葡萄球菌 64%。

· 凝固酶阴性葡萄球菌 3%。

· 链球菌 8%。

· 混合革兰阳性球菌 5%。

· 革兰阴性杆菌 6%。

· 混合革兰阳性 / 革兰阴性菌 8%。

· 混合好氧 / 厌氧菌 5%。

开放性骨折患者暴露于范围广泛的环境微生物中，涵盖革兰阳性菌、革兰阴性菌和包括破伤风梭状芽孢杆菌的厌氧菌。污染伤口常暴露于粪便或农场植物群。此外，战伤性胫骨骨折的伤口感染与耐药的需氧革兰阴性菌（包括鲍曼不动杆菌、铜绿假单胞菌和真菌）有关[16]。

3 预防性抗生素的选择

业已证实，多种抗生素在围手术期的预防性应用是有效的。

在选择抗生素预防方案时应考虑以下几方面[17]：

- 药物应该对内植物相关感染的最常见微生物具有抗菌活性。
- 不同医院感染微生物的易感模式是有差别的。每所医院都需要对手术部位菌株的耐药性进行实时分析，并个性化预防性使用抗菌药物。
- 所用药物引起过敏反应或不良反应的风险应该是最小的。
- 避免选用易产生耐药性的药物，例如头孢西丁或头孢他啶等强 β- 内酰胺酶诱导剂。
- 不同抗生素促进症状性梭状芽孢杆菌感染的效能需要进行评估。
- 用药速度。例如，万古霉素输入体内至少需要 1 小时（否则会出现"红人综合征"），而其他的糖肽类药物如替考拉宁可以快速静脉注射，从而允许优化操作时间。
- 骨折的分类将改变抗生素治疗方案的选择。
- 如果药物的疗效相似则应考虑价格因素。

医院感染控制专业咨询委员会（HICPAC）[18] 在关于防止万古霉素耐药性扩散的建议中明确阻止对常规手术应用糖肽类抗生素进行预防。更重要的是，一项涉及 6 个随机对照试验和 2 886 例患者的 Meta 分析[19]，评估了替考拉宁与第一代或第二代头孢菌素在围手术期抗感染预防中的效果。结果发现，应用替考拉宁和头孢菌素在手术部位感染的发生上没有差异。这一数据支持仅对 β- 内酰胺类抗生素过敏或者感染耐甲氧西林金黄色葡萄球菌（MRSA）的患者使用糖肽类药物。

对于闭合骨折或 Gustilo Ⅰ 型、Ⅱ 型的开放性骨折手术，应用头孢唑啉、头孢孟多或头孢呋辛等第一代或第二代头孢菌素是一种合理的选择。如果医院担心艰难梭菌感染，联合应用氟氯西林与庆大霉素是一种较好的组合。如果患者对 β- 内酰胺类抗生素过敏（如青霉素、头孢菌素和碳青霉烯类药物）或已知被 MRSA 感染，可选用糖肽类抗生素如万古霉素或替考拉宁。

对于 Gustilo Ⅲ 型骨折手术，可能存在严重的伤口污染。在一项关于 227 例开放性骨折患者的前瞻性研究中[20]，对预防性应用克林霉素与氯唑西林进行比较。结果发现 Gustilo Ⅲ 型骨折的感染率高得令人难以接受 [克林霉素组（29.0%）和氯唑西林组（51.8%）]，说明高级别的 Gustilo 骨折需要加用抗革兰阴性菌的药物[20]。另一项随机前瞻性研究[21] 比较了静脉滴注环丙沙星与头孢他啶 / 庆大霉素的疗效，这项研究纳入了 163 位患者的 171 例开放性骨折 [Ⅰ 型（65）、Ⅱ 型（54）、Ⅲ 型（52）]。对于 Ⅰ 型和 Ⅱ 型骨折，环丙沙星组和头孢他啶 / 庆大霉素组的感染率分别为 5.8% 和 6.0%。头孢他啶 / 庆大霉素组在 Ⅲ 型骨折患者中也表现出良好疗效（感染率为 7.7%），然而环丙沙星组的感染率却高达 31%[21]。此外，在动物模型的研究[22] 已经证明了使用环丙沙星可能导致骨折延迟愈合，因此不推荐常规使用这种抗生素。总之，对 Gustilo Ⅲ 型骨折预防性使用的抗生素需要广谱覆盖所有可能的病原体[23]。

4 抗生素预防的时机

抗生素预防时机的变化取决于骨折的分类。对于开放性骨折患者，需要评估是否需要破伤风免疫[24]。对于所有开放性骨折，需要尽早（创伤后 3 小时内最佳）给予静脉抗生素以降低软组织感染或骨髓炎的风险。一项涉及 1 106 例开放性骨折患者的荟萃分析证实了在初始治疗前或治疗时应用抗生素的效果[25]。当与伤口冲洗、手术清创和骨折固定联合使用时，预防性应用抗生素使感染的绝对风险降低 0.07[95% 置信区间（CI）：0.03~0.10]。

对于需要置入金属内植物的开放性和闭合性骨折，在进行伤口清创时预防性应用抗生素是至关重要的。通过在切皮时和整个手术过程中提供抑制抗微生物组织水平来实现最佳的抗生素功效。

在一项动物实验研究中，Burke[26] 观察到抗生素预防的有效时间窗可能只有 3 小时。即使仅延后 1 小时也显著降低了单剂预防剂量的效果。这些从动物数据中获得的结论已经在一项涉及 2 847 例外伤的回顾性临床研究中得到证实[27]。预防性应用抗生素的用药时间过早（术前 2 小时以上）或过晚（超过术后 3 小时）会使手术部位的感染率增加 6 倍。

围手术期肠外预防性使用抗生素应在皮肤切开前 60 分钟开始的一段时间内经静脉给药[9, 17]。

如果在止血带充气前少于 5~10 分钟给药，手术部位组织内抗生素浓度将会不足[28]。

为达到充分的预防效果，应该在止血带充气前至少 10 分钟给药。

5 应用抗生素的持续时间

抗生素治疗的持续时间取决于骨折的类型。

5.1 闭合性骨折

一项关于股骨近端骨折和其他闭合性长骨骨折手术预防性应用抗生素的回顾性综述，包括了 23 项研究的 8 447 例病例[29]。闭合性骨折手术固定患者中，单剂量抗生素预防明显减少深部手术部位感染达 60%（风险比：0.40；95% CI：0.24~0.67）。多剂量预防具有相似的效果，使深部手术部位感染的相对风险减少 65%（风险比：0.35；95% CI：0.19~0.62）。因此，只要选用的抗生素从手术开始到伤口闭合过程中都是有作用的，单剂量抗生素的效果与多剂量的类似。

理想状态下，对于闭合性骨折，抗生素预防不应超过一次给药。

如果手术时间超过 4 小时或失血超过 1 500 ml，建议按照推荐预防方案再次给予用药（表 4.5-2）。

5.2 开放性骨折

开放性骨折常接受更长时间的抗生素治疗。EAST 工作组指南[23] 主张，对于Ⅰ型和Ⅱ型开放性骨折，在伤口成功闭合后 24 小时内停止使用抗生素。对于Ⅲ型开放性骨折，应使用抗生素直至软组织闭合或最多不超过 72 小时，以先到者为准。这一建议在某种程度上基于一项报道，报道指出，当抗生素持续应用超过 3 天，感染风险不会进一步减少[30]。在一项涉及 248 例 14~65 岁患者的随机双盲试验[31] 中，接受第一代或第二代头孢菌素治疗 5 天与接受第一代头孢菌素治疗 1 天相比较，骨折部位感染率没有显著差异。重要的是，严重创伤后使用 1 种以上抗生素超过 24 小时的治疗与耐药感染有关[32]。

对于 Gustilo Ⅰ型和Ⅱ型的开放性骨折，预防用药时间不应超过 1 天。对于 Gustilo Ⅲ型的开放性骨折，预防用药时间不应超过 3 天。

表 4.5-2 对于大量失血或手术时间超过 4 小时的患者推荐的重复给药时间间隔

常用抗生素	推荐重复给药的时间间隔 / 剂量
头孢呋辛	4 小时，给予 1.5 g，IV
氟氯西林	3 小时，给予 1 g，IV
庆大霉素	不推荐重复给药
哌拉西林 / 他唑巴坦	2 小时，给予 4.5 g，IV
甲硝哒唑	8 小时，给予 500 mg，IV
替考拉宁	不推荐重复给药

注：IV，静脉注射。

6 争论的问题

6.1 预防性应用抗生素的覆盖范围

对于闭合骨折和 Gustilo Ⅰ型、Ⅱ型的开放性骨折，选择覆盖范围应该尽可能地窄。Boxma 等人[15]进行了一项非常好的研究，通过比较头孢曲松（第三代头孢菌素）和各种比较老的头孢菌素，头孢曲松除单剂量用药可以维持组织内有效浓度24 小时外，并没有其他优势。

对于闭合性骨折、Gustilo Ⅰ型和Ⅱ型开放性骨折，几乎没有证据表明广谱抗生素比窄谱抗生素具有任何优势。

6.2 糖肽类（万古霉素和替考拉宁）抗生素的预防性应用

由于可能出现耐万古霉素肠球菌，万古霉素和替考拉宁应严格地仅限于 β-内酰胺类抗生素过敏者、耐甲氧西林金黄色葡萄球菌（MRSA）感染者或 MRSA 盛行的医院[17, 18]。

利奈唑胺也应该限于治疗耐药葡萄球菌或多重耐药肠球菌的患者[33]。

6.3 艰难梭菌感染

艰难梭菌感染是一种重要的医疗相关感染。它可以导致严重的腹泻，甚至在某些情况下，会导致致命性的结肠炎。在预防性使用抗生素之后，具体有多少患者会发生艰难梭菌感染目前仍不明确，基于不同手术方式的文献报道感染率为 0.2%~8%[17]。限制高风险抗生素（头孢菌素类、喹诺酮类、克林霉素和碳青霉烯类）的使用有助于降低艰难梭菌感染率[34]。

在一项涉及 1 800 多例髋部骨折手术患者的研究中[35]，将预防性头孢呋辛的剂量由 3 个剂量降为1 个剂量（同时应用伴随剂量的庆大霉素），使艰难梭菌感染率由 4.2% 显著降低至 1.6%（$P=0.009$）。

一项涉及 1 331 例接受择期手术或创伤植入手术的骨科患者的研究[36]，证明了将抗生素由头孢菌素改为基于庆大霉素的治疗方案使创伤患者的艰难梭菌感染率由 8% 降低至 3%（$P=0.02$）。而深部伤口感染的发生率并无明显变化。一些国家为了降低艰难梭菌感染（CDI）所做的努力促使预防性使用的抗生素由头孢菌素转变为单剂量的庆大霉素。然而意外的结果是，当庆大霉素使用剂量为4 mg/kg 时，会增加术后急性肾损伤的发生率[37]。而 Dubrovskaya 等[38]的结论与之截然不同，他们评估了骨科手术围手术期预防性应用单次高剂量（5 mg/kg）庆大霉素患者的肾毒性发生率，并指出庆大霉素并不是肾毒性的独立危险因素，因此是围手术期预防性用药的一项安全选择。我们发现应用低剂量（2 mg/kg）的庆大霉素不会导致中毒性肾损害发生率升高（未发表的数据）。

艰难梭菌感染是所有预防性使用抗生素患者面临的风险。每所医院在制定其抗生素预防性使用指南时都应考虑限制使用高风险抗生素（头孢菌素类、喹诺酮类、克林霉素和碳青霉烯类）。

6.4 携带多重耐药菌

所有医院都面临抗生素耐药率上升的问题。抗生素应用的增加促使更多的耐药性形成[17]。碳青霉烯类抗生素（美罗培南、亚胺培南和厄他培南）曾一度被认为是抗菌治疗的后盾。然而，国际上已经出现了碳青霉烯类耐药肠道菌增加的现象。如果没有合理的抗生素应用和严格的感染控制措施，多重耐药菌株会变成医院特有菌群的组成部分。虽然目前还没有证据表明携带多重耐药菌的术后手术部位感染率高于携带敏感菌株者，但多重耐药菌感染通常更难以治疗，并且治疗费用高昂。

应该将疑似携带多重耐药菌的患者隔离，直至得到筛查结果。如果确实存在多重耐药菌，应请本院微生物相关科室会诊改变预防性应用的抗生素[17]。如果可能，应将携带多重耐药菌患者的手术安排在手术日的最后一个进行。

6.5 鼻腔携带金黄色葡萄球菌患者的去定植

鼻腔携带金黄色葡萄球菌的患者伤口感染葡萄球菌的风险增加。应用莫匹罗星鼻软膏去细菌定植可以降低葡萄球菌的携带量。一篇系统综述[39]分析了 19 项研究，这些研究检验了去定植方案降低骨科手术部位感染的能力。这 19 项研究既包含择期骨科手术患者，也包含创伤患者，结果表明通过开展金黄色葡萄球菌筛查和去定植方案减少了手术部位感染或伤口感染的发生。其中 10 项研究表明，与治疗手术部位感染的成本比较，金黄色葡萄球菌筛查及去定植更为经济。

相比之下，急诊患者（包括创伤患者）的金黄色葡萄球菌携带状况常常是未知的。许多医院可能会在国家的强制要求下筛查 MRSA，然而，这种筛查并不能查出甲氧西林敏感的金黄色葡萄球菌。一些医疗机构在入院时筛查是否携带有任何金黄色葡萄球菌，并在结果公布前就开始进行去定植治疗。如果筛选结果为阴性，则可以停止去定植治疗。

择期患者应该筛查金黄色葡萄球菌的携带情况，如果确实存在，患者应该接受去定植治疗。MRSA 感染患者应该在院内被严格隔离，他们的手术应该安排在手术日的最后一个进行。

6.6 抗生素的局部应用

抗生素在开放性骨折局部应用或作为骨髓炎治疗的一部分的作用已经得到充分证实。然而，许多因素会影响到抗生素如何局部应用且治疗策略也尚未标准化。局部应用抗生素治疗的高质量证据仍然缺乏，适应证、技术、剂量、抗生素类型、洗脱性能和药代动力学均尚未明确界定。

承载抗生素的骨水泥是一种公认的局部抗生素应用工具。这种骨水泥可以做成链珠状，通过塑形来匹配骨缺损，或涂覆于导丝或髓内钉（抗生素涂层髓内钉）。或者可以选择商品化的抗生素链珠放置于骨折部位内及骨折周围。在一项涉及 1 085 例开放性骨折连续病例的分析中[40]，240 例仅接受全身抗生素治疗，845 例接受全身抗生素加局部用载妥布霉素的聚甲基丙烯酸甲酯链珠治疗。接受额外的局部治疗组，Gustilo Ⅲ B 型和Ⅲ C 型骨折患者急性感染率明显降低，Ⅱ 型和Ⅲ B 型骨折患者的局部骨髓炎发生率降低。抗生素链珠通常在 1~6 周内移除。

新的载体和技术目前正在接受评估。承载抗生素的硫酸钙是可吸收的，因此免去了单纯为了取出链珠而再次进入手术室的需要。这种方法已经作为骨组织替代物和抗生素释放系统在开放性骨折骨缺损的修复治疗中应用[41]。一项关于骨髓炎抗微生物骨移植替代物治疗的系统综述[42]涵盖了具有不同证据水平的 15 项研究。这些研究取得了令人满意的结果，感染根除的成功率较高，且并发症发生率较低。

7 预防指南

基于国际指南及系统评价[9, 17, 18, 23-25, 29]，指南概括如下（表 4.5-3）。

当地标准、细菌耐药性及当地细菌菌群会对需要的抗生素预防做出改变，必须同当地的微生物专家讨论这个问题。

表 4.5-3　术前及围手术期预防性应用抗生素指南

适应证	关注艰难梭菌感染的医疗中心		不关注艰难梭菌感染或轻度青霉素过敏的医疗中心		β - 内酰胺类过敏的患者	
	术前预防性应用抗生素	围手术期预防性应用抗生素	术前预防性应用抗生素	围手术期预防性应用抗生素	术前预防性应用抗生素	围手术期预防性应用抗生素
手、膝和足部不涉及异体材料置入的清洁手术	无	无	无	无	无	无
闭合骨折内固定术或关节成形术	无	诱导时应用氟氯西林加庆大霉素（一些医疗中心持续应用氟氯西林至 24 小时）	无	诱导时应用第一代或第二代头孢菌素（一些医疗中心持续应用头孢菌素至 24 小时）	无	诱导时应用替考拉宁加庆大霉素
开放性骨折：Gustilo Ⅰ 型和 Ⅱ 型骨折	复方阿莫西林 - 克拉维酸规律给药至第一次清创	诱导时应用复方阿莫西林 - 克拉维酸加庆大霉素，继续规律应用复方阿莫西林 - 克拉维酸至软组织关闭，最多用药不超过 24 小时	第一代或第二代头孢菌素规律给药至第一次清创	诱导时应用第一代或第二代头孢菌素，继续规律应用第一代或第二代头孢菌素至软组织关闭，最多用药不超过 24 小时	克林霉素 600 mg 规律给药至第一次清创	诱导时应用克林霉素加庆大霉素，继续规律应用克林霉素至软组织关闭，最多用药不超过 24 小时
严重污染的开放性骨折（例如农场损伤或开放性骨盆骨折）Gustilo Ⅲ A~C 型骨折	哌拉西林 / 他唑巴坦规律给药至第一次清创	诱导时应用哌拉西林 / 他唑巴坦，继续规律应用哌拉西林 / 他唑巴坦至软组织关闭，最多用药不超过 72 小时，以先到者为准	美罗培南规律给药至第一次清创	诱导时应用美罗培南加庆大霉素，继续规律应用美罗培南至软组织关闭，最多用药不超过 72 小时，以先到者为准	环丙沙星加甲硝唑加替考拉宁规律给药至第一次清创	诱导时应用环丙沙星加庆大霉素，继续规律应用环丙沙星加甲硝唑加替考拉宁至软组织关闭，最多用药不超过 72 小时，以先到者为准

注：所有围手术期抗生素均在皮肤切开和止血带使用之前 60 分钟内经静脉给药（注意此表格是根据英国预防性应用抗生素建议制作，使用时需参考当地抗生素应用建议）。

参考文献

1. **Kaiser AB.** Antimicrobial prophylaxis in surgery. *N Engl J Med.* 1986 Oct;315(18):1129–1138.

2. **Horan TC, Andrus M, Dudeck MA.** CDC/NHSN surveillance definition of healthcare-associated infection and criteria for specific types of infections in the acute care setting. *Am J Infect Control.* 2008 Jun;36(5):309–332.

3. **Cruse PJ, Foord R.** The epidemiology of wound infection. A 10 year prospective study of 62,939 wounds. *Surg Clin North Am.* 1980 Feb;60(1):27–40.

4. **Haas DW, Kaiser AB.** Antimicrobial prophylaxis of infections associated with foreign bodies. In: Waldvogel FA, Bisno AL, eds. *Infections Associated With Indwelling Medical Devices.* 3rd ed. Washington DC: American Society for Microbiology; 2000:395–406.

5. **Elek SD, Conen PE.** The virulence of Staphylococcus pyogenes for man: a study of the problem of wound infection. *Br J Exp Pathol.* 1957 Dec;38(6):573–586.

6. **Zimmerli W, Lew PD, Waldvogel FA.** Pathogenesis of foreign body infection. Evidence for a local granulocyte defect. *J Clin Invest.* 1984 Apr;73(4):1191–1200.

7. **Mangram AJ, Horan TC, Pearson ML, et al.** Guideline for Prevention of Surgical Site Infection, 1999. Centers for Disease Control and Prevention (CDC) Hospital Infection Control Practices Advisory Committee. *Am J Infect Cont.*1999 Apr;27(2):97–132.

8. **World Health Organization.** Global Guidelines for the Prevention of Surgical Site Infection. Available at: http://apps.who.int/iris/bitstream/10665/250680/1/9789241549882-eng.pdf?ua=1. Accessed April 24, 2017.

9. **Bratzler DW, Dellinger EP, Olsen KM, et al.** Clinical practice guidelines

for antimicrobial prophylaxis in surgery. *Am J Health Syst Pharm.* 2013 Feb 1;70(3):195–283.

10. **Bodoky A, Neff U, Heberer M, et al.** Antibiotic prophylaxis with two doses of cephalosporin in patients managed with internal fixation for a fracture of the hip. *J Bone Joint Surg Am.* 1993 Jan;75(1):61–65.

11. **Gustilo RB, Merkow RL, Templeman D.** The management of open fractures. *J Bone Joint Surg Am.* 1990 Feb;72(2):299–304.

12. **Greene C, McDevitt D, Francois P, et al.** Adhesion properties of mutants of Staphylococcus aureus defective in fibronectin-binding proteins and studies on the expression of fnb genes. *Mol Microbiol.* 1995 Sep;17(6):1143–1152.

13. **Stefánsdóttir A, Johansson D, Knutson K, et al.** Microbiology of the infected knee arthroplasty: report from the Swedish Knee Arthroplasty Register on 426 surgically revised cases. *Scand J Infect Dis.* 2009;41(11-12):831–840.

14. **Zimmerli W, Trampuz A, Ochsner PE.** Prosthetic-joint infections. *N Engl J Med.* 2004 Oct;351(16):1645–1654.

15. **Boxma H, Broekhuizen T, Patka P, et al.** Randomised controlled trial of single-dose antibiotic prophylaxis in surgical treatment of closed fractures: the Dutch Trauma Trial. *Lancet.* 1996 Apr 27;347(9009):1133–1137.

16. **Hospenthal DR, Murray CK, Andersen RC, et al.** Guidelines for the prevention of infections associated with combat-related injuries: 2011 update. *J Trauma.* 2011 Aug;71(2 Suppl 2):S210–S234.

17. **Scottish Intercollegiate Guidelines Network (SIGN).** Antibiotic prophylaxis in surgery Edinburgh: SIGN; 2008. (*SIGN publication no.*104). [July 2008]. Available at: http://www.sign.ac.uk.Accessed July 5, 2016.

18. **Tablan OC, Tenover FC, Martone WJ, et al.** Recommendations for preventing the spread of vancomycin resistance. Recommendations of the Hospital Infection Control Practices Advisory Committee (HICPAC). *MMWR Recomm Rep.* 1995 Sep 22;44(RR-12):1–13.

19. **Vardakas KZ, Soteriades ES, Chrysanthopoulou SA, et al.** Perioperative anti-infective prophylaxis with teicoplanin compared to cephalosporins in orthopedic and vascular surgery involving prosthetic material K. *Clin Microbiol Infect.* 2005 Oct;11(10):775–777.

20. **Vasenius J, Tulikoura I, Vainionpää S, et al.** Clindamycin versus cloxacillin in the treatment of 240 open fractures. A randomized prospective study. *Ann Chir Gynaecol.* 1998;87(3):224–228.

21. **Patzakis MJ, Bains RS, Lee J, et al.** Prospective, randomized, double-blind study comparing single-agent antibiotic therapy, ciprofloxacin, to combination antibiotic therapy in open fracture wounds. *J Orthop Trauma.* 2000 Nov;14(8):529–533.

22. **Huddleston PM, Steckelberg JM, Hanssen AD et al.** Ciprofloxacin inhibition of experimental fracture healing. *J Bone Joint Surg Am.* 2000 Feb;82(2):161–173.

23. **Hoff WS, Bonadies JA, Cachecho R, et al.** East Practice Management Guidelines Work Group: update to practice management guidelines for prophylactic antibiotic use in open fractures. *J Trauma.* 2011 Mar;70(3):751–754.

24. **Luchette FA, Bone LB, Born CT, et al.** Eastern Association for the Surgery of Trauma (EAST) working group. Practice management guidelines for prophylactic antibiotic use in open fractures. Available at: http://www.east.org/tpg.html. Accessed July 5, 2016.

25. **Gosselin RA, Roberts I, Gillespie WJ** (2004) Antibiotics for preventing infection in open limb fractures. *Cochrane Database Syst Rev.* 2004;(1):CD003764.

26. **Burke JF.** The effective period of preventive antibiotic action in experimental incisions and dermal lesions. *Surgery.* 1961 Jul;50:161–168.

27. **Classen DC, Evans RS, Pestotnik SL, et al.** The timing of prophylactic administration of antibiotics and the risk of surgical-wound infection. *N Engl J Med.* 1992 Jan 30;326(5):281–286.

28. **Oishi CS, Carrion WV, Hoaglund FT.** Use of parenteral prophylactic antibiotics in clean orthopedic surgery. A review of the literature *Clin Orthop Relat Res.* 1993 Nov;(296):249–255.

29. **Gillespie WJ, Walenkamp GH.** Antibiotic prophylaxis for surgery for proximal femoral and other closed long bone fractures. *Cochrane Database Syst Rev.* 2010 Mar 17;(3):CD000244.

30. **Patzakis MJ, Wilkins J.** Factors influencing infection rate in open fracture wounds. *Clin Orthop Relat Res.* 1989 Jun;(243):36–40.

31. **Dellinger EP, Caplan ES, Weaver LD, et al.** Duration of preventive antibiotic administration for open extremity fractures. *Arch Surg.* 1988 Mar;123(3):333–339.

32. **Velmahos GC, Toutouzas KG, Sarkisyan G, et al.** Severe trauma is not an excuse for prolonged antibiotic prophylaxis. *Arch Surg.* 2002 May;137(5):537–541; discussion 541–542.

33. **Razonable RR, Osmon DR, Steckelberg JM.** Linezolid therapy for orthopedic infections. *Mayo Clin Proc.* 2004 Sep;79(9):1137–1144.

34. **Vernaz N, Hill K, Leggeat S, et al.** Temporal effects of antibiotic use and *Clostridium difficile infections. J Antimicrob Chemother.* 2009 Jun;63(6):1272–1275.

35. **Starks I, Ayub G, Walley G, et al.** Single-dose cefuroxime with gentamicin reduces Clostridium difficile-associated disease in hip-fracture patients. *J Hosp Infect.* 2008 Sep;70(1):21–26.

36. **Al-Obaydi W, Smith CD, Foguet P.** Changing prophylactic antibiotic protocol for reducing Clostridium difficile-associated diarrhoeal infections. *J Orthop Surg (Hong Kong).* 2010 Dec;18(3):320–323.

37. **Bell S, Davey P, Nathwani D, et al.** Risk of AKI with gentamicin as surgical prophylaxis. *J Am Soc Nephrol.* 2014 Nov;25(11):2625–2632.

38. **Dubrovskaya Y, Tejada R, Bosco J 3rd, et al.** Single high dose gentamicin for perioperative prophylaxis in orthopedic surgery: evaluation of nephrotoxicity. *SAGE Open Med.* 2015 Oct;3:2050312115612803

39. **Chen AF, Wessel CB, Rao N.** Staphylococcus aureus screening and decolonization in orthopaedic surgery and reduction of surgical site infections. *Clin Orthop Relat Res.* 2013 Jul;471(7):2383–2399.

40. **Ostermann PA, Seligson D, Henry SL.** Local antibiotic therapy for severe open fractures. A review of 1085 consecutive cases. *J Bone Joint Surg Br.* 1995 Jan;77(1):93–97.

41. **Helgeson MD, Potter BK, Tucker CJ, et al.** Antibiotic-impregnated calcium sulfate use in combat-related open fractures. *Orthopedics.* 2009 May;32(5):323.

42. **van Vugt TA, Geurts J, Arts JJ.** Clinical application of antimicrobial bone graft substitute in osteomyelitis treatment: a systematic review of different bone graft substitutes available in clinical treatment of osteomyelitis. *Biomed Res Int.* 2016;6984656.

致谢 · 我们对 Werner Zimmerli 在《骨折治疗的 AO 原则》第 2 版中这一章内容所做的贡献深表感谢。

孙大辉 译

第 6 章 | 血栓栓塞症的预防

Thromboembolic prophylaxis

1 引言

1856 年，Virchow[1] 最早描述了易患静脉血栓形成的因素，包括：

- 血液淤滞。
- 血管损伤。
- 高凝状态。

接受创伤骨科手术的患者形成静脉血栓栓塞（VTE）的风险很高[2]，VTE 的风险取决于多种因素[3-5]，包括年龄增长、肥胖、医疗状况、潜在遗传因素、骨折位置、手术类型和持续时间，以及患者制动时间。

在没有进行血栓预防的情况下，40%~80% 的严重创伤性损伤住院患者发生 VTE[2]。早期活动、外科手术和麻醉技术的改进以及血栓栓塞的预防显著降低了 VTE 的发生风险[5-7]。

尽管血栓栓塞预防常规应用，仍有相当一部分患者发生血栓栓塞事件，这可能导致死亡或者由于下列因素导致患者处于短期及长期的疾病状态：

- 深静脉血栓（DVT）。
- 肺栓塞（PE）。
- 血栓栓塞后综合征（PTS）。
- 复发性静脉血栓栓塞。

2 临床相关重要成果

2.1 深静脉血栓形成

静脉血栓形成被认为始于创伤性损伤或创伤后不久。静脉血栓栓塞最常发生于下肢深静脉，尽管它可以发生在身体的任何静脉。局限在小腿静脉的血栓形成可以没有症状，凝块没有栓塞的风险，但如不预防，15%~25% 患者的凝块可能延伸到腘静脉或其上方静脉[8]。临床上腘静脉以上 DVT 很重要，因为超过 50% 的腘静脉上方血栓形成与肺栓塞有关[1, 2]。

2.2 肺栓塞

虽然尸检发现致死的 PE 没有明确的 DVT 形成，但 PE 仍是由脱落的 DVT 经右心室游移阻塞肺动脉造成的。PE 是一种严重的、可能危及生命的并发症，它的死亡风险约为 10%[8]。

2.3 复发性深静脉血栓形成和血栓栓塞后综合征

VTE 治疗不足能够导致 DVT 复发，尽管风险可以持续很多年，但在急性 DVT 后的第一年风险最高[8]。复发性 DVT 的危险因素包括高位 DVT 病史、肥胖、高龄、恶性肿瘤和男性[9]。血栓形成倾向也可能是风险因素之一[9, 10]。

PTS 是最常见的 VTE 远期并发症，近端 DVT 后的发生率为 20%~50%，伴有严重的临床表现对 5%~10% 病例的生活质量产生深刻影响[10, 11]。这是由于持续的静脉阻塞及静脉瓣损伤导致静脉高压所致。DVT 后出现的炎症反应及血管壁的纤维化是 PTS 发生的因素之一，但其病理生理机制尚未完全明确。PTS 的症状和体征各有不同，可能表现为轻微的腿部肿胀、顽固性疼痛、慢性肿胀、皮肤改变（皮肤脂肪硬化症）、颜色改变、腿部溃疡。

3 诊断

3.1 深静脉血栓形成

不能通过临床表现来诊断 DVT，因为大多数骨创伤患者都有与 DVT 一致的症状和体征，如下肢的肿胀及疼痛。创伤后的头 3 个月 DVT 风险最高，在伤后 12~15 个月回到基线人口风险水平[12]。

现有的证据并不支持常规对创伤患者进行 DVT 筛查[13]。不过，对有症状的患者，静脉多普勒超声探测近端 DVT 的精确度很高。其他的影像学检查，如磁共振静脉造影、增强造影 CT 静脉造影还在探索之中，但假阳性率仍很高[13]。

D- 二聚体是纤维降解产物，在 VTE 患者中其水平非常高，但在其他情况下也会出现增高。因此，根据检测的类型，D- 二聚体水平增高并不一定存在 VTE，而 D- 二聚体试验阴性可以高度敏感地排除 VTE。对于 VTE 疑似病例，应用敏感的试验检测的 D- 二聚体结果为阴性可以有效地排除需要治疗的临床有意义的 VTE。

3.2 肺栓塞

对于伴有胸壁损伤、肺挫伤、脂肪栓塞、肺炎、系统性炎症反应性综合征的创伤患者，PE 的诊断是具有挑战性的[14]。

对于已采取预防血栓措施的创伤患者不建议常规筛查 PE[14, 15]。对于 PE 疑似病例，应用双螺旋 CT 肺动脉造影可以明确诊断，但有明显的相关费用及潜在的致病风险[5]。

3.3 血栓栓塞后综合征

PTS 本来是有 DVT 病史患者的临床诊断[11]。在考虑诊断 PTS 前，需要在急性 DVT 发生后至少观察 3~6 个月[11]。有很多临床评分系统能够用于诊断 PTS 和对其严重程度进行分级。Villalta-Prandoni 量表、Ginsberg 测试和 Brandjes 量表[11] 都是 PTS 的诊断专用方法。

发生 PTS 的风险因素包括[11]：

· 体重指数 / 肥胖。
· 高龄。
· 吸烟。
· 初始 DVT 的范围（股骨、髂骨、腘窝）。
· 复发的 DVT[10]。
· 潜在的血栓形成倾向[10]。
· DVT 治疗后和低剂量治疗后残留血栓。

4 深静脉血栓形成和肺栓塞的风险因素

4.1 患者的风险因素

多年来已提出大量的患者潜在风险因素，而一些证据存在着冲突[7, 16, 17]。最近一项确认能够预测术后 90 天内 VTE 的有效风险模式的尝试证实了 7 个风险因素，包括以下患者相关的因素：

· 年龄的增加。
· 肥胖。
· 男性。
· 近期癌症。
· VTE 病史。
· VTE 家族史。

其他的研究者们发现，服用口服避孕药的女性风险明显增加，具体风险程度因避孕药的剂型不同而有所差异。遗传因素也被认为是增加 VTE 风险的因素 [18]。Westrichin 在最近的一次教学讲座中总结了遗传性血栓形成倾向的风险因素（表 4.6-1）。

不建议将这些风险因素纳入常规检测，但对于有明显家族史或 VTE 病史的，尤其是 40 岁以下发生过 VTE 的人群，推荐进行检测 [18]。

4.2 外伤和手术风险因素

多发创伤、髋部骨折、脊髓损伤、骨盆或髋臼骨折和下肢损伤的患者，属于 VTE 的高风险人群 [2, 5, 13]。胸椎高位损伤患者的 VTE 风险可能高于其他水平的脊髓损伤。多发创伤患者的颅脑创伤性损伤似乎并不会增加 VTE 风险。

所有外科专业手术包括骨科手术，手术时间的延长会增加 VTE 风险 [5]。而心胸外科、神经外科和妇科手术时间延长，VTE 风险更是特别高。

制动时间延长包括外伤后解救的时间延长 [19] 也会增加 VTE 风险，甚至在没有外伤的情况下，也会使 VTE 风险增加。

4.3 VTE 风险的临床评分系统

很多评分系统已经被提出，试图预测 VTE 风险，从而进行靶向治疗 [4, 5]。但这些评分系统的灵敏性和特异性有限，低风险的患者仍可发生 VTE，而很多高风险的患者却从未发生有症状的或有临床意义的 VTE。有时联合使用评分系统与其他检查（如 D- 二聚体检测），有助于指导治疗。

5 血栓栓塞症预防的基础知识

5.1 血栓栓塞症预防的基本原理

鉴于评分系统还不能足够准确识别出将发生有症状或有临床意义的 VTE 特异患者，对所有骨创伤患者（或其他 VTE 高风险人群）常规进行血栓栓塞预防是减少症状性和致死性血栓栓塞事件的最有效方法 [5-7, 13]。如果不加以预防，至少半数以上的多发伤患者会发生无症状的 VTE。大多数血栓是无症状的而且会自行溶解，而一些会变成有症状的 DVT 或 PE，但至今仍不能预测哪些患者将发展为有临床意义的 VTE。因为不能很容易地定位特异患者给予靶向治疗，所以建议给予所有高风险人群进行预防 [7]。但不建议对所有接受预防治疗的患者都进行 VTE 筛查和监测，因为这并不会改变致死性和非致死性 PE 的发生风险，成本效益很差 [13, 20]。

表 4.6-1　遗传性血栓形成倾向的风险因素（经允许引自 Westrichin 等 [18]）

风险因素	健康（％）	静脉血栓栓塞（％）	血栓形成相对风险（％）
活化蛋白 C 抵抗 /V 因子 Leiden 突变	5	21	3~7
抗凝血酶缺陷	0.02~0.17	1	15~40
蛋白 C 缺陷	0.3	3	5~12
蛋白 S 缺陷	0.7	2	4~10
凝血酶原（FⅡ）G20210A 基因	2	6	2~3
凝血ⅤⅢ因子过剩	11	25	6
同型半胱氨酸 >18.5 μmol/L	5~10	10~25	3~4

5.2 预防方法

血栓的预防可以通过机械方法或化学方法阻止静脉系统血栓形成，还可通过放置腔静脉机械性滤器来阻止血栓栓子进入肺部。

VTE 预防中需要考虑的重要问题包括：
· 确定应当接受常规预防的 VTE 风险人群。
· 考虑发生与特定外伤或外伤需要的治疗相关的出血并发症的潜在风险性。
· 患者特异性因素，如血栓形成倾向或抗凝剂的使用。
· 采取何种预防措施，需要多长时间。

5.2.1 机械性预防

机械性预防设备包括用于足部、小腿或大腿上的静脉泵[18]。目前主要技术包括标准充气加压、连续充气加压或快速充气加压。预防性使用连续加压泵可降低创伤患者的 DVT 风险，联合使用化学和机械性预防措施，效果更佳。但并不能降低肺栓塞或死亡的风险。

目前，尚无证据支持对髋部骨折患者或其他骨科手术患者使用加压袜，加压袜对创伤患者的作用尚未得到适当的评估，弹力加压袜不能预防近端 DVT 后的 PTS[21]。

许多指南推荐对化学预防禁忌或者需要进行机械 – 化学联合预防的高风险患者，应用序贯加压泵进行机械性预防[6, 7, 13]。

5.2.2 化学预防

药物可以在凝血途径的多个步骤中发挥作用，从而防止血栓的形成和播散。维生素 K 拮抗剂是最常用的抗凝药，主要通过与抗凝血酶Ⅲ结合，抑制 Ⅹ a 因子和（或）Ⅱ a 因子，从而间接抑制血栓的形成。近期具有直接抗凝血酶活性的新型非维生素 K 拮抗剂药物被引进使用，它具有减少出血风险的潜在益处。

低分子肝素（LMWH）通过与抗凝血酶Ⅲ结合抑制 Ⅹ a 因子，目前已成为骨创伤患者最广泛推荐的预防用药[5, 6, 13, 22]。由于 LMWH 的半衰期很短，故对于住院期间需进行多次间隔手术的创伤患者来说，即使第二天需要手术，前一晚也可以使用 LMWH 来维持 VTE 预防。

创伤患者应用华法林存在潜在问题，由于它的抗凝作用起效慢，而且需要进行血液监测，同时药物半衰期长，在不同时间需进行多个手术的创伤患者中途需要多次停药，即导致未达治疗剂量的预防。华法林可以作为单纯骨损伤患者的血栓预防选择，也可用于 VTE 的治疗[23]。

创伤患者和骨损伤患者应用抗血小板药物（如阿司匹林和氯吡格雷）预防血栓的效果尚未被研究。一些指南将阿司匹林包括在髋膝置换和髋部骨折可能的预防用药，但并非首选[7]。

5.2.3 下腔静脉滤器

由于 VTE 风险高，滤器植入的风险相对较低，有时因担心出血而延迟进行化学性 VTE 预防，加上已经研制出能避免永久滤器的远期风险的可取出的下腔静脉滤器（IVCF），故下腔静脉滤器已被推荐用于创伤衰老 PE 的预防。然而，目前尚缺乏高质量的证据支持 IVCF 在 PE 和死亡率方面的获益[7]，而 IVCF 的相关费用却很高[13]。

对于需要骨盆或髋臼手术的患者和存在近端 DVT 的患者，IVCF 确实在预防中发挥作用，因为术中很可能发生血栓栓塞[14]。在保证安全的情况下，术后要尽快对这些患者进行全面抗凝治疗近端 DVT。确认患者安全抗凝后，就可将滤器移除（一般需几天到几周）。而对于可以安全抗凝的患者，下腔静脉滤器（IVCF）似乎没什么益处。

6 特殊骨折手术的血栓栓塞症预防

6.1 方法

最新推荐强调临床上重要的事件，诸如有症状的近端 DVT 和 PE，而非仅有影像学表观的无症状 DVT[20, 24]。静脉血栓栓塞预防必须权衡并发症风险，如出血[7, 20]，这被包括在一些推荐中。

决定血栓栓塞预防的时间具有挑战性。有一些指导血栓栓塞预防时间的随机性研究，但很多情况下缺乏证据（表 4.6-2）[7]。一项评估何时安全停止治疗的新方法涉及应用生物标志物（如 D- 二聚体），确定血凝固的风险已经回到基线而不再需要预防，但是在骨创伤患者，几乎还没有这些生物标志物的研究[18]。

6.2 髋部骨折

髋部骨折患者发生 VTE 的风险很高，致命性 PE 的发生率高达 0.4%~7.5%。低分子肝素（LMWH）可以有效降低这些风险，有证据表明磺达肝癸钠（一种新的超级 LMWH）可以间接抑制 Xa 因子，可能比 LMWH 更加有效[25]。

6.3 多发性损伤

还需要更好的研究为多发性损伤患者血栓栓塞预防提出有力的循证医学推荐[5, 6, 13]。目前推荐指出，如果没有禁忌证（如过多的出血风险），24 小时内开始用 LMWH 进行化学预防。血栓预防对于创伤性脑损伤和实质性器官损伤似乎是安全的，但是对于这些患者请相关专科医生会诊决定血栓栓塞预防方案是有帮助的[5, 13]。儿童创伤后 VTE 的风险等同于 16 岁的成人[3]。

6.4 脊髓损伤

脊髓损伤患者发生 VTE 的风险很高，但目前缺乏高质量的研究指导循证医学治疗方案。在伤后的前 3 个月发生 VTE 的风险最高[12]，而且对于年长的、截瘫的和有过 VTE 病史的患者风险更高。脊髓损伤的水平很重要，胸椎水平损伤 VTE 发生率尤其高。

6.5 骨盆和髋臼骨折

未进行血栓栓塞预防的骨盆髋臼骨折患者 VTE 风险非常高，而且很多血栓位于下肢近端深

表 4.6-2 特殊骨折和多发创伤血栓预防推荐总结

疾 病	预防措施	预防时间
髋部骨折	伤后 24 小时内开始应用 LMWH、磺达肝癸钠、LDUH、适量 VKA、阿司匹林[7]	10~14 天，一些证据表明预防时间延长至 20 天可进一步降低 VTE 风险
多发创伤	24 小时内开始应用 LMWH，可以联合使用 PCD，如果 LMWH 为禁忌可以单独使用 PCD。腔静脉滤器只在确诊近端 DVT 而且 LMWH 禁忌的情况下才可使用	推荐至少 1 个月，但一些中心在患者出院后不再继续预防[14]
脊髓损伤	同多发创伤	同多发创伤。对于不能活动的患者可以考虑延长预防时间至 3 个月
骨盆 / 髋臼骨折	同多发创伤	同多发创伤
膝上下肢复杂骨折	同多发创伤	同多发创伤
膝下单一骨折	不推荐常规预防，除非存在重要风险因素（如上）	无

注：LDUH，小剂量普通肝素；VKA，维生素 K 拮抗剂；PCD，充气加压装置。

静脉。只要没有活动性出血，伤后 24 小时内应该开始应用 LMWH 进行预防，但不要在大手术后 12 小时内进行[13]。尽管一些文献报道支持联合疗法，关于在常规化学预防时加用气体加压装置的用处仍存在争议[7, 13]。

从周边医疗机构转至创伤中心来做骨盆确定性手术的患者可能已经存在术前 VTE，如果首诊医院没有标准的血栓栓塞预防方案，尤其是这样。在这些情况下，术前应该考虑在创伤中心进行多普勒超声筛查以排除近端 DVT。这是对接受血栓栓塞预防的患者不推荐进行常规 VTE 筛查的原则的一种例外情况[7, 13]。

对于存在近端 DVT 或出血风险极高的患者，大手术前应考虑应用腔静脉滤器。不应该把滤器作为化学预防的替代物，如果患者没有禁忌证[7]。

6.6 单一的下肢骨折

需要手术治疗的髋部骨折、股骨骨折和膝上下肢复杂的骨折具有相当高的 VTE 风险，对于多发伤患者推荐应用 LMWH 进行预防[7]。

膝下小腿损伤出现有症状的 VTE 者比较少，在未进行预防的情况下发生率小于 2%，而且应用 LMWH 进行预防后血栓风险也没有明显改变[24]。大部分出版的指南反对对单纯膝下损伤患者进行常规血栓预防，这些患者是可以走动的，无论是否进行了下肢石膏制动或手术[7, 24]。有以下几种情况时膝关节远端骨折血栓风险增加：女性服用口服避孕药、存在周围动脉疾病、体质指数高、癌症、应用非甾体类抗炎药物[26]。

7 结论

多发创伤及脊柱、骨盆、股骨损伤患者的静脉血栓栓塞发病率高。因为没有足够精确的测试能在这些高风险人群中定位特异患者，所以推荐对所有患者进行血栓栓塞预防。通常情况下，膝下单一骨折患者不需要化学预防，但需要早期骨折固定和活动。

参考文献

1. **Dalen JE.** Pulmonary embolism: what have we learned since Virchow?: treatment and prevention. *Chest.* 2000 Nov;122(5):1801–1817.

2. **Geerts WH, Code KI, Jay RM, et al.** A prospective study of venous thromboembolism after major trauma. *N Engl J Med.* 1994 Dec 15;331(24):1601–1606.

3. **Kim JY, Khavanin N, Rambachan A.** Surgical duration and risk of venous thromboembolism. *JAMA Surg.* 2015 Feb;150(2):110–117.

4. **Testroote M, Stigter W, de Visser DC, et al.** Low molecular weight heparin for prevention of venous thromboembolism in patients with lower-leg immobilization. *Cochrane Database Syst Rev.* 2008;(4): CD006681.

5. **Scolaro JA, Taylor RM, Wigner NA.** Venous thromboembolism in orthopaedic trauma. *J Am Acad Orthop Surg.* 2015 Jan;23(1):1–6.

6. **Barrera LM, Perel P, Ker K, et al.** Thromboprophylaxis for trauma patients. *Cochrane Database Syst Rev. Engl.* 2013;3:CD008303.

7. **Falck-Ytter Y, Francis CW, Johanson NA, et al.** Prevention of VTE in orthopedic surgery patients: Antithrombotic Therapy and Prevention of Thrombosis. 9th ed. American College of Chest Physicians Evidence-Based Clinical Practice Guidelines. *Chest.* 2012;141(2 Suppl):e278S–325S.

8. **Morris TA.** Natural history of venous thromboembolism. *Crit Care Clin.* 2011 Oct;27(4):869–884.

9. **Prandoni P, Barbar S, Milan M, et al.** The risk of recurrent thromboembolic disorders in patients with unprovoked venous thromboembolism: new scenarios and opportunities. *Eur J Intern Med.* 2014 Jan;25(1):25–30.

10. **Kreidy R.** Contribution of recurrent venous thrombosis and inherited thrombophilia to the pathogenesis of postthrombotic syndrome. *Clin Appl Thromb Hemost.* 2015 Jan;21(1):87–90.

11. **Kahn SR, Comerota AJ, Cushman M, et al.** The postthrombotic syndrome: evidence-based prevention, diagnosis, and treatment strategies: a scientific statement from the American Heart Association. *Circulation.* 2014 Oct 28;130(18):1636–1661.

12. **Godat LN, Kobayashi L, Chang DC, et al.** Can we ever stop worrying about venous thromboembolism after trauma? *J Trauma Acute Care Surg.* 2015 Mar;78(3):475–480; discussion 480–481.

13. **Sagi HC, Ahn J, Ciesla D, et al.** Venous thromboembolism prophylaxis in orthopaedic

trauma patients. *J Orthop Trauma*. 2015 Oct;29(10):e355–e362.

14. **Geerts WH.** Venous thromboembolism in pelvic trauma. In: Tile M, Helfet D, Kellam J, Vrahas M, eds. *Fractures of the Pelvis and Acetabulum: Principles and Methods of Management*. 4th ed. Stuttgart: Thieme; 2015:377–399.

15. **Bates SM, Jaeschke R, Stevens SM, et al.** Diagnosis of DVT: Antithrombotic Therapy and Prevention of Thrombosis, 9th ed: American College of Chest Physicians Evidence-Based Clinical Practice Guidelines. *Chest*. 2012 Feb;141(2 Suppl):e351S–418S.

16. **Kahn SR, Lim W, Dunn AS, et al.** Prevention of VTE in nonsurgical patients: Antithrombotic Therapy and Prevention of Thrombosis, 9th ed: American College of Chest Physicians Evidence-Based Clinical Practice Guidelines. *Chest*. 2012 Feb;141(2 Suppl):e195S–226S.

17. **Gould MK, Garcia DA, Wren SM, et al.** Prevention of VTE in nonorthopedic surgical patients: Antithrombotic Therapy and Prevention of Thrombosis, 9th ed: American College of Chest Physicians Evidence-Based Clinical Practice Guidelines. *Chest*. 2012 Feb;141(2 Suppl):e227S–277S.

18. **Westrich GH, Dlott JS, Cushner FD, et al.** Prophylaxis for thromboembolic disease and evaluation for thrombophilia. *Instr Course Lect*. 2014;63:409–419.

19. **Rogers FB, Hammaker SJ, Miller JA, et al.** Does prehospital prolonged extrication (entrapment) place trauma patients at higher risk for venous thromboembolism? *Am J Surg*. 2011 Oct;202(4):382–386.

20. **Guyatt GH, Eikelboom JW, Gould MK, et al.** Approach to outcome measurement in the prevention of thrombosis in surgical and medical patients: Antithrombotic Therapy and Prevention of Thrombosis, 9th ed: American College of Chest Physicians Evidence-Based Clinical Practice Guidelines. *Chest*. 2012 Feb;141(2 Suppl):e185S–194S.

21. **Kahn SR, Shapiro S, Wells PS, et al.** Compression stockings to prevent post-thrombotic syndrome: a randomised placebo-controlled trial. *Lancet*. 2014 Mar;383(9920):880–888.

22. **Fowler RA, Mittmann N, Geerts W, et al.** Cost-effectiveness of dalteparin vs unfractionated heparin for the prevention of venous thromboembolism in critically ill patients. *JAMA*. 2014 Nov 26;312(20):2135–2145.

23. **Ageno W, Gallus AS, Wittkowsky A, et al.** Oral anticoagulant therapy: Antithrombotic Therapy and Prevention of Thrombosis, 9th ed: American College of Chest Physicians Evidence-Based Clinical Practice Guidelines. *Chest*. 2012 Feb;141(2 Suppl):e44S–88S.

24. **Selby R, Geerts WH, Kreder HJ, et al.** A double-blind, randomized controlled trial of the prevention of clinically important venous thromboembolism after isolated lower leg fractures. *J Orthop Trauma*. 2015 May;29(5):224–230.

25. **Eriksson BI, Bauer KA, Lassen MR, et al.** Fondaparinux compared with enoxaparin for the prevention of venous thromboembolism after hip-fracture surgery. *N Engl J Med*. 2001 Nov 1;345(18):1298–1304.

26. **Wahlsten LR, Eckardt H, Lyngbæk S, et al.** Symptomatic venous thromboembolism following fractures distal to the knee: a nationwide Danish cohort study. *J Bone Joint Surg Am*. 2015 Mar;97(6):470–477.

致谢 · 我们感谢 David Helfet 和 Beate Hanson 对《骨折治疗的 AO 原则》第 2 版中这一章的贡献。

陈华 译

第 7 章 术后处理：主要原则

Postoperative management: general considerations

1 引言

创伤患者整体治疗计划应该覆盖术前处理、治疗措施和术后处理（表 4.7-1）。通常，外科手术后放松警惕，可能会伴有并发症的发生。较轻的并发症使得手术没有达到预期目的，严重的并发症还影响到患者的生活质量。

一套完整的术后处理计划制订不应局限于患者住院期间，应延长到患者回家康复阶段、晚些时候的上班及休闲阶段。因此，对患者的术后管理应该分为 3 个阶段：

- 第 1 阶段，手术后即刻，重点在于疼痛控制、肢体活动、预防和识别早期并发症。
- 第 2 阶段，住院结束后，注意力集中于融入社会环境和活动。
- 最后阶段，治疗结束期，患者快速恢复到术前活动水平，包括工作、生活、学习和娱乐。

2 第 1 阶段：术后即刻

2.1 术后疼痛管理

国际疼痛研究协会（IASP）将疼痛定义为"一种与组织损伤或潜在组织损伤（或描述的类似损伤）相关的不愉快的主观感觉和情感体验"[1]。对患者来说，疼痛是一种不愉快的体验，控制不佳的

疼痛还会对患者的心理造成损伤，诱发相关疾病的发生[2]。

充分镇痛后，骨科患者能够自主移动身体，并进行物理康复治疗，能够恢复得更快、更好。

量化疼痛的最简单和最常用的方法是疼痛评分，直接反映疼痛强度。其中，最常用的是视觉模拟量表（VAS），它是一条线段，一端代表"无痛"，另一端代表"想象得到的最严重的疼痛"（图 4.7-1），通过在线段上放置标记来量化疼痛的严重程度[3]。目前一般使用标准的 10 cm 线来测量，将疼痛从 0 到 10 予以量化，便于前后比较。通过量化 VAS 上的疼痛，疼痛可分为轻度（VAS 1~4）、中度（VAS 4~7）或重度（VAS 7~10）。但是，外科医生应该知道，焦虑会影响患者疼痛的评分，研究显示焦虑患者的疼痛评分相对较高[4]，高焦虑程度和高疼痛评分之间也存在直接相关性。它强调患者的心理社会因素与疼痛程度密切相关。世界卫生组织的镇痛阶梯治疗方案可满足骨科患者的镇痛需要（表 4.7-2）。

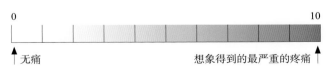

| 0 | | | | | | | | | | 10 |

↑ 无痛　　　　　　　　　　　　　　想象得到的最严重的疼痛 ↑

图 4.7-1 视觉模拟评分。

表 4.7-1　根据 AO 原则所制定的成人特定部位骨折术后康复指南

骨折类型与固定	术后体位	额外的保护	锻炼与负重	建　议
肱骨，近端:"动态"用克氏针不稳定固定	骨科吊带，Gilchrist 绷带，外展架，等	制动 3 周	钟摆运动：术后即刻 主动辅助运动：术后 2 周 部分负重功能锻炼：术后 3~6 周 完全功能运动：术后 6~10 周	注意：合并损伤（如肩袖）
肱骨，近端：稳定固定（PHILOS、PHN）	上肢置于垫子上，骨科吊带	吊带悬吊 2 周	主动辅助运动：术后即刻 部分负重功能锻炼：术后 3~6 周 完全功能运动：术后 6~10 周	详见表 6.2.1-1 肩关节康复方案
肱骨，干：稳定固定（髓内钉、钢板）	上肢置于垫子上，患肢抬高	吊带悬吊 1 周	主动辅助运动：术后即刻 部分负重功能锻炼、限制性旋转：术后 4~6 周 完全功能运动：术后 6~10 周	肩肘关节自由活动
肱骨，远端：稳定的 ORIF	上肢置于垫子上，患肢抬高	上臂支具固定或吊带	主动辅助运动：术后即刻 部分负重功能锻炼、限制性旋转：术后 4~6 周 完全功能运动：术后 6~10 周	肩关节自由活动，不要用力被动活动
尺骨鹰嘴：张力带	上肢置于垫子上，患肢抬高	无	主动辅助运动：术后即刻 部分负重功能锻炼、限制性旋转：术后 4~6 周 完全功能运动：术后 6~12 周	肩关节自由活动
桡骨头：稳定的 ORIF	上肢置于垫子上，患肢抬高	吊带，最好可拆卸支具	限制性旋转：0~4 周 部分功能锻炼：4~6 周 完全功能运动：6~10 周	注意：合并韧带损伤，肩关节自由活动
前臂，骨干：稳定的钢板固定	上肢置于垫子上，患肢抬高	无或轻便的支具	主动辅助运动：术后即刻 部分功能锻炼：术后 4~6 周 完全功能运动：术后 6~10 周	注意：肩、肘、腕和手的运动，伴随有神经损伤需支具保护
桡骨，远端：稳定的钢板固定	患肢抬高	中立位支具	主动辅助运动：术后即刻 部分功能锻炼：术后 4~6 周 完全功能运动：术后 6~10 周	邻近关节的活动（包括肩关节）
桡骨，远端：不稳定固定（克氏针）	患肢抬高	掌侧支具或石膏	邻近关节自由活动	—
桡骨，远端：外固定架	患肢抬高	吊带	主动锻炼手指活动	3~4 周需松开牵引，肩肘关节的自由活动
股骨，颈：螺钉固定，DHS	下肢伸直轻度外展位（两腿中间垫垫子）	无	小于 60 岁的年轻患者： 负重 30 kg: 0~4 周 负重 50 kg: 4~6 周，然后完全负重 老年患者：完全负重	依据患者的依从性和骨骼质量，如果稳定可完全负重
股骨，转子间/转子周围：DHS/PFNA	下肢伸直轻度外展位（两腿中间垫垫子）	无	小于 60 岁的年轻患者：部分负重（足尖点地） 负重 15 kg: 0~4 周 负重 30 kg: 4~6 周，其后如果疼痛消失可完全负重 老年患者（大于 60 岁）：完全负重	髓内钉固定术后即可完全负重
股骨，转子下：PFNA、AFN、DCS、角钢板	下肢伸直	无	部分负重： 负重 15 kg: 0~6 周 负重 30 kg: 4~10 周 老年患者（大于 60 岁）：完全负重	
股骨，干：稳定固定的锁定髓内钉	下肢伸直	无	部分负重： 负重 15 kg: 3~4 周 所有股骨髓内钉固定均可完全负重。如果合并钢板固定，可完全负重，并主动活动髋膝关节	很少建议进行锁钉动力化

（续表）

骨折类型与固定	术后体位	额外的保护	锻炼与负重	建　议
股骨，干：稳定的钢板固定	90°~90° 位 或 CPM 注意保护腓总神经	无	部分负重： 负重 15 kg：3~6 周 负重 30 kg：6~8 周 完全负重：8 周 膝关节活动不受限制	根据患者的依从性和骨折类型可选择 MIPO
股骨，远端：角钢板，LISS/DCS	90°~90° 位 或 CPM 注意保护腓总神经	合并韧带损伤，使用膝关节支具	部分负重： 负重 15 kg：0~6 周 负重 30 kg：6~10 周 完全负重：10~12 周 膝关节活动不受限制	稳定状态：6~8 周后可完全负重
胫骨，近端：LCP 或 L 形钢板，LISS 钢板	抬高患肢，CPM	于伸直位以背侧夹板或膝关节支具固定	部分负重： 负重 15 kg：3~6 周 负重 30 kg：6~10 周 完全负重：10~14 周 术后 2~3 周膝关节完全伸直，后可去除支具开始屈曲锻炼，但是仍必须重视膝关节的伸直	避免休息状态下膝关节位于屈曲位，以防止患者膝关节伸直丧失
髌骨：张力带	抬高患肢，CPM	—	术后即刻开始股四头肌等长收缩运动 膝关节完全伸直下部分负重： 负重 30 kg：0~6 周 完全负重：6~8 周	术后即可开始主动辅助膝关节屈曲锻炼，最大角度不超过 90°
胫骨，干：髓内钉	抬高患肢	无	部分负重： 负重 15 kg：0~2 周 负重 30 kg：2~4 周 如无不适，可完全负重	预防马蹄足
胫骨，干：钢板固定、LC-DCP、LCP 绝对稳定	抬高患肢	无	部分负重： 负重 15 kg：0~6 周 负重 30 kg：6~10 周 完全负重：10~12 周	预防马蹄足 注意观察是否有临床和放射学征象提示不稳定
胫骨，干：钢板固定、LC-DCP、LCP 相对稳定	抬高患肢	无	部分负重： 负重 15 kg：0~6 周 随后肢体负重渐进性增加直到骨折愈合	预防马蹄足 注意观察是否有临床和放射学征象提示不稳定
胫骨，远端：Pilon（各种 Pilon 钢板）	抬高患肢，CPM	术后以 U 形支具固定，防止马蹄足	部分负重（趾尖点地）： 负重 15 kg：0~6 周 负重 30 kg：6~12 周 完全负重：12~14 周	术后即刻开始主动辅助肢体活动
踝	抬高患肢，CPM	术后以 U 形支具固定，伴随有韧带损伤，以石膏固定 6 周	除了一些禁忌证，如抑郁症、糖尿病、酗酒和神经病变外，可以耐受的情况下即刻完全负重	如果有下胫腓螺钉，要等到术后 12~16 周，螺钉取出以后，才允许踝关节背伸和完全负重
跟骨	抬高患肢	可拆卸支具防止马蹄足	术后 6 周内不负重 部分负重：6~10 周 完全负重：10~16 周	踝关节、距下关节和足趾术后即刻主动辅助活动 糖尿病合并神经病变患者需要支具保护，限制患肢负重 8~12 周

注：手术治疗骨折目的是功能康复、早期无痛主动活动。术后给予制动是一个很差的组合。
AFN，顺行股骨髓内钉；DCS，动力髁螺钉；DHS，动力髋螺钉；ORIF，切开复位内固定；PFNA，股骨近端防旋髓内钉；PHILOS，肱骨近端锁定系统；PHN，肱骨近端髓内钉。

2.1.1 镇痛药

对乙酰氨基酚

无抗炎作用，但是一种有效的解热镇痛药物。每 4~6 小时，儿童按 10~15 mg/kg 口服。成年人按每 4~6 小时，500~1 000 mg 口服（取决于有效性）。经直肠栓剂，每 4 小时，按 15~20 mg/kg 给药一次。目前也有静脉给药途径的对乙酰氨基酚。成人对乙酰氨基酚每日用量不得超过 4 g（包括各种给药方式），以防发生肝脏毒性。

非甾体类抗炎药（NSAID）

术前单次给药能显著降低术后 24 小时内吗啡需要量达 29%[5]，降低阿片引发的副作用，如瘙痒、恶心和呕吐的发生率。不像阿片类药物主要针对休息疼痛，非甾体类抗炎药物已经显示对减轻肢体活动引起的疼痛相当有效，因此有利于术后物理康复治疗，减少术后的生理障碍[6]。术后阿片需要量减少，也可减少镇静作用和阿片引发呼吸抑制的可能性。除了术前一次给药外，术后也可间隔给药（表 4.7-3）。

NSAID 比较常见的不良反应有胃出血和溃疡、手术部位出血、肾毒性、支气管痉挛性超敏反应和抑制异位骨化。NSAID 在老年患者中应谨慎使用，并在肾功能受损的患者中避免使用。

很多人特别关心 NSAID 对骨折愈合的影响，虽然有动物实验研究证据表明 NSAID 的抗炎作用会抑制骨折愈合[9]，但是越来越多的证据表明临床短期应用 NSAID 对骨折愈合没有影响[10]。

COX-2 抑制剂

有非常好的镇痛效果，引发胃肠道出血的潜在

表 4.7-2 世界卫生组织骨科疼痛阶梯治疗方案

轻度疼痛	对乙酰氨基酚 *、乙酰水杨酸或其他 NSAID+/− 复方镇痛药†
中度疼痛	弱阿片类镇痛药如：羟考酮、可待因或曲马多 +/− 对乙酰氨基酚 +/−NSAID +/− 复方镇痛药
重度疼痛	强效阿片类镇痛药，如吗啡或氢吗啡酮 +/− 对乙酰氨基酚 +/-NSAID +/− 复方镇痛药 +/− 局部麻醉技术‡

注：* 对乙酰氨基酚即扑热息痛。
† 复方镇痛药包括抗抑郁药、抗惊厥药。
‡ 局部麻醉技术包括硬膜外镇痛、神经丛置管或单次注射神经阻滞。
NSAID，非甾体类抗炎药。

表 4.7-3 非甾体类抗炎药剂量[7, 8]

药 物	成人剂量	儿童剂量
布洛芬	口服：200~400 mg/（4~6 h），最大剂量 3.2 g/d	口服：4~10 mg/（kg · 6~8 h），最大剂量 40 mg/（kg · d）
吲哚美辛	口服，直肠给药：25~50 mg/ 次，每日 2~3 次，最大剂量 200 mg/d	口服：1~2 mg/（kg · d），每日 2~4 次，最大剂量 4 mg/（kg · d）
乙酰水杨酸（阿司匹林）	口服：650~975 mg/（4~6 h），最大剂量 4 g/d	口服：10~15 mg/（kg · 4~6 h），最大剂量 60~80 mg/d
萘普生	口服：初始剂量为 500 mg，然后 250 mg/（6~8 h），最大剂量 1 250 mg/d	口服：5~7 mg/（kg · 8~12 h），最大剂量 1 000 mg/d
双氯芬酸	口服：50 mg，每日 3 次，最大剂量 200 mg/d	口服：2~3 mg/（kg · d），分 2~4 次
酮咯酸	静脉：10~30 mg/6 h，最大剂量 120 mg/d 口服：10 mg/6 h，最大剂量 40 mg/d	静脉：0.5 mg/（kg · 6 h）

风险小，对血小板功能的影响轻，这些优势使得 COX-2 抑制剂在老年骨科患者止痛领域应用较多。然而，该药物增加心血管疾病风险的倾向又限制了其在该人群中的应用[11]。

由于担心对心血管的影响，许多 COX-2 抑制剂已被企业召回。

神经调节药物

阿米替林、加巴喷丁和普瑞巴林等神经调节药物，在术后镇痛管理中有协同镇痛作用。Turna 等[12]发现，在脊柱手术患者中，术前单次口服 1 200 mg 加巴喷丁，不仅降低术后早期疼痛评分，而且大大减少了对吗啡的需要量，同时显著减轻术后阿片类药物的副作用。抗惊厥药物通过多种机制对上行和下行疼痛途径发挥各自的药理作用，包括钠和钙通道阻断[13]。加巴喷丁治疗慢性疼痛的剂量为 900~1 800 mg/d。这些药物对截肢术后的幻肢痛也有作用，建议在择期截肢术前几天就开始使用。

N- 甲基 -D- 天冬氨酸拮抗剂受体拮抗剂

如氯胺酮、镁和右美沙芬，通过调节疼痛通道、产生阿片类镇痛效果，可减少吗啡使用量，减轻患者术后疼痛程度[14]。

阿片类镇痛药物

是治疗手术后中重度疼痛的基础药物。阿片类药物通过作用于中枢神经系统中 μ、κ、δ 受体，发挥中枢神经镇痛作用。单纯阿片类镇痛药物引起剂量依赖性镇静作用和呼吸抑制等副作用，与止痛的治疗剂量接近。联合使用苯二氮䓬类药物、镇静止吐药和抗组胺药物，可加重这种副作用。

可待因（codeine）

一种弱的阿片类药物，常联合对乙酰氨基酚一起用于治疗轻至中度疼痛。可待因是一种前体药物，经过肝脏去甲基化为吗啡，它主要起镇痛作用。7%~10% 的白种人缺乏将可待因转化为吗啡所必需的细胞色素 CYP2D6，因此相当一部分患者使用该药物不能缓解疼痛。相反，在一些人群中，高达 30% 的患者具有该基因重复拷贝，导致血清内吗啡水平较高，甚至达到潜在风险的水平[15]。因此除非这种药物对患者既往有良好的疗效，否则不作为一线镇痛药物（表 4.7-4）。

羟考酮和氢可酮（oxycodone 和 hydrocodone）

口服阿片类镇痛药，用于治疗中、重度疼痛。与可待因不同，两种药物在发挥其镇痛作用之前都不会经历广泛的代谢。羟考酮和氢可酮通常与对乙酰氨基酚联合使用镇痛。羟考酮和吗啡一样，其缓释制剂通常可全天候给药。

吗啡（morphine）

常与其他类阿片类药物做比较。它穿透血脑屏障的能力较差，所以静脉注射后 15~30 分钟，最佳镇痛效果还不会出现。它在肝脏聚合为吗啡 -6- 葡萄糖醛酸苷，并经肾脏排出。肾衰竭的患者，这种代谢产物会在体内积聚引起呼吸抑制，因此肾功能不全患者要避免使用吗啡。

表 4.7-4　阿片类镇痛药

药　物	胃肠外给药成人剂量（mg）	口服成人剂量（mg）	持续时间（小时）
可待因	120	200	3~4
羟考酮	5~10	30	2~4
氢可待因酮	—	5~10	2~4
吗啡	10	30~60*	3~4
哌替啶	100	300	2~3
氢吗啡酮	1.5	6	2~4
芬太尼	0.1	—	0.5

注：* 急性给药吗啡用量为 60 mg；由于代谢蓄积，慢性给药剂量为 30 mg。

哌替啶（meperidine）

人工合成阿片类物质，具有吗啡 1/10 的镇痛效力。起效明显快于吗啡，它对 κ 受体有很强的作用，小剂量可以治疗颤动。它的主要缺点是其肝脏代谢产物——去甲哌替啶，可诱发癫痫。因此，许多医疗机构限制使用，使用剂量每日不超过 10 mg/kg。去甲哌替啶由肾脏代谢排出体外，因此有癫痫发作病史和肾功能不全的患者，不建议使用哌替啶。

氢吗啡酮（hydromorphone）

镇痛效果是吗啡的 6~7 倍，适用于中度、重度疼痛。起效时间快于吗啡，也在肝脏代谢——葡萄糖醛酸化。与吗啡和哌替啶不同的是，代谢产物较少通过肾脏排泄，因此更适合于肾功能不全患者使用。

芬太尼

一种人工合成的阿片类镇痛药，其效力为吗啡的 100 倍，用于中、重度疼痛。静脉给药时，治疗起效时间少于 30 秒，峰值效应时间为 2~3 分钟，作用持续时间相对较短。和氢吗啡酮一样，较少有毒性代谢产物，更适用于肾脏功能不全患者。然而，由于作用持续时间较短，使得芬太尼作为患者自控镇痛（PCA）的药物很难维持持久稳定的镇痛状态。

传统上，担心药物依赖是医生避免处方阿片类镇痛药的主要原因。到 2015 年为止，在美国因阿片类镇痛药过量使用致死的人数已经超过了创伤的死亡人数[16]。

合理应用阿片类药物治疗疼痛时，药物依赖的发生率非常低，很可能远低于当疼痛未得到充分治疗而出现的心肺不良反应的发生率。然而，外科医生也必须了解创伤后的自然恢复期。在康复阶段，不应继续给门诊患者长期使用（超过 3~4 周）阿片类药物，并且除急性创伤疼痛治疗外，一般情况很少需要使用阿片类药物治疗。

处方阿片类镇痛药较少的一个常见原因是害怕诱发呼吸抑制。这种风险可通过 PCA 给药来减少，而不是传统的大剂量肌内注射或静脉注射给药。与肌内注射给药疗效相比，PCA 能提供更好的镇痛效果、更少的肺部和认知并发症[17]。小剂量频繁的 PCA 给药方式使得血药浓度水平更加平稳，波峰和波谷出现的次数少、强度弱。此外，通过减少不必要的镇静药物使用，可以有效避免过度镇静。苯二氮䓬类或镇静剂不再常规使用，即使使用也是较小的剂量。阿片类药物的使用量在头 24 小时最大，这个时间段患者需要密切监控。在许多医疗机构，使用 PCA 时常规鼻导管给氧。

2.1.2 神经阻滞

毫无疑问，最有效的镇痛方式是神经阻滞，无论是中枢神经或是周围神经。通过长效局部麻醉，神经阻滞镇痛效果可以持续 18~24 小时（单次注射）；如果选择置管技术，镇痛时间可以持续几天。

很多研究证实神经阻滞的镇痛效果优于全身麻醉，特别是合并有严重心肺疾病的患者[18]。对于合并严重心肺疾病的患者，所面临最大的挑战不在麻醉剂本身，而在于术后阿片类镇痛药的有害副作用。此类患者可通过神经阻滞单次注射或者置管获得最佳的镇痛效果。神经阻滞并不是没有缺点，其潜在问题就是筋膜室综合征[19]（参见第 1 篇第 5 章）。最早出现的症状是与损伤程度不匹配的被动牵拉痛或神经症状，如麻木和感觉异常。神经阻滞麻醉会掩盖这些症状和体征，导致诊断延迟。如果非要对存在筋膜室综合征风险的患者使用区域阻滞麻醉，可以降低局部麻醉药物的浓度，且需格外谨慎观察筋膜室综合征的发展。也可以考虑筋膜间室压力的连续测定。目前在老年髋部骨折患者中，股神经阻滞显示出良好的镇痛效果，显著减少了阿片类药物的使用和相关肺部并发症的发生。

2.2 换药

手术切口保持干燥，在手术室使用无菌可透气的纱布或复合亲水伤口敷料覆盖切口。使用负压引流，常规引流量下一般留置 24 小时；如果有较大的引流量，如骨盆或髋部骨折手术，则需要保留 48 小时。关节内骨折比较特殊，建议引流不超过 8~12 小时，否则感染的机会将大大增加。如果创面广泛渗血，第一次伤口换药可以在术后 24 小时；如果渗出不多，换药可以在术后 48 小时；如果使用吸水性敷料，更换敷料的时间可以更长。更换敷料的目的在于防止伤口湿性环境的形成。换药应在严格的卫生环境下进行。建议用酒精洗必泰溶液进行皮肤消毒。一旦出血或渗出停止，伤口就不需要敷料覆盖。即使伤口没有拆线，临时用防水敷料（如 OpSITH 膜、Tegaderm）覆盖保护，患者也可以洗澡或接受水疗。开放性伤口需要闭塞性的敷料覆盖（可能使用抗生素链珠，它可以持续释放抗生素），以减少院内感染的风险，直到患者再次回手术室进一步处理。另一可选的方法是使用负压伤口敷料（参见第 4 篇第 3 章）。

最新的进展是使用负压伤口敷料处理闭合切口。早期临床结果证明是好的，目前正在进行前瞻性随机对照试验评估。

2.3 患肢抬高与保护

很多外科医生都有自己的方法，但如表 4.7-1 所示是可以广泛应用的方案。

术后即刻将患肢置于与心脏同等的高度，这样能最大限度地减少肢体肿胀，同时维持肢体有效灌注。

上肢骨折固定以后，肢体放在一个垫子上，屈

肘不要超过 75°。任何手术后都要避免由于错误位置或畸形产生局部应力。在肘关节内上髁（尺神经）和腓骨头（腓总神经）处都要仔细保护。如果使用可拆卸的绷带或支具，一定要避免引起位置异常或阻碍患者进行关节的早期活动和康复治疗。前臂和手部支具的位置一定要正确，避免出现肌肉挛缩和关节僵硬（参见第 6 篇第 3 章第 4 节）。

髋关节周围骨折，患肢应置于轻度外展位，用体位垫或支具保护。股骨干中段或远端骨折，支撑小腿令膝关节屈曲 30°（图 4.7-2）。所有的下肢骨折患者都要预防出现马蹄足，必要时可使用支具固定。

局部冰敷可以减少肢体的肿胀。足底静脉泵也可以有效减轻小腿肿胀。对趋于马蹄足位置的患者，应用 U 形支具以与小腿匹配。带铰链的支具允许有限活动，对关节内骨折之后逐渐活动或者伴有韧带损伤的患者都非常有帮助。

骨折术后给予患肢长时间制动是不合适的，因为这将会增加并发症的发生。

外固定支具的使用仅应该用以避免患肢摆放位置错误或预防额外的损伤，或确保软组织顺利愈合。

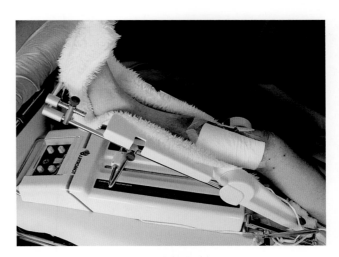

图 4.7-2　CPM 机可以用于关节内骨折。

2.4 肿胀、活动和血栓预防

早期活动对于降低血栓形成的风险非常重要。如第4篇第6章所述，为预防血栓形成，关节内骨折需要早期活动；只要伤口情况允许，就可应用CPM机锻炼（图4.7-2）。这对于那些不能主动活动关节的患者非常有利。上肢手术的患者应该在手术当日下床活动。而下肢手术的患者，应该减少离床运动，直到软组织肿胀消退、伤口没有炎症表现（视频4.7-1，视频4.7-2）。肢体负重程度取决于以下几个方面：

- 损伤的具体情况。
- 所使用内植物的性能。
- 合并损伤。
- 术前的情况及合并疾病。
- 患者的依从性。

虽然这些指导原则非常有用，但是要由手术医生来决定最终的康复方案，因为只有手术医生才知道术中骨折固定的稳定程度。必须注意的是：切勿让患者早期肢体活动影响到伤口的愈合。

2.5 抗生素使用

抗生素使用原则以及污染伤口治疗的部分详见本篇第5章。

2.6 活动与肢体负重

患者术后第1天即可开始康复治疗。对于长骨骨折，邻近关节开始主动或辅助下的主动功能运动（视频4.7-3），也可以持续地被动活动。起初，在康复师指导下，患者扶拐或在步行器帮助下，患肢负重可以达到15~20 kg。延期负重会导致骨质疏松和关节僵硬。扶拐上下楼梯的训练对于患者来说是最难的（视频4.7-4），训练过程中一定要小心，并注意保护。水疗是为脊柱、肩、骨盆和髋部骨折患者提供无重力和无痛活动的重要手段，并可帮助患者建立信心。

2.7 放射评估

术中至少要拍摄两个平面的X线片。术后通常也要求重新拍X线片，因为术中透视影像提供的照片范围小、分辨率低。这些影像资料可以用于记录骨折复位和固定的过程，记录内植物的位置，并为评价骨折愈合的进展提供依据。

2.8 医患沟通

整个第一阶段，患者本人及其亲属需要常规告

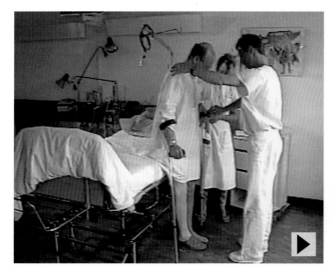

视频 4.7-1　骨折术后，必须在康复师指导下早期下床活动。

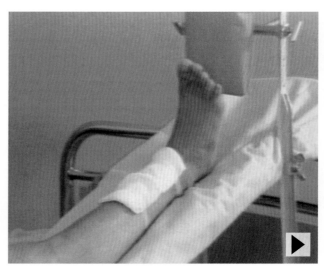

视频 4.7-2　骨折术后抬高患肢，鼓励主动关节活动。

知，使他们充分了解患者临床情况、疾病的进展以及康复的进程。必须了解患者本人及其家属的预期，需要认真教育使他们充分理解患者目前的实际情况。在疾病康复的早期阶段应包括所有的相关支持治疗。

患者和医务人员之间必须确立以下几点：

- 伤口愈合无并发症，疼痛被控制。
- 术中已拍 X 线片。
- 已经指导患者使用拐杖下地活动（包括上下楼梯），以及进一步活动（视频 4.7-5）。
- 已经告知可能发生并发症的症状和体征。

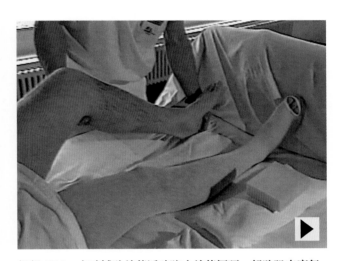

视频 4.7-3　主动辅助关节活动防止关节僵硬，帮助肌肉康复。

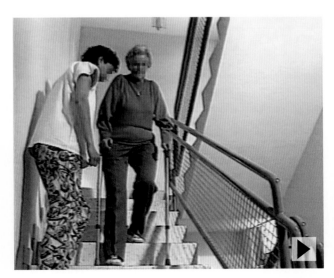

视频 4.7-4　指导老年患者功能锻炼，患者出院以前正确扶拐上、下楼梯。

- 已经给照护者关于术后治疗和随访的建议。

此外，患者了解下列时间有助于安排自己的生活：

- 出院时间。
- 恢复不用拐杖行走的时间。
- 恢复开车的时间。
- 重返工作或学校的时间。

3　骨折术后治疗的第 2 阶段

3.1　院外临床照护

手术医生要保证患者出院以后接受充分的随访。必须向患者提供足够的信息，以便能够决定并执行康复中的下一步骤。随访的医生必须清楚患者治疗过程中出现的异常现象，防止发展成严重的并发症。通常第一次随访在术后 14 天左右，恰好是患者到医院拆线的时间。只要遵从损伤相关的禁忌，术后 2 周，患者多能恢复到久坐条件下的工作。前提条件是患者在移动过程中一定要做好保护。

3.2　复杂性区域疼痛综合征（CRPS）

1994 年，IASP 首先提出一个新的分类方法，

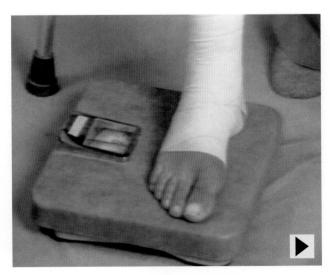

视频 4.7-5　指导患者使用磅秤，掌握如何部分负重。

准确地描述了反射性交感神经营养不良（CRPS Ⅰ）和皮肤灼痛（CRPS Ⅱ）引发的一组疼痛综合征。这一新的分类法是为了避免和目前还没有阐述清楚的病理生理学概念相混淆[20]。在 2003 年，专家共识修订了这些标准，被称为 CRPS 的"布达佩斯标准"。这些新的诊断标准大大提高了这一问题诊断的特异性[21]。

CRPS Ⅰ 和 CRPS Ⅱ 是与发汗和血管收缩障碍相关的神经病理性疼痛综合征，两种疼痛症状相似，不同之处在于 CRPS Ⅱ 与神经损伤有关。这一问题的诊断没有特异性的检查，诊断主要依赖于临床发现，同时排除其他疾病。

布达佩斯 IASP 标准是公认的诊断 CRPS 的标准[21]，主要依据以下 4 点。目前诊断标准有两个版本。临床诊断，符合 2 项（以下 3 项）即可作阳性诊断。如果是以研究为目的，需要满足 3 或 4 项标准。布达佩斯 CRPS 诊断标准[21]：

- 持续疼痛，不能用诱发事件解释。
- 必须在以下 4 类中的 3 类症状里有 1 个症状：
  — 感觉：感觉过敏和（或）痛觉异常。
  — 血管舒缩：皮肤温度不对称和（或）皮肤颜色改变，以及（或）肤色不对称。
  — 发汗、水肿：水肿和（或）出汗改变，以及（或）出汗不对称。
  — 运动、营养：活动范围减少和（或）运动功能障碍（肌力弱、震颤、肌张力异常），以及（或）营养改变（毛发、指甲、皮肤）。
- 评估时，必须在以下 2 项（临床诊断）或 3 项或更多项（科学研究）中存在至少 1 个体征：
  — 感觉：痛觉过敏（针刺）或痛觉异常［轻接触和（或）深层躯体压力，以及（或）关节运动］。
  — 血管舒缩：温度不对称和（或）皮肤色泽改变，以及（或）不对称。
  — 发汗、水肿：水肿和（或）出汗改变，以及（或）出汗不对称。
  — 运动、营养：活动度减小和（或）运动功能障碍（无力、震颤、肌张力障碍），以及（或）营养改变（毛发、指甲、皮肤）。
- 不能用其他诊断来解释目前患者存在的症状和体征。

疼痛极其严重、超乎寻常是 CRPS 最一致的特点。一项研究显示[22]，腕关节骨折以后严重病痛（5/10 以上），高度（46%）预示会发生 CRPS，而在腕关节骨折后没有严重疼痛的患者只有 3.8%。

虽然诊断实验有时对诊断 CRPS 有帮助，但必须强调一点，CRPS 完全是个临床的诊断。必须要有客观的临床体征（不只是主观上的疼痛），诊断并不完全依赖于是否有阳性的实验室或放射学发现。

X 线片只能发现由于破骨细胞活性增强导致的皮质变薄和骨量减少。这些特征在关节周围骨折时表现更加突出，比单纯的废用性萎缩造成的影响显著得多。随着病情的进展，骨质减少呈现弥漫性毛玻璃样外观（图 4.7-3）。

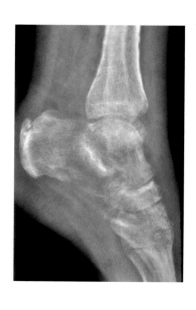

图 4.7-3　踝部骨折后 CRPS 引起的足下垂和严重骨萎缩。

但是目前这种周围神经系统和中枢神经系统变化的准确原因还没有阐释清楚，我们对交感神经系统在 CRPS 中的作用的理解在继续发展。不同患者，甚至单个患者疾病发展过程中，病理生理机制也各不相同[23]。各种机制参与其中，包括炎症反应、氧化应激和（或）交感神经系统紊乱。

多数学者强调多途径综合治疗 CRPS，主要是镇痛、锻炼、康复，以及功能康复[24]。

CRPS 的成功治疗需要早期诊断、早期合理镇痛，在心理安慰的支持下帮助患者逐步达到锻炼和物理康复治疗的目的。

如果患者没有达到应有的进展（如 2 周），应该加强疼痛管理和心理干预，帮助患者的康复取得进步[20]。必须有合适的镇痛方案，通常包括物理治疗时加大常规用药剂量，使患者能够耐受物理治疗（如等长收缩运动、抗阻力活动度锻炼，直至最后负重练习）过程中的不适[20]。被动的活动等锻炼是禁忌，因为这会激活大量 α-β 纤维 I 型和 II 型机械感受器，产生副作用。即使有适当的镇痛和心理治疗，患者常常会注意到，康复治疗开始时疼痛和肿胀暂时加重。必须预先告知患者这种情况，并让他们解除疑虑。

如果患者出现 CRPS 严重症状时间超过 6~8 周，建议患者进行心理评估[20]。通过认知行为训练，使用放松技术，如生物反馈疗法，帮助患者进行疼痛管理，最终使物理康复治疗顺利进行。

CRPS 疼痛管理的主要目标是进行物理康复治疗，因为最终是物理治疗帮助患者改善功能。CRPS 患者的疼痛管理必须积极，还要循序渐进。药物治疗主要在于改善患者症状。双膦酸盐药物可以降低 CRPS 患者的疼痛强度以及骨量丢失[25]。神经性疼痛是 CRPS 患者的常见症状，三环类抗抑郁药，如阿米替林，常与抗惊厥药物如加巴喷丁或普瑞巴林一起使用。抗抑郁药促进中枢神经系统内儿茶酚胺神经递质传递，从而引起脊髓背角胶原神经超极化，产生镇痛作用[26]。

其他药物通常包括非甾体类抗炎药（NSAIDs）和口服阿片类药物。口服阿片类药物可作为短效复合药物，如羟考酮复合对乙酰氨基酚。物理康复治疗前 30 分钟，口服这些药物特别有帮助。随着锻炼幅度的加大或者间断口服镇痛药物后疼痛不能很好地控制，可以加入缓释阿片类制剂。如果患者在口服镇痛药物的帮助下，康复进展不大，就应该接受更加积极的治疗，如交感神经或躯体神经阻滞[20]。交感神经引起疼痛的患者应接受交感神经阻滞治疗，如果效果较好，在物理治疗的同时给予一个疗程，包括 3~6 个交感神经的阻滞，将有助于缓解症状[20]。如果交感神经阻滞没有效果，可改用躯体神经阻滞或硬膜外置管连续镇痛，是物理康复治疗最佳的镇痛手段。

如果还是没有进展，必须考虑其他侵入性技术。如果患者对交感神经或躯体神经阻滞的疗效不太明显，建议针对 CRPS I 型疼痛可以使用脊髓刺激，而 CRPS II 型疼痛可以使用周围神经刺激[20]的神经调节技术。鞘内置管连续泵入（局部麻醉剂、阿片类药物或巴氯芬）适用于神经调节治疗失败的患者[20]，或患有肌张力障碍、长期慢性疾病患者。

CRPS 是一种潜在的、灾难性疾病，目前病因仍然不清楚。早期诊断、尽早开始物理治疗和合适的镇痛治疗方案，才有较好预后的可能。这些治疗可由骨科医生帮助进行，多数患者不需要找疼痛专科医生就诊。

如果临床医生没有早期诊断这一疾病，就可能带来很多问题。不管患者表述了温和的或者爆发的 CRPS，记住疼痛控制管理利于物理治疗，反复评估康复治疗的进展情况是减缓疾病进展的关键。

3.3 临床随访和 X 线监控

门诊就医复查的频率和时间主要是局部安排的问题，但有几点在任何情况下必不可少。

在定期随访时，应当注意询问与患者常规活动（如淋浴、洗澡、坐立、持重物、工作和运动）有关的特殊问题。这些问题可能与患者个人和职业生活高度相关。这类问题解决得越早，患者重返家庭生活就越快。在这一骨折治疗阶段，医生和患者之间要有充分的沟通，为返回工作、学校和运动创造最佳条件。红肿或局部压痛加重、康复进程停滞或逆转、伴有疼痛的活动度减小，这些临床特征提示有可能出现了复杂区域疼痛综合征、深部感染或骨不连。患者平时正常的活动（如负重）突然出现了困难，是一种非常重要的提示。肢体负重出现疼痛提示骨折断端存在异常活动。

常规间隔 4~6 周复查 X 线，必须包括全长的两个平面像；特殊病例，还需加照其他体位。如果是关节内骨折，需要加照切线位评估关节面的完整性。长骨骨折，X 线片需要包括上下邻近关节，因此需要一张较长的胶片。有内植物时，单纯通过 X 线片很难判断骨折是否愈合，往往需要进行 CT 检查。术后 X 线的评估主要依据骨折愈合的类型（一期愈合还是二期愈合），需要和以前的 X 线片进行比较，重点观察内植物和骨折部位。评价内植物包括其固定位置变化情况及是否发生位移、弯曲、螺钉松动或内植物断裂。螺钉周围骨质溶解是内植物松动的重要征象。评价骨折包括力线、骨折块的移位情况、骨折线的变化和桥接骨痂的生长情况。

如果预期一期愈合，出现刺激性骨痂生长或骨折线变宽可能提示即将发生麻烦，并且需要调整治疗方案。

如果是二期愈合，骨折周围适时出现骨痂生长和稳定成熟的骨痂，提示预后较好。

对继发移位、内植物松动、骨质吸收或内固定失效一定要小心。

骨科医生必须清楚，骨折愈合是一个根据具体临床情况，以一定速率渐进的过程，如果出现异常，就应该采取措施。对于难治性骨折，早期（6~12 周）植骨可以预防很多骨不连的发生。

如果临床和影像学上有阳性证据证明骨折愈合迹象，可以逐步增加负重。如果累及关节，同时做出是否允许自由活动的决定。

3.4 内植物的早期取出

可以取出内植物（如经皮克氏针固定、关节固定螺钉、锁骨钩钢板、外固定架）以允许患者完全活动，可以在术后 12 周部分或完全取出。这时关节可做全程活动或肢体完全负重，如 C 型踝关节骨折患者，下胫腓拉力螺钉取出后，踝关节可以完全负重和全范围活动。

4 第3阶段：骨折术后治疗的结束

当患者恢复正常的日常生活、工作和运动时，骨折的治疗就结束了。这一阶段可能需要几个月，需多次去复诊。但对患者的康复非常重要。此过程中要给予患者不断鼓励，加强他们完全康复的信心。

5 内植物的取出

对许多患者来说，内植物的取出才是骨折治疗的真正结束。在手术后的早期阶段，医生就应该给患者一个清楚的建议：内植物是否取出。尊重患者本身的意愿，综合考虑手术取出的费用、效用以及风险。手术前一定要进行 X 线检查：

- 明确骨折是否愈合，特别是预计一期愈合的患者。

- 评估内植物的类型、情况和位置。
- 确认有正确的、质量好的内植物取出工具。

内植物取出的指征如下：有些内植物（如位置螺钉）需早期取出。在年轻人，内植物位于骨性突起部位，直接位于皮下需晚期取出，比较多见的如鹰嘴、髌骨和外踝处。上肢骨折的内植物没有必要取出，也不建议取出。内植物取出的主要适应证是内植物相关的刺激症状或引起的疼痛。高敏反应也有发生，但是不锈钢内植物这种情况比较少见，纯钛的内植物发生高敏反应的还没有出现过（参见第 1 篇第 3 章）。外固定架和克氏针由于存在移位、游走和钉道感染的风险，一般都要完全取出。

因为要做关节松解、肌腱松解、神经松解或瘢痕切除等额外手术，如果骨折完全愈合，可在手术时将内植物同时取出。

对于老年人，内植物一般不取出，一定程度上还可以防止固定部位的再骨折。对于一般状况很差、存在免疫缺陷疾病（如艾滋病、肝炎、结核病）或局部血液循环障碍（如糖尿病、外周动脉疾病）的患者，内植物取出时一定要仔细评估风险。对于有医源性神经或血管损伤风险的区域内（如前臂、肱骨、骨盆）的内植物一般不取出。

内植物有取出的指征时，时间由骨折的位置和所用内植物的特点决定。内植物留在原位至少 1~2 年（特别是张力侧的内植物，如髌骨和大转子），期间需要监测骨折愈合的进程[27]。需提醒患者内植物取出有感染、再骨折、局部神经损伤的风险。钛制钢板由于骨长入，可能难以取出，术前仔细计划并准备全套工具，将能防止术中取不出内植物。内植物取出、软组织愈合后，可能在几天内完全恢复功能和负重。

较大的钢板取出后，建议至少 2~4 个月不要进行剧烈冲撞运动和重体力劳动。此后，可能复查一次 X 线，才可考虑骨折是完全愈合。

参考文献

1. **Mersky H, Bogduk N.** *Classification of Chronic Pain: Description of Chronic Pain Syndromes and Definitions of Pain Terms.* 2nd ed. Seattle: IASP Press; 1994.

2. **Smith AB, Ravikumar TS, Kamin M, et al.** Combination tramadol plus acetaminophen for postsurgical pain. *Am J Surg.* 2004 Apr;187(4):521–527.

3. **Schecter WP, Bongard FS, Gainor BJ, et al.** Pain control in outpatient surgery. *J Am Coll Surg.* 2002 Jul;195(1):95–104.

4. **Chen AF, Landy DC, Kumetz E, et al.** Prediction of postoperative pain after Mohs micrographic surgery with 2 validated pain anxiety scales. *Dermatol Surg.* 2015 Jan;41(1):40–47.

5. **Alexander R, El-Moalem HE, Gan TJ.** Comparison of the morphine-sparing effects of diclofenac sodium and ketorolac tromethamine after major orthopedic surgery. *J Clin Anesth.* 2002 May;14(3):187–192.

6. **Gilron I, Tod D, Goldstein DH, et al.** The relationship between movement-evoked versus spontaneous pain and peak expiratory flow after abdominal hysterectomy. *Anesth Analg.* 2002 Dec;95(6):1702–1707.

7. **Redmond M, Florence B, Glass PS.** Effective analgesic modalities for ambulatory patients. *Anesthesiol Clin North America.* 2003 Jun;21(2):329–346.

8. **Repchinsky C, Welbanks L, Bisson R.** *Compendium of Pharmaceuticals and Specialties.* Ottawa: Canadian Pharmacists Association; 2004.

9. **Gajraj NM.** The effect of cyclooxygenase-2 inhibitors on bone healing. *Reg Anesth Pain Med.* 2003 Sep-Oct;28(5):456–465.

10. **Kurmis AP, Kurmis TP, O'Brien JX, et al.** The effect of nonsteroidal anti-inflammatory drug administration on acute phase fracture-healing: a review. *J Bone Joint Surg Am.* 2012 May;94(9):815–823.

11. **Langford RM, Mehta V.** Selective cyclooxygenase inhibition: its role in pain and anesthesia. *Biomed Pharmacother.* 2006 Aug;60(7):323–328.

12. **Turan A, Karamanlioglu B, Memis D, et al.** Analgesic effects of gabapentin after spinal surgery. *Anesthesiology.* 2004 Apr;100(4):935–938.

13. **Tremont-Lukats IW, Megeff C, Backonja MM.** Anticonvulsants for neuropathic pain syndromes: mechanisms of action and place in therapy. *Drugs.* 2000 Nov;60(5):1029–1052.

14. **Parvizi J, Miller A, Gandhi K.** Multimodal pain management after total joint arthroplasty. *J Bone Joint Surg Am.* 2011 Jun;93(11):1075–1084.

15. **Kirchheiner J, Schmidt H, Tzvetkov M, et al.** Pharmacokinetics of codeine and its metabolite morphine in ultra-rapid metabolizers due to CYP2D6 duplication. *Pharmacogenomics J.* 2007 Aug;7(4):257–265.

16. **Dart RC, Surratt HL, Cicero TJ, et**

al. Trends in opioid analgesic abuse and mortality in the United States. *N Engl J Med.* 2015 Jan 15;372(3):241–248.

17. **Egbert AM, Parks LH, Short LM, et al.** Randomized trial of postoperative patient-controlled analgesia vs intramuscular narcotics in frail elderly men. *Arch Intern Med.* 1990 Sep;150(9):1897–1903.

18. **Hu S, Zhang ZY, Hua YQ, et al.** A Comparison of regional and general anesthesia for total replacement of the hip or knee: a meta-analysis. *J Bone Joint Surg Br.* 2009 Jul;91(7):935–942.

19. **Rosenberg AD, Bernstein RL.** Perioperative anesthetic management of orthopedic injuries. *Anesthesiol Clin North Am.* 1999;17(1)171–182.

20. **Stanton-Hicks MD, Rezai AR, Burton AW, et al.** An updated interdisciplinary clinical pathway for CRPS: report of an expert panel. *Pain Practice.* 2002;2(1).

21. **Harden RN, Bruehl S, Perez RS, et al.** Validation of proposed diagnostic criteria (the Budapest Criteria) for complex regional pain syndrome. *Pain.* 2010 Aug;150(2):268–274.

22. **Mosely GL, Herbert RD, Parsons T, et al.** Intense pain soon after wrist fracture strongly predicts who will develop complex regional pain syndrome: prospective cohort study. *J Pain.* 2014 Jan;(15):16–23.

23. **Taha R, Blaise G.** Update on the pathogenesis of complex regional pain syndrome: role of oxidative stress. *Can J Anaesth.* 2012 Sep;59(9):875–881.

24. **Koh TT, Daly A, Howard W, et al.** Complex regional pain syndrome. *JBJS Rev.* 2014 Jul 22;2(7).

25. **Brunner F, Schmid A, Kissling R, et al.** Bisphosphonates for the therapy of complex regional pain syndrome I: systematic review. *Eur J Pain.* 2009 Jan;13(1):17–21.

26. **Rao SG.** The neuropharmacology of centrally-acting analgesic medications in fibromyalgia. *Rheum Dis Clin North Am.* 2002 May;28(2):235–259.

27. **Stafford P, Norris B, Nowotarski P.** Hardware removal: tips and techniques in revision fracture surgery. *Tech Orthop.* 2003;17(4):522–530.

致谢·我们感谢 Christian Ryf 对《骨折治疗的 AO 原则》第 2 版中这一章的贡献。

杨明辉 译

第 8 章 | 脆性骨折与骨老年科治疗
Fragility fractures and orthogeriatric care

1 引言

全球范围内人口的预期寿命急剧增长，世界人口正以前所未有的速度老龄化。至 2050 年，60 岁及 60 岁以上人口预计将超过年轻人。这种全球老龄化趋势被认为是不可逆转的，并伴随着更低的出生率和生育率。

世界人口中增长最快的是 80 岁以上人群，在有些国家，超过 10% 的髋部骨折患者年龄超过 90 岁。在许多创伤骨科收治的患者中，脆性骨折患者已成为最大的患者群体（30%）。

1998 年，世界卫生组织将脆性骨折定义为"不足以导致正常骨质发生骨折的外力而引起的骨折，是骨的抗压和（或）抗扭转强度降低的结果"。

从临床角度，可将脆性骨折定义为由轻微外伤（如站立高度跌倒）所造成的骨折[1]。

骨质疏松症的定义为：由于骨量减少和骨微结构改变导致骨脆性增加、以易发生骨折为特征的系统性骨病[2]。

骨质疏松症相关的骨折最常好发于髋部、脊柱、桡骨远端和肱骨近端。50 岁之后发生在其他部位的与低骨量相关的骨折，可被认为是骨质疏松性骨折[2]。历经多年之后，许多患者可发生多处骨折（图 4.8-1），因此，可将骨质疏松症看作是一种间歇性急性发作（骨折）的慢性疾病。

治疗脆性骨折的两个要点：

· 在急性期（30~35 d），包括康复阶段，骨老年科进行协同诊治。
· 预防再次骨折。

1.1 流行病学

骨质疏松症是一项重要的公共健康问题，影响着全球数亿人。据估计，全球每 3 秒钟就会发生 1 例骨质疏松性骨折。对于 50 岁及 50 岁以上人群，预计 1/2 的女性以及 1/5 的男性在余生中会罹患一次骨折。据估计，50 岁成人余生发生骨质疏松性骨折的平均风险，女性为 40%~50%，男性为 13%~22%[3]。大约 50% 的骨质疏松性骨折患者将会再发骨折，随着每一次骨折的发生，再发骨折的风险呈指数级上升[4]。

通常，脆性骨折发病率随着年龄增长而升高。然而，不同部位骨折的比例也随年龄而变化。例如，对于女性患者而言，桡骨远端骨折的平均年龄为 65 岁，而髋部骨折的平均年龄为 80 岁[3]。

1.1.1 髋部骨折

髋部骨折的发病率随年龄增加而呈指数上升，由于老年人口数量的增加，在未来 30 年中，预计全球范围内髋部骨折的发病率将显著增加[5]。据估

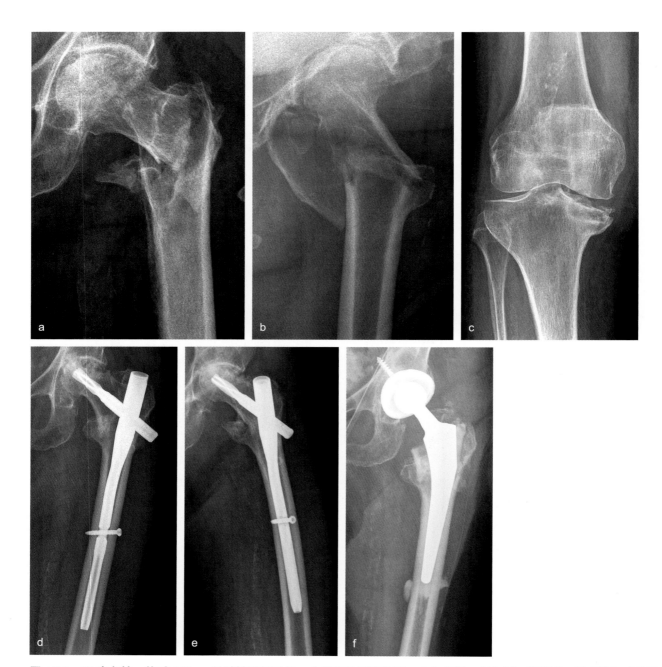

图 4.8-1 88 岁女性，体重 46 kg，股骨转子间骨折。合并有骨质疏松症、心力衰竭、高血压、抑郁症、轻度认知功能障碍以及吞咽困难。患者独居，靠微薄的收入以及邻里和儿子的帮助生活。家住二楼，无电梯。

a-b　术前 X 线片。

c　　影像学提示胫骨近端内侧骨折，很可能与髋部骨折同时发生，行保守治疗。

d-e　行 PFNA 固定后骨折愈合。

f　　因严重髋关节炎，行全髋关节置换术。

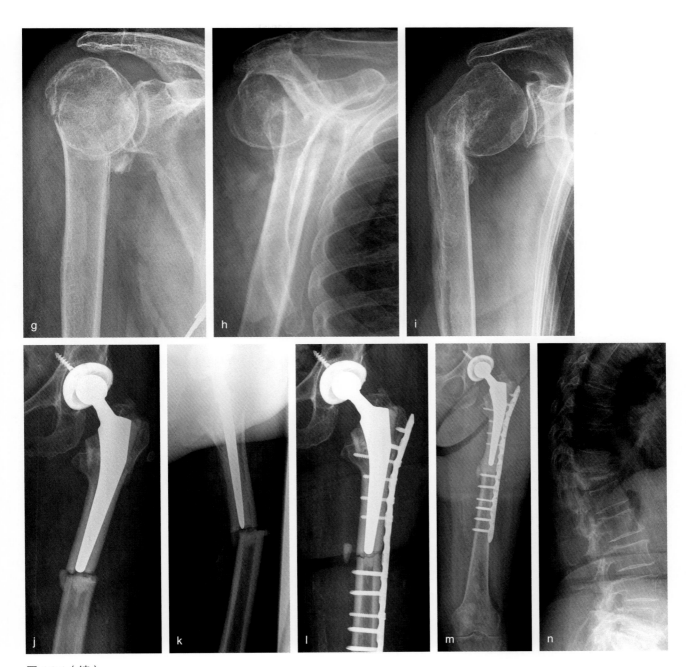

图 4.8-1（续）

g-i 住院期间，患者再次摔倒致肱骨近端骨折，行保守治疗后内翻畸形愈合。

j-m 一段时间后，患者发生假体周围骨折，骨折线位于假体柄尖端水平（"棘手骨折"），也是 PFNA 锁钉部位。尽管坚强固定后骨折部位仍留有间隙，骨折最终愈合。患者此次骨折时，应用特立帕肽抗骨质疏松治疗。

n 在股骨近端骨折 3 年之前，该患者曾诊断骨质疏松性脊柱骨折。遗憾的是，当时并未采取措施以预防骨折的再次发生。

计，欧盟每年约有 60 万例髋部骨折，美国约有 30 万例髋部骨折[6, 7]。

近期发表的一篇系统综述表明[8]，不同国家与地区之间髋部骨折风险以及骨折概率可相差 10 倍以上（图 4.8-2）。发展中国家的骨质疏松症发病率较低，这可能在一定程度上与预期寿命较短有关。然而，至 2050 年，世界上一半以上的髋部骨折将发生在亚洲（图 4.8-2）。

1.1.2 椎体骨折

椎体骨折是最常见的骨质疏松性骨折。然而，由于仅 30% 的椎体骨折得到临床诊断（即所谓的"临床"椎体骨折），因此有关椎体骨折发病率的报道并不十分准确[9]。多数椎体骨折无症状，仅能通过 X 线片发现（称为"影像学"或"形态学"椎体骨折）。

1.1.3 桡骨远端骨折

与髋部骨折或椎体骨折不同，在绝经后早期，桡骨远端骨折发病率迅速上升，在 60 多岁时发病率趋于稳定[10]。50 岁白种人女性余生罹患桡骨远端骨折的平均风险预计为 20%，男性为 5%[3]。

1.1.4 肱骨近端骨折

50 岁白种人女性余生罹患肱骨近端骨折的平均风险预计为 13%，男性为 4%[11, 12]。在流行病学资料完善的人群中研究发现，肱骨近端骨折的整体年龄标化发病率为髋部骨折发病率的 50%~60%。

2 病因学

骨强度包含了骨的两大特征的整合：骨密度和骨质量。

- 骨密度用单位体积内矿物质的克数表示，对个体而言是由其峰值骨量和骨丢失量决定的。
- 骨质量包含骨的结构、骨转化、矿化以及损伤累积（如微骨折）。当外力超过骨的应变耐受能力时即发生骨折，骨质疏松性骨的耐受力比正常骨低得多。对于严重骨质疏松症患者，即使是正常的生理应变也有可能超过骨的耐受力而造成骨折，例如许多椎体骨折。

骨质疏松症既能影响骨强度也能影响骨的刚

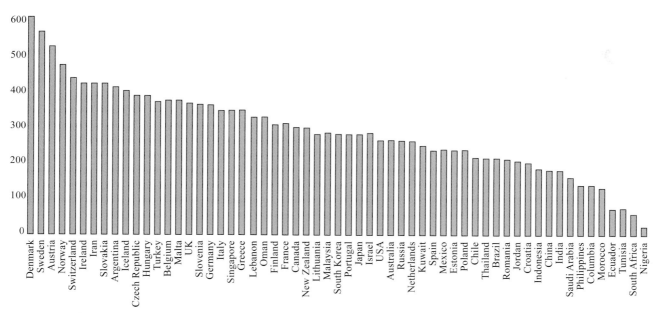

图 4.8-2　一些国家与地区女性髋部骨折标化年发病率（每 10 万人）。经允许引自 Kanis，2012[8]。

度。随着年龄的增长以及去矿化程度的增加，骨的强度和刚度均降低。骨皮质和骨松质均如此。骨质疏松症包括骨量丢失、微结构退化所致骨质量下降以及骨承受负荷的能力降低。我们需要理解骨密度（反映了钙的含量）与骨的质量变差（表现为承受应力的能力降低）之间的区别。通常，随着年龄的增长，与骨皮质相比，骨松质的骨质量降低得更加明显。

2.1 骨皮质

25 岁成人的骨皮质致密、厚实而且强壮。年龄相关的骨皮质丢失主要表现为骨皮质厚度变薄，这在骨内膜更加明显，以致髓腔直径增加，尤其是

女性，表现更加明显（图 4.8-3）。

骨皮质的内外径改变可影响骨骼整体的弯曲和扭转特性。如果我们假设骨干为一管状结构，用公式 $\Pi/4$（R4-r4）计算骨管的抗弯曲刚度（R，r= 管的外、内半径）。可见抗弯曲刚度取决于管的内外半径。

2.2 骨松质

骨松质骨结构改变是由于骨小梁厚度变薄、骨小梁网中断、骨小梁数量减少以及骨小梁的连接减少引起的。与年龄和激素水平变化一样，身体活动量减低也会导致骨退化。大量的证据表明，力学作用可影响骨量（Wolff 定律），然而，运动仅能引起

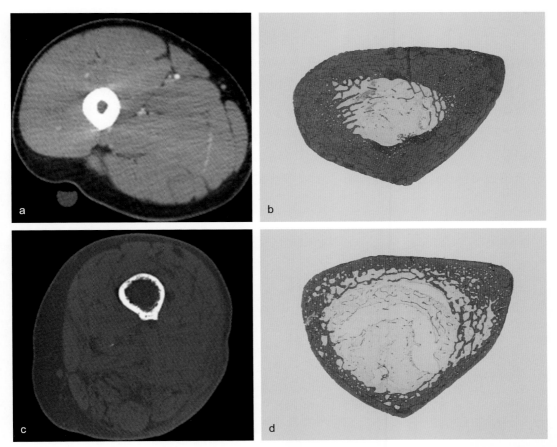

图 4.8-3　骨皮质质量的年龄相关性改变。 与 30 岁的骨质相比，80 岁的骨皮质丢失情况，弹性模量降低 8%，断裂强度降低 11%，韧性降低 34%。

a-b　一位 30 岁女性的骨皮质横断面图像。

c-d　一位 80 岁女性的骨皮质横断面图像［组织学切片图片（b、d）经允许引自 Beat Schmutz，Davos，Switzerland］。

骨量的轻微增加。

随着年龄的增长，骨小梁的形状由板状结构转变为更接近于棒状结构（图 4.8-4）。上述改变削弱了骨松质的内部结构，导致在轻微外伤下更容易发生骨折。

2.3 对骨折固定的影响

生物力学研究表明骨质疏松会降低内固定的把持力，骨皮质厚度变薄会明显降低螺钉的把持力。

2.4 骨质疏松的测量

双能 X 线吸收测量法（dual-energy X-ray absorptiometry，DEXA）是测量骨密度的标准方法，通过对骨密度的测量，可以反映约 70% 的骨强度水平。世界卫生组织将骨质疏松症定义为骨密度较年轻成年白种人女性的平均值低 2.5 个标准差。目前尚不清楚能否将此诊断标准应用于男性、儿童以及其他种族的人群。

DEXA 检查的适应证：

· 长期应用激素。

· 手术造成的过早绝经。

· 酗酒、嗜烟、体质指数 <18.5 或有脆性骨折家族史的绝经女性。

· 用以监测骨保护治疗的基线测量。

· 骨保护治疗后的随访测量。

临床上，在急性骨折情况下，可通过术前 X 线影像、术中进行骨钻孔或固定时的感觉，结合其他参数（例如性别、年龄、合并症）对骨质疏松症的程度进行估测。

2.4.1 跌倒

绝大多数骨折是由跌倒所致。因此，必须将跌倒、骨质疏松症和骨折放在一起处理。预防老年患者跌倒的措施包括力量和平衡能力训练、家庭危险因素评估和改进、视力评估、药物审查，必要时安装心脏起搏器以及认知能力的评估和干预。

跌倒的危险因素与骨折大致相似：既往跌倒史、体弱、平衡力差、步态异常、服用某些特定药物（如精神性药物、抗惊厥药以及降压药）。

2.4.2 其他受伤机制

现在，人们在退休后变得更加活跃，与过去相比，更多的人选择驾车外出享受户外活动，因此高

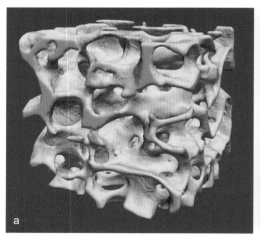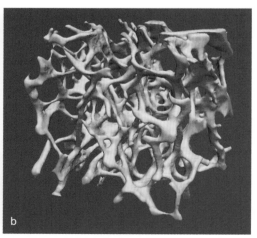

图 4.8-4　骨松质质量的年龄相关性改变。除了骨量明显丢失之外，35 岁（a）与 73 岁（b）骨松质结构的 micro-CT 图像显示，随着年龄的增长，板状结构向棒状结构转变（图片经允许引自 Prof. Dr. Ralph Müller，Institute for Biomechanics at the ETH Zurich，Switzerland）。

能量撞击伤也日趋增加。从楼梯上摔下是一种比较特殊的情况，可致体弱患者发生高能量、复杂创伤。

对于多发创伤老年患者，创伤中心的诊治预后要明显优于急症诊疗医院[12]。老年患者多发创伤类型不同于年轻患者，创伤严重度评分（injury severity scores）和死亡率更高，骨盆和上肢创伤较多见[13]。创伤登记显示高龄是多发伤死亡的独立变量，尤其对于年龄大于 64 岁和 89 岁的人群，死亡风险显著增加（图 4.8-5）。

3 脆性骨折患者

脆性骨折患者的临床定义为：

- 低能量创伤导致的急性损伤。
- 年龄大于 70 岁或 80 岁，总体健康状况较差。

导致总体健康状况下降的因素包括合并症的数量（2 个或以上）、认知状态、引起活动减少和对社会支持需求增加的功能性残疾。对于这些患者来说，非常常见的就是患者比较衰弱，以及由于复杂内科情况与康复问题所导致的肌少症。因此这些患者往往有更高的专业医疗护理需求。

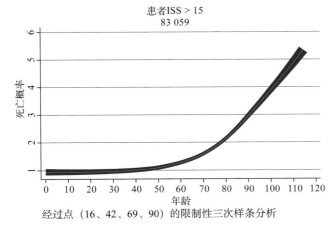

患者ISS > 15
83 059

经过点（16、42、69、90）的限制性三次样条分析

图 4.8-5 年龄对多发创伤患者（ISS>15）死亡概率的影响。 分析了来自英国国家创伤数据库（UK National Trauma Data Bank）的 83 059 例资料（资料由 Trauma Audit and Research Network 提供）。

3.1 相关合并症

脆性骨折在已有合并症的患者中更为常见。老年创伤患者的合并症对创伤预后会产生明显影响。其中，有些合并症显而易见，而有些尚未明确的合并症也可引起一系列并发症，从而导致预后欠佳。因此，需系统评估合并症并制订治疗目标。

目前，现有的可协助评估老年患者合并症程度的工具是查尔森合并症指数（Charlson comorbidity index），它包含 19 条指标以及累积疾病评估量表（cumulative illness rating scale）。患者入院时即记录合并症情况，尽早收集合并症相关信息。

脆性骨折患者的常见合并症包括：心脏疾病、老年痴呆、肾功能不全、肺部疾病、高血压、糖尿病以及恶性肿瘤。

通常，多重合并症会导致多重用药问题。每种合并症通常需要至少一种药物治疗。多重用药增加了药物不良反应以及药物－药物和药物－疾病相互反应的风险。对于老年患者来说，一个比较特殊的情况是抗凝药物的高使用率。

上述问题最好采用骨老年科团队协作诊治途径进行处理。

3.1.1 已经存在的合并症

已存在的合并症在脆性骨折患者中很常见，虽然不能从根本上改变它，但必须对其进行发现和识别。老年患者术前评估的目标是确认所有先前存在的合并症，但对于大多数先前存在的合并症来说，延迟治疗不太会增加手术的风险。关键是要发现那些需要立即进行干预以降低手术风险的合并症（见本章 3.1.2）。如果对合并症的处理不会降低手术风险，应立即进行手术治疗。延迟手术通常会增加不必要的风险[14]。

- 心脏疾病：高血压、冠心病、心力衰竭、房颤和瓣膜病在脆性骨折患者中十分常见。对于稳定的患者而言，这些合并症可增加手术风险，却并非手术禁忌证。骨老年科团队所面临的挑战在于药物的管理，尤其是抗凝药物。
- 肺部疾病：对于合并严重肺部疾病的患者，需要与麻醉医师通力协作。血气分析可用以评估肺部情况。对于无法行区域麻醉的患者，严重肺部疾病可成为手术的禁忌证。
- 肾功能不全：40% 的髋部骨折患者合并慢性肾病（eGFR<60），但所有患者在围手术期都存在急性肾病风险。不恰当的液体管理、应用肾损害药物或行增强 CT 扫描可增加急性肾损害风险。对于高龄、有两种或两种以上合并症，以及存在慢性肾病患者而言，发生急性肾损害的风险更高。
- 糖尿病：低血糖比高血糖更加危险；尽管如此，血糖水平需控制在 200 mg 以下。
- 老年痴呆是谵妄的重要危险因素，而且是死亡的独立危险因素。须在患者入院时即对其认知功能进行正式评估。目前，有许多相关的评分系统可用以评估患者认知功能，例如简易智力测试量表（abbreviated mental test score）。

3.1.2 处于活动状态的合并症

术前需对以下处于活动状态的老年内科合并症进行医疗干预以使之稳定：

- 失代偿性心力衰竭，急性心肌缺血。
- 急性卒中。
- 急性感染，如肺炎或败血症。
- 不稳定性心绞痛。
- 严重低血压。
- 急性出血，如胃肠出血。
- 横纹肌溶解症。
- 急性肾损伤。

合并症（尤其是心肺疾病以及肾脏疾病）以及

用药情况（例如抗凝药）可对麻醉类型和手术时机产生影响。麻醉医师应尽早参与诊治，以避免不必要的手术延误。

通常，行医疗干预达到稳定的时间不应超过 72 小时。延迟手术 72 小时以上可明显增加并发症的风险。诊疗团队应为优化治疗制订清晰的目标，明确职责，并设置时间框架。

3.2 功能残疾

除了内科合并症之外，老年患者也常有功能残疾。可采用标准化老年科评估方法对其进行系统性评估。功能需求和目前的医疗资源可帮助确定治疗的目标。老年患者常常需要使用上肢辅助活动，用手杖或助行器。对于老年患者来说，限制受伤的肢体负重是不可能的。

3.3 衰弱和肌少症

衰弱是老年人常见的一类临床综合征，可导致包括跌倒、残疾、住院、死亡在内的不良预后。衰弱患者的生理储备有限，因此对不良的内科或手术治疗的代偿能力明显下降。

衰弱是由于与衰老相关的多种生理系统储备和功能下降而导致脆弱性增加的一种临床可识别的状态，包括处理日常生活或急性应激的能力[15]。

患者入院后，我们并不能改变衰弱的状况。然而，重要的是对衰弱进行评估。衰弱患者发生并发症和住院期间死亡的风险更高。他们的功能预后非常有限，应慎重考虑衰弱患者的所有诊治目标和治疗决策。总的目标是"不要对这些患者造成伤害"。

肌少症是以进行性、广泛性骨骼肌量减少和肌肉力量减弱为特征的一类综合征，可导致不良预后的产生，如身体残疾、生活质量差和死亡。

依据肌少症的定义，目前报道，60~70 岁人群发病率为 5%~13%，80 岁以上人群发病率为 11%~50%[16]。通常，肌少症是衰弱的一部分。改善营养、补充维生素 D_3 和运动有助于避免肌少症在住院期间进一步加重。

3.4 制动

老年患者难以耐受手术前、后长时间卧床。长期卧床可带来一系列问题，例如血栓、压疮（褥疮）、泌尿系和胸部感染。

制动可导致患者每天肌量减少 0.5%，肌力下降达 4%[17]。营养和运动是预防制动引起肌少症的关键。

3.5 设施

需要有专门的设施来满足老年患者的特殊需求以保护他们免受伤害：

- 患者房间、治疗室、浴室设施以及地板必须无障碍通行，并且提供足够的空间和安全性，例如提供扶手帮助患者保持个人卫生。
- 治疗室设置在病房内，以避免患者转运。
- 设施的设计应避免导致谵妄的发生发展。
- 良好的照明、对比色，以及其他的视觉特征。
- 床的高度应较低、钟表要大、窗户要大以提供充足的日光。
- 应提供患者彼此之间会面、吃饭和交谈的公共场所。

4 骨老年科协作诊治

4.1 合并症建构

合并症建构（comorbidity construct）[18] 是一种有助于了解老年患者整体状况的有用工具（图 4.8-6）：

- 导致患者此次入院的疾病，即第一诊断。
- 合并症通常与第一诊断有密切关联。
- 性别是一项重要内容，尤其是从社会和心理层面上考虑。
- 年龄的影响并不明显。
- 患者的生理年龄和预期寿命与预后密切相关。
- 对于老年患者，内在因素是导致跌倒的主要原因。
- 对于老年患者，疾病负担不仅仅在于合并症，还包括伤前功能残疾情况和老年综合征程度。
- 老年患者的复杂性是由患者的健康问题和非健康相关的个体属性一起决定的。

4.2 目标设定

针对老年患者制订治疗决策更为复杂。脆性骨

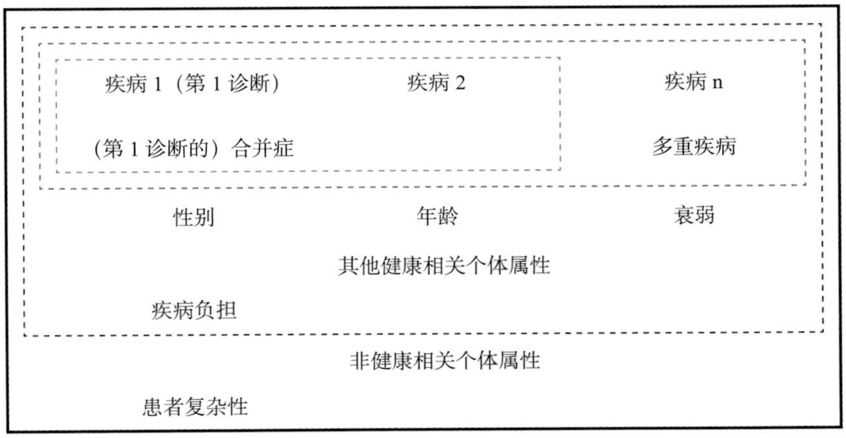

疾病 1（第 1 诊断）	疾病 2	疾病 n
（第 1 诊断的）合并症		多重疾病
性别	年龄	衰弱
其他健康相关个体属性		
疾病负担		
非健康相关个体属性		
患者复杂性		

图 4.8-6 合并症建构。

折患者不存在同质性，治疗的获益和风险不似年轻患者那样明显。所有诊疗团队成员对于治疗目标达成一致是至关重要的。需制订短期和长期目标。长期目标是几周内能够达到的预期结果，如生活自理或不使用助行器行走。这些目标可能由于并发症、患者不愿或不能继续、与预期相比进展较慢或更快而更改。

4.3 团队协作和患者共管

团队协作要求所有的团队核心成员（即手术医师、麻醉师和老年科医师）都是平等的，大家联合制订诊疗决策。领导权不是由等级结构决定的，而是由医疗资质决定的。基于相关学科的专业知识，领导权依据临床情况的改变而做出相应变化。团队中的每个成员都有特定的角色和专业才能。

团队成员在治疗的不同时期各自发挥其不同的作用。他们必须依据指南在治疗的基本原则上达成一致，从对患者共管角度来说，他们都需要对患者负责。他们应该互相了解，并且经常见面沟通交流。

4.3.1 创伤骨科医师

- 根据创伤类型、患者年龄以及相关合并症决定一位老年患者是否需要老年骨折团队协作治疗。
- 联系老年科医师和麻醉科医师开启多学科协同诊疗的进程。
- 根据损伤类型开始诊断性检查。
- 与老年科医师和麻醉科医师合作制订诊疗目标。
- 规划并实施手术，选择适当的技术和内植物，以允许患者术后立即完全负重。
- 与老年科医师和麻醉科医师合作，关注抗凝管理。
- 关注疼痛管理，患者入院后立即开始疼痛管理，包括局部麻醉、肠内和肠外药物治疗以及非药物性治疗手段。
- 围手术期抗生素应用管理。
- 与理疗师和老年科医师一同负责康复计划。确定患者的活动范围、辅助或主动活动以及负重

状态。
- 积极处理伤口感染。
- 参加多学科查房和团队会议。
- 必须与团队其他成员一起对治疗过程进行审查，并根据需要调整目标。

4.3.2 老年科医生或内科带头人

- 应尽快参与诊治，最好在急诊科就参与患者诊治工作。
- 进行体格检查，尤其关注患者心肺、神经以及肾脏状况。采集病史，特别是合并症和用药史。采用适当工具（如简易智力测试量表）评估患者认知功能。应将基本评估工具，如帕克活动能力评分（Parker Mobility Score）或谵妄评定量表（CAM）评分作为临床检查的一部分。基于上述信息进行进一步的检查，如实验室检查、心电图、胸片或请其他专家会诊。
- 若需要行手术治疗，最重要的是明确并治疗需要术前优化的疾病。
- 安排术前液体管理。
- 必须考虑患者的需求和生活意愿，这两者是制订目标的关键。
- 术后，老年科医师负责内科治疗，尤其是合并症的治疗。
- 老年科医师在谵妄的预防和治疗中发挥重要作用。
- 药物管理。
- 老年科医师为每一位患者开始补充钙剂和维生素 D_3，并考虑特异性抗骨质疏松药物治疗（如双膦酸盐类药物）。
- 评估跌倒的危险因素，制订具体治疗计划以降低后续跌倒和骨折的风险。

4.3.3 麻醉医师

- 应尽早参与诊治工作。
- 在急诊科缓解患者急性疼痛，如局部神经阻滞。

- （与多学科团队协同）调整患者身体状况，做好手术准备。
- 确定麻醉方式。
- 负责患者的术后即刻处理。
- 从手术医师和老年科医师之间的合作中获益。

4.3.4 骨科护士

- 与患者在一起的时间最多。因此，护理人员在多学科团队中发挥着重要作用，帮助和鼓励患者进行日常生活活动。
- 评估跌倒、压疮、营养不良、谵妄和感染的危险因素，处理失禁和尿管。专业的骨科护士可参与骨折的二级预防。为患者选择适当的助行器，为患者和患者家属提供关于跌倒危险因素和骨质疏松症的相关建议。
- 与家庭、照护者和社工共同制订出院计划。

4.3.5 理疗科医师

- 术后第 1 天让患者下床活动。
- 帮助鼓励患者通过活动康复。
- 指导老年患者正确使用助行器。
- 协助进行呼吸治疗以降低肺部感染风险。

4.3.6 职业治疗师

- 指导患者应用助行器和特殊器械进行日常生活活动。
- 评估家庭环境；可能需要家庭访问。
- 开具有助于患者日常生活活动的工具和辅助器械。
- 也应参与谵妄的治疗。可采用不同的方法处理意识存在障碍的患者，帮助谵妄患者尽早康复。

4.3.7 言语治疗师

- 对吞咽困难的老年患者提供治疗、支持和照护。吞咽障碍在老年人中非常常见，对吞咽功能的评估应作为治疗过程的一部分。

4.3.8 医疗社工

- 与患者亲属、疗养院和康复中心保持联系。
- 评估患者的家庭环境和社会支持情况。
- 在出院计划的制订方面发挥非常重要的作用。

4.3.9 营养师

- 老年脆性骨折患者常合并营养不良。

4.3.10 治疗协调员或治疗管理员

- 组织团队会议并与全科医生（家庭医生）、疗养院和康复中心保持联系。

4.3.11 药剂师

- 多重用药在老年脆性骨折患者中是一种非常普遍的现象。
- 药物的相互作用和不良反应与药物的数量密切相关。药剂师可以帮助降低药物引起的不良反应风险。

4.3.12 精神科医师

- 谵妄是一种常见的并发症。一个训练有素的骨老年科团队应该有能力治疗谵妄患者。然而，对于一些严重的谵妄患者，需要精神科医师的加入。
- 其他常见症状包括抑郁和惧怕跌倒。年老衰弱的患者常常害怕失去自理能力。
- 老年痴呆患者可能会发展为精神疾病，需要专业的精神科治疗。

4.3.13 心内科医师或其他专业医师

除了核心团队之外，其他专业医师也应参与其中。例如心内科医师对血管内支架和抗凝治疗的管理提出建议；当长期接受透析治疗的患者发生脆性骨折时，需要肾内科医师参与诊治。

4.4 指南和流程

《改善脆性骨折患者治疗指南》(*A Guide to*

Improving the Care of Fragility Fractures) [19] 和《英国骨科医师协会 / 英国老年科医师协会蓝皮书（第 2 版，2007）》[*BOA/BGS Blue Book*] [20] 可为老年脆性骨折患者的诊治提供指导。诊治流程、项目清单以及临床路径是指南的实践部分，专业的审计标准也有助于改善脆性骨折患者的治疗。

4.5 快速通道和紧急手术

一个组织良好的"快速通道系统"应将患者在急诊的时间限定在 2 小时以内。各医疗体系必须确保有足够的手术室专门用于脆性骨折和老年骨折患者的治疗。延迟手术会增加医疗成本。等待手术的时间已成为一个很好的用以衡量协同诊治工作成效的参数。

4.6 终身援助

在包括患者、亲属、家庭护理和疗养院在内的公开讨论中，应注意以下几个主题：

- 确定适用的助行器。
- 改善家庭环境。
- 再骨折的二级预防。
- 活动、锻炼和融入社会。
- 营养。

最重要且最困难的讨论主题之一是临终关怀。虽然很多脆性骨折患者能够获得良好的远期预后，然而也存在一些预后不佳的患者：90% 的老年痴呆患者在疗养院中存活时间不超过 1 年。重要的是要让他们的亲属认识到这一点，以便制订适当计划和实施相应的高级护理。

5 治疗原则

5.1 术前优化

应遵循既定的、统一的路径进行标准化评估。后续的治疗主要包括：

- 适当水化。
- 严格控制血红蛋白、凝血和出血。
- 严格控制血糖。
- 纠正高血压和低血压。
- 应用支气管扩张药以避免慢性阻塞性肺疾病的加重。
- 治疗心律失常，如房颤。
- 暖风机加热，预防低体温。
- 监测患者的心理状态，避免谵妄以及相关并发症。
- 检查皮肤情况。

5.2 延迟手术

制定本地指南是避免手术延迟的最佳途径。定期召开多学科会议，以不断精简流程，提高诊疗效率。

5.3 液体和电解质管理

电解质紊乱，尤其是低钾血症和低钠血症在手术前后比较常见，反映了患者有限的储备能力。使用利尿剂以及不恰当的补液可能会加重电解质紊乱，也可导致谵妄的发生。应专门使用等渗液体，定期监测电解质情况，并作出适当调整。

5.4 疼痛管理

恰当的疼痛管理可以增加患者的活动，降低谵妄的发生率，并能缩短住院时间。恰当的疼痛管理也可降低心血管、肾脏、呼吸系统以及消化系统并发症的发生 [21]。早期开始有效镇痛（最好在受伤现场即开始镇痛）至关重要，可使谵妄的发生率降低 35%。

对于老年患者，尤其是认知功能障碍患者，进行疼痛评估非常困难：大量报道显示对老年痴呆患者往往存在处理不足的情况。

应避免使用非甾体类抗炎药，因其可能产生潜在的副作用（如急性肾损伤、心力衰竭加重或消化性溃疡）。

对乙酰氨基酚、双氢吗啡、吗啡、安乃近和哌腈米特是一线静脉镇痛药。应用阿片类药物必须仔细，根据患者的反应及时调整剂量，以降低呼吸抑制的风险。患者应当尽快转为口服对乙酰氨基酚、安乃近或氢吗啡酮。仅能低剂量应用阿片类药物，尤其对于谵妄风险较高的患者。当患者非常瘦弱或有肌少症时，应减少药物使用剂量。对于肾功能不全的患者，也应对药物剂量进行调整。

5.5 区域麻醉

术前采用股神经阻滞进行区域麻醉可达到有效镇痛[22-24]。神经阻滞能够降低阿片类药物的应用，并能明显降低肺部并发症的发生率。

5.6 骨折制动

下肢骨折在术前应当制动，把小腿放在泡沫夹板或枕头[25]。下肢骨牵引或皮肤牵引使老年患者产生不适感，只应当用在由于肢体对线不佳而引起神经血管或软组织问题的特殊病例。目前尚无证据显示牵引治疗可有效缓解疼痛，利于术中骨折复位[26]。最初应用骨牵引时，就发现骨牵引对于患者来说更加痛苦，且费用更加昂贵。

5.7 抗凝

5.7.1 氯吡格雷（如波立维）和"双重抗血小板治疗"

· 手术方面：
— 围手术期通常停用氯吡格雷。
— 不能因患者应用氯吡格雷而延迟髋部骨折手术。
— 术中细致止血至关重要。
· 麻醉方面：
— 应用氯吡格雷行双重抗血小板治疗是椎管内麻醉的禁忌证，可造成硬膜外血肿风险。

— 麻醉医师必须意识到患者出血风险增加，以及输血的可能性。
— 近期接受冠状动脉支架植入的患者不应停用氯吡格雷。由于出现有生命危险的并发症（如支架内血栓形成）风险较高，建议请心内科专家会诊，并进行个体化的风险－获益分析。
— 若停用氯吡格雷，应至少在停药 7 天以后行区域麻醉，期间继续应用阿司匹林。

5.7.2 维生素 K 拮抗剂（VKA、香豆素类）

· 手术方面：
— 应用华法林、醋硝香豆素和苯丙香豆素进行抗凝时，需要应用维生素 K 进行逆转，直至凝血指标在亚治疗范围至正常范围以内（INR ≤ 1.8~1.5）。
— 依据初始 INR、手术的紧迫性以及实际出血风险，宜静脉应用 2.5~5 mg 维生素 K，最多可达 10 mg 进行逆转。4~6 小时后再次复查 INR。

5.7.3 直接口服抗凝药（DOAC）

· 手术方面：
— 在围手术期通常停用直接口服抗凝药。
— 术前和围手术期需进行严密监测，包括：应用达比加群时注意监测活化部分凝血活酶时间，应用利伐沙班以及进行血栓弹力图检查时，监测 X a 抑制因子和凝血酶原时间。
· 麻醉方面：
— 若停用 DOACs，应根据药物种类、剂量和肌酐清除率，在停药 24 小时后才能够行椎管内麻醉。
— 特异性拮抗剂，如可逆转达比加群的 Idarucizumab 和逆转 X a 因子抑制剂活性的 Andexanet alfa。

—— 在出血增加的情况下，可应用凝血酶原复合物、活化的凝血酶原复合物、新鲜冰冻血浆、纤维蛋白原、重组因子 Ⅶ a、红细胞和血小板进行输注。

6 术后管理

6.1 老年痴呆和谵妄

很多老年患者由于衰弱和（或）老年痴呆（现称阿尔茨海默病）、谵妄导致的认知功能障碍而难以遵循指导。老年痴呆和谵妄是脆性骨折人群常见合并症。

老年痴呆是一种认知状态持续下降的慢性疾病，最终可导致患者死亡。
谵妄是一种可能被逆转的急性疾病，是由于急性疾病或环境的突然变化而引起的患者思维混乱或定向障碍。

需要认识到，老年痴呆患者在急性疾病时可出现意识障碍加重、认知功能骤然下降，从而发生谵妄。谵妄在老年痴呆患者中更加常见，高达 60% 的髋部骨折患者在围手术期会发生谵妄[27]。

谵妄是住院时间延长的独立危险因素，可加重残疾程度，增加并发症的发生率，使得患者入住疗养院的风险增高[28]。谵妄患者不能有效地参与骨折后的康复治疗，可能无法遵循康复指导。因此，手术能够达到术后允许即刻完全负重是至关重要的。

谵妄的四个主要特征[28]：

- 意识障碍，使患者的注意力、维持力以及转移注意力的能力降低。
- 认知功能的改变或感知障碍的进展并不能用已存在的或逐渐进展的老年痴呆来解释。
- 认知障碍在短时间内进展（通常几小时或几天），并且在一天中会有波动。

- 病史、查体或实验室检查发现这种认知障碍是由疾病、中毒或药物的不良反应引起的。

谵妄患者的死亡率较高（高达 30%）。仅 1/3 的患者可以从谵妄中完全恢复，另外 2/3 的患者仍存有认知功能下降。

谵妄是一种医疗急症，需要对谵妄进行充分的检查以诊断。最佳治疗办法是预防谵妄的发生。当有经验的医师不在场时，可依靠指南进行谵妄的诊断。

谵妄常见的病因和危险因素有：

- 高龄。
- 脑疾病，如老年痴呆、硬膜下血肿、帕金森病。
- 代谢失调，如低血糖、低钠血症。
- 器官衰竭，如心力衰竭、肾功能衰竭。
- 毒性剂，如酒精、处方药。
- 身体疾病，如创伤合并全身炎症反应、低体温。
- 感官以及对环境感知能力受损，如摘除眼镜和助听器。
- 嘈杂和陌生的环境，环境的频繁变化，如去医院路上。
- 严重骨折，如髋部骨折。
- 身体受到约束，如牵引、床栏、夹板、尿管和引流。
- 并发症和多重用药，如应用三种以上药物。
- 营养不良。
- 脱水和电解质紊乱。
- 疼痛。
- 麻醉。
- 苯二氮䓬类药物或酒精的戒断作用。

6.2 谵妄的预防

预防比治疗更有效。

需依据以下原则进行谵妄的预防[28]。

- 应尽量避免导致谵妄发生和发展的因素。
- 识别和治疗可能的病因。
- 提供最佳的早期康复治疗方案，避免身体状况和认知功能进一步下降。
- 早期手术和积极的老年科治疗至关重要。

临床实践中可遵循以下步骤。
- 早期扩容和补充电解质。
- 避免低氧血症和低体温。
- 提供有效镇痛。
- 回顾药物治疗；识别不适宜的药物。
- 肠道和膀胱功能管理。
- 充足的营养。
- 早期活动。
- 尽量减少对活动不便的患者进行肢体约束。
- 早期发现和治疗术后并发症。
- 改善失眠患者的环境并行非药物辅助治疗。
- 对认知障碍患者进行定向治疗和认知刺激治疗。
- 管理患者的破坏性行为，尤其是躁动不安和好斗行为。
- 采用有效的评分方法（如谵妄评定方法，confusion assessment method）监测高风险患者。
- 治疗谵妄。

目前对于谵妄本身并无确定的治疗方案，然而必须对急性疾病进行适当治疗。须控制患者症状，以预防伤害，同时利于对患者实施评估和治疗。对于谵妄症状的控制仍采用经验性治疗，目前尚无文献证据支持对目前的治疗方法进行更改。

对于髋部术后住院的老年患者，低剂量氟哌啶醇并不降低谵妄的发生率，但确实降低发作的严重程度，缩短谵妄持续时间[29]。

必须尽快减少用药或停用药物，同时采取以下措施。

- 降低床高、应用床栏和警报器、密切观察，以避免患者跌倒。
- 让患者与家属保持联系。

6.3 输血治疗

输注红细胞的指征取决于血红蛋白（Hb）浓度水平、患者代偿能力和危险因素：

- 输血指征：
  - Hb ≤ 60 g/L 或 3.7 mmol/L。
  - Hb 80~100 g/L 或 5.0~6.2 mmol/L，患者有贫血性低氧症状。
- 不输血的指征：
  - Hb>100 g/L 或 ≥ 6.2 mmol/L。

6.4 血栓预防

静脉血栓栓塞是导致老年骨折患者围手术期死亡的主要原因之一。因此，围手术期血栓预防应是老年骨折患者治疗的一项常规内容。

通常采用低分子肝素进行血栓预防。血栓预防可在术前或术后开始，具体取决于手术的时间以及麻醉类型（如椎管内麻醉）。

血栓预防措施应至少持续到患者可以自主活动之后。虽然目前还没有明确的随机对照研究证据支持，但有些指南建议，对于髋部骨折患者可延长血栓预防至术后 35 天。应针对每个患者评估延长血栓预防的风险和获益。

6.5 营养不良

需评估所有入院的脆性骨折患者的营养状态。最常见的问题是蛋白质缺乏。对于营养不良的髋部骨折患者，建议口服营养补充剂，可降低不良预后的发生[30, 31]，还可降低死亡风险[32]。

以下症状有助于诊断营养不良。
- 体重下降：3 个月内 >5%，或 6 个月内 >10%。
- 体质指数（BMI）<20 kg/m²。
- 白蛋白水平 <35 g/L。
- 简易营养评价法（mini-nutritional assessment）。

逐步治疗营养不良：

- 识别并治疗可能的病因。
- 护理人员着重关注营养不良。
- 协助患者进食。
- 应用膳食补充剂。
- 如果不能肠内营养，可采用肠外营养或应用饲管。

对老年患者的营养建议如下。
- 热量：6 279~8 372 kJ/d（1 500~2 000 kcal/d）。
- 蛋白质：占总体营养供给的 12%~14% [0.9~1.1g/（kg·d）]。
- 脂肪：不超过总体营养供给的 30%。
- 糖类（碳水化合物）：不低于总体营养供给的 50%。
- 膳食纤维：不低于 30 g/d。
- 液体：1.5~2 L/d。

如果发现患者存在营养不良，应及早行液体膳食补充。众所周知，口服膳食补充剂可降低老年患者的死亡率。此外，术后口服膳食补充剂可降低老年髋部骨折患者并发症的发生。

6.6 康复

配备有康复治疗的急症老年科是帮助那些在骨科接受手术治疗之后的患者重新融入社会的最有效途径。多学科康复治疗方案可改善患者身体状况、生活质量和日常活动状态，降低再入院率和抑郁症的发生率，也可降低跌倒风险[33, 34]。

6.7 再发骨折的预防

高达 40% 的髋部骨折患者既往有其他骨质疏松性骨折史。然而，对于骨质疏松症的治疗不足却非常普遍，即便是在脆性骨折患者中也是如此。

基于骨折三角（骨质疏松症、跌倒、应力影响）的系统性预防途径是非常有帮助的。需识别所有的脆性骨折患者（包含椎体骨折），并采用专门方法评估这些患者的骨质疏松症风险，对生活方式提出适当建议，如饮食、锻炼、跌倒预防，必要时

行药物治疗。

6.7.1 跌倒预防

65 岁以上老年人，每年有 1/3 至少会有一次跌倒经历。其中 9% 需至急诊就诊，5%~6% 导致骨折。因此，跌倒预防已成为一项公共健康目标。

老年人往往会忽视跌倒，他们常常会担心他们的亲属和医生会干预他们的独立自主。既往跌倒史是下次跌倒最有力的预测因素。因此，从临床角度来讲，询问跌倒史是非常重要的。

跌倒的原因是多方面的，进行标准化评估可有助于发现不同的危险因素。建议对全部既往有跌倒史或脆性骨折史的患者进行全面的跌倒评估，全面的跌倒评估是预防下次骨折的重要工具。Tinett 和 Kumar 发表过一篇关于社区居民跌倒预防的综述[35]。跌倒的常见原因包括家庭环境、饮酒、药物应用、视力欠佳、平衡问题、穿鞋以及心血管问题。

6.7.2 非特异性治疗——维生素 D 和钙

所有脆性骨折老年患者均可能伴有维生素 D 水平较低。血清 25-羟维生素 D 水平低于 0.8 nmol/L（32 ng/dL）可被认为是维生素 D 不足，低于 0.25 nmol/L（10 ng/dL）则为维生素 D 缺乏。

维生素 D 缺乏常伴甲状旁腺激素水平增加、血清钙水平降低，即继发性甲状旁腺功能亢进。若维生素 D 水平较低，人体不能矿化骨折部位的类骨质，从而导致骨折不愈合。每日口服维生素 D_3 的维持剂量为 1 200~2 000 IU。

钙只有与维生素 D 一同摄入才能得到更好的吸收。口服补钙：推荐剂量为每日 500~1 000 mg。

6.7.3 骨质疏松的特异性用药

通常在骨折开始修复后就可以开始口服双膦酸

盐抗骨质疏松治疗。这些药物在使用至少 6 个月后，方能达到预防骨折的效果[36]。口服双膦酸盐不会对骨折二期愈合造成干扰，但可能会影响一期骨愈合和骨重塑。这是由于双膦酸盐抑制破骨细胞的功能，而破骨细胞在一期骨愈合和骨重塑中发挥着重要作用。

据报道，患者在口服双膦酸盐 6 个月后，药物依从性较低。主要是由于服药引起的上消化道不适，另外是因为骨质疏松症是一种无症状的疾病状态。通过随访患者（包括电话随访在内）可以提高患者的依从性，鼓励患者继续口服药物治疗。

静脉药物需在骨折术后至少 3 周才开始应用，以防骨折部位对药物的吸收。静脉药物治疗确保了患者依从性，并能立即发挥骨折保护作用，但花费较高，且需要医护人员为患者注射药品。

骨科医师应熟悉骨质疏松治疗的基本原则：
- 首选：骨折 3 周后开始口服双膦酸盐类药物（阿伦膦酸盐或利塞膦酸盐）。可转为静脉用药，例如，唑来膦酸 5 mg 每年一次。
- 如果在双膦酸盐治疗后发生骨质疏松性骨折，应考虑应用促进骨形成的特立帕肽进行治疗。
- 肾功能衰竭是应用双膦酸盐和特立帕肽的最主要禁忌证。每 6 个月皮下注射地诺单抗 60 mg 可作为另一种治疗选择。其抗骨质吸收效果与双膦酸盐类似。
- 发生脆性骨折后，关于骨质疏松症的诊断以及如何进行抗骨质疏松治疗，应采用书面形式传达给患者和家庭医生。

6.7.4 减少外力的冲击
在护理或家庭照护中，应用髋部保护装置可使髋部骨折风险略有降低。然而保护装置并不总是有效，且患者依从性仍然是问题。在医院、疗养院或家中，应用较软的地板是另一个选择。这种地板可使摔倒的外力降低 50%。

7 麻醉

麻醉科和老年科的术前评估有很多相同之处，二者须协同工作以缩短手术前等待时间。

7.1 危险分层
根据手术的类型和时长、术前抗凝药物使用、谵妄的可能性以及椎管内麻醉的可行性决定麻醉的类型。

若存在椎管内麻醉的禁忌证，实施全麻要优于延长手术等待时间。通常，术中死亡风险较低。然而，对于高危患者，建议手术和麻醉团队事先讨论对突发心脑血管意外的应对措施，以做好准备。

7.2 椎管内麻醉
- 可以降低谵妄、血栓栓塞事件（包括致死性肺栓塞）、心肌梗死和低氧性并发症的风险[37]。
- 增加术中低血压风险[38]。
- 抗血小板药（如氯吡格雷）可能会对椎管内麻醉造成影响。
- 重度主动脉狭窄是椎管内麻醉的禁忌证。
- 股神经或锁骨上神经阻滞可提供很好的麻醉和术后镇痛效果。
- 区域麻醉在合适的情况下对合适的患者，可改善其总体预后[37]。

7.3 全身麻醉
- 低血压风险较低，且脑血管意外风险较低[37]。
- 呼吸系统疾病和全麻是髋部骨折患者出现并发症的重要预测因素。
- 充分的术前水化可降低术中低血压风险。
- 对于围术期并发症风险而言，生理年龄（衰弱程度）比实际年龄更重要。

8 手术治疗原则

8.1 时间问题

大多数研究建议在入院后 24~48 小时内实施手术，可降低并发症的发生率和死亡率。手术延迟超过 72 小时可增加并发症风险和死亡风险[14]。

需优化医疗体系以避免手术延迟和医源性疾病的发生。然而，由于患者的一般情况和依从性，或者由于医疗机构对于脆性骨折的重视程度不够，往往不能遵循这一指导原则。

尽量缩短手术时间也可降低患者的手术压力和生理负担。

8.2 软组织的重要性

老年患者的肌肉骨骼系统非常脆弱，对任何形式的应力耐受能力均较差：

- 由于皮肤萎缩或营养不良，皮肤变薄，缺乏弹性，使得压疮和脱套损伤较常见。在摆体位和铺单的过程中，术者需谨记老年患者皮肤脆弱，轻微剪切力即可造成皮肤撕裂或撕脱。需避免在手法牵引和移除手术铺单的过程中产生剪切应力，避免在行夹板制动和牵引装置牵引过程中产生局部压力（图 4.8-7）。

- 动脉性疾病常出现皮肤营养性改变，可能导致缺血性变化以及愈合不良；静脉高压可造成下肢水肿、溃疡以及慢性皮肤改变。

8.3 骨质量

患者骨质量可能存在明显差异，典型骨质疏松性骨质表现为髓腔变宽、骨皮质变薄，而服用双膦酸盐药物的、非典型股骨骨折患者的骨皮质增厚但脆性较高。骨质疏松性骨质与正常骨质相比，在钳夹骨块或拧入拉力螺钉的过程中，更容易出现皮质

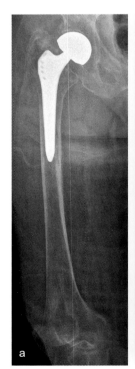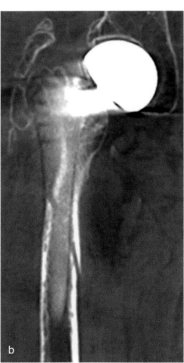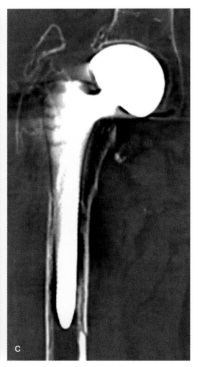

图 4.8-7

a-c 88 岁女性，B2 型股骨假体周围骨折。

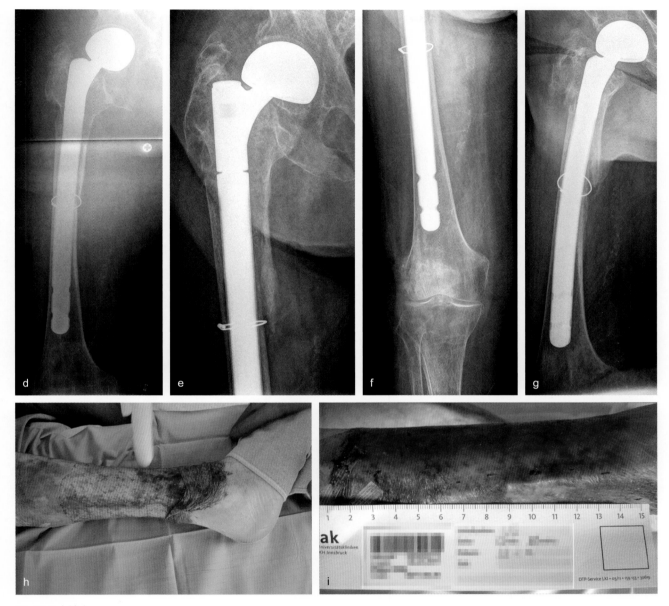

图 4.8-7（续）

d 翻修手术半髋关节置换。

e-g 2 个月时随访 X 线。

h 移除手术单后可见术中轻柔牵引复位即造成了下肢皮肤明显脱套伤。

i 10 天后皮肤脱套伤愈合良好。

穿孔或骨块碎裂（图 4.8-8）。强有力的复位操作以及对骨的夹持可加重骨折。须小心应用复位钳以避免医源性损伤（图 4.8-9）。尽管为低能量创伤，骨折形态常常较复杂，有时会发生骨折嵌插。

8.4 骨骼变形

老年患者股骨内翻、前弓畸形会影响骨折的治疗，骨折后应用标准髓内或髓外内固定物会存在困难[39]。股骨干前弓增大是发生骨折的重要危险因素[40]。

老年性股骨干前弓增加可能与以下情况有关：

· 老年人骨矿化减低。

· 骨质疏松症或骨软化症可引起膝内翻或股骨弓形变。

8.5 非典型股骨骨折

非典型股骨骨折发生于异常骨质，通常情况

下，骨皮质增厚，为简单横行骨折，在张力侧（外侧）存在骨膜反应（鸟嘴状）。轻微创伤或无创伤情况下，即可发生转子下区域和股骨干部位的骨折，有些患者在骨折前几周有前驱疼痛症状[41]。非典型股骨骨折与长期应用双膦酸盐有关，但相同的影像学表现也可出现在硬化性转移癌（常为乳腺癌或前列腺癌）。据报道，在没有应用双膦酸盐的患者（尤其是亚洲人），也可观察到上述影像学表现。

8.6 固定的指征

几乎所有的股骨骨折和移位的胫骨干骨折需行手术治疗。伤前能够行走的踝关节骨折患者，可以从骨折内固定手术获益，但非手术治疗仍是一种治疗选择[42]，在这个年龄组的患者中，多数足部骨折可选择非手术治疗。对于伤前就不能行走的患者，大多数膝关节水平以下的骨折均可采取非手术治疗。在这种情况下，使用衬垫垫好的夹板或石膏管

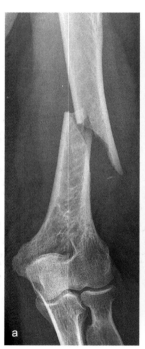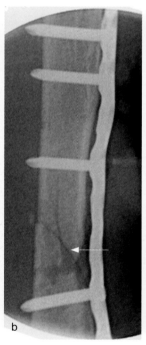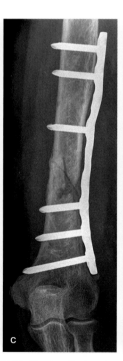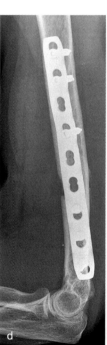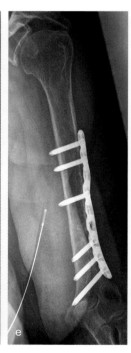

图 4.8-8 76 岁女性，左肱骨简单 2 部分骨折（a）。解剖复位后，拧入 1 枚 3.5 mm 拉力螺钉以提供绝对稳定（已取出）。在拧紧螺钉之后，出现骨块碎裂（箭头所示）（b）。此时复位难度增加，采用桥接钢板内固定。2 个月（c-d）和 5 个月（e）后骨折正常愈合。患者没有骨量减少（L1~L4 的 T 值为 0.4，股骨颈 T 值为 −0.9）。DEXA 扫描显示骨质量有轻度变差。

型就可以了。

在上肢，需注意保留上肢功能以帮助患者完成日常生活活动（如吃饭、自理、梳头以及下床活动）。手术治疗必须有利于功能恢复。在肱骨近端、鹰嘴和桡骨远端骨折，非手术治疗常得到可以接受的功能预后[43-46]。

老年患者对于非手术治疗的耐受能力较年轻人差。石膏管型会影响功能并增加跌倒风险。制动致使老年患者对于基本活动（如吃饭和梳头）失去独立性。石膏管型可影响患者进行日常活动，因此患者可能需要被安置在疗养院。在这个年龄组患者中，石膏管型和支具可加重谵妄。因此，如果手术固定不足以允许患者不用石膏管型或夹板额外支持就即刻完全负重，外科医生应考虑非手术治疗。

创伤后完全恢复活动能力是 60 岁以下患者的治疗目标。但这并不适用于脆性骨折患者。在这个年龄人群中，治疗重点在于恢复个体化的功能需求。

8.7 尽量单次手术

应用半髋关节置换而非骨折固定术治疗移位股骨颈骨折是很好的例子。对于小部分长期卧床的终末期患者（6%~10%），可能适于采用非手术姑息方法治疗髋部或其他下肢部位骨折。治疗决策是由多学科治疗团队、患者（如果实际情况允许）和患者的家庭共同制订的。

8.8 治疗后的负重情况

由于多种原因，对于此类患者而言，达到术后早期活动和可耐受的完全负重是重要的治疗原则。长期卧床或"坐着活动"并不是好的选择。卧床期间每天的肌肉容量急剧减少。

目前的手术技术和内植物允许患者即刻完全负重。即刻负重的原因包括：

· 降低肌量丢失。

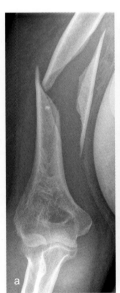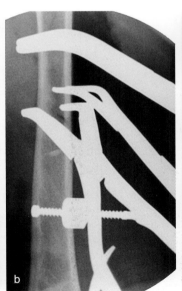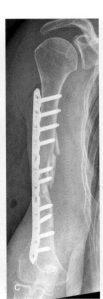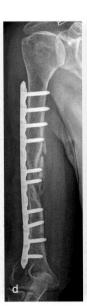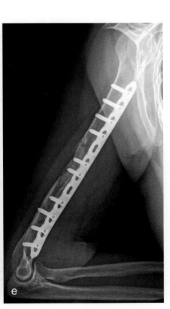

图 4.8-9

a　70 岁女性，肱骨干楔形骨折。

b　切开复位，并采用多个复位钳进行骨折复位。

c　过多的复位操作造成医源性骨质碎裂，导致复位困难，采用锁定钢板内固定。

d-e　3 个月后获得良好的临床功能。

- 限制负重会给老年患者带来沉重的生理负担。部分负重行走的能耗量增加 4 倍，可致迅速疲惫[47]。
- 脆性骨折患者由于肌少症、本体感觉缺乏以及上肢力量弱通常无法部分负重。
- 老年痴呆和谵妄导致部分患者依从性欠佳。
- 部分负重方案目前尚无证据支持。
- 疼痛的程度（即便服用镇痛药）可以指导患者行走活动时合适的负重量和安全的进度。
- 早期负重可促进骨折愈合，而且不会增加固定失效的风险[48, 49]。

8.9 固定技术

术者面临的主要技术问题是难以确保内植物对骨质疏松性骨的固定效果。骨密度与螺钉的把持力呈线性相关。如果在骨－内植物界面传导的负荷超过了骨质疏松性骨的应变耐受能力，就会发生微骨折和有内植物松动的骨吸收，尔后继发内固定失败。在骨质疏松性骨，内固定失败的常见模式是骨头出问题而非内植物断裂。

骨折治疗原则适用于多数脆性骨折患者，但骨强度的降低要求做出相应调整以降低内固定失败风险。

其中重要的技术包括：
- 相对稳定，包括桥接和支撑固定。
- 角度稳定。
- 髓内钉。
- 可控的骨折压缩。
- 骨加强技术。
- 关节置换。

8.9.1 体位

在手术台上摆放患者体位时需小心谨慎。重要的是避免发生压疮，因为发生压疮会明显影响患者术后恢复。多数情况下，首选仰卧位，以便于麻醉医师进行全面处理。进行区域麻醉时，患者在仰卧位呼吸会更加顺畅。

8.9.2 微创手术

微创手术的主要优势包括降低了软组织剥离程度以及减少出血，在老年患者中应用更多。

8.9.3 相对稳定

在骨质疏松性骨中，由于骨皮质和骨松质强度较低，不能耐受加压操作，因此，常常不能获得并维持绝对稳定所要求的解剖复位和加压固定。

一个简单原则，如果骨折形态和软组织条件允许，优先选择髓内固定而非髓外固定。

每一钉孔均拧入螺钉的短的钢板将导致应力集中，可能会超过骨质疏松性骨的应变耐受能力。对于骨质疏松症安全应用内固定的基本原则包括[50, 51]：

- 简单横行骨折最好采用髓内固定。如不可能，须尽可能减小骨折间隙。如果应用钢板，则应进行骨折端加压，钢板上有 3~4 个钉孔不置入螺钉，加压后每个主骨折块上有 3~4 枚锁定螺钉进行双皮质固定。
- 应尽可能复位螺旋形 2 部分骨折，小范围剥离软组织并采用缝线、钢丝或钢缆进行初步固定。若使用螺钉，应当作为复位螺钉，十分小心地拧紧。钢板上的第 1 枚螺钉应置于骨折线末端部位。每个主骨块应置入 3~4 枚双皮质锁定螺钉（图 4.8-10）。
- 对于粉碎骨折，要求将第 1 枚螺钉置于骨折区附近。应用长钢板，每个主骨块置入 4 枚双皮质螺钉。

8.9.4 全骨固定

由于坚强的内植物与骨质疏松骨之间的应力升高，导致二次骨折常发生在邻近钢板、螺钉或假体末

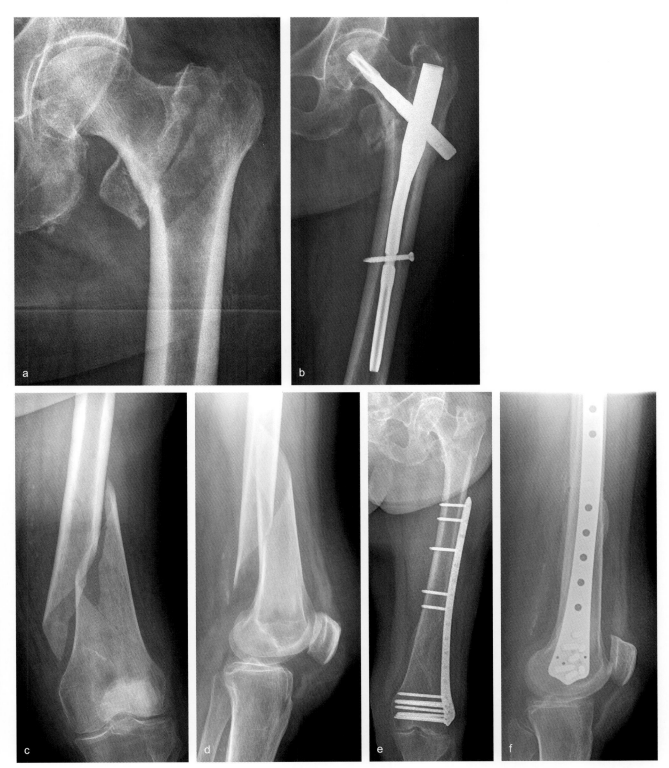

图 4.8-10　77 岁女性患者，股骨转子间骨折（a）。应用 PFNA 进行固定（b）。由于大腿外侧疼痛，术后 1 年半取出髓内钉。3 年后，患者发生股骨干螺旋形骨折（c-d）。侧卧位行微创复位，应用缝线进行初步固定。选择相对稳定技术，行股骨远端钢板内固定术，第一枚近端螺钉位于骨折端附近。骨折愈合良好伴少量骨痂形成（e-f）。理想的情况是应用一块更长的钢板来保护整个股骨。另一种可行的内固定选择是采用长的髓内钉。

端的部位。如可能，在股骨干骨折和假体周围骨折第一次固定就包括股骨颈以保护全骨（图 4.8-11）。

8.9.5 内植物

锁定内植物（角度固定或可变），以及锁钉能够锁定的髓内钉，对骨皮质变薄的骨能提供更好的生物力学稳定性。

不能过度拧紧锁定螺钉以免降低其稳定性（由于螺纹受到破坏）。由于骨皮质厚度下降，单皮质螺钉的工作长度缩短，因此应选择双皮质锁定钉。

锁定螺钉的内径比普通螺钉的大，使螺钉的抗拔出强度和整体强度增大。对干骺端骨折，选择髓内钉有可能会失败，此时锁定钢板非常适合。通过螺钉的多角度锁定，可以进一步提高把持力。此法用于肱骨近端 PHILOS、肱骨近端多角度锁定髓内钉，以及股骨远端和胫骨近端的解剖型 LCP。

在治疗股骨转子间骨折或股骨远端骨折时，螺旋刀片比螺钉更加稳定。因为置入刀片时可将周围的骨质压实，而置入螺钉时常常造成骨质丢失。

8.9.6 对线

正确的解剖对线是骨正常愈合的重要前提。与年轻骨质相比，骨质疏松骨的固定对对线不良的耐受性更差。尤其在固定股骨和胫骨骨折时应避免内翻对线不良。

8.9.7 骨嵌压

骨嵌压是手术治疗骨质疏松性骨折的重要方法，可降低内固定失败风险。在许多情况下，骨嵌压是由创伤本身造成的，例如，股骨颈外翻嵌插骨折。有的内固定加压装置可以对骨折端发生进行可控制的嵌压。有的内植物，例如动力髋螺钉，允许骨折

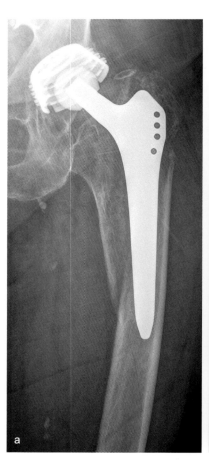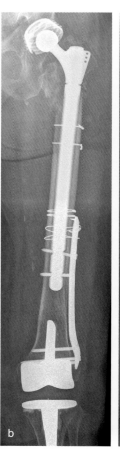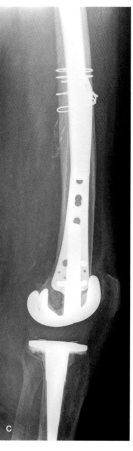

图 4.8-11 92 岁女性，假体周围骨折（a）。应用钢丝环扎行骨折切开复位内固定，采用长柄假体行关节翻修。股骨远端钢板对两假体之间的骨起到保护作用（b-c）。

发生可控制的嵌压，同时还能避免髋螺钉穿透关节。

8.9.8 骨水泥加强

采用相关的替代材料对骨质疏松性骨进行加强可改善固定效果。加强后螺钉的把持力会增加，可预防内植物移位、切出、穿透以及拔出。也可用于对骨进行结构支撑，预防骨结构崩塌，例如椎体或胫骨平台骨折。

酯骨水泥仍是首选的材料。创伤导致骨松质嵌压，那里的骨折复位后会出现空腔，使用酯骨水泥填充这类空腔。其中一个典型的例子是采用椎体成形术治疗椎体压缩骨折。同样的原理也可应用于胫骨近端骨折以防止骨质塌陷。

在标准的骨水泥加强手术中，通常采用特定的套管将骨水泥经有孔的内植物注入，通过防止骨应变过高，以负荷分担而不是负荷集中的方式将应力传导至骨骼，来改善骨－内植物界面的应力分布（图 4.8-12）。在非标准化骨水泥加强手术中，则是在内植物置入前，将骨水泥经由螺钉通道注入。

自体骨植骨

老年患者自体骨皮质－骨松质植骨有助于骨折愈合，并能填补骨折间隙，但由于骨质疏松症，患者自体骨的力学特性有限，并且供区能够提供的骨量有限。

除非植骨块是用于填补缺损，否则应当用骨皮质螺钉或缆将其固定在骨上。此外，还可用骨水泥等辅助材料（图 4.8-13）。

同种异体骨植骨

同种异体骨具有良好的生物力学性能，但成骨潜力较小。在骨质疏松的情况下，可应用同种异体骨填补干骺端中的空腔，防止关节面骨折块和其他骨折块发生移位。这在肱骨近端和远端骨折、桡骨远端骨折以及胫骨近端骨折也有帮助。

同种异体结构性植骨可用于骨质量较差的股骨假体周围骨折，以加强生物力学强度（图 4.8-14）。

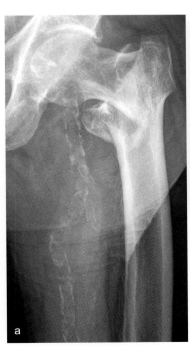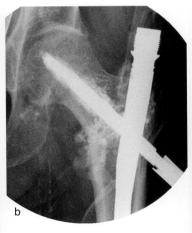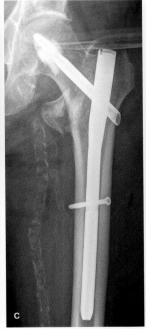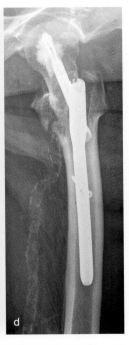

图 4.8-12 82 岁男性，股骨近端骨折（a）。应用牵引床闭合复位。置入髓内钉和螺旋刀片，由于严重骨质疏松以及置入螺旋刀片过程中的阻力较低，决定对螺旋刀片采用骨水泥加强。术中造影剂试验提示关节并未显影，说明未穿透进入髋关节（b）。经一特定套管注入骨水泥（4 ml）。患者活动后的复查结果，可见螺旋刀片在正侧位均居中，且骨水泥分布均匀（c-d）。

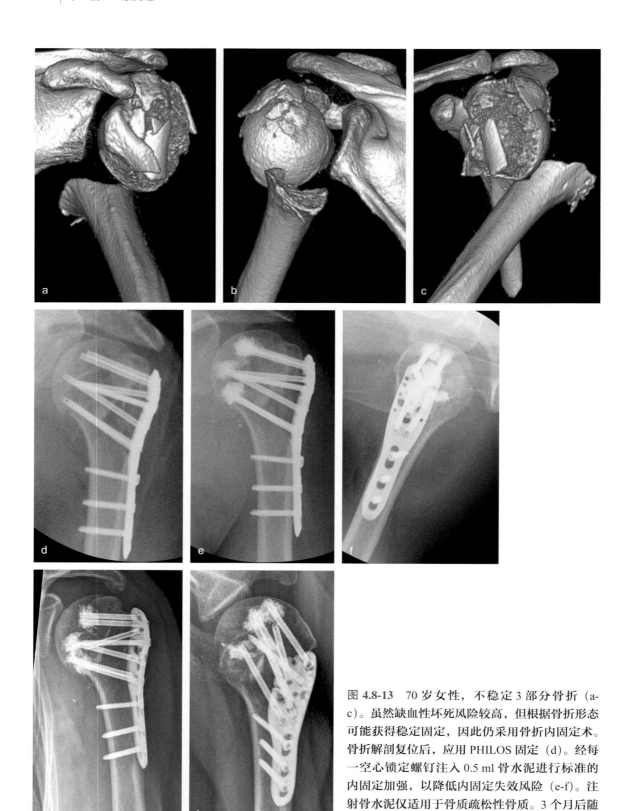

图 4.8-13 70 岁女性，不稳定 3 部分骨折（a-c）。虽然缺血性坏死风险较高，但根据骨折形态可能获得稳定固定，因此仍采用骨折内固定术。骨折解剖复位后，应用 PHILOS 固定（d）。经每一空心锁定螺钉注入 0.5 ml 骨水泥进行标准的内固定加强，以降低内固定失效风险（e-f）。注射骨水泥仅适用于骨质疏松性骨质。3 个月后随访（g-h）。

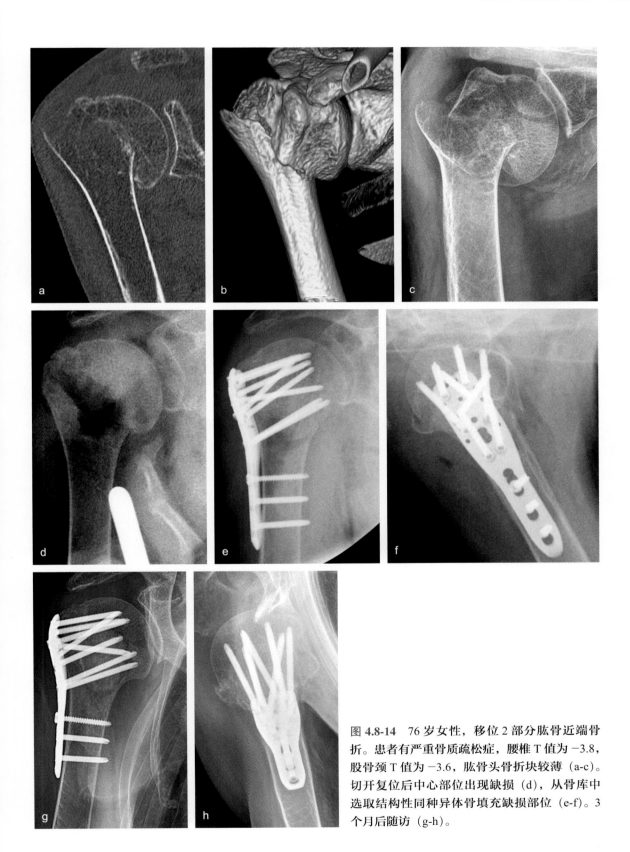

图 4.8-14　76 岁女性，移位 2 部分肱骨近端骨折。患者有严重骨质疏松症，腰椎 T 值为 −3.8，股骨颈 T 值为 −3.6，肱骨头骨折块较薄（a-c）。切开复位后中心部位出现缺损（d），从骨库中选取结构性同种异体骨填充缺损部位（e-f）。3 个月后随访（g-h）。

关节置换

关节置换术（全关节或半关节）在老年骨折的治疗中发挥着重要作用。通常应用于股骨近端，主要是股骨颈骨折。肱骨近端骨折行关节置换术的指征尚不那么明确。针对肱骨远端 C3 型骨折的研究发现，全肘关节置换较切开复位内固定的功能预后更好，但目前尚无长期随访结果（5 年以上）。目前还没有足够的对比研究对所有的关节周围骨折给出总的治疗建议。

9 结果

9.1 骨折愈合

骨质疏松性骨的骨折愈合是由正常阶段构成，最终可以达到骨性愈合。然而，骨折愈合过程可能较长，而且老年人群骨折愈合情况存在明显差异。

骨折延迟愈合的影像学表现不明显，但内固定失败率增加可反映出骨质疏松患者骨愈合能力下降。骨折愈合过程中需要间充质干细胞迁移进入骨折骨痂。骨质疏松患者的间充质干细胞数量可能较少，增殖能力较低[52]。老年患者间充质干细胞数量

的下降，或许可以解释年龄相关的成骨细胞数量减少。骨质疏松患者的骨细胞也可能在长期应对机械应力的过程中受损[53]。随着年龄的增长，骨膜的反应性也下降。

9.2 死亡

髋部骨折后，第 1 年死亡率为 12%~35%，男性死亡率高于女性。死亡率随着年龄增长、合并症数目增多以及骨折前精神和躯体功能降低而升高。骨密度低也是危险因素之一。

9.3 骨老年科治疗

与常规骨科治疗相比，采用全面医疗和护理模式治疗老年骨折患者，在手术等待时间、住院时长、再入院率以及一些并发症方面效果均更佳。谵妄、出血性并发症以及感染的发病率均下降。患者和医疗卫生系统均能从这一治疗方式中获益[54]。

Grigoryan 等[55] 近期发表了一篇基于 18 项研究的系统综述和 meta 分析，旨在明确骨老年科协作诊疗模式是否能够改善预后。该 meta 分析发现骨老年科协作诊疗能够明显降低院内死亡率和长期死亡率，明显缩短住院时间，而采用共管模式效果更为明显。

参考文献

1. **Brown JP, Josse RG, Scientific Advisory Council of the Osteoporosis Society of Canada.** 2002 clinical practice guidelines for the diagnosis and management of osteoporosis in Canada. *CMAJ.* 2002 Nov 12;167(10 Suppl):S1–34.

2. **Seeley DG, Browner WS, Nevitt MC, et al.** Which fractures are associated with low appendicular bone mass in elderly women? The Study of Osteoporotic Fractures Research Group. *Ann Intern Med.* 1991 Dec 1;115(11):837–842.

3. **Johnell O, Kanis J.** Epidemiology of osteoporotic fractures. *Osteoporos Int.* 2005 Mar;16 Suppl 2:S3–7.

4. **Klotzbuecher CM, Ross PD, Landsman PB, et al.** Patients with prior fractures have an increased risk of future fractures: a summary of the literature and statistical synthesis. *J Bone Miner Res.* 2000 Apr;15(4):721–739.

5. **Cooper C, Campion G, Melton LJ, 3rd.** Hip fractures in the elderly: a world-wide projection. *Osteoporos Int.* 1992 Nov;2(6):285–289.

6. **Hernlund E, Svedbom A, Ivergard M, et al.** Osteoporosis in the European Union: medical management, epidemiology and economic burden. A report prepared in collaboration with the International Osteoporosis Foundation (IOF) and the European Federation of Pharmaceutical Industry Associations (EFPIA). *Arch Osteoporos.* 2013;8:136.

7. **De Laet CE, Pols HA.** Fractures in the elderly: epidemiology and demography. *Baillieres Best Pract Res Clin Endocrinol Metab.* 2000 Jun;14(2):171–179.

8. **Kanis JA, Oden A, McCloskey EV, et al.** A systematic review of hip fracture incidence and probability of fracture worldwide. *Osteoporos Int.* 2012 Sep;23(9):2239–2256.

9. **Kanis JA, Johnell O, Oden A, et al.** The risk and burden of vertebral fractures in Sweden. *Osteoporos Int.* 2004

Jan;15(1):20–26.

10. **Owen RA, Melton LJ, 3rd, Johnson KA, et al.** Incidence of Colles' fracture in a North American community. *Am J Public Health.* 1982 Jun;72(6):605–607.

11. **Dimai HP, Svedbom A, Fahrleitner-Pammer A, et al.** Epidemiology of proximal humeral fractures in Austria between 1989 and 2008. *Osteoporos Int.* 2013 Sep;24(9):2413–2421.

12. **Meldon SW, Reilly M, Drew BL, et al.** Trauma in the very elderly: a community-based study of outcomes at trauma and nontrauma centers. *J Trauma.* 2002 Jan;52(1):79–84.

13. **Switzer JA, Gammon SR.** High-energy skeletal trauma in the elderly. *J Bone Joint Surg Am.* 2012 Dec 5;94(23):2195–2204.

14. **Lewis PM, Waddell JP.** When is the ideal time to operate on a patient with a fracture of the hip? : A review of the available literature. *Bone Joint J.* 2016 Dec;98-b(12):1573–1581.

15. **Xue QL.** The frailty syndrome: definition and natural history. *Clin Geriatr Med.* 2011 Feb;27(1):1–15.

16. **Morley JE.** Sarcopenia: diagnosis and treatment. *J Nutr Health Aging.* 2008 Aug-Sep;12(7):452–456.

17. **Wall BT, Dirks ML, van Loon LJ.** Skeletal muscle atrophy during short-term disuse: implications for age-related sarcopenia. *Ageing Res Rev.* 2013 Sep;12(4):898–906.

18. **Valderas JM, Starfield B, Sibbald B, et al.** Defining comorbidity: implications for understanding health and health services. *Ann Fam Med.* 2009 Jul-Aug;7(4):357–363.

19. **Mears SC, Kates SL.** A Guide to Improving the Care of Patients with Fragility Fractures, Edition 2. *Geriatr Orthop Surg Rehabil.* 2015 Jun;6(2):58–120.

20. **British Orthopaedic Association Standards for Trauma 1.** Patients sustaining a fragility hip fracture. Available at: https://www.boa.ac.uk/publications/boa-standards-trauma-boasts/#toggle-id-1. Access May 24, 2017.

21. **Liu SS, Wu CL.** The effect of analgesic technique on postoperative patient-reported outcomes including analgesia: a systematic review. *Anesth Analg.* 2007 Sep;105(3):789–808.

22. **Parker MJ, Griffiths R, Appadu BN.** Nerve blocks (subcostal, lateral cutaneous, femoral, triple, psoas) for hip fractures. *Cochrane Database Syst Rev.* 2002 (1):CD001159.

23. **Marhofer P, Greher M, Kapral S.** Ultrasound guidance in regional anaesthesia. *Br J Anaesth.* 2005 Jan;94(1):7–17.

24. **Luger TJ, Kammerlander C, Benz M, et al.** Peridural anesthesia or ultrasound-guided continuous 3-in-1 block: which is indicated for analgesia in very elderly patients with hip fracture in the emergency department? *Geriatr Orthop Surg Rehabil.* 2012 Sep;3(3):121–128.

25. **Rosen JE, Chen FS, Hiebert R, et al.** Efficacy of preoperative skin traction in hip fracture patients: a prospective, randomized study. *Orthop Trauma.* 2001;15(2):81–85.

26. **Parker MJ, Handoll HH.** Pre-operative traction for fractures of the proximal femur in adults. *Cochrane Database Syst Rev.* 2006 (3):CD000168.

27. **Robertson BD, Robertson TJ.** Postoperative delirium after hip fracture. *J Bone Joint Surg Am.* 2006 Sep;88(9):2060–2068.

28. **Inouye SK.** Prevention of delirium in hospitalized older patients: risk factors and targeted intervention strategies. *Ann Med.* 2000 May;32(4):257–263.

29. **Kalisvaart KJ, de Jonghe JF, Bogaards MJ, et al.** Haloperidol prophylaxis for elderly hip-surgery patients at risk for delirium: a randomized placebo-controlled study. *J Am Geriatr Soc.* 2005 Oct;53(10):1658–1666.

30. **Avenell A, Handoll HH.** Nutritional supplementation for hip fracture aftercare in older people. *Cochrane Database Syst Rev.* 2006 (4):CD001880.

31. **Eneroth M, Olsson UB, Thorngren KG.** Nutritional supplementation decreases hip fracture-related complications. *Clin Orthop Relat Res.* 2006 Oct;451:212–217.

32. **Duncan DG, Beck SJ, Hood K, et al.** Using dietetic assistants to improve the outcome of hip fracture: a randomised controlled trial of nutritional support in an acute trauma ward. *Age Ageing.* 2006 Mar;35(2):148–153.

33. **Shyu YI, Liang J, Wu CC, et al.** Interdisciplinary intervention for hip fracture in older Taiwanese: benefits last for 1 year. *J Gerontol A Biol Sci Med Sci.* 2008 Jan;63(1):92–97.

34. **Huusko TM, Karppi P, Avikainen V, et al.** Intensive geriatric rehabilitation of hip fracture patients: a randomized, controlled trial. *Acta Orthop Scand.* 2002 Aug;73(4):425–431.

35. **Tinetti ME, Kumar C.** The patient who falls: "It's always a trade-off". *JAMA.* 2010 Jan 20;303(3):258–266.

36. **Eriksen EF, Lyles KW, Colon-Emeric CS, et al.** Antifracture efficacy and reduction of mortality in relation to timing of the first dose of zoledronic acid after hip fracture. *J Bone Miner Res.* 2009 Jul;24(7):1308–1313.

37. **Luger TJ, Kammerlander C, Gosch M, et al.** Neuroaxial versus general anaesthesia in geriatric patients for hip fracture surgery: does it matter? *Osteoporos Int.* 2010 Dec;21(Suppl 4):S555–572.

38. **O'Hara DA, Duff A, Berlin JA, et al.** The effect of anesthetic technique on postoperative outcomes in hip fracture repair. *Anesthesiology.* 2000 Apr;92(4):947–957.

39. **Hwang JH, Oh JK, Oh CW, et al.** Mismatch of anatomically pre-shaped locking plate on Asian femurs could lead to malalignment in the minimally invasive plating of distal femoral fractures: a cadaveric study. *Arch Orthop Trauma Surg.* 2012 Jan;132(1):51–56.

40. **Sasaki S, Miyakoshi N, Hongo M, et al.** Low-energy diaphyseal femoral fractures associated with bisphosphonate use and severe curved femur: a case series. *J Bone Miner Metab.* 2012 Sep;30(5):561–567.

41. **Thompson RN, Phillips JR, McCauley SH, et al.** Atypical femoral fractures and bisphosphonate treatment: experience in two large United Kingdom teaching hospitals. *J Bone Joint Surg Br.* 2012 Mar;94(3):385–390.

42. **Willett K, Keene DJ, Mistry D, et al.** Close contact casting vs surgery for initial treatment of unstable ankle fractures in older adults: a randomized clinical trial. *JAMA.* 2016 Oct 11;316(14):1455–1463.

43. **Duckworth AD, Bugler KE, Clement ND, et al.** Nonoperative management of displaced olecranon fractures in low-demand elderly patients. *J Bone Joint Surg Am.* 2014 Jan 1;96(1):67–72.

44. **Arora R, Lutz M, Deml C, et al.** A prospective randomized trial comparing nonoperative treatment with volar locking plate fixation for displaced and unstable distal radial fractures in patients sixty-five years of age and older. *J Bone Joint Surg Am.* 2011 Dec 7;93(23):2146–2153.

45. **Twiss T.** Nonoperative treatment of proximal humerus fractures. In: Crosby LA, Nevasier, RJ eds. *Proximal Humerus Fractures.* Cham, Switzerland: Springer International Publishing; 2015.

46. **Rangan A, Handoll H, Brealey S, et al.** Surgical vs nonsurgical treatment of adults with displaced fractures of the proximal humerus: the PROFHER randomized clinical trial. *JAMA.* 2015 Mar 10;313(10):1037–1047.

47. **Westerman RW, Hull P, Hendry RG, et al.** The physiological cost of restricted weight bearing. *Injury.* 2008 Jul;39(7):725–727.

48. **Koval KJ, Sala DA, Kummer FJ, et al.** Postoperative weight-bearing after a fracture of the femoral neck or an intertrochanteric fracture. *J Bone Joint Surg Am.* 1998

Mar;80(3):352–356.

49. **Joslin CC, Eastaugh-Waring SJ, Hardy JR, et al.** Weight bearing after tibial fracture as a guide to healing. *Clin Biomech (Bristol, Avon).* 2008 Mar;23(3):329–333.

50. **Stoffel K, Dieter U, Stachowiak G, et al.** Biomechanical testing of the LCP—how can stability in locked internal fixators be controlled? *Injury.* 2003 Nov;34 Suppl 2:B11–19.

51. **Fulkerson E, Egol KA, Kubiak EN, et al.** Fixation of diaphyseal fractures with a segmental defect: a biomechanical comparison of locked and conventional plating techniques. *J Trauma.* 2006 Apr;60(4):830–835.

52. **Bergman RJ, Gazit D, Kahn AJ, et al.** Age-related changes in osteogenic stem cells in mice. *J Bone Miner Res.* 1996 May;11(5):568–577.

53. **Sterck JG, Klein-Nulend J, Lips P, et al.** Response of normal and osteoporotic human bone cells to mechanical stress in vitro. *Am J Physiol.* 1998 Jun;274(6 Pt 1):E1113–1120.

54. **Friedman SM, Mendelson DA, Kates SL, et al.** Geriatric co-management of proximal femur fractures: total quality management and protocol-driven care result in better outcomes for a frail patient population. *J Am Geriatr Soc.* 2008 Jul;56(7):1349–1356.

55. **Grigoryan KV, Javedan H, Rudolph JL.** Orthogeriatric care models and outcomes in hip fracture patients: a systematic review and meta-analysis. *J Orthop Trauma.* 2014 Mar;28(3):e49–55.

致谢 · 感谢 Norbert Suhm、Tobias Roth 和 Chang-Wug Oh 对《骨折治疗的 AO 原则》第 3 版的贡献，感谢 Peter Giannoudis 和 Erich Schneider 对第 2 版的贡献。

朱仕文 译

第 **9** 章 | **影像与放射危害**
Imaging and radiation hazards

1 引言

对于创伤患者来说，X 线是评估患者伤情最基本的一步检查。其他进一步的检查，如超声、计算机断层扫描成像（CT）以及磁共振成像（MRI）等可以协助准确诊断以及制订恰当的治疗计划。对于多发创伤患者，全身（创伤）CT（WBCT）可以在早期快速诊断危及生命的损伤。然而，这些检查必须有明确的适应证，因为它明显增加了放射量[1]。术中影像增强器的应用使得患者、术者和手术室其他医护人员都面临放射暴露的风险[2]。这些年，随着微创手术的出现，放射线的应用明显增加。术中影像为术者在进行手术时提供了可视化的环境，得到精准的手术入路，进而获得更好的骨折复位和固定。

目前，骨科医生已经普遍认识到放射暴露的风险与影响。在一项研究中[3]，近一半的受访者认为自己处在职业暴露导致的白内障形成的中等或极端风险之中。桡骨远端手术也会产生类似的问题，因为在行此种手术时，术者的手常常会暴露于辐射中[4]。只有了解放射的利与弊后，手术室医护人员才能正确地应用影像增强器，使用适当的技术，保护自身避免不必要危险的接触。

2 影像在骨折手术治疗中的作用

术中影像的主要目的是评判骨折的复位、内植

物放置的位置以及固定。完全开放复位现在很少使用，与此同时，间接复位、不过多暴露骨折端、保护软组织的复位方式越来越多。然而，这些方法在手术中需要更多地依赖术中影像。影像增强器是必不可少的手术设备，但是如今，患者、术者以及手术室医护人员都面临巨大的放射暴露的风险（表 4.9-1）[5]。

与过去相比，新一代的影像增强器产生更少的辐射。但是不适当、长时间以及反复使用会导致个体累积更多的放射剂量。

3 放射暴露的危害

电离辐射来源于放射性物质的衰变。这种辐射会破坏原子间的化学键，从而破坏人体内的活细

表 4.9-1 骨科手术中的平均辐射剂量（µSv）

	桡骨远端克氏针固定	髓内钉	腰椎外固定
眼睛	1.1	19.0	49.8
甲状腺	1.1	35.4	55.5
手	3.1	41.7	117.0
性腺	—	—	—

注：正常的年基础辐射量是每年 1~3 mSv。

胞。我们的身体会尝试修复这种损伤，但有时损伤不能修复，或者由于损伤过于严重抑或损伤范围太大以至于无法修复。

3.1 辐射损害

通常，对于人体的辐射损害分为两种：非随机性和随机性损害[6]。

- 非随机性损害与剂量有关，其损害不会发生在某个阈值以下，其严重程度取决于辐射剂量。损害出现症状时需要满足在对多个细胞造成损伤的同时且不低于损害剂量阈值，辐射剂量低于阈值剂量时损害症状不会出现。白内障、白血病、甲状腺癌甚至死亡等都是高辐射暴露可能导致的非随机性损害的例子[7]。

- 随机性损害与辐射剂量或阈值无关。任何对单个或多个细胞造成的伤害均可能导致该效应。一些辐射诱发的癌症和对遗传的影响就是随机性损害的例子。例如，当人体接受 1 Gy（100 rad）的辐射之后，发生辐射诱发的白血病的概率会显著增高，但是这种疾病也可发生在低辐射之后。一旦患有该疾病，其严重程度没有差别。目前普遍认为，随机性损害缺乏阈值剂量，因为即使是单个细胞的损伤，理论上也可能导致产生该损害。由于目前没有证据表明随机性损害的阈值较低，因此保险起见，最严谨的方式是确保所有的辐射暴露都遵循"尽可能少接触"（ALARA）的原则。

3.2 辐射敏感度

与成人相比，随机性损害对儿童的危害更大。这是因为未成熟的细胞对辐射更敏感。有研究[8, 9]表明，电离辐射暴露和辐射诱发的癌症的发展之间存在线性剂量关系。对于儿童，累积损害具有较长的时间跨度，在这段时间跨度内，可以表现出一些迟发损害，并且在这段时间跨度内儿童还会积累更

多的辐射暴露[8-10]。

孕妇同样需要格外关注。如果孕妇在孕 30 周前受到过辐射，孩子可能会出现迟发性损害。迟发性损害包括精神和行为迟缓，可能在出生后 4 年内出现。如果孕妇需要手术，术者应当首选辐射少的手术方式。例如，为减少对胎儿的辐射，切开复位内固定术此时要优于微创接骨术（MIO）（表 4.9-2）。

4 移动影像增强器或 C 形臂

4.1 机械设备、X 线源、影像增强器

C 形臂由两端组成。一端是 X 线球管和校准屏，另一端是图像接收器（影像增强器）。X 线球管产生射线，穿透投照目标，到达影像增强器。图像生成后，会发送到显示屏（图 4.9-1）。当 X 线由球管产生并穿过投照目标后，一些射线会到达图像接收器，而另一些射线会被反射、散射，其余的射

表 4.9-2　理解辐射等效事件的基本信息

年职业放射暴露上限（放射暴露剂量在该水平以下，则认为没有生物学损害）	
全身	50 mSv（5 000 mrem）/ 年
晶状体	150 mSv（15 000 mrem）/ 年
甲状腺	300 mSv（30 000 mrem）/ 年
肢体、皮肤	500 mSv（50 000 mrem）/ 年
每人每年接受的自然放射剂量	1~3 mSv
一次全身 CT 扫描	30 mSv
一次全身 CT 扫描	50 次胸部 X 线透视（0.02 mSv）
一次跨大西洋的航班	0.05 mSv/10 小时的航班（2 次胸部 X 线透视）

注：皮肤辐射剂量单位为戈瑞 Gy（1 Gy=1 J/kg），Gy 与确定性效应相关 [1 Gy=1 000 mGy=100 rad（传统单位）]。全身辐射剂量单位为西弗 Sv（1 Sv=1 J/kg），Sv 与随机致癌损害相关 [1 Sv=1 000 mSv=100 rem（传统单位）]。

线被投照目标吸收（图 4.9-2），而被散射的那部分射线可能会对术者及手术室其他成员造成影响。

通常，机器会自动设置放射功率（千伏）及条件（毫安）以产生最佳图像，并且随着射线穿透物体的密度而自动调节。肥胖患者或肢体发达的患者会产生更多的散射和反射。在这种情况下，应考虑为手术室医护人员提供额外的保护装置。手术过程中，医护人员应与 X 线源保持安全距离（图 4.9-3）。

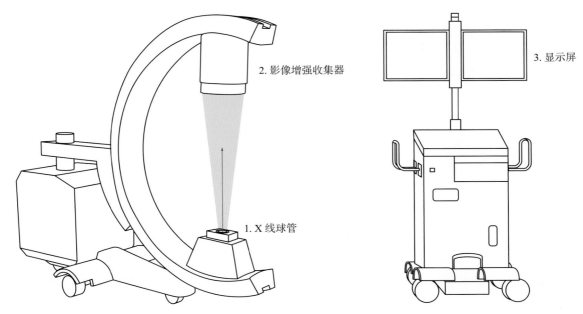

图 4.9-1　X 线仪器组成：X 线球管（1）、影像增强收集器（2）、显示屏（3）。

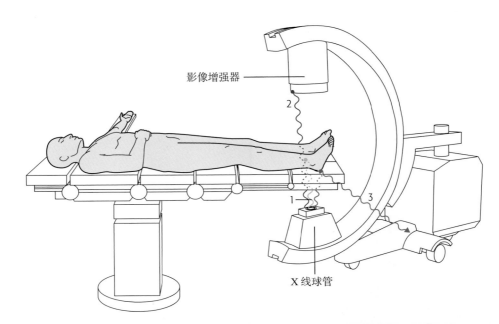

图 4.9-2　X 线球管产生射线（1），当射线穿过患者后，穿过的射线（2）到达影像增强器。散射射线（3）由患者身上反射出来，并投照到手术室内人员身上。

4.2 成像模式

成像模式

· 连续模式。
· 脉冲模式。

过去，影像增强多采用连续模式。每当踩下影像增强器踏板时，就会产生连续的 X 射线束，每秒可产生 30 张增强影像。如今，影像增强器具有脉冲式影像增强的能力，其发射的 X 射线束可以是一系列短脉冲而不是连续发射。在较低的帧率下，脉冲式

影像增强器可以大幅减少辐射剂量，影像能够以每秒 4~15 帧而不是常规的每秒 30 帧来获取。因此，脉冲式影像增强器具有很大的优势，因为其在较低的帧速率下辐射曝光较少[11]。它可以减少辐射量的 70%。

4.3 校准

辐射风险的大小与进入患者体内的辐射剂量和辐射面积有关。可变光圈是一种校准器，用于减少患者和手术医护人员的辐射。定向瞄准后的组织放射辐射低于非定向放射（图 4.9-4）。

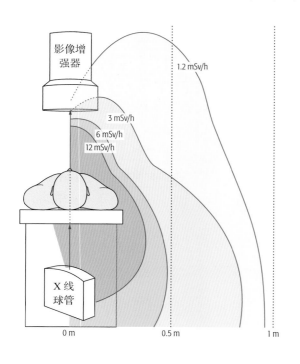

图 4.9-3 散射辐射随着距离的增加而消退。

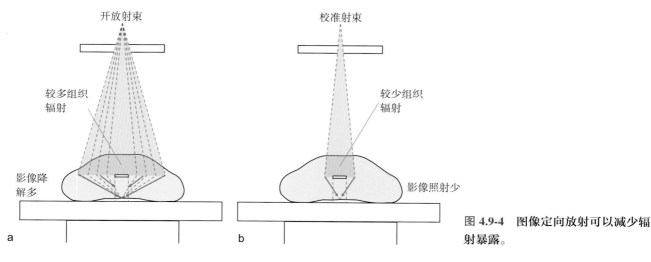

图 4.9-4 图像定向放射可以减少辐射暴露。

5 减少辐射的安全措施

国际放射防护委员会（ICRP）提出了关于人体防护放射危害的指导和建议，其中包括医学、传统工业、核工业，甚至自然放射源的辐射防护。建议基于以下核心原则：

- 合理使用。
- 优质保护——尽可能少接触（ALARA）原则。
- 个体定量和风险控制。

"ALARA"原则是通过所有可用的方法使放射剂量和放射性物质的释放最小化的放射安全原则。ALARA 原则不仅是一个安全原则，它还是一个所有的放射安全项目都需要遵循的监管准则。ALARA 的三个主要原则是：

- 时间——尽量减少辐射时间会直接减少辐射剂量。
- 距离——当 X 线源与术者的距离翻倍，辐射剂量减为原来的 1/4（图 4.9-3）。
- 防护——使用铅保护是减少 X 线和 γ 线散射辐射的有效方法。

5.1 训练

出于安全目的，训练有素的放射技师是必需的。作为一名技师，他们需要了解操作系统，包括每种操作模式对辐射照射的影响，这会避免 C 形臂不正确或不必要的使用。一个经验丰富的技师还可以在显示出诊断所需细节的前提下，将曝光图像的数量减少到最小。术前，术者和放射技师应该商量好手术过程中患者和 C 形臂摆放的位置。手术台不应妨碍影像增强器的运行。

5.2 防护设备

防护设备有助于保护手术室人员免受散射辐射，并且是手术期间必备的设备。需要对射线敏感的器官需要进行保护（图 4.9-5）。

- 含铅护目镜：为了预防白内障，每次手术都

应该佩戴含铅护目镜。这种眼镜提供相当于 0.15 mm 铅板的保护。它们可以减弱 X 线辐射，大大减少到达眼睛的电离辐射。
- 围领：长期接触辐射会增加甲状腺癌的发生率。围领可将到达甲状腺的有效辐射剂量降低到 1/70[12, 13]，并使甲状腺接受的总有效辐射剂量减少一半以上[14]。
- 防护服、围裙、裙子、马甲：这些设备有助于保护身体，并可以保护大约 80% 的活跃骨髓免受电离辐射。这些装备可以提供相当于 0.5 mm 铅板的保护，并且将有效暴露剂量减少到 1/16。为了达到最佳防护效果，铅衣最好是身体前后都能保护的那种。
- 薄层无菌含铅手套：手部的辐射暴露很常见。利用薄层无菌含铅手套能减少手部辐射暴露，但是可能会降低手指的触觉。
- 保护毯：孕妇和小儿患者需要格外关注。正确使用 X 线的意识是最重要的：只有必须进行 X 线检查时才使用。无论何时使用 X 线检查，

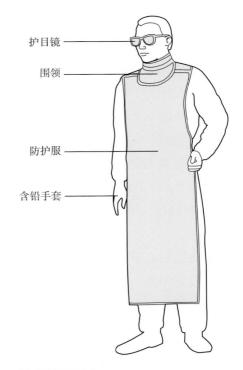

护目镜

围领

防护服

含铅手套

图 4.9-5 防辐射着装要求。

都必须对此类患者用防护装备进行保护。

- 铅板：为手术室其他没有穿铅衣的医护人员提供额外的保护。
- 防护设备的维护：一个常见错误是把铅衣叠好放在桌子或椅子上，这样的做法可能会导致铅衣里面的铅层被破坏。铅衣一定要保持干净，悬挂在一个能让其自然下垂的物体上。

5.3 患者、手术者、手术台、C 形臂的位置

患者的位置对于实现两个平面成像很重要。术前计划确定患者的位置以及何时使用 C 形臂。碳纤维手术台会减少辐射剂量。当患者位置确定后，可以通过在地板上做记号确定 C 形臂的位置，以免手术中对其位置做不必要的改变。

对于手术医生及手术室医护人员，辐射最主要的来源并不是直接照射，而是患者反射的射线散射到医护人员身上。

C 形臂应该放置在一个正确的位置上以减少散射射线。在前后位 X 线投照中，如果 X 线球管放置在手术台上方并向下投照，则散射辐射将更多地投照在手术医生的上身（图 4.9-6）。如果将 X 线球管放置在手术台下方，散射辐射则会更多地投照到手术室地板上以及医护人员的下肢。这种方式产生的辐射更少，因此更多地被选择。在侧位 X 线投照中，X 线球管应该放置在术者的对侧。这种设置同样可以减少 X 线散射投照在术者及手术室医护人员的辐射量，因为射线大部分被反射到对侧（图 4.9-7）。

永远不要在使用 C 形臂的时候将接收器放在手术台下面或者把其当作"侧台"使用，金属表面及仪器射线的散射会辐射到术者的眼睛和甲状腺。

X 线球管与患者和手术室医护人员的距离很关

键。与 X 线源距离越远，接收到的辐射越少。根据反平方定律，当 X 线源与术者的距离翻倍，辐射剂量减为原来的 1/4。即使退后 0.5 m 或是退后一步，辐射剂量都会显著减少，3 m 外几乎没有辐射。

远离放射源是最好的辐射保护。

X 线球管到患者的距离被称作放射源到皮肤的距离（SSD）。这个距离与患者接收到的辐射量成反比。当 SSD 增加，患者接收到的辐射量就会减少。术者应该尽可能减少接收器与患者之间的距离（减小空气阻隔），以减少辐射剂量（图 4.9-6a）。

6 C 形臂在手术室中的使用要求和安置

为了患者和手术室医护人员的安全，也为了使辐射暴露最小化，手术室人员应该遵循如下准则：

- 精密的术前计划。
- C 形臂合适的位置：
  - 用胶布在地板上做标记以确保正确的位置。
  - X 线球管一直放在手术台下方。
  - 尽可能减少患者和接收器之间的距离。
- C 形臂正确的设置：
  - 使用脉冲模式，避免连续曝光模式。
  - 在 C 形臂上使用激光定位确定投照位置。
  - 瞄准目标区域。
  - 充分利用储存的照片来减少再次投照的可能性。
  - 使用 C 形臂的图像处理器来放大或调整对比度和清晰度以避免重复透视。
- 一个良好的影像增强师应该：
  - 尽可能少投照。
  - 避免连续曝光。
  - 当投照时，提醒手术室医护人员。
  - 当拍 X 线片时，与接收器站在同一侧。
  - 穿戴适当的防护服。

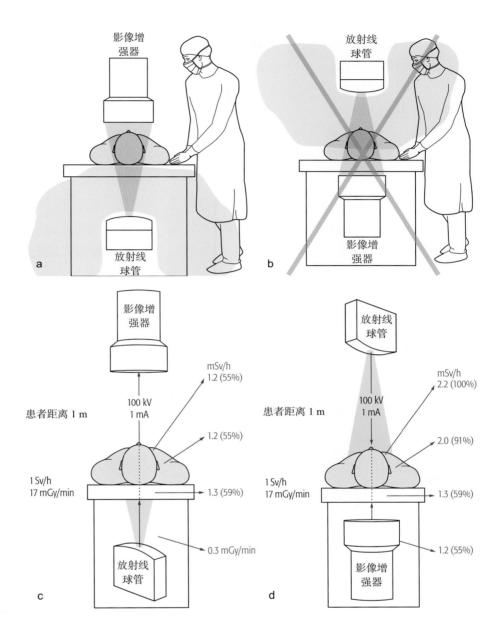

图 4.9-6

a　尽量缩小患者和接收器之间距离。

b　由于散射和反射，将 X 线球管置于患者上方将产生更多辐射。

c-d　将 X 线球管置于手术台下可以将到达晶状体的辐射减少至 1/3 及以上。

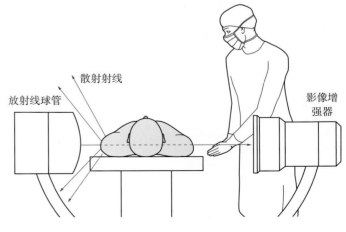

图 4.9-7　侧位 X 线片：术者应站在 X 线球管的对侧。

— 当医护人员的手在 X 线的投照范围内时，避免透视。

7 记录图像

7.1 记忆模式

接收器有储存记忆功能，可供使用者储存影像供以后使用。术者可以回看影像，选择最好的或最合适的影像打印并留档。有电子病历系统的医院，影像可以作为永久病历档案的一部分，被储存在中央储存器中。为了保证信息安全，保护患者隐私，需要采用安全储存，并且要有备份系统。

7.2 打印版本

接收器产生影像。如果想即时存档，打印是最简单的方法。当选定了合适的影像之后，术者可以将这些影像打印出来，并在手术结束后就可以立即向患者及患者家属解释病情。术后依然建议患者行普通 X 线检查，这是由于 C 形臂不能投照出高质量影像，且投照范围有限。

8 未来术中影像：3D CT、导航以及手术室

新一代 C 形臂可以产生 3D CT 图像，这种影像可以更好评估骨折的局部情况，特别是在多平面关节内骨折中。这种新型 C 形臂同时也可以与计算机导航装置相连接，减少术中辐射。例如，利用 3D 影像增强器可以用来检查远侧胫腓关节的复位情况。而对于传统的 C 形臂，很难判断远侧胫腓关节的匹配程度[15]。据报道，3D 影像增强器可以被用作导航工具来辅助手术，例如骶髂关节螺钉置入术[16]及脊柱手术。但是，3D 图像对于患者的辐射剂量也远远大于传统影像增强器。

9 结论

射线辐射是危险的，但是只要我们遵循 ICRP 的指南和建议，辐射的风险可以被最小化。影像增强器正确的安放和使用以及患者、手术室医护人员的防护设备的使用，都是减少射线辐射很重要的细节。术者和手术室医护人员必须牢记，长期接触辐射应适当监测以避免未来的不良后果。

参考文献

1. **Sierink JC, Treskes K, Edwards MJR, et al.** Immediate total-body CT scanning versus conventional imaging and selective CT scanning in patients with severe trauma (REACT-2): a randomised controlled trial. *Lancet.* 2016 Aug;388(10045):673–683.

2. **Tan GA, Van Every B.** Staff exposure to ionizing radiation in a major trauma centre. *Aust N Z J Surg.* 2005 Mar;75(3):136–137.

3. **Chow R, Beaupre LA, Rudnisky CJ, et al.** Surgeons' perception of fluoroscopic radiation hazards to vision. *Am J Orthop (Belle Mead NJ).* 2013 Nov;42(11):505–510.

4. **Hoffler CE, Ilyas AM.** Fluoroscopic radiation exposure: are we protecting ourselves adequately? *J Bone Joint Surg Am.* 2015 May 6;97(9):721–725.

5. **Fuchs M, Schmid A, Eiteljörge T, et al.** Exposure of the surgeon to radiation during surgery. *Int Orthop.* 1998;22(3):153–156.

6. **Ott M, McAlister J, VanderKolk WE, et al.** Radiation exposure in trauma patients. *J Trauma.* 2006 Sep;61(3):607–609; discussion 609–610.

7. **Hall EJ, Giaccia AJ.** *Radiobiology for the Radiologist:* Lippincott Williams & Wilkins. Philadelphia: 2006.

8. **BEIR VII Phase 2.** *Health Risks From Exposure to Low Levels of Ionizing Radiation.* Washington DC: The National Academies Press; 2006.

9. **Brenner D, Elliston C, Hall E, et al.** Estimated risks of radiation-induced fatal cancer from pediatric CT. *AJR Am J Roentgenol.* 2001 Feb;176(2):289–296.

10. **US National Research Council Committee on the Biological Effects of Ionizing Radiation (BEIR V).** *Health Effects of Exposure to Low Levels of Ionizing Radiation: BEIR V.* Washington DC: National Academies Press; 1990.

11. **Aufrichtig R, Xue P, Thomas CW, et al.** Perceptual comparison of pulsed and continuous fluoroscopy. *Med Phys.* 1994 Feb;21(2):245–256.

12. **Müller LP, Suffner J, Wenda K, et al.** Radiation exposure to the hands and the thyroid of the surgeon during intramedullary nailing. *Injury.* 1998 Jul;29(6):461–468.

13. **Tse V, Lising J, Khadra M, et al.** Radiation exposure during fluoroscopy: should we be protecting our thyroids? *Aust N Z J Surg.* 1999 Dec;69(12):847–848.

14. **Theocharopoulos N, Perisinakis K, Damilakis J, et al.** Occupational exposure from common fluoroscopic projections used in orthopaedic surgery. *J Bone Joint Surg Am.* 2003 Sep;85-A(9):1698–1703.

15. **Richter M, Zech S.** Intraoperative 3-dimensional imaging in foot and ankle trauma-experience with a second-generation device (ARCADIS-3D). *J Orthop Trauma.* 2009 Mar;23(3):213–220.

16. **Mosheiff R, Khoury A, Weil Y, et al.** First generation computerized fluoroscopic navigation in percutaneous pelvic surgery. *J Orthop Trauma.* 2004 Feb;18(2):106–111.

致谢 · 我们在此感谢 Klaus Dresing 在《骨折治疗的 AO 原则》第 2 版中对本章的贡献。

Complications

第 **5** 篇

并发症

潘志军 译

第 1 章 | 畸形愈合

Malunion

1 命名与分类

骨折在畸形的位置上愈合，导致看得出的外观畸形或（和）功能障碍，畸形愈合就此发生。功能障碍的程度取决于畸形的部位和程度。对力线的评估必须同时在额状面和冠状面上进行，包括测量骨骼长度、轴向旋转和成角畸形。

由于邻近关节的代偿，某些部位的畸形较其他部位更容易为患者所耐受，并为邻近关节所代偿。

举例来说，肩关节周围畸形比踝关节周围畸形更容易被患者所耐受。这就意味着矫形手术有绝对和相对两种适应证。

评估一个骨骼的畸形，必须考虑到该骨骼的正常力线参数和关节形态。畸形既可能是简单的单平面畸形，也可能是包括旋转、移位等多方面的复杂畸形。

1.1 不等长

上肢的不等长基本上不会引起功能方面的问题，但是下肢不等长不易为患者所接受。当下肢不等长超过 2.5 cm 时，会造成步态的异常和下腰痛。

手术矫正下肢不等长的适应证不是绝对的，不能以厘米来衡量。

个体化的治疗策略是必需的。通过转子间截骨术获得下肢短缩的手术是安全的，即使矫正长度达到 5 cm 时，并发症的发生率也很低[1]。单台阶状转子间截骨延长也一样，延长多达 3.5 cm 能做到；但此类手术仅适用于髋关节平面还有其他畸形需要矫正的情况。单轴延长设备，如 Wagner 牵开器可以使用，应用的是 Ilizarov 加压后骨痂牵伸的原理，这种设备能安全地将干骺端甚至骨干部延长达 5 cm 以上。将一侧转子间截骨短缩与另一侧骨干延长相结合是一种纠正双下肢 6 cm 以上不等长的非常巧妙的方法（图 5.1-1）。

1.2 关节内畸形愈合

关节不匹配引发的疼痛、功能障碍又合并关节不稳导致进行性关节炎改变，是手术的绝对适应证，尤其是下肢。

究竟是做二期重建、关节外截骨矫正、关节融合还是关节置换，要根据以下几条做出决定：

· 软组织条件。
· 关节的功能。
· 患者的年龄和功能需求。
· 社会经济因素。
· 术者所具备的技术和设备。

对于有症状但仍保留一定关节活动度的患者，可以考虑行关节内截骨（图 5.1-2）。

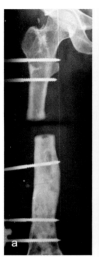
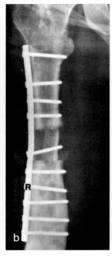
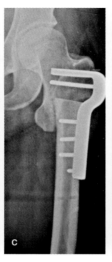
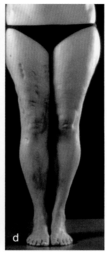

图 5.1-1　股骨干骨折不愈合多次手术后，双下肢存在 8 cm 的长度差异。

a　右侧股骨应用 Wagner 牵开器延长。

b　延长区域植骨并用钢板固定。

c　左侧股骨转子间短缩截骨 4 cm，使双下肢等长。

d　结果：膝关节和髋关节功能正常。

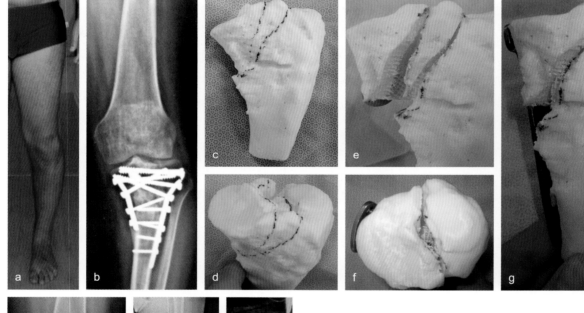

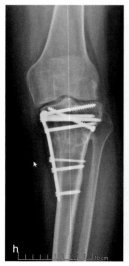
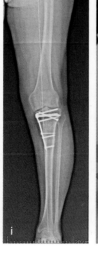
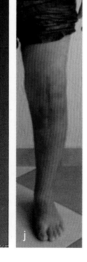

图 5.1-2　患者男性，24 岁，胫骨平台畸形愈合。

a　主诉膝关节内翻畸形伴疼痛。

b　影像学检查确认关节不匹配且半脱位。

c-g　术前计划：基于患者膝关节 CT 数据构建的 3D 打印模型，采用关节内张开楔形截骨。

h-j　手术改善了关节的匹配及下肢力线，最终使关节功能得到改善，恢复到其伤前活动状态。

对于关节损坏严重的年轻患者，关节融合仍是一种治疗的选择。这种融合技术应满足晚期还可以再行关节置换（髋、膝）。

1.3 干骺端畸形愈合

如果没有疼痛和功能障碍，干骺端畸形愈合是矫形手术的相对适应证。

外科手术的适应证包括关节不稳定、疼痛、影响患者日常生活。治疗决策应针对不同个体进行个体化考虑，尤其要注意其远期的疗效。无论是张开楔形截骨还是闭合楔形截骨的技术都有其自己的适应证，这些技术应用在干骺端单平面的畸形矫正是有效的。钢板是主要内固定选择，外固定和髓内钉很少被使用（图 5.1-3）。

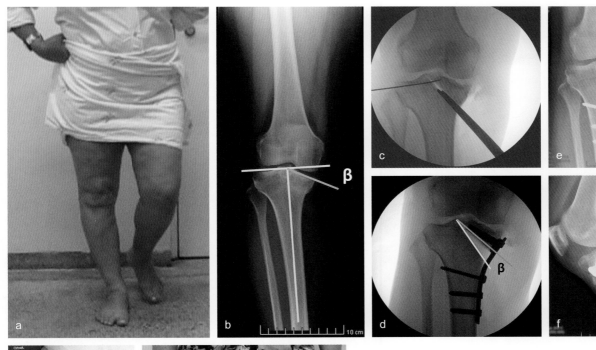

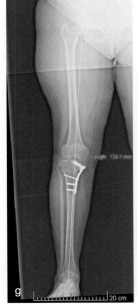
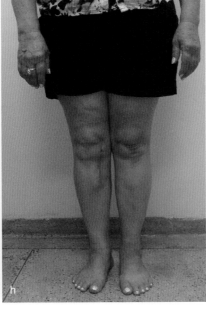

图 5.1-3 患者女性，49 岁。Schatzker Ⅳ 型胫骨平台骨折，未经过治疗。主诉畸形和疼痛。

a　小腿短缩内翻外观照。
b　X 线片显示术前站立位力线。
c-d　术中的 X 线片：关节内侧髁截骨。
e-f　术后正、侧位片：内侧张开楔形截骨。
g　术后站立位下肢全长片。
h　矫形术后复查外观照。

1.4 骨干畸形愈合

骨干畸形愈合处理的主要问题是截骨平面的选择。治疗的首要目标是恢复力线和功能。但畸形平面骨和软组织的状况可能是一个高风险因素。

从生物学角度看，如果髋、膝、踝的中心都处在正确的力线上，畸形本身通常不是问题。由于干骺部的骨愈合潜力更大，简单的骨干畸形愈合可以通过干骺端区域截骨来矫正。在胫骨近端，有时为了恢复关节面的倾斜度，可能需要在干骺端的两个平面上进行截骨。矫正骨干的畸形和短缩可结合使用延长器（图 5.1-4）。

2 术前计划

任何畸形愈合的矫正手术都需要仔细计划[2]，术者必须理解畸形的三维形态（参见第 2 篇第 4 章）。术前需要高质量标准的双侧肢体 X 线片，应包括邻近关节或者整个肢体。CT 冠状面、矢状面和三维重建有助于关节内畸形矫形手术计划的制订。对于特别复杂的畸形，三维重建打印模型非常有用。术前计划应该包括可能发生的非预期的技术问题，有时可涉及双平面的截骨（图 5.1-5）。术前计划还应该考虑是否进行植骨、植入骨材料，以及生长因子等因素的可能。

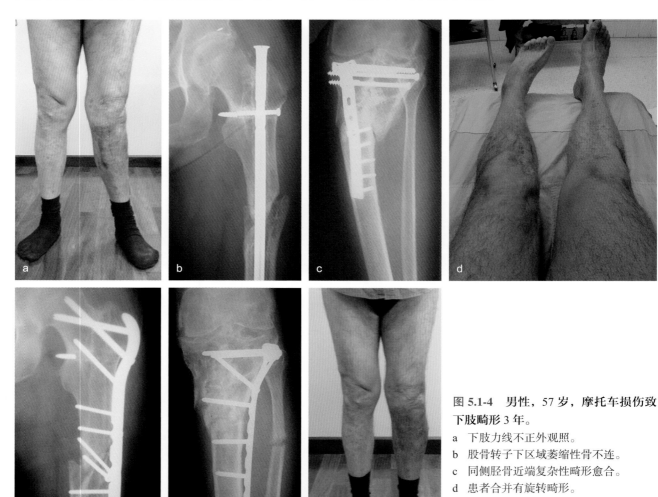

图 5.1-4　男性，57 岁，摩托车损伤致下肢畸形 3 年。

a　下肢力线不正外观照。
b　股骨转子下区域萎缩性骨不连。
c　同侧胫骨近端复杂性畸形愈合。
d　患者合并有旋转畸形。
e　采用绝对稳定的内固定方式治疗转子下骨不连，重建颈干角及纠正旋转畸形。
f　胫骨的畸形通过弧形截骨矫正。
g　患肢的长度、旋转及力线都得到恢复。

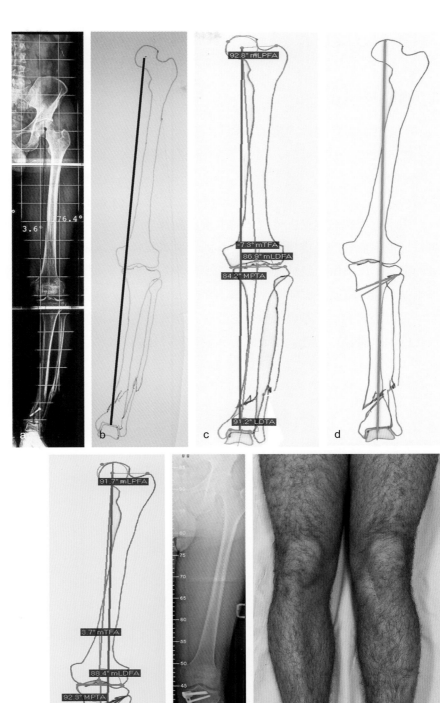

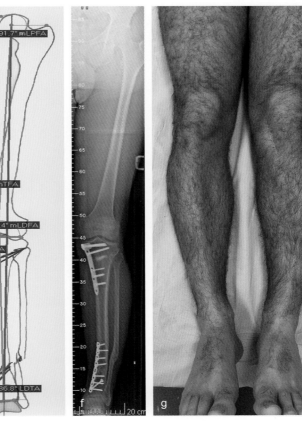

图 5.1-5　患者男性，42 岁，左胫骨远端畸形愈合，伴有机械轴内移。

a-b　X 线片和草图显示畸形愈合、机械轴内移。

c　商业软件计算出作为矫形参考所需要的机械轴偏移距离和成角度数。

d-e　在胫骨两个平面做张开截骨进行力线、成角畸形矫正。

f-g　术后 4 年的随访照。

3 复位与固定技术

3.1 内植物的选择

用于急性骨折稳定内固定的原则同样完全适用于截骨矫形。如果可能，就应当使用绝对稳定固定的技术。

手术过程应该包括去骨皮质剥离法，此种方法可以形成带血管的骨皮质薄片，这有助于加速截骨处的愈合。如果做到绝对稳定固定，就不需要植骨；如果做不到，应该考虑自体骨植骨（图 5.1-6）。

骨折块间的加压是确保愈合的关键，尤其是在硬化的和血供较差的骨。拉力螺钉和钢板可以达到最佳的加压效果。如果软组织条件允许，在畸形部位用钢板，特别是角钢板在干骺端截骨面上轴向加压是很理想的。此外，使用关节铰链式加压装置非常重要，它可以在螺钉置入之前对截骨面进行加压。鉴于固定的基本原则，严重的骨质疏松区域，如肱骨近端和远端、桡骨远端、胫骨近端和远端，应当使用解剖锁定加压板（LCP）和锁定螺钉。术前必须仔细计划螺钉置入的顺序。就截骨而言，锁定加压钢板可能最好，用作使用头锁定螺钉的加压钢板提供角稳定性。将 LCP 作为内置外固定架使用是不合适的，因为其可能导致截骨处的延迟愈合。Tomofix 钢板应用于胫骨高位截骨则是一个例外 [3]。

如果使用双平面构型或环状构型的外固定架，

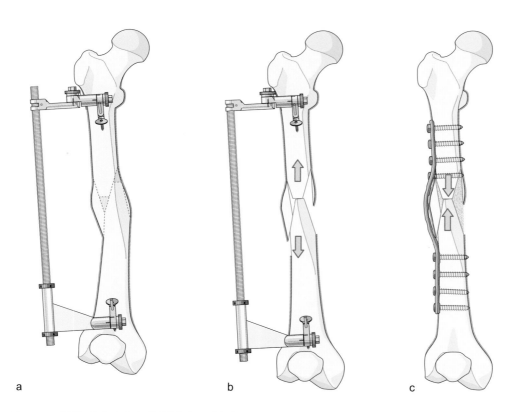

图 5.1-6　股骨干畸形愈合截骨矫形及延长术。

a 在短缩区域进行骨皮质剥离术，尤其是后侧（粗线区域）。把撑开器固定在前外侧，其固定针应放在钢板放置的区域外。

b 斜行截骨，撑开至长度恢复，两端修平并对合。

c 应用关节铰链式加压装置使张力带钢板（波形钢板）对截骨断端加压。如果断端接触面积较小，或骨皮质剥离后的骨片不能提供足够血管化的骨桥，需进行自体骨植骨。

可以在截骨面间形成加压。为了避免对软组织的刺激而影响术后的功能，此种方式的外固定架的应用受到限制，通常只应用于胫骨。环形外固定架除适用于多平面的畸形外，也适用于肢体不等长的病例。在治疗一些合并周围软组织严重损伤的复杂病例时，环形外固定架有一定的优势。根据畸形的严重程度和周围软组织情况，畸形的矫正可以是一次性的，也可以是逐步的。环形架的主要缺陷是治疗时间较长，这会给患者造成社会、心理影响，以及疼痛、不适和邻近关节的僵硬[4]。

髓内钉仅适用于骨干截骨矫形的固定，它可以有效纠正轴向畸形和旋转畸形。髓内钉往往允许患者术后即刻负重，有利于患者的快速康复。对于股骨和胫骨干骺端的畸形矫正，使用髓内钉难度较大，特别是原位就有髓内钉。由于干骺髓腔宽大、骨段较短，可能需要加用其他方式的固定，如阻挡钉（Poller 螺钉）。扩髓增加了骨与主钉的接触面积，增加在各方向上的稳定性。股骨干多平面的畸形可采用"蚌壳状"截骨术[5]。这项技术是在骨干最主要的畸形区域进行截骨，将畸形部分与骨干近远端截断，然后将其从中间纵向截为两半，形同蚌壳，然后插入髓内钉，并以髓内钉作为解剖轴的模板恢复近端和远端力线，然后将劈开的骨向髓内钉靠拢。

当畸形的骨骼内仍有内植物存在时，只有具备充分的理由才能将其更换为其他种类的内固定。例如当骨骼畸形仍有钢板残留时，通过原切口再次使用钢板固定是安全又合理的方式。然而，如上所述，当畸形的原有固定为髓内钉时，再次应用髓内钉纠正干骺端畸形的技术难度大。为此，选择去除髓内钉、截骨，再应用钢板固定不失为更好的选择。

3.2 干骺端和骨干截骨

干骺端的截骨应尽量靠近关节，此处的皮质较薄，如出现断裂不易产生移位。使用摆锯截骨时，应保持锯片低温，不要完全使用摆锯直接截断骨骼。行张开、闭合的楔形截骨或单平面截骨时，应钻小孔后再用大骨凿截断骨皮质（钻孔截骨术）。当进行旋转截骨或者移位截骨时，需要使用更稳定的固定方式。

在骨干矫形截骨时，有造成延迟愈合的倾向。推荐使用 Judet 骨皮质剥离法，它可以在截骨部位形成仍有活力的骨片，也有利于将和骨紧密粘连的肌肉进行松解。

3.3 单平面的截骨

如果未合并明显的旋转畸形，长骨的畸形有时可以通过单平面截骨来纠正。如长斜行截骨，这种截骨方法具有较大的愈合面积，同时可以通过拉力螺钉来固定。该方法可在一定程度上进行骨延长，但不适用于 2 cm 以上的短缩。

仔细的术前计划同术中使用影像增强器一样重要（图 5.1-7）。在 X 线透视下旋转肢体以确定畸形最大的平面，并用克氏针标记畸形平面顶点；然后患肢旋转 90°，此时骨骼无明显畸形，该平面即为截骨平面；另用一克氏针作标记，它应该和第一枚克氏针成 90°。截骨的中心位于畸形的角顶点，截骨的起点和长度在术前应予以确定[6, 7]。旋转矫正的程度与截骨的倾斜度相关：短斜截骨比长斜截骨可矫正更多的旋转畸形，这可通过预先的计算而明确[6]。截骨的方向将决定旋转的方向，这需要仔细的计划。例如在下肢的矫形中，近端外侧至远端内侧的截骨可导致截骨远端内旋；而近端内侧向远端外侧的截骨将导致远端骨段的外旋；手术中必须保护骨膜。操作时应首先在计划截骨面进行预钻孔，然后使用摆锯或骨凿截骨。截骨时要避免骨热灼伤。一旦完成截骨，截骨两端可以围绕截骨平面旋转以矫正畸形。长斜行截骨术在维持截骨面充分接触的同时，可以获得多达 2 cm 的延长。然后用一枚或两枚拉力螺钉对截骨面作加压固定，以达到绝

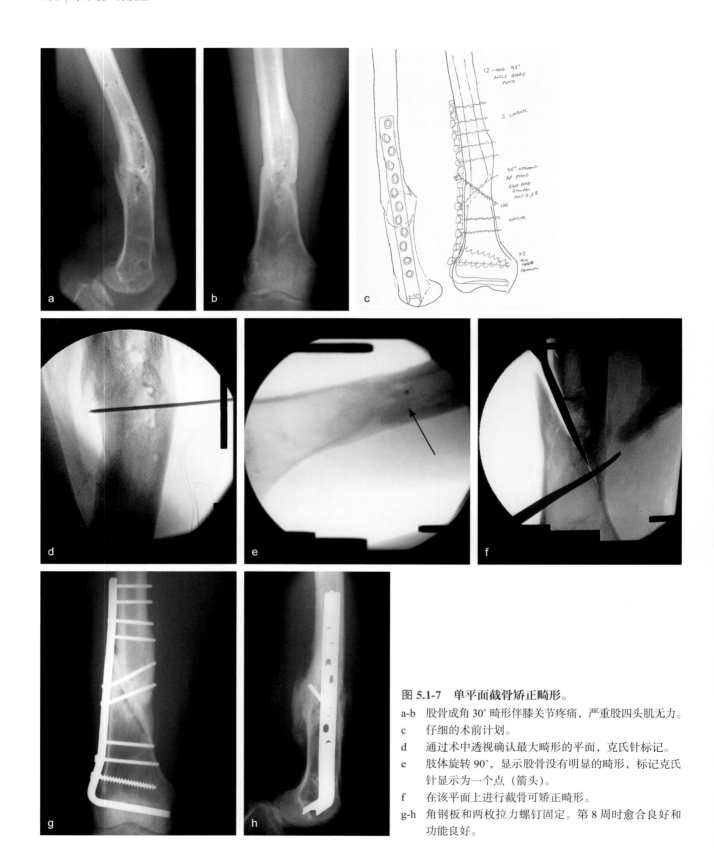

图 5.1-7 单平面截骨矫正畸形。

a-b 股骨成角 30° 畸形伴膝关节疼痛，严重股四头肌无力。

c 仔细的术前计划。

d 通过术中透视确认最大畸形的平面，克氏针标记。

e 肢体旋转 90°，显示股骨没有明显的畸形，标记克氏针显示为一个点（箭头）。

f 在该平面上进行截骨可矫正畸形。

g-h 角钢板和两枚拉力螺钉固定。第 8 周时愈合良好和功能良好。

对稳定的固定；再加用保护钢板固定，以允许术后肢体的早期活动。

4 特殊部位的截骨：适应证和技术

4.1 锁骨截骨

患者通常可以耐受锁骨的畸形愈合，短缩和成角畸形引起上臂疼痛和局部症状较为少见，但可能导致肩部前移、持续疼痛和肌肉无力。截骨延长可以使锁骨下间隙的空间增加，缓解对血管神经结构的压迫。使用 3.5 mm 的 LC-DCP 系统钢板固定时，应根据锁骨的形状精确塑形，使之与锁骨表面贴附，或塑形成一个轻度的波浪形。此外，也可选用预弯的锁定加压钢板 LCP 和锁定螺钉固定。大部分病例是需要骨松质植骨的。

4.2 肱骨截骨

4.2.1 肱骨近端截骨

肩袖的撕脱性骨折和肱骨近端骨折畸形愈合均可导致撞击症状，引发肩关节僵硬。采用头下截骨或重建截骨，可对肩袖进行减压；固定可采用张力带技术和小的角钢板或带锁定螺钉的 LCP。标准的胸大肌三角肌入路可用于这种截骨术和（或）关节融合术。内翻或旋转畸形可以采用头下截骨矫正（图 5.1-8）。

肱骨大结节畸形通常会在肩关节外展时产生撞击。截骨时先要辨别冈上肌和冈下肌肌腱的止点，

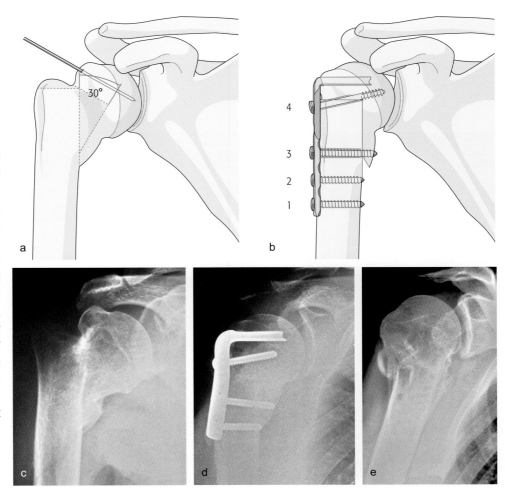

图 5.1-8　肱骨近端内翻畸形愈合。肱骨头下骨折后形成肱骨近端畸形。

a　根据预先计算截骨角度置入导针。切除楔形骨块，以矫正外翻30°。

b　对年轻患者，将角钢板（也可选择4孔、宽40 mm 的 4.5 系统空心90°角钢板）的刀片插入近端骨段；用尖的复位钳复位；远端拧入皮质螺钉（1、2）进行加压；最后用两个拉力螺钉（3、4）对截骨面进一步加压。

c-e　临床病例，62 岁的女性患者。

c　术前 X 线片。

d　术后 X 线片。

e　2 年随访结果。

将钢丝穿过 Sharpey 纤维后，然后行大结节截骨并向远侧拉。检查肩关节活动度后，应用 1 枚拉力螺钉、钢板或者 1~2 条张力带缝线来固定复位后的大结节截骨块。

对于畸形愈合的四部分肱骨近端骨折，需要恢复肱骨头的中心与大小结节的解剖关系（图 5.1-9）。

4.2.2 肱骨干截骨

尽管肱骨干骨折畸形愈合常见，但很少需要矫正。头下截骨容易矫正严重的旋转畸形，有效的替代方案是畸形处截骨矫正用髓内钉固定。

4.2.3 肱骨远端截骨

肱骨远端截骨最常见的畸形愈合是肘内翻和外翻畸形。肘关节松解术失败后的伸肘障碍是截骨的另一个适应证（图 5.1-10）[8]。无论是张开或闭合楔形截骨术，通过外侧入路行钢板固定是安全的。肱骨远端关节内截骨术很少用，因其引起关节内骨块的坏死的风险很高（图 5.1-11）。如果存在尺神经刺激症状，有指征做内侧入路手术并同时进行尺

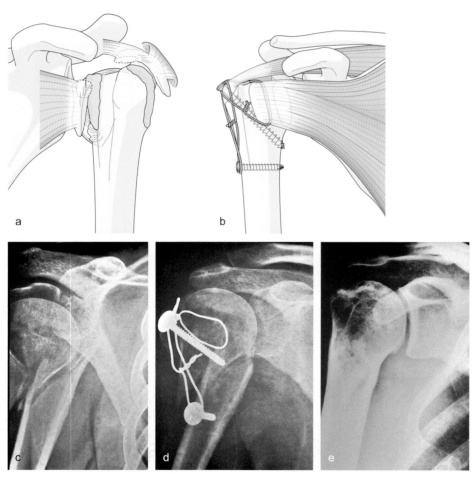

图 5.1-9 4 部分骨折畸形愈合。

a   畸形愈合的 4 部分骨折，大小结节移位。

b   胸大肌三角肌间沟入路暴露，确认肩袖，结节截骨，复位，并通过张力带固定。

c-e 临床病例：

c   4 部分骨折畸形愈合，伤后 5 个月肩关节疼痛、僵硬。

d   大小结节截骨并复位，恢复肩袖功能。

e   术后 13 年肩关节功能优异，存在轻微的撞击症状，通过局部注射类固醇治疗。

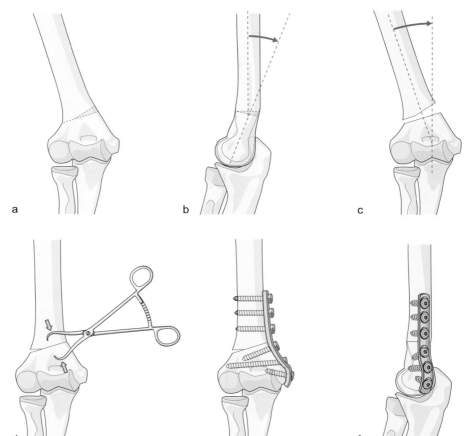

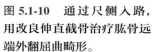

图 5.1-10 通过尺侧入路，用改良伸直截骨治疗肱骨远端外翻屈曲畸形。

a-d 在鹰嘴窝近端进行闭合楔形截骨，楔形基底部位于后内侧；通过点式复位钳复位后，检查肘关节活动。

e-f 塑形的 3.5 系统的 DCP 置于肱骨尺侧缘，截骨处加压固定。

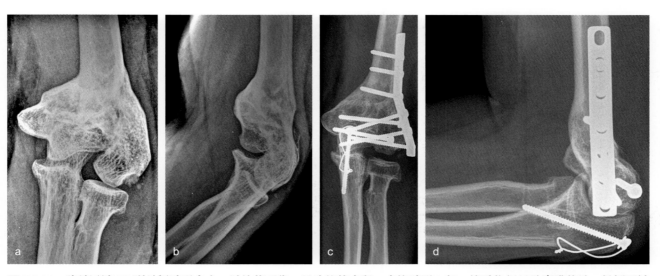

图 5.1-11 肱骨远端 C3 型骨折畸形愈合；肘关节不稳、无功能伴内翻、内旋畸形 1 年。俯卧位行尺骨鹰嘴截骨，松解尺神经；然后作外侧髁截骨，矫正所有畸形，包括长度、内翻（25°）、屈曲（30°）；髁上外翻位用拉力螺钉固定（a-b）。用 3.5 系统的 DCP 固定外旋截骨（c-d）。术后肘关节稳定、无痛、可完全伸直，屈肘逐渐改善。

神经松解。此时,尺神经的前置可能是必要的。

在单平面畸形中,斜行截骨(图 5.1-10)可形成更大接触面,使用拉力螺钉和保护钢板技术可以获得最优的稳定性。涉及多平面畸形矫形时,推荐阶梯状楔形截骨,通过点式复位钳临时复位固定后可进行肘关节活动度检查(图 5.1-10d)。

4.3 前臂截骨

4.3.1 尺、桡骨近端截骨

孟氏骨折畸形愈合桡骨头没有复位,是一个棘手的问题,并造成相当大的前臂旋转功能丧失。只要桡骨近端和肱骨小头不存在畸形,采用尺骨截骨加肱桡关节松解就可获得桡骨头的稳定复位。

4.3.2 前臂骨干截骨

前臂尺、桡骨的功能像一个关节,即使其中一根骨头有轻微的对线不良,也会影响前臂的旋前和旋后功能,并可影响到肘、腕关节的功能。

在骨干部分,通过成角截骨可恢复尺、桡骨之间的原有骨间距和弧度,骨间膜松解可能是必要的,但是必须谨慎进行手术,而且可出现异位骨化这个严重的并发症。

前臂功能受限的旋后僵硬,可以通过前臂单骨或双骨旋转截骨来治疗,这取决于原始僵硬的性质和部位。

4.3.3 腕关节截骨

桡骨远端骨折后的畸形愈合十分常见,老年患者常可耐受这种畸形。但对于年轻患者,可能需要行桡骨干骺端截骨治疗。虽然手术入路取决于畸形成角的方向,但常用的还是掌侧入路。张开楔形截骨用来矫正短缩畸形。内植物可选择普通钢板或带锁定螺钉的 LCP(图 5.1-12)[9, 10]。

单纯的尺骨短缩手术常用来治疗尺骨-三角骨撞击征,亦可用于矫正桡骨远端轻微的轴向移位;术中应用导向器可以提高手术的精准度,但应避免刺激或压迫正中神经。桡骨远端关节内单一骨块的畸形愈合可进行关节内截骨治疗,冠状面骨折块移位最为常见(掌侧或背侧 Barton 骨折块)。术后必须进行早期功能锻炼。

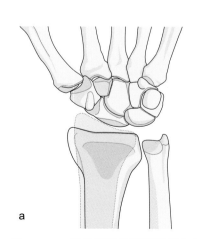
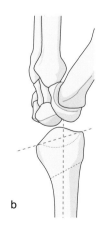
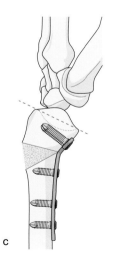
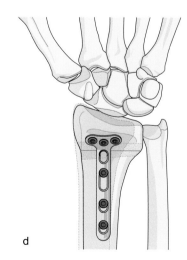

图 5.1-12 桡骨远端骨折后畸形愈合。
a-b 背侧成角 30° 合并桡骨短缩和桡侧成角。
c-d 采用掌侧入路,通过桡骨横行张开楔形截骨纠正所有畸形,用 LCP 及锁定螺钉维持位置及固定;通常需要进行植骨。

4.4 股骨截骨

4.4.1 股骨近端截骨

通常情况下，股骨近端畸形愈合矫形手术的适应证为内翻、旋转畸形并伴有肢体短缩。这些畸形可导致跛行、外展肌无力及邻近关节劳损。股骨转子间截骨术可恢复各平面上的正常生物力学状态[1, 11-13]。此外，下肢的不等长问题也可在此处通过短缩或延长来矫正。

术前计划是必需的并基于股骨近端正侧位 X 线片和各矫正角度的计算，包括通过张开或闭合楔形截骨形成外翻来增加肢体长度。这样增加下肢长度当能恢复生物力学平衡，但矫正的量受当下髋关节功能的限制，还须避免外展挛缩（图 5.1-13）。

内植物选择角度固定钢板。95° 角钢板往往有效，但是取决于所需要的外翻角度，这可能需要120° 或 130° 角钢板。

对于复杂畸形，带锁的髓内钉难以获得精确的矫正，但可用于单纯的旋转畸形矫正。

术后进行功能康复有 8 周要部分负重。

股骨转子下不同平面截骨能用于纠正畸形和缩短。这种截骨在技术上要求很高，需要有钢板个体化塑形的经验（图 5.1-14）。延长和复位会很困难；在嵌入自体骨移植物之前，临时嵌入人工骨骨块可能有帮助[13]。

股骨转子下短缩截骨可以用来纠正肢体不等长[1, 13]。短缩 5 cm 以内者，手术风险性较低。临床研究显示，70 例接受此种手术的病例中仅有 1 例发生骨不连。术前计划至关重要，钢板必须与大转子和股骨十分贴附以获得足够的接触面，并避免小转子骨折。

4.4.2 股骨干截骨

有严重的成角、旋转或者短缩的骨干畸形愈合应在畸形的平面进行矫正。如果存在较大的短缩，应该选择钢板作为内植物。骨硬化型畸形愈合用髓内针固定很危险，它只应当用于程度较轻的畸形矫正手术。

对畸形、骨不连并伴有严重短缩的病例，应使用万向撑开装置进行矫正，最终还可结合对侧肢体

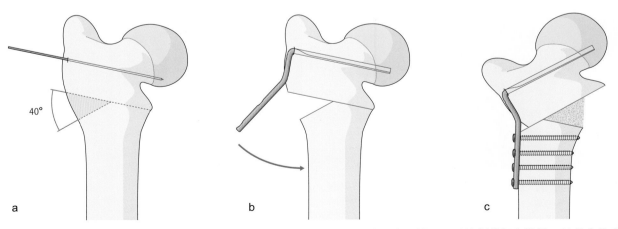

图 5.1-13 股骨颈骨折后髋内翻畸形的转子间外翻截骨。外侧入路，放置克氏针，用以控制前倾和旋转，计算定位凿安置的角度。

a 放置定位凿，平行于定位凿截骨，形成一个大的骨面，再对外侧作台阶状楔形截骨处理。

b 利用定位凿作为杠杆力臂反复进行复位一直到预期的角度，而不造成外展挛缩，然后放置 120° 角钢板。

c 遵循张力带原则，对截骨面进行加压固定，内侧张开形成的缺损用外侧截下的楔形骨块填充。

的转子间短缩截骨以恢复肢体等长（图 5.1-1）。股骨干中段截骨是危险的，因为在这个平面，大腿只有 1 根血管，所以截骨要十分小心。

4.4.3 股骨远端截骨

若股骨远端存在外翻、内翻、前后成角、旋转和关节内畸形的情况，均具有手术矫形指征。

对于股骨远端畸形可以通过三种矫形手术解决。无论是张开还是闭合楔形截骨，都应注意保留对侧皮质的完整性，但要足够薄，这种处理方式可以维持部分内在稳定性。虽然单平面截骨需要将两侧皮质都截断，但是允许使用拉力螺钉来达到绝对稳定效果。治疗股骨远端外翻畸形的一种较好的方法，是将偏心距为 10~20 mm 的 90° 角钢板放置于股骨远端内侧进行治疗；95° 髁钢板则是为放置于股骨远端外侧而设计的。这两种方式都可以用于张开截骨技术[1]。如前所述，这个部位肢体的血管是固定的，始终存在被损伤的风险；因此，截骨时必

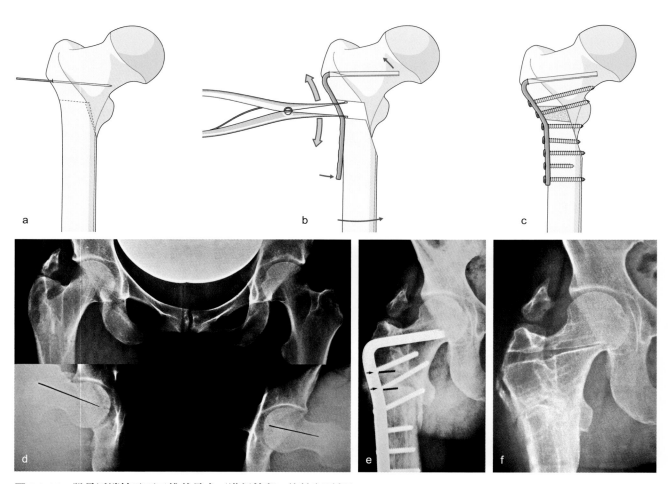

图 5.1-14 股骨近端转子下三维截骨术（进行外翻、旋转和延长）。

a 定位凿的位置及截骨平面和矫形最终目标。

b 放置原位钢板并用撑开器撑开。

c 断端植骨（取自同侧髂骨），使用 95° 塑形髁钢板或 6 孔 90° 角钢板固定。

d-f 临床病例：

d 24 岁女性，股骨干骨折髓内钉术后轻微内翻、短缩和明显旋转畸形。

e 进行 50° 旋转、10° 外翻以及 1.6 cm 的延长矫形处理；最终使用髁钢板进行固定。

f 截骨处愈合后取出内植物。

须时刻注意。股骨远端内翻和外翻畸形的矫形方法如图 5.1-15 所示。

建议术后膝关节置于屈膝 90° 位，早期活动（持续被动活动有利于康复），限制性负重 6~8 周。延迟愈合和骨不连发生率低。

4.5 胫骨截骨

4.5.1 胫骨近端截骨

手术适应证包括胫骨近端三平面的畸形、单髁骨折后关节内畸形愈合、关节面压缩合并韧带不稳定。

术前计划是非常重要的，应依据术前的正、侧、斜位 X 线片以及 CT 制订术前计划。三维重建和 3D 打印模型对复杂关节内畸形特别有帮助。

胫骨平台创伤后对线不良和畸形采用张开式楔形截骨进行矫正，以填补骨面压缩造成的骨丢失和增加松弛韧带的张力。这种方法可以有效纠正外翻（最常见）、内翻和膝反屈畸形，也适用于单髁和复杂的关节内畸形的矫正。为了能充分矫正畸形，腓骨通常需要做截骨，但很少需要固定。在膝反屈而髌股关节正常的特殊情况下，虽技术原则相同，但截骨面应位于胫骨结节下方，否则需要对髌骨位置进行重建。术后早期进行膝关节功能锻炼，8 周内部分负重（图 5.1-16）。

若关节内畸形愈合并有关节面的周边塌陷，可撬起并予以支撑，同时结合开放式楔形截骨，使负重载荷转移到关节损坏较轻的部分。

骨折或半月板切除术后会继发单室退行性改变，外翻畸形也随之发展。可根据畸形愈合的程度选择单髁或双髁矫正（图 5.1-3）。

关节内截骨很少被单独应用，通常需要与胫骨近端开放式楔形截骨结合来矫正力线。为减轻已经受损关节间室的应力，对下肢轴线进行轻微的过度矫正非常重要。即内翻截骨时需矫正到中立位，外翻截骨时要矫正至轻度外翻位。

所有截骨手术的目的都是矫正畸形、延缓关节炎的进展，从而推迟关节融合和关节置换的时间。

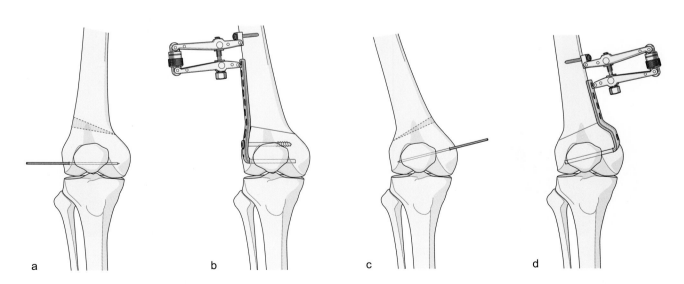

a b c d

图 5.1-15 股骨远端的截骨矫正。
a-b 外翻截骨；仰卧位，整个患肢和髂嵴消毒铺巾；术中膝关节有可能屈到 90°，经前外侧肌间隔的外侧入路；在髌骨下置入一克氏针穿经关节腔；根据术前计划的矫正角度打入定位凿，置入 95° 角钢板；用摆锯、钻小孔和骨凿小心折断对侧皮质进行长斜行闭合楔形截骨，取出楔形骨块，完成截骨，在插入钢板之前用两个点式复位钳固定，用关节铰链式加压器达到完全加压。
c-d 内翻截骨：体位同外翻截骨，内侧肌间隔入路，同样做斜行截骨并折断对侧皮质，90° 髁关节钢板固定。

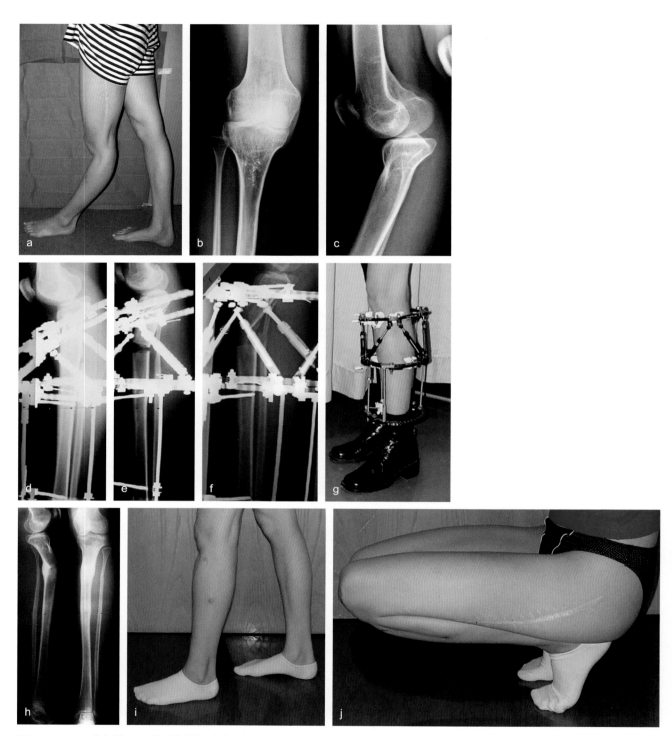

图 5.1-16   22 岁女性，儿童时车祸，多年后胫骨近端畸形愈合。

a-c   术前临床照片和 X 线片。

d-g   截骨后逐渐矫正力线。环形支架治疗 3 个月后肢体延长约 4.5 cm。

h-j   术后 8 个月随访：环形外固定架取出后，截骨处愈合，功能良好（经允许引自 Gerhard Schmidmaier）。

4.5.2 胫骨干截骨

胫骨骨干畸形的矫正取决于畸形的部位、骨的形态及局部软组织条件，这也适用于固定方式的选择。扩髓髓内钉（置钉过程不用止血带）可提供良好的稳定性，允许早期负重。但如果髓腔被硬化骨所堵塞，张力带钢板则有明显的优势[1]。如果是开放性骨折后局部软组织条件不佳，则可选择环形支架。

4.5.3 胫骨远端截骨

手术适应证：

- 有症状的力线畸形。如儿童踝关节骨折后骺板不对称闭合或成人胫骨远端关节外骨折后成角畸形。
- Pilon 骨折畸形愈合而踝关节功能良好。
- 小腿骨折后旋转畸形。
- 关节内的畸形愈合有时是关节重建的指征。

内翻畸形矫正的常用方法是张开式楔形截骨或单平面截骨，用钢板固定（图 5.1-17）。然而，如果软组织条件不好，可选择环形外固定架固定。在这个部位软组织不佳很常见，外翻畸形更容易通过闭合楔形截骨获得矫正，因为腓骨通常能保持不动。

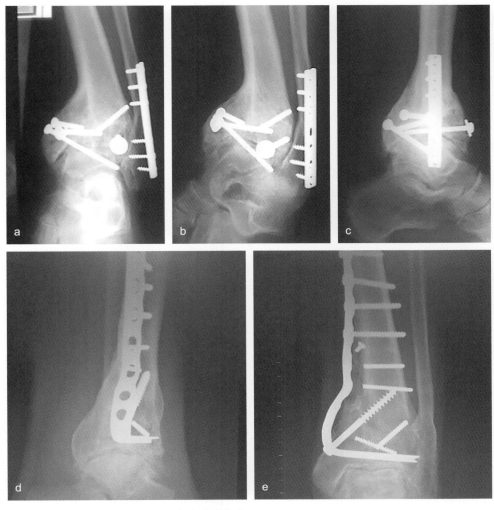

图 5.1-17 单平面胫骨远端截骨治疗畸形愈合。
a-c 左侧胫骨远端 Pilon 骨折畸形愈合 8 年。
d-e 术后 8 年随访：正、侧位 X 线片。

关节融合可作为替代方法，但很少选择关节置换。

在年纪较轻的患者，胫骨远端畸形愈合要尝试重建，结果会令人惊异：如果对线完好，关节炎改变可以很好地为患者所耐受。

4.6 踝关节截骨

需要诊断踝关节畸形愈合，仔细观察踝关节的外侧关节线和距骨倾斜角度（图 5.1-18）。

即使存在关节炎的改变，踝关节骨折后畸形愈合仍然是重建手术的良好适应证，二期关节融合和关节置换也能够推迟好多年[14, 15]。

C 型骨折中腓骨的缩短常导致距骨移位、倾斜以及旋转畸形，这可能与后踝的畸形愈合有关。通过矫正腓骨的长度和旋转，个别情况下还需进行后踝截骨，能够恢复踝穴的解剖（图 5.1-19）。

4.7 跟骨、中足、Lisfranc 区截骨

跟骨骨折畸形愈合有几个做截骨的指征，尤其是跟骨内翻畸形或结节位置不良。治疗选择是融合已损伤的距骨下关节或关节外重建。同样的原则也适用于足舟骨、楔骨和 Lisfranc 关节畸形的治疗。

5 复合畸形愈合

同一肢体的骨干部位多处骨折可导致多处畸形愈合，彼此之间相互代偿，使髋、膝、踝的中心仍保持在同一直线上。特别是年轻患者，若膝关节在矢状面或（和）冠状面存在倾斜或旋转畸形，可行两处截骨矫形。制订术前计划不但要考虑截骨部位、截骨方式及内植物，还要兼顾到软组织的条件、功能以及美观问题。

6 结论

创伤后截骨矫形术的适应证取决于每位患者个体所伴有的残疾，及其畸形的自然病程。

手术医生术前应与患者讨论截骨的利弊，治疗决策要考虑风险和收益的平衡。术者负责制订术前计划，应当对技术上的限制和可能发生的并发症了如指掌，并能预见到最终的结果。

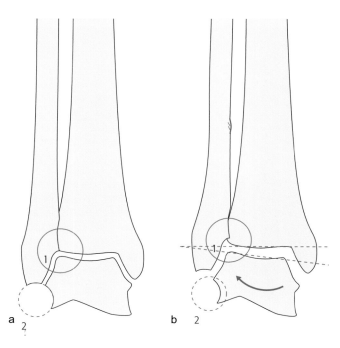

图 5.1-18 踝关节骨折畸形愈合，腓骨短缩。
a 正常踝关节特征：正常的关节线在下胫腓联合处无中断（1）；外踝尖端和距骨外侧突构成一个圆环（2）。
b 腓骨缩短和旋转畸形时，关节线中断（1），圆环消失（2）。距骨通常出现倾斜和外旋（箭头）。

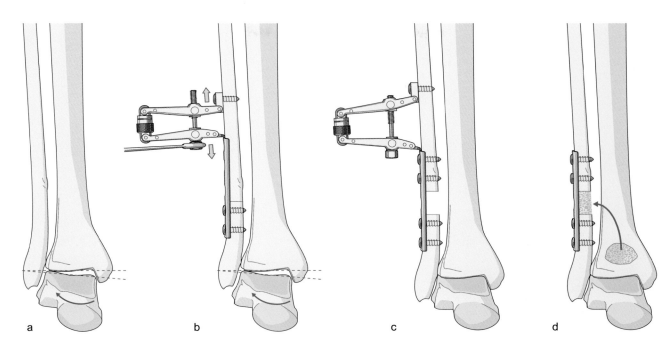

图 5.1-19 踝关节骨折后腓骨畸形愈合截骨矫形术。

a 踝关节 C 型骨折后畸形愈合，腓骨短缩，距骨倾斜、移位。外侧入路关节囊切除术，显露并切除下胫腓联合软组织瘢痕。有时必须清除嵌入内踝间隙的瘢痕组织。

b 横行截断腓骨用 3.5 DCP 钢板固定这侧腓骨轻度外翻，用带关节张开器或用骨撑开器作牵开器进行腓骨延长和纠正旋转畸形。

c 将外踝复位到胫骨切迹内直至胫骨远端、腓骨及距骨的关节软骨相匹配。

d 钢板固定用皮质骨松质填充缺损部位。畸形愈合的后踝经外侧关节切开或内踝截骨进行截骨治疗。

参考文献

1. **Müller ME, Allgöwer M, Schneider R, et al.** Osteotomies. In: Müller ME, Allgöwer M, Schneider R, et al, eds. *Manual of Internal Fixation. Techniques Recommended by the AO-ASIF Group.* 2nd ed. Berlin Heidelberg New York: Springer-Verlag; 1979.

2. **Mast J, Jakob R, Ganz R.** Osteotomies. In: Mast J, Jakob R, Ganz R, eds. *Planning and Reduction Technique in Fracture Surgery.* 1st ed. Berlin Heidelberg New York: Springer-Verlag; 1989:12–15.

3. **Staubli A, De Simoni C, Babst R, et al.** TomoFix: a new LCP-concept for open wedge osteotomy of the medial proximal tibia—early results in 92 cases. *Injury.* 2003 Nov;34(Suppl 2):B55–62.

4. **Ilizarov GA.** *Transosseous Osteosynthesis.* Heidelberg, Springer- Verlag; 1991.

5. **Russell GV, Graves ML, Archdeacon MT, et al.** The clamshell osteotomy: a new technique to correct complex diaphyseal malunions. *J Bone Joint Surg Am.* 2009;91(2):314–324.

6. **Sangeorzan BJ, Sangeorzan BP, Hansen ST Jr, et al.** Mathematically directed single-cut osteotomy for correction of tibial malunion. *J Orthop Trauma.* 1989;3(4):267–275.

7. **Meyer DC, Siebenrock KA, Schiele B, et al.** A new methodology for the planning of single-cut corrective osteotomies of mal-aligned long bones. *Clin Biomech (Bristol, Avon).* 2005 Feb;20(2):223–227.

8. **Marti RK, Ochsner PE, Bernoski FP.** [Correction osteotomy of the distal humerus in adults. *Orthopade.* 1981 Sep;10(4):311–315. German.

9. **Fernandez DL, Jupiter JB.** Malunion of the distal end of the radius. In: Fernandez DL, Jupiter JB, eds. *Fractures of the Distal Radius: Diagnosis and Treatment.* Berlin Heidelberg New York: Springer-Verlag; 1995;263–315.

10. **Ring D.** Treatment of the neglected distal radius fracture. *Clin Orthop Relat Res.* 2005 Feb;(431):85–92.

11. **Schatzker J.** *The Intertrochanteric Osteotomy.* 1st ed. Berlin Heidelberg New York: Springer-Verlag; 1984.

12. **Bombelli R.** *Osteoarthritis of the Hip.* 1st ed. Berlin Heidelberg New York: Springer-Verlag; 1976.

13. **Marti RK.** Osteotomies in posttraumatic deformities following fractures of the proximal femur. In: Marti RK, Dunki Jakobs PB, eds. *Proximal Femoral Fractures, Operative Techniques and Complications..* 1st ed. London: Medical Press Ltd; 1993;2:573–587.

14. **Weber BG.** Lengthening osteotomy of the fibula to correct a widened mortice of the ankle after fracture. *Int Orthop.* 1981;4(4):289–293.

15. **Marti RK, Raaymakers EL, Nolte PA.** Malunited ankle fractures. *The late results of reconstruction. J Bone Joint Surg Br.* 1990 Jul;72(4):709–713.

致谢・我们由衷感谢 Rene Marti 对《骨折治疗的 AO 原则》第 2 版中本章的贡献。

潘志军 译

第2章 | 无菌性骨不连
Aseptic nonunion

1 引言

骨折不愈合会导致患者严重残疾,对骨科医师是一个重大挑战。本章将对非感染性的骨不连(无菌性骨不连)的本质、原因和治疗进行讨论。

骨折不愈合是指骨折未能正常愈合,当骨折在正常时间内没有愈合,若不给予外科干预,将不会愈合的时候即可做出诊断。任何骨折的预期愈合时间都遵循正态分布,当某些骨折正常愈合的时间在此范围内比较晚即称为"延迟愈合"。骨折不愈合的诊断至少在骨折发生后 6 个月才能考虑,因为此时骨折的愈合潜力已经很小。1986 年美国食品药品管理局(FDA)提出,骨干骨折不愈合的定义为骨折 9 个月时仍未愈合,而且在之前的 3 个月中没有任何进展。

2 定义

- 延迟愈合:根据相应的骨折类型及患者年龄,骨折愈合时间超出了正常愈合的时间,但愈合过程仍在持续。
- 不愈合:骨折愈合过程已经停止,若不借助手术干预,骨折无法愈合。
- 萎缩性不愈合:放射学特点是缺乏骨痂形成,骨折端可见骨吸收。
- 肥大性不愈合:放射学特点是过度的骨痂形成,但骨折断端未形成连接的骨桥。
- 假关节:骨折断端间长时间相互错动,骨折端硬化,其间的软组织分化形成滑膜关节。
- 机械性不愈合:骨折不愈合主要受机械性因素影响,如高应变,它会阻止骨骼桥接骨折最终的间隙。
- 生物性不愈合:骨折不愈合主要是由于生物学因素导致愈合失败,通常是由于缺乏血供或细胞活性不足。

2.1 临床表现与诊断

临床上,骨折不愈合表现为骨折部位活动,可伴有疼痛、功能不良、畸形的发展或明显的力学不稳定。如果有内植物而且仍然完整,临床上可能无法检测到骨折部位的异常活动。骨折不愈合将在内植物上造成反复的应变,内植物最终将断裂,导致整体不稳定。X 线表现包括骨折线持续存在、断端硬化、存在缝隙,以及骨痂从肥大到不足的一系列反应。内植物周围会因为其松动而出现骨溶解。然而,由于骨块的重叠、断端的畸形和内植物的遮挡,难以对其进行放射学诊断。因此,通常需要 CT 扫描以明确有无连续的骨痂形成。CT 扫描可通过多平面重建图像而清晰地显示骨折愈合的状况。其他检查应当包括炎性标志物(红细胞沉降率、C 反应蛋白以及白细胞计数),指标升高可以提示存在感染。应当进行骨代谢研究将以评估对骨骼质量的各种生物学影响，使用一系列综合生化指标，包括肝功能、钙、维生素 D、甲状腺和甲状旁腺功能。必要时，还要使用激素和血糖的全貌检查[1]。对临床考虑为无菌性骨不连的患者进行手术时，应在使用预防性抗生素前留取多个样本进行细菌培养，因为可望高达 30% 的病例培养阳性[2]。也应当考虑做样本的组织学检查。

感染通常合并骨不连，但是感染与骨不连的机械不稳定之间的关系仍存在争议[3]。

3 骨不连的分类

目前最常用的分类衍化于 Weber 和 Cech 的描述且沿用至今，如：萎缩性、营养不良性以及肥大性骨不连。这个分类考虑到骨不连的形态，引入与骨痂反应的程度相关的特殊外观的描述（图 5.2-1）。人们认为骨痂外观与血管化有关。如果有一些骨痂形成，考虑骨不连的血供并描述为骨痂过度生长（X 线表现为"象足"）、正常骨痂反应（X 线表现为"马蹄"）以及骨痂不足（营养不良性），这均提示骨不连断端存在血供滋养及愈合能力。在这三种情况下，观察到有一些愈合，但有骨折线持续存在，可做出骨不连的诊断。当没有骨痂形成而骨折端吸收（萎缩性骨不连），考虑骨不连是缺血的。萎缩性骨不连断端可能嵌入无成骨潜能的组织。骨缺损是一种特殊类型，需用特殊的治疗技术。

因此，骨不连的概念可从"肥大型"到"萎缩型"，它们治疗方式迥异。肥大型是有血供滋养，予以稳定固定即可治疗；萎缩型骨不连是缺乏血供滋养，其处理需要兼顾稳定性和生物学两方面因素。目前，骨不连的原因和类型被认为与力学稳定性及生物学的缺陷均有关联，而不是仅仅考虑血供滋养，组织学研究表明萎缩的骨不连部位往往有良好的血液滋养，免疫组化研究也提示在这些部位同样存在骨愈合所需的细胞和生长因子。

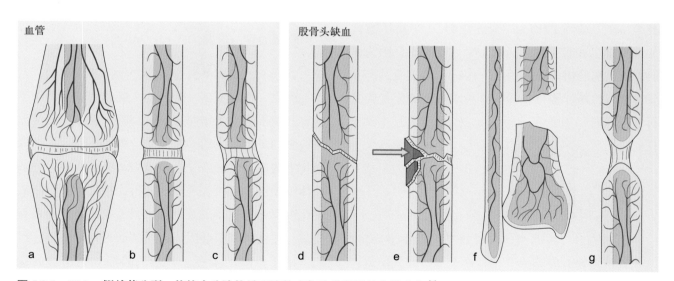

图 5.2-1　Weber 假关节分型。传统上公认的骨不连的表象及其假设的血管分布[4]。
a　肥大性（象足）。
b　营养正常性（马蹄）。
c　营养不良性。
d　楔形扭曲。
e　粉碎性（绿色箭头指向无血供的楔形骨）。
f　骨缺失。
g　萎缩性。

4 无菌性骨不连的病因

在临床实践中，导致骨愈合问题的两大主要因素为力学及生物学（表 5.2-1）。

这两者之一或全部都可能导致骨不连，但临床经验提示力学问题可能更为常见。很多生物学因素与愈合过程有关[1, 4]，包括以前和现在认识到的各种因素，如低毒感染[1, 3-6]。伴随着严重创伤后患者存活率的提高，严重骨伤患者的数量也相应增加，与骨伤相关的问题也凸显复杂。此外，广泛应用的手术治疗并非总有利于骨折的良好愈合，而可能增加骨不连的发生率。内植物不规范使用及手术不当是目前导致骨不连的一个重要因素。考虑骨不愈合的两个常见途径是由于机械性和生物学因素（有或没有低毒感染）可能更好[3]。

4.1 机械因素

Perren[7] 等许多学者对力学稳定性在骨愈合过程中的作用进行了讨论，Claes 和 Heigele 的研究阐明了骨组织形成所需的局部力学环境[8]。骨折自然愈合是组织经由肉芽组织、纤维组织和软骨形成逐渐分化为骨的过程，继而形成骨组织并桥接骨折间隙。通过这些不同的组织类型营造了一个更稳固的力学环境，直到局部应变减弱到一定水平，从而允许骨组织形成和骨折愈合[7]。Perren 研究表明局部组织的应变 2% 左右骨皮质不会愈合，骨松质能耐受 5% 的应变。为获得骨折的愈合，应变必须低于这个水平。骨骼对力学环境的生理反应导致骨折的修复重建和正常的骨转换，这个现象被广泛接受而形成了 Woolf 定律[7]。正如 Kenwright 和 Gardner[9] 强调的，骨折愈合过程中的组织反应受力学因素，即微动和应变的刺激。骨折愈合过程和外科干预在形成不同应变环境中的作用（从绝对稳定到相对稳定）已在第 1 篇第 2 章中描述。由力学或生物因素引起的骨愈合过程的明显延迟或终止导致骨折部位高应变区的持续存在或进展，造成骨折延迟愈合或不愈合[10]。在临床实践中，无论最初的骨折形态如何，大多数骨不连中只有单一的骨折线存在。粉碎骨折经过相对稳定固定方式的治疗，所有的骨碎片会连结在一起，而留下一个骨折界面无法愈合，形成骨不连。这类骨不连的骨折线通常是斜行的，表明持续剪切应变在骨不连发生中的重要作用（图 5.2-2，图 5.2-3）。

4.2 生物学因素

生物学因素可改变骨折后局部骨形成的能力和骨组织的正常反应能力，从而会影响骨愈合的过程或骨形成的特定阶段。Weber 和 Cech[4] 提出的许多因素在后期得到充分证实，如维生素 D 缺乏症与甲状腺、甲状旁腺和肾上腺功能障碍，以及吸烟、抗代谢物、低毒感染、使用非甾体抗炎药（NSAID）和防止骨吸收而提高骨密度的药物（双膦酸盐）[1, 3, 5, 6, 11]。

主要的生物学影响包括局部缺血、营养不良、转移性肿瘤、严重神经病变和糖尿病等的作用。从外科角度出发，最重要的因素是以前的手术对骨愈合过程的生物学损害。这可能包括不恰当的骨折固定或手术过程中软组织处理不当以及过度骨剥离。

表 5.2-1 按 Weber 和 Cech 提出的"假关节"形成的因素[4]

机械因素

• 不稳定骨折缺乏稳定

• 骨折不恰当的固定（稳定性不足、过于稳定、不恰当的内植物）

• 骨折保守治疗（制动的稳定性不足）

生物学因素

• 局部：骨缺损、开放骨折、低毒感染、骨折周围软组织结构的损伤、严重粉碎骨折、节段性骨折、病理性骨折、骨折移位及分离、软组织的嵌入、医源性的软组织损伤

• 系统性：神经病变、糖尿病、营养不良、长期吸烟、慢性酒精中毒、抗凝治疗、使用皮质类固醇、辐射史

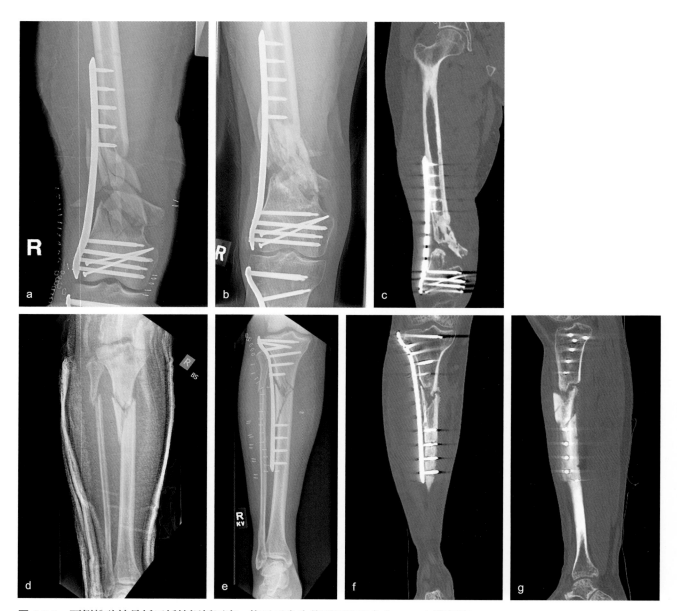

图 5.2-2 两例粉碎性骨折用桥接钢板固定。均显示发生单平面的不愈合，CT 扫描证实。

a 严重开放性股骨远端 C 型骨折的初次骨折固定。

b 术后 8 个月仍有疼痛提示骨不连。

c CT 扫描显示大部分骨折碎片连结，但存在单平面不愈合。

d-e 胫骨干 B 型骨折的初始骨折和固定。

f-g CT 扫描证实除存在单平面的骨不愈合外，其他所有骨碎片均已连结。

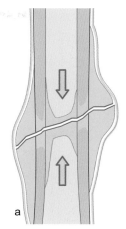
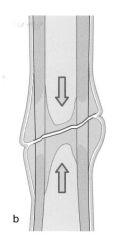
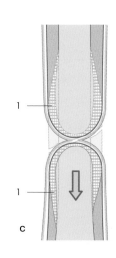

图 5.2-3 血供良好的骨不连：没有骨缺血的区域。

a 肥大性骨不连（象足样），通常还有一些稳定性。

b 营养正常的骨不连（马蹄样），稳定情况比较差，新骨形成比较不明显。

c 萎缩性骨不连，明显的不稳定使原始骨皮质吸收（1）、导致末端呈圆形。

切开复位对骨折愈合的好处在于骨折复位的位置，但不能加速骨愈合。相反，由于额外损伤局部组织的血供，它可能造成了一些骨折愈合过程的延迟。微创接骨术的发展减少了对软组织和骨的干扰，可能有助于骨折愈合。最新的骨折治疗理念要求在显露骨折部位和置入内植物时，要采用更精细的手术技术以尽量减少对局部血供的破坏。众所周知，开放性和高能量创伤导致的骨折具有更高的不愈合率，这与创伤程度所导致的局部软组织及骨缺血（和低毒感染）有关。

骨折手术治疗的目的是复位骨折，并为骨折愈合提供良好的力学环境，减少引起并发症和增加骨不连发生率的额外损伤。

认识到这一点很重要，做骨折固定时，决定骨愈合力学环境的是手术者而不是患者，也不是内植物。

4.3 血供

血供障碍是干扰骨愈合进程最常见的生物学因素，影响骨形成的速度和质量。显然，任何组织的愈合都需要血液供应，骨折会不同程度地破坏骨和软组织的血供；创伤能量越大，缺血损害就越重。骨折发生的部位很重要，肌肉覆盖附着良好的骨骼要比紧邻皮肤的骨具有更丰富的血供滋养，如胫

骨。软骨覆盖的骨，如股骨头、手舟骨近端或距骨体，由于侧支血供较少，容易发生愈合不良。患者的全身状况也可能导致组织灌注减少，如慢性或急性血管疾病、吸烟和糖尿病等。

传统上认为萎缩型和肥大型骨不连的根本区别在于血供。最初的"楔形、螺旋、粉碎、骨间隙和萎缩"骨不连被认为由血供不足引起[4]，但目前的证据表明这并非主要原因。在许多骨折中，骨碎片显然是缺血的，但临床经验表明，大多数碎骨片被整合进愈合的过程、由新生骨包裹或桥接并被再血管化。从影像学观点看，萎缩型骨不连的断端是存在血供的，因为只有在有血供的条件下才会出现这种骨折两端都吸收的情况。相关研究[12, 13]也已显示在复制缺血、萎缩性骨不连的实验模型中，血供可得到恢复（图 5.2-4）。

4.4 患者因素

吸烟、服用非甾体类抗炎药物对骨愈合的有害作用很重要，也是可以避免的，对骨折患者必须予以强调。

众所周知，患者因素与骨愈合不良、骨不连的发展有关（图 5.2-5）。这些因素可能通过上述常见的机械和生物学作用产生影响，它们包括吸烟、糖尿病（可能是血管因素或者生物学因素）、神经病

变（机械的）、营养不良、药物相关的、其他内分泌的紊乱、某些药物如非甾体类抗炎药物（一般的或者特异性的生物学或细胞学机制）等。虽然某些因素并不常见[1]，而很多因素又是不可避免的，但戒烟和避免在急性骨折（和骨不连）愈合期间使用非甾体类抗炎药物是完全可以实现的，所以应强烈推荐[5]。其他证据表明亚临床维生素 D 缺陷在发达社会中相对常见，这或许也比较重要[1]。不遵从术后指导和不适当负重也是骨愈合不良的一个重要因素。同时，严重的神经病变也会出现骨愈合不良。

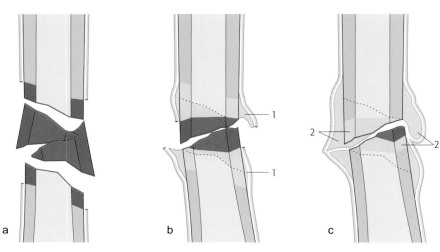

图 5.2-4 缺血性骨不连。

a 复杂骨折刚发生时，黑色区域为缺血 / 坏死区。

b 数月后，两块中间骨片通过骨痂愈合到各自的主骨端（1），但骨折中心没有愈合的迹象。

c 数年之后，尽管有更多的骨膜成骨，并通过爬行替代进行了一些重塑（2），但骨不连依然存在。

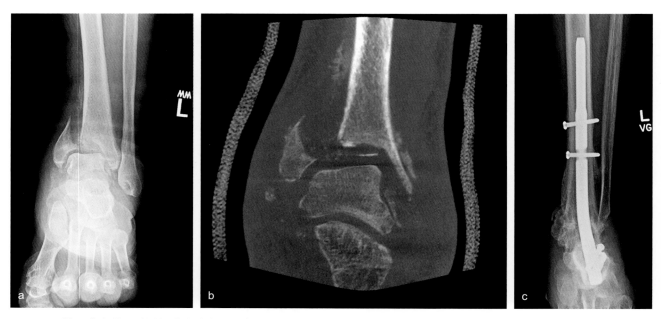

图 5.2-5 糖尿病合并严重神经病变患者的关节内骨折骨不连，表现为轻微疼痛。针对严重的神经病变和残存关节质量差的情况，采用了髓内钉固定的关节融合术。

4.5 神经病变

骨折愈合与肢体良好的神经功能相关。与神经功能缺失相关的骨愈合不良常是由于缺乏保护性感觉，导致重复损伤和机械因素引起高应变集中，但是确切的病理生理学尚不清楚。糖尿病、截瘫、慢性酒精中毒、脊柱裂、脊髓空洞症和麻风病都会引起严重的神经病变。这些疾病影响疼痛感觉和本体感觉，从而限制了患者对负重的控制能力，并进一步破坏已经受损的愈合反应能力（图 5.2-5）。

5 骨不连的治疗

5.1 骨延迟愈合的治疗

延迟愈合的主要症状是在预期正常愈合时间的末了仍有持续疼痛。由于骨愈合过程尚未完成，临床处理必须排除某些特殊问题如感染（炎症标记物），避免可能导致延迟愈合的因素（吸烟和非甾体类抗炎药），并通过最大限度的功能康复、控制性的负重和积极的活动来促进愈合。此期间进一步的外科干预应暂不进行，直到愈合失败或者出现骨不连。

5.2 机械性骨不连的处理

大多数骨不连都有一些骨痂反应，这表明骨折愈合障碍的主要问题是缺乏机械稳定性。虽然骨折均有愈合的潜力，但若存在机械不稳定情况，高应变超过了骨组织再生的应变耐受性，势必导致骨折不愈合[10]。治疗机械性骨不连最有效的方法是通过手术加固来中和高应变及剪切力，从而使骨折获得足够的稳定性（图 5.2-6）[14, 15]，最好的方式是通过加压钢板（如果可能结合拉力螺钉固定）来实现。良好的机械稳定性将组织所承受的应变降低到可以发生纤维软骨钙化的水平，从而允许骨组织在骨不连的部位生长。

应当注意到，在绝对稳定的条件下，骨折将通过重塑而愈合（一期愈合）。在这种情况下，新生骨痂不会形成，但骨断端间的组织将会发生骨化。

对于机械性骨不连的治疗，骨移植通常不需要，虽然有人认为骨膜瓣成形（叠瓦式或 Judet 骨皮质剥离手术）重要，可以帮助刺激骨愈合（图 5.2-7）[15, 16]。在骨干骨折中，更换新的扩髓髓内钉来治疗骨不连是有效的，因为新的髓内钉能提供更大的稳定性，还可矫正机械轴线、中和剪切力[14]。更换更粗的髓内钉所进行的扩髓可能会产生额外的生物学效应。

切除骨不连断端的骨组织是不必要的，反而可能是有害的，因为这将会把活的成骨组织切除。如果能获得机械稳定性，这类骨不连仍可愈合。只有当骨不连处有假关节形成以及正常骨愈合组织被破坏或需要矫正不可接受的畸形时，才需要切除骨不连断端的骨组织（图 5.2-8）。对力学性不愈合骨折进行良好的加压钢板固定后，通常在术后 2 个月就能观察到患者可有无痛性功能活动，骨折愈合率超过 95%[2, 15]。

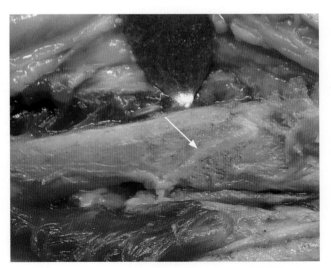

图 5.2-6　典型的腓骨骨不连，术中显示骨不连间隙充填的纤维组织（箭头）。

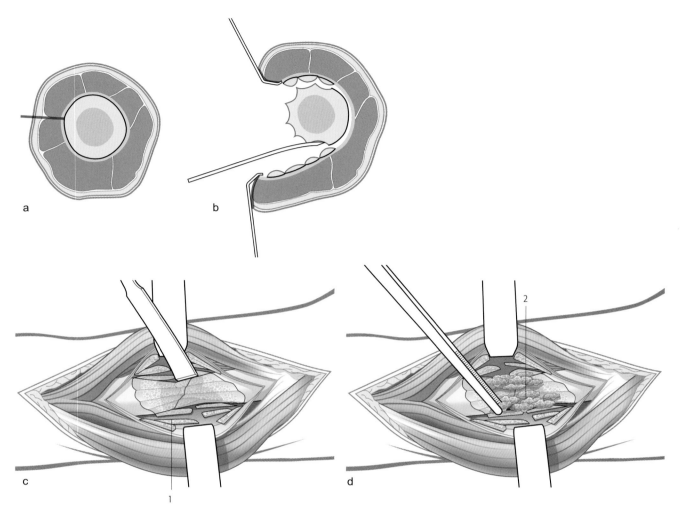

图 5.2-7 肌肉－骨膜－骨去皮质术。

a 在骨不连区，外周骨皮质和骨痂的血供主要依赖于骨膜的血管。

b-c 用锐利的骨刀或凿子将骨皮质截下形成有血供的骨膜骨碎片（1），它必须与骨膜相连。

d 去皮质区应延伸入近、远端正常骨段 2~4 cm，桥接骨不连区域，自体骨松质植于去皮质化区域（2）。

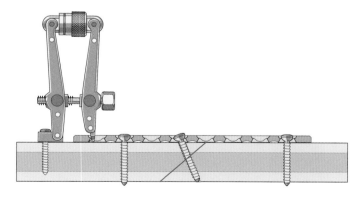

图 5.2-8 如果治疗假关节性骨不连需要做骨切除，最简单的方法是横行截骨。不过，钢板固定只能提供有限的加压。精心设计做梯形骨切除，通过钢板和带关节铰链式加压装置加压、用拉力螺钉固定以获得绝对稳定的固定，可以实现轴性加压。

5.3 生物学性骨不连的处理

所有的骨不连都存在一些生物学因素。显然，治疗应涉及确定和纠正任何生物学的缺陷以及同时伴有的机械性问题。生物学因素包括严重的细胞功能障碍，如见于放射治疗后、伴有营养物 / 维生素或激素缺失等疾病接受细胞毒性药物治疗的患者。如上所述，在不愈合的患者中通常会发现一些缺陷，需要纠正。但所有骨不连病例均需考虑机械稳定性。很少有固定稳定性良好而单纯由于生物学因素导致的骨不连。Babu 等 [17] 阐明甲状旁腺激素有刺激骨愈合的作用。然而，在大多数情况下，骨不连有稳定性不足，只要提供良好的力学稳定环境，加上如 Judet 骨皮质剥离所产生的生物学刺激，治疗就足够了 [15]。如果生物学因素被认为是骨不连的主要问题时，许多术者会尝试采用自体骨松质移植来增加额外的刺激。尽管随着商业发展，骨形态发生蛋白（BMP）和其他大量的骨移植替代材料被应用，然而都没有被证明像宣传的那样有效，而且可能会带来相关并发症 [18]。

> 自体骨移植仍然是金标准，因为能提供刺激成骨的组织。

通常情况下，自体骨松质取自患者后侧或前侧髂嵴，这些部位通常是获得有活性、红色骨松质的理想供骨区（图 5.2-9）。

5.4 萎缩性骨不连的治疗

传统上，萎缩性骨不连被认为是缺乏血供的。

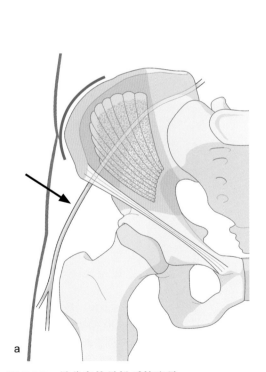
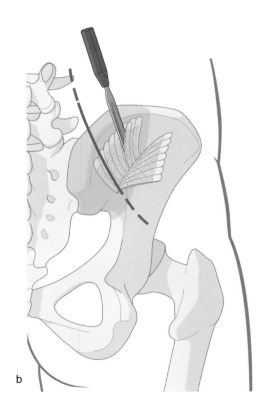

图 5.2-9 骨盆自体骨松质的取骨。

a 从髂前上棘开始，沿着髂嵴做切口。对腹壁的肌肉进行锐性分离，然后用锐利的骨刀将髂骨内壁的骨膜掀起，然后用拉钩牵开显露。应注意保护股外侧皮神经（箭头）。

b 从髂后上棘沿着髂嵴做切口，分离皮下组织。然后骨膜和肌肉从髂骨外壁分离。用圆凿凿开皮质层，收集骨松质。骨松质在髂骶关节附近最多见。

尽管如上所述，这种观点已受到质疑，如骨吸收的 X 线表现就表明骨端有血管化。目前，治疗方式包括使用生物学方法去刺激成骨，如骨皮质剥离法，并应用加压钢板（机械稳定性），同时附加自体骨植骨。骨皮质剥离术可为植骨提供一个血管化良好的骨床。另一种获得骨移植的方法是应用扩髓灌注吸取器（reamer irrigator aspirator，RIA）从长骨骨干中获取骨松质[19, 20]。

5.5 骨不连假关节的治疗

骨折部位的过度持续活动可破坏骨折处再生的骨组织，断端间形成一个有"滑液"的假性关节。骨断端骨髓腔被骨皮质封闭，断端间无正常的骨修复组织。这种滑囊假性关节最常见于合并有同侧肩关节僵硬的肱骨骨不连（图 5.2-10），其原因在于高应变集中在骨不连部位。截瘫或糖尿病患者发生的骨不连，也因为其神经病损而形成假关节性骨不连。它们往往有严重的不稳定和明显的畸形。假关节性骨不连的手术治疗包括相关滑膜的清除、断端行骨皮质剥离至出血的健康骨、开放髓腔、矫正畸形以及骨折的加压固定。可能需要植骨[2, 15]。如果需要进行骨端截骨，斜行截骨优于横行截骨。前者可通过钢板和拉力螺钉技术，并使用"挤进腋窝"的技术达到良好的断端间加压（参见第 3 篇第 2 章中的第 2 节），它比横行截骨单独采用钢板加压（图 5.2-8）提供更大的稳定性。

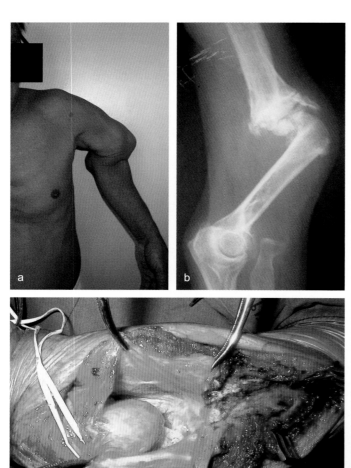

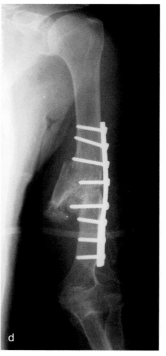

图 5.2-10 肱骨中段滑膜假关节形成。

a 肱骨活动剧烈频繁导致不愈合。

b X 线显示肱骨干假关节形成。

c 术中显示假关节形态。

d 假关节切除，加压钢板固定后的 X 线片。

6 骨不连的手术治疗

6.1 总则

治疗骨不连的主要目的是消除疼痛，在正确的力线位置上获得骨愈合，以恢复伤肢的功能。无菌性骨不连的愈合通常可以通过一次计划周密的手术来实现。手术包括矫正机械轴力线和通过机械加压来刺激骨生长，其治疗后愈合率接近 95%[2, 15, 21, 22]。手术的关键在于显露骨骼时如何避免剥离骨膜。应纵向切开骨膜，随后用 Judet 骨皮质剥离法暴露骨骼，保留一层薄骨片连接在骨膜下，而骨皮质表面可有点状出血[15, 16]。这就形成两层有活力的骨折面夹裹一层血肿，从而刺激骨折愈合（图 5.2-7）。骨不连部位的骨组织不需要被清除，因为它在合适的力学环境下仍有愈合的潜力。关键是通过加压来中和骨折部存在的任何应变，尤其是剪切应力。采用的方法可以是钢板（带关节铰链式加压装置），或者采用拉力螺钉，或者理想的情况下两者都用。

6.2 植骨 / 自体骨植骨

自体骨松质移植是通过生物学刺激促进骨愈合的金标准，它常与骨皮质剥离术结合使用。自体植骨可作为颗粒植骨（成骨）或结构植骨（三层或双侧骨皮质髂嵴）来填充骨缺损。结构性植骨需要与绝对稳定技术相结合，采用足够大的加压来刺激骨整合。自体骨植骨具有骨形成（活性骨细胞来源）、骨诱导（间充质细胞增殖分化）和骨传导（新骨生长支架）等特性。尽管自体植骨的取骨部位（血肿、骨折、神经损伤、需要输血的失血）仍有一定的并发症发生率，就生物学观点看，它优于异体骨移植和目前所有可用的骨替代物。目前的数据表明，采用良好的骨皮质剥离重新对线和合适的固定，尤其是加压固定，很少需要植骨，除非存在骨缺损或生物学失效[15]。

灌注抽吸扩髓器（RIA）技术是设计用于从股骨或胫骨的髓腔中取出骨移植物的，使用扩髓器将扩髓碎屑从髓腔内吸出，收集到容器中。用 RIA 取得的自体骨植骨的愈合率与取自髂骨的骨移植类似，而供骨区疼痛明显减少。与从髂骨前嵴取骨相比，RIA 的取骨量更大；手术时间也比从髂后部取骨更短（但可能有较多的失血）[19, 20]。

6.3 异体骨、骨替代物和骨髓间充质干细胞

同种异体骨和骨替代物，如脱钙骨基质、羟基磷灰石、磷酸三钙；骨诱导物，如生长因子、骨形态发生蛋白等，目前仍在不断进行实验研究或临床应用，但到目前为止，尚未证明它们优于或能够取代自体骨松质移植[20]。考虑到它们的骨诱导和传导能力，这些骨替代物大部分在促进骨修复时都需要一个有生长活力的环境。应用高活性生物活性分子过度刺激细胞的机制来治疗骨不连仍然是一个令人关注的问题。

据报道，在骨不连或延迟愈合部位注射骨髓间充质干细胞结合生长因子是治疗这些疾病安全有效的方法[23]。

6.4 辅助治疗

辅助治疗包括电磁场、超声波治疗及其他生物学方法。

电磁刺激和超声波已经被广泛提供和应用，是促进骨愈合的辅助治疗[24]。但是从影像学和临床愈合时间角度来看，两者对急性骨折的愈合可能均无帮助。

7 固定

7.1 钢板

钢板是骨折不愈合的最佳固定方法。它可通过一次手术同时提供加压，矫正对线不良并提供生物学刺激（骨皮质剥离或植骨）。

钢板可应用于干骺端和骨干的不愈合。在斜行骨折不愈合中，其需要的绝对稳定可以通过拉力螺钉结合保护钢板或通过在第 3 篇第 2 章第 2 节中描述的"挤进腋窝"技术来获得。如果骨质条件允许，横行骨不连通过预弯钢板结合使用带关节铰链式加压器而获得理想的轴向加压（图 5.2-11），因为单纯由钢板提供的轴向加压距离通常太短而不能产生足够的加压。如果软组织允许，可通过将钢板放置在骨张力侧以最有效抵消过度应变。有时也可使用波形钢板治疗骨不连，在钢板与骨之间的空隙进行骨松质移植，进而促进骨愈合（图 5.2-12）[21]。尽管这种方法优点明显，但在软组织不佳的情况下不能使用。钢板固定的主要缺点是需要限制负重 2~3 个月。

7.2 髓内钉

髓内钉主要用于治疗股骨和胫骨骨干的骨不连。髓内钉会重建髓腔轴线并抵消不对称的应力。髓内钉在髓腔中与骨紧密贴合提供良好的稳定性，但这种稳定不属于绝对稳定。髓内钉固定时所做的扩髓处理被证明具有相当大的生物学效应，包括可能促进局部血液供应，释放大量细胞因子及骨形态发生蛋白 [6, 20]。扩髓后的髓腔允许使用更粗、贴合更紧密的髓内钉，而动态交锁则可通过负重提供轴向加压和旋转稳定性（图 5.2-13）。如果没有骨缺损，这些方法都被证明是有效促进骨折愈合的重要因素。

与双膦酸盐相关的骨折特别容易发生延迟愈合

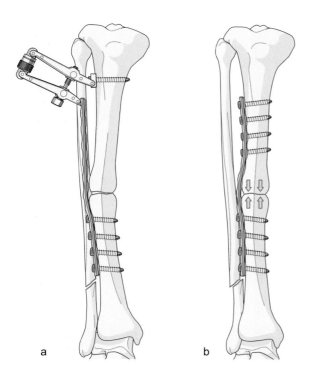

图 5.2-11 用带关节铰链式加压器可在骨折不愈合部位产生最大的加压力和稳定性。注意钢板应放置于畸形的凸面，张力侧放置的预弯钢板可在加压时使整个不愈合骨折面获得均匀的加压。

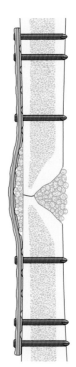

图 5.2-12 锁定加压钢板制作波形钢板的原理。
它包括两部分：
1. 骨不连之间的间隙以及骨折端与波形钢板间的间隙，增加了骨不连部位的工作直径以及固定的稳定性。
2. 钢板与骨不连骨骺间的距离允许自体骨移植，移植的骨块与骨不连部位四周皮质均可有充分接触。

和骨不连，因此，术者应该使用较粗的扩髓髓内钉来治疗这种预期愈合时间较长的骨折。

为了使扩髓导针通过髓腔，通常需用手动扩髓疏通骨不连断端。如果采用切开复位来矫正畸形，在扩髓之前需关闭骨不连周围的软组织切口，以将扩髓产生的碎屑留在断端周围。由于硬化骨段电动扩髓时会产生大量热量，因此扩髓器的头必须锋利并经常清洗。

扩髓的带锁髓内钉在下肢骨折中的主要优势是能够允许早期负重。扩髓髓内钉在上肢骨折中几乎没有优势，其进钉部位的并发症依然是个问题。细的、不扩髓、非锁定髓内钉无法提供有效的稳定性，不适合治疗骨不连。

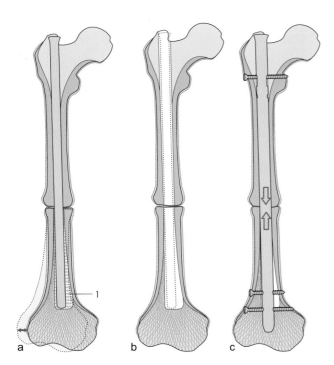

图 5.2-13 非锁定髓内钉固定治疗股骨骨折失败产生的肥大性骨不连。

a 由于股骨远端非锁定髓内钉长度不够导致不稳定，出现骨吸收腔（1）。

b-c 取出原髓内钉，通过过度扩髓和置入更粗、更长的动态锁定髓内钉来获得更好的稳定性。

甚至为了在难治性股骨和胫骨骨不连中获得更好的稳定性，已经有人成功地应用辅助加压钢板使骨折愈合[25]。

7.3 外固定

在大多数无菌性骨不连中，单臂外架通常无明显优势。使用 Ilizarov 技术的环架可提供极强的稳定性，是治疗骨干骨不连的有效方法；环架还可矫正畸形以及通过骨搬运来治疗骨缺损。然而这个疗程较长，并发症较多，患者耐受性差。Ilizarov 技术应用最佳的适应证是软组织条件较差的骨不连，尤其是软组织挛缩需要逐步矫正的病例。Ilizarov 技术也可有效治疗复杂的、单次手术难以矫正的多平面畸形以及感染性骨不连。

8 特殊情况的治疗

8.1 关节内骨不连

关节内骨不连相对少见，尤其是利用现代固定技术对关节内骨折进行解剖复位及固定后。不能解剖复位会引起关节面不平整、轴线不良或者不稳定，进而引起关节退化。关节内骨不连的危害特别大，因为关节持续不稳定，导致关节快速退变。骨折部位持续存在滑液可能是阻止骨折愈合的一个因素（图 5.2-5）。

不稳定性关节内骨不连的手术治疗需要精心策划，以重建关节力线和轴线。简单的骨折容易处理，但总是需要清理一部分骨痂以重新形成骨折线，使手术比初次复位困难得多。需要关节面复位，恢复轴线将骨折块固定到骨干。矫正的可能性取决于关节面损伤的程度和矫正骨畸形及相关软组织挛缩的可行性。如果存在明显的退行性改变并且无法矫形，那么关节融合或关节置换术可能是更好的选择。

8.2 干骺端骨不连

如果复杂的关节周围骨折发生骨不连，那它最常发生在干骺端区域，往往在应变区域最高的某个平面出现一条斜行的骨折线。一般而言，关节内骨折会愈合。骨不连的手术治疗需要矫正畸形（如果需要），固定以中和应力。在髋部，通常需要外翻截骨矫正畸形，用角度稳定系统进行加压固定（图 5.2-14）。矫形成外翻后，将张力力矩（源自内翻畸形）转变为在股骨颈骨不连处加压的更加稳定的状态。

不愈合的关节周围骨折碎片，由于过于细小，其处理非常棘手。骨折块太小限制了固定方式的选择。现代的关节周围角度稳定钢板可提供坚强的固定，能有效处理此类情况。

8.3 骨干不愈合

去除原内植物、矫正畸形、骨皮质剥离和加压钢板固定是骨干骨不连的标准治疗方式。原内植物相关并发症的存在使评估和治疗复杂化，医生必须考虑低毒感染的存在。骨折不愈合使内植物承受持续和重复应力，最终导致内植物疲劳断裂或松动。如果内植物完整，则患者疼痛较少，肢体的异常活动也不明显。内植物的存在阻碍了影像学对骨不连的诊断。此时，需要 X 线斜位片或 CT 多平面扫描重建来确认诊断。若存在的内植物使手术变得复杂，则应将其拆除。在所有的骨不连手术中，都要采集多个细菌学样本以排除感染。

髓内钉固定还在的骨干骨不连是一个特殊的情况（图 5.2-15）。能增加稳定性的方法包括：

- 取出部分螺钉实现髓内钉动力化。
- 更换髓内钉。
- 附加（小的）锁定加压钢板固定[25]。
- 拆除髓内钉，标准的加压钢板固定。
- 拆除髓内钉，环形外固定架固定。

更换髓内钉包括拆除原有的髓内钉，重新扩髓，以及置入一枚新的更粗的交锁髓内钉。

如果没有内植物的骨干骨不连伴有力线异常，通过在骨不连部位矫正轴线来中和不对称的应变，这是手术治疗的一个基本步骤。张开或者闭合楔形截骨都可使用。当进行简单的单平面长斜行截骨时，通过拉力螺钉和保护钢板来固定是非常有效的。

8.4 骨重建和骨缺损

小型楔形缺损在骨不连手术中可以忽略，不需要特殊重建。但当缺损较大（超过 4~6 cm）或有节段性缺损时，则需要特殊处理[26]。处理包括大量的自体骨松质植骨、Masquelet 技术、骨搬运、游离带血管的骨移植（通常是腓骨）。所有这些技术都遵循相同的原则：良好的软组织条件、无力线异常和稳定的固定。如果骨缺损周围有健康的肌肉覆盖，并在正确的力线上牢固固定，多可自行愈合。

8.5 严重的骨质疏松

人口学显示，老年患者的骨不连在临床上日趋多见。在这组人群里，骨折不恰当的固定和疼痛会导致肢体功能的丧失，这会加剧骨质疏松。对于这些骨质条件差的患者，普通钢板无法提供足够的稳定性，但锁定钢板可以提供更大的抗拔出力。其他的技术包括髓腔内异体骨皮质柱移植、双钢板固定、髓内钉固定和复杂的关节置换。但这些手术对术者的技术要求非常高。

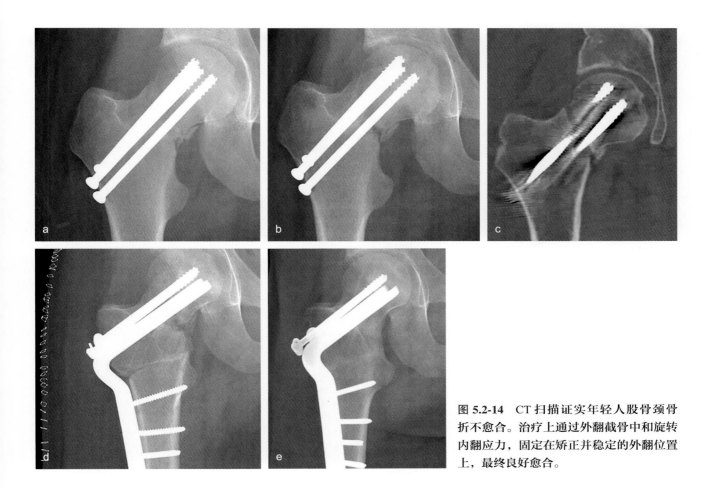

图 5.2-14　CT 扫描证实年轻人股骨颈骨折不愈合。治疗上通过外翻截骨中和旋转内翻应力，固定在矫正并稳定的外翻位置上，最终良好愈合。

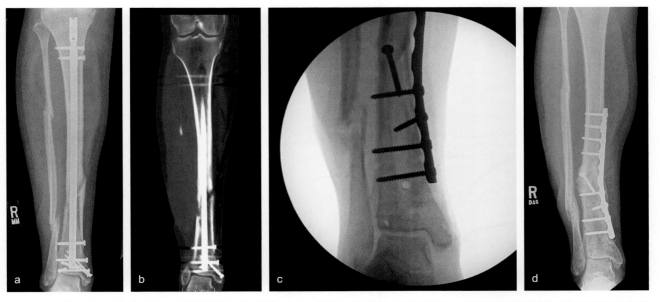

图 5.2-15　髓内钉固定术后骨不连的处理：取出髓内钉，单平面截骨矫正外翻畸形（截骨面经过畸形和骨不连部位的顶点），拉力螺钉和中和钢板固定。最终获得坚强的骨愈合。

参考文献

1. **Brinker MR, O'Connor DP, Monla YT, et al.** Metabolic and endocrine abnormalities in patients with nonunions. *J Orthop Trauma.* 2007 Sep;21(8):557–570.

2. **Amorosa LF, Buirs LD, Bexkens R, et al.** A single-stage treatment protocol for presumptive aseptic diaphyseal nonunions: a review of outcomes. *J Orthop Trauma.* 2013 Oct;27(10):582–586.

3. **Westgeest J, Weber D, Dulai S, et al.** Factors associated with development of nonunion or delayed union after an open long bone fracture: a prospective cohort study of 736 subjects. *J Orthop Trauma.* 2016 Mar;30(3):149–155.

4. **Weber BG, Cech O.** *Pseudarthrosis. Pathophysiology, Biomechanics, Therapy, Results.* Bern: Huber; 1976.

5. **Scolaro JA, Schenker ML, Yannascoli S, et al.** Cigarette smoking increases complications following fracture: a systematic review. *J Bone Joint Surg Am.* 2014 Apr;16;96(8):674–681.

6. **Giannoudis PV, MacDonald DA, Matthews SJ, et al.** Nonunion of the femoral diaphysis: the influence of reaming and non-steroidal anti-inflammatory drugs. *J Bone Joint Surg Br.* 2000 Jul;82(5):655–658.

7. **Perren SM.** Evolution of the internal fixation of long bone fractures. The scientific basis of biological internal fixation: choosing a new balance between stability and biology. *J Bone Joint Surg Br.* 2002 Nov;84(8):1093–110.

8. **Claes LE, Heigele CA.** Magnitudes of local stress and strain along bony surfaces predict the course and type of fracture healing. *J Biomech.* 1999 Mar;32(3):255–266.

9. **Kenwright J, Gardner T.** Mechanical influences on tibial fracture healing. *Clin Orthop Relat Res.* 1998 Oct;(355 Suppl):S179–190.

10. **Elliott DS, Newman KJH, Forward DP, et al.** A unified theory of bone healing and nonunion: BHN theory. *Bone Joint J.* 2016 Jul;98-B(7):884–891.

11. **Schilcher J, Koeppen V, Aspenberg P.** Risk of atypical femoral fracture during and after bisphosphonate use. *N Engl J Med.* 2014 Sep 4;371(10):974–976.

12. **Reed AA, Joyner CJ, Isefuku S, et al.** Vascularity in a new model of atrophic nonunion. *J Bone Joint Surg Br.* 2003 May;85(4):604–610.

13. **Reed AA, Joyner CJ, Brownlow HC, et al.** Human atrophic fracture non-unions are not avascular. *J Orthop Res.* 2002 May;20(3):593–599.

14. **Hierholzer C, Glowalla C, Herrler M, et al.** Reamed intramedullary exchange nailing: treatment of choice of aseptic femoral shaft nonunion. *J Orthop Surg Res.* 2014 Oct 10;9:88.

15. **Ramoutar DN, Rodrigues J, Quah C, et al.** Judet decortication and compression plate fixation of long bone non-union: is bone graft necessary? *Injury.* 2011 Dec;42(12):1430–1434.

16. **Judet PR, Patel A.** Muscle pedicle bone grafting of long bones by osteoperiosteal decortication. *Clin Orthop Relat Res.* 1972 Sep;87:74–80.

17. **Babu S, Sandiford NA, Vrahas M.** Use of Teriparatide to improve fracture healing: what is the evidence? *World J Orthop.* 2015 Jul;18:6(6):457–461.

18. **Carragee EJ, Hurwitz EL, Weiner BK.** A critical review of recombinant human bone morphogenetic protein-2 trials in spinal surgery: emerging safety concerns and lessons learned. *Spine J.* 2011 Jun 11(6):471–491.

19. **Dawson J, Kiner D, Gardner W 2nd, et al.** The reamer-irrigator-aspirator as a device for harvesting bone graft compared with iliac crest bone graft: union rates and complications. *J Orthop Trauma.* 2014 Oct;28(10):584–590.

20. **Nauth A, Lane J, Watson JT, et al.** Bone graft substitution and augmentation. *J Orthop Trauma.* 2015 Dec;29 Suppl 12:S34–38.

21. **Ring D, Kloen P, Kadzielski J, et al.** Locking compression plates for osteoporotic nonunions of the diaphyseal humerus. *Clin Orthop Relat Res.* 2004 Aug;(425):50–54.

22. **Van Houwelingen AP, McKee MD.** Treatment of osteopenic humeral shaft nonunion with compression plating, humeral cortical allograft struts and bone grafting. *J Orthop Trauma.* 2005 Jan;19(1):36–42.

23. **Desai P, Hasan SM, Zambrana L, et al.** Bone mesenchymal stem cells with growth factors successfully treat nonunions and delayed unions. *HSS J.* 2015 Jul;11(2):104–111.

24. **Busse J, Bhandari M, Einhorn T, et al.** Reevaluation of low intensity pulsed ultrasound in treatment of tibial fractures (TRUST). *BMJ.* 2016;355:i5351.

25. **Nadkarni B, Srivastav S, Mittal V, et al.** Use of locking compression plates for long bone nonunions without removing existing intramedullary nail: review of literature and our experience. *J Trauma.* 2008 Aug;65(2):482–486.

26. **Molina C, Stinner D, Obremskey W.** Treatment of traumatic segmental long bone defects. *JBJS Rev.* 2014 Apr;2(4): e1.

致谢·我们由衷地感谢 Michael McKee 和 Peter Ochsner 对《骨折治疗的 AO 原则》第 2 版中本章的贡献。

冯刚 译

第 3 章 | 急性感染
Acute infection

1 引言

约 5% 的骨折手术治疗患者会出现内植物相关感染[1]。与骨折固定装置相关的急性感染通常经外源性途径由机体外获得，即通过微生物污染获得。污染可能发生在创伤形成过程中，例如开放性骨折、手术和骨折固定装置置入时，或由手术后伤口愈合不良引发[2]。偶尔，微生物可通过内源性途径黏附于内植物上，如通过血源性、邻近性或淋巴性扩散。远距离感染源可位于皮肤或呼吸道，亦或是来源于牙齿或泌尿生殖系统[3]。内源性感染可发生在内植物植入后的任何时间，甚至在数年后。迟发性血源性感染是假体周围关节感染的一个主要问题，但在关节周围骨折固定术后这种感染很少发生[4]。

2 感染的发生

与骨折固定装置感染发生率高相关联的因素是宿主防御受损。内植物置入后被宿主蛋白快速涂覆包裹。部分宿主蛋白，如纤连蛋白和层粘连蛋白，有利于微生物（主要是细菌）对内植物外表面的黏附。创伤或手术的暴露使机体受到细菌侵袭，侵袭结果取决于宿主的防御能力，暴露于外环境的软组织表面会被细菌定植。在这个争分夺秒的"表面竞赛"期间内[1]，黏附细菌迅速开始产生胞外多糖蛋白复合物，数小时后开始形成多细胞有机体[5, 6]。

这种生物膜具有抵抗宿主的细胞免疫及体液免疫的能力，以及抵抗抗生素的能力[7]。

创伤的严重程度直接影响着感染率以及治疗方案的选择。如果感染发生，应清除死骨以及失活组织，去除生物膜，否则急性感染可能会衍变成慢性感染。单独使用抗生素治疗只能起辅助或抑制作用。

在有骨折固定的内植物存在的情况下，感染治疗的主要目标是骨折愈合和预防慢性骨髓炎。没有相应的手术，单纯应用抗生素不能根治感染，随后它可能演变成慢性骨髓炎。

与关节假体感染不同，完全清除感染并不总是治疗的首要目标，因为骨折愈合后内植物可以拆除。在内植物感染的患者，手术干预的性质有赖于如下各点[1, 8]：

· 内植物的类型。
· 骨与内植物界面的稳定性。
· 感染源的类型和毒力。
· 骨折愈合的能力。
· 软组织条件。
· 患者的健康状况。

2.1 感染的分类

根据感染发生的时间，对内植物术后感染进行分类，而感染发生时间常与感染途径有关（表 5.3-1）[9]：

- 早期感染（2 周内）。
- 延迟感染（3~10 周内）。
- 晚期感染（10 周以后）。

诊断感染的首要依据包括临床表现、实验室检查、微生物检查、组织学发现，但这些均不能反映感染发生的时间，感染可能发生在其表现出迹象前的数天、数月，甚至数年。延迟感染和晚期感染因为临床表现、治疗方式和预后相类似，所以常常被划分在一起。不是所有的早期感染都是急性的，像切口的发红、流脓等症状常已持续一段时间。有时骨髓炎进展缓慢，有可能从骨折固定的时候就已经开始了。

2.2 早期感染

早期感染在术后 2 周内发生。最主要的临床表现是：持续性的局部红肿热痛，伴有 / 无渗出的切口不愈合。具有较强毒力的微生物如金黄色葡萄球菌、革兰阴性杆菌是引起早期感染的主要菌群。

早期感染需要与切口裂开、创缘坏死以及创伤后或手术后的血肿相鉴别。

伤口愈合不良：伤口的延迟愈合通常与微生物污染有关。只要宿主能够抵御这些微生物，就不会出现感染的临床征象，例如发热、肿胀和疼痛，并且炎症的实验室参数保持正常 [白细胞，C 反应蛋白（CRP）和红细胞沉降速率]。抗菌敷料可以防止继发性伤口感染。应避免延长使用真空辅助创口闭合技术进行伤口处理 [10]，并尽早进行最终的软组织覆盖，以降低感染风险。

创缘坏死：失活的伤口边缘终将坏死，需通过局部切除、无菌敷料和皮片移植的方式促进愈合。当伤口愈合不良，骨或内植物外露，则需要皮瓣覆盖来处理。

伤口血肿：这些血肿可以通过严密止血、伤口缝合以及术后敷料加压包扎来预防。任何大血肿都是微生物生长的理想培养基。疼痛或波动性血肿需要立即手术引流、清创并进行微生物学检查。

我们建议避免使用"浅表伤口感染"一词，因为这通常忽视了会导致急性感染的潜在严重的并发症。早期进行一些简单措施，可能阻止术后感染的发生。

2.3 延迟感染和晚期感染

延迟感染的临床表现多发生在手术后 2~10 周。常表现为非典型症状（如低热）或局部症状（如持续或渐进的疼痛、内植物松动、机械不稳定，以及窦道的形成或伤口渗出）。然而，有些病例可能根

表 5.3-1　骨折术后感染根据症状出现的时间分类 [9]

症状发生的时间	特　点
早期感染 （内植物术后 2 周内）	临床表现：伤口感染迹象，如持续发热、疼痛、红斑、肿胀、伤口愈合不良、渗出
	典型的致病微生物：金黄色葡萄球菌、A 组链球菌、革兰阴性杆菌
延迟感染 （内植物术后 2~10 周）	临床表现：持续性疼痛、低热、机械性不稳、窦道
	典型的致病微生物：低毒力的微生物，例如在窦道的情况下凝固酶阴性葡萄球菌或混合皮肤菌群
晚期感染 （内植物术后 10 周以上）	临床表现：急性血源性感染、败血症、局部疼痛和炎症迹象；慢性迟发性感染或先前治疗的早期感染的复发；先前感染后伴随的持续性症状，如疼痛、伤口愈合不良、延迟愈合 / 不愈合等
	典型的致病微生物：金黄色葡萄球菌和埃希菌；任何微生物，包括多菌感染和真菌

本不出现临床感染的表现，导致晚期感染的微生物可能在贯穿伤或手术过程中引入。延迟和晚期感染是由低毒力微生物定植引起，例如凝固酶阴性葡萄球菌、丙酸杆菌。或者，不恰当地早期使用抗生素治疗，尤其是没有手术处理，这使得感染的临床表现延迟。与关节置换术后感染相比，骨折固定术后相关的血源性感染十分少见 [4]。感染持续时间越长，受感染的区域也越大，造成死骨的范围及软组织损害的范围也越大，手术越需要彻底，治疗时间也需更长。

2.4 内植物相关感染

内植物相关感染通常是由微生物在生物膜中生长而引起 [2, 11]，这些微生物以高度水合的细胞外基质方式聚集附着在一个表面。

在微生物黏附初始阶段之后，是细菌细胞形成生物膜的累积阶段 [13]。尽管抗生素及宿主的免疫防御（抗体和吞噬细胞）对处于"自由存活的"浮游微生物是敏感的，但生物膜内的微生物可抵御抗生素及免疫杀伤，并在生物膜基质的保护下存活（表5.3-1，图/动画5.3-1）。

生物膜中营养物质的消耗和（或）代谢废物的积累，可使病原微生物进入缓慢生长或不生长（静止）阶段，使其相比于"自由存活的复制阶段"，对大多数抗生素的抵抗力提高1 000倍以上 [12]。

微生物的抗生素敏感性试验针对的是生长中的浮游微生物，而不是在生长静止期的"休眠"微生物。这可用以解释为何在体外具有良好敏感性的抗生素应用到体内后临床效果欠佳。另外，异物的存在显著增加了对感染发生的易感性，例如，在皮下装置附近接种会导致豚鼠脓肿的金黄色葡萄球菌的最小感染剂量要比皮肤没有异物的低1/10万以下 [14]。感染易感性的增加至少部分是由于无效的吞噬作用所引起的局部获得性粒细胞缺乏所导致。

在内植物牢固的情况下，一些抗生素可以清除由生物膜保护的非静止期微生物。如利福平治疗葡萄球菌和喹诺酮类药物治疗革兰阴性菌感染。

2.5 骨髓炎，伴化脓性关节炎

2.5.1 急性骨髓炎

由于空的哈弗管或骨细胞腔让细菌可以逃避内源性防御机制，因此细菌很容易在死骨中定植。为了建立防御屏障需要一定的空间 [15]，机体只能通过增加骨吸收和重塑重要部位来消除感染。坏死感染的骨碎片变得松散，称为死骨，几乎没有被完全吸收的机会。因为死骨表现得像外来异物一样，它只能通过窦道排出或手术清除。骨髓抵御感染的能力比骨皮质更强。Cierny 等 [16] 发现，骨髓感染的预后要比有广泛骨坏死的感染预后好。骨髓炎被分为四种类型（图 5.3-2）。

当考虑外源性创伤后骨髓炎，我们建议对骨髓炎进行分型时，要考虑其原骨折使用了何种固定方式，并以此对骨髓炎加以分型，因为这将有助于制订治疗计划和方案。

2.5.2 慢性骨髓炎

这种隐匿的情况临床上可通过缓慢的病程以及组织学表现为淋巴浆细胞增多来诊断 [15]。当意识到是感染时，通常已经是慢性的了。

2.5.3 被忽视的骨髓炎

未经手术治疗的创伤后骨髓炎通常会出现以慢性瘘管、疼痛和感染性不愈合为特征的表现。伴有瘘管的慢性骨髓炎甚至可导致恶性转化（Marjolin 溃疡）[17]。

2.5.4 合并化脓性关节炎

尽早识别和治疗关节周围创伤后感染是预防关节受累的关键。不尽早诊治容易导致关节软骨溶解

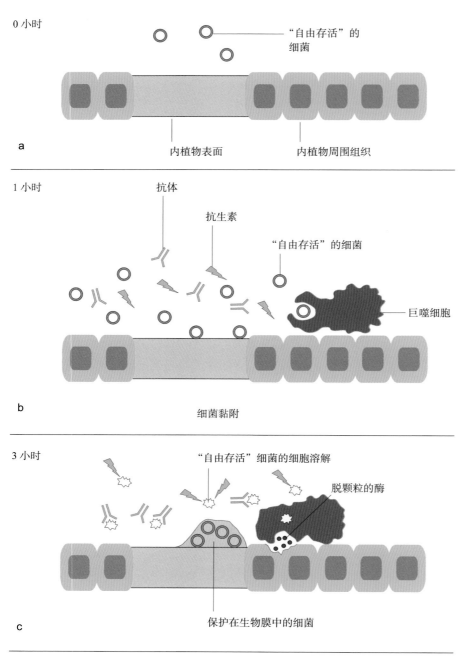

0 小时

"自由存活"的细菌

内植物表面　　内植物周围组织

a

1 小时

抗体

抗生素

"自由存活"的细菌

巨噬细胞

b　　细菌黏附

3 小时

"自由存活"细菌的细胞溶解

脱颗粒的酶

保护在生物膜中的细菌

c

持续存在的感染

内植物松动　　组织破坏

d

图 / 动画 5.3-1　内植物相关感染的发病机制。

a　"自由存活的"细菌在围术期可能会污染手术部位。

b　在 1 小时内，细菌附着在内植物表面并转变为生物膜生长方式。

c　生物膜细菌产生细胞外基质，保护嵌入的微生物，而自由存活的细菌被抗生素和免疫系统（即抗体和吞噬细胞）清除。

d　已建立的细菌生物膜是持续的慢性感染的原因，导致内植物的感染性松动。

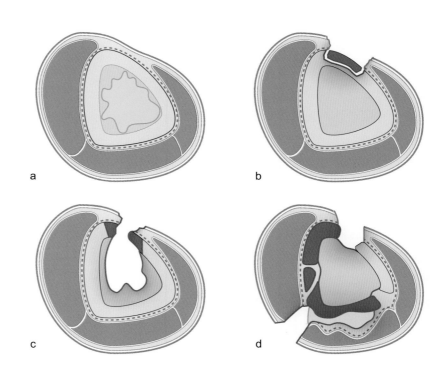

图 5.3-2　Cierny 和 Mader 成人骨髓炎的解剖分型[16]。

a　Ⅰ型：髓内骨髓炎。感染在髓腔内，通常不累及骨骺。

b　Ⅱ型：浅表性骨髓炎。涉及皮质外区域、皮下组织和皮肤，感染位于由皮质死骨和肉芽组织组成的孤立区域内。

c　Ⅲ型：局限性骨髓炎；累及整个皮质层和邻近的髓腔，例如针道感染和钢板感染。

d　Ⅳ型：弥漫性骨髓炎，疾病进展到全部骨骼，累及皮质和骨髓腔，导致骨的大量失活。

和严重的退行性改变。另一方面来说，急性骨髓炎的尽早治疗可以预防感染性关节炎。

3　骨髓炎的危险因素

3.1　一般易感因素

感染风险的增高受多种因素影响，既有一般因素，又有局部因素。局部因素包括开放性骨折、伤口污染、静脉淤滞、闭塞性动脉疾病、广泛瘢痕形成、神经病变、慢性淋巴水肿、慢性皮肤病（例如银屑病）、脉管炎和放射性纤维化。一般因素包括糖尿病、营养不良、肾功能和肝功能衰竭、慢性缺氧、自身免疫性疾病、恶性肿瘤、年龄、免疫抑制治疗、粒细胞缺乏症、吸烟、酗酒和吸毒。

3.2　骨骼和软组织损伤

无论骨折是闭合性还是开放性，直接高能量损伤可导致肢体广泛的软组织损伤。如果存在开放性伤口，骨骼和软组织坏死的风险会更高，这与致病微生物污染有一定相关性。对骨和周围组织的损伤越广泛，骨折内固定手术时局部骨坏死和污染的风险就越大（图 5.3-3a）。开放性骨折严重程度越高，越容易感染。

3.3　骨折固定技术

一般来说，骨折内固定的手术入路应尽可能微创。切口须仔细定位，避免造成创伤性皮肤损害，并能满足恰当的解剖显露，使得手术能够进行又不过度牵拉皮肤。如有可能，更应考虑间接复位，从而避免直接暴露骨折端。

只要可能，就必须保留有活力的肌肉和骨膜，保持其与骨骼的附着，但是所有坏死的组织必须清除。

3.3.1　外固定

虽然外固定被认为是骨折固定侵入性最小的形

式，但外固定钉周围发红却非常常见，通常是由于外固定钉周围软组织的局部激惹导致。偶尔，在用钝钻头或克氏针以超高速和功率进行钻孔后，会形成热坏死性骨皮质骨髓炎。死骨也可由于钻孔不充分或没有预钻孔而强行将单氏钉或斯氏针插入引起（图 5.3-3b-d）。形成的环状坏死骨为微生物提供了极好的培养基，微生物可沿经皮插入的外固定针迁移进来。骨吸收将导致外固定针的松动，没有对已松动的外固定针进行定期护理会更容易发生感染。偶尔，慢性骨髓炎可能蔓延到髓腔内并加剧，在某些时候可以口服抗生素进行治疗，但这并不能根除感染。口服抗生素仅可能有助于减少局部症状并防止感染扩散。更换外固定钉／针并同时进行钉道清创处理，更换外固定针位置通常可以解决此类问题，这比使用抗生素效果更好。

3.3.2 钢板

即使在保护骨膜并正确使用钢板后，也会在钢板和骨之间的界面产生非血管化区域（图 5.3-4）。可以在常规加压钢板下观察到骨坏死区域，这个区域将通过爬行替代来进行重塑。不恰当的组织处理和不必要的骨膜剥离可导致额外的骨坏死。任何污染都可能导致感染，这种感染会沿着内植物和暴露的骨面蔓延。坏死和感染的骨碎片最终将被划分并隔离，随后失去稳定性，导致感染性骨不连[15]。钢板安放在不同位置，在皮下或者在肌肉下，临床感染的症状可能表现出很大的差异。在伤口愈合不良、皮肤破裂、血肿等情况下，都可能会发生皮下

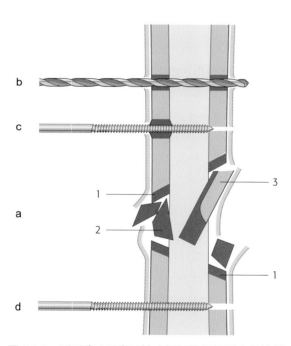

图 5.3-3　不正确／正确置针或螺钉进行外固定的结果。

a　由直接创伤引起的复杂骨折，主骨折端边缘失活（1），中间碎骨折块失活（2），部分附丽于骨膜上的未失活中间碎骨块（3）。

b　用超高速或钝钻头在骨皮质上钻孔时会造成热坏死。

c　置入单氏针或斯氏针时预钻或者预钻不充分，会产生相当大的热量及细小坏死碎片或环形死骨。

d　正确预钻孔和置入单氏针的位置正确，这会最大限度地减少针道骨髓炎的风险。

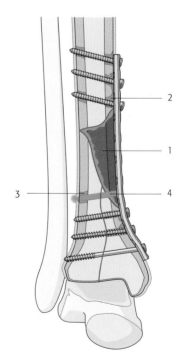

图 5.3-4　钢板固定术后骨髓炎。

累及到踝关节的胫骨骨折，用 2 枚 3.5 mm 拉力螺钉和 1 块 9 孔 4.5 系统 LC-DCP 钢板固定，不剥离骨膜。感染已经沿着内植物播散并且在以下方面形成病灶中心：

1　无血供的蝶形骨块。

2　在钢板下局部的失活区域。

3　由于不正确钻孔而导致的坏死区域。

4　未安放螺钉的空的钻孔。

钢板感染。感染的诊断应尽早明确。当钢板置于肌肉下或者筋膜下的时候，例如股骨钢板，感染的诊断常常较迟，因为除了疼痛和低热外，局部临床症状很少表现出来。伤口长时间有引流物渗出或先前干燥的伤口出现新分泌物就应高度怀疑发生了感染。超声成像可能有助于检测积液，并可以将其抽出送细菌培养，然后进行彻底的清创。

3.3.3 髓内钉

不扩髓和扩髓髓内钉都会导致皮质中央区域的部分坏死[9]。然而，骨膜血供基本保持完整，这有助于皮质重塑和骨折愈合（图 5.3-5）。即使感染已

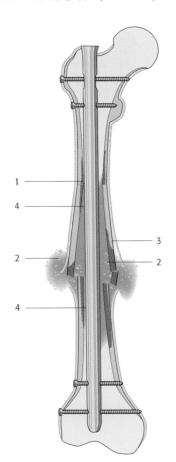

图 5.3-5 髓内钉术后骨髓炎。闭合扩髓交锁髓内钉治疗粉碎的股骨骨折。
1 扩髓后去失活的骨皮质内层（深灰色区）。
2 扩髓后产生的骨碎屑，与骨折血肿混合在一起。
3 部分从骨膜上剥离的骨折碎片。
4 感染沿着髓内钉在髓腔内蔓延（绿色区）。

经沿整个内植物和髓腔扩散，在抗生素抑制感染的同时，外骨痂也可能形成骨膜骨桥（图 5.3-6）。不扩髓髓内钉的骨皮质坏死范围比扩髓髓内钉小一些。然而，扩髓产生的骨碎屑可促进骨桥的生成，不扩髓髓内钉就没有。在切开复位、骨折端暴露的髓内钉手术中，必然会引起骨膜额外的剥离、骨折端骨碎屑的丢失以及潜在污染发生。不锋利的钝扩髓器，大范围扩髓引起的热坏死，均可导致哈弗管阻塞。死骨可阻碍骨折的正常愈合，一旦感染可能导致非常难以处理的感染性不愈合[18]。

4 感染的诊断

4.1 临床表现及实验室检查

典型的临床症状，如红、肿、热、痛，以及异常的白细胞计数、CRP 和红细胞沉降率常可以直接做出诊断。然而，如果局部症状明显，却可能没有相应的异常实验室辅助检查结果来支持临床症状，这就可能会延误临床治疗。通常需要综合临床表现、实验室检查、组织病理学、微生物学和影像学检查的结果来综合判断。手术后 CRP 通常会升高，但在术后 7 天会降低。因此，在术后重复动态监测 CRP 比单次检查的数值更有意义。CRP 若在术后初期下降后再次上升，则强烈提示感染。每个外科医生都不愿往坏处去评估自己的病例。如果有任何疑问，建议与更有经验的同事进行讨论，并且立即探查伤口。少数情况下，创伤后的急性感染可能会发展为败血症。这种严重的情况必须积极治疗，静脉使用抗生素，同时广泛暴露感染中心部位，这个部位通常就在金属内植物附近。

4.2 影像学检查

在感染早期，影像学检查的作用通常很小。但是，后期影像学的表现却非常重要。

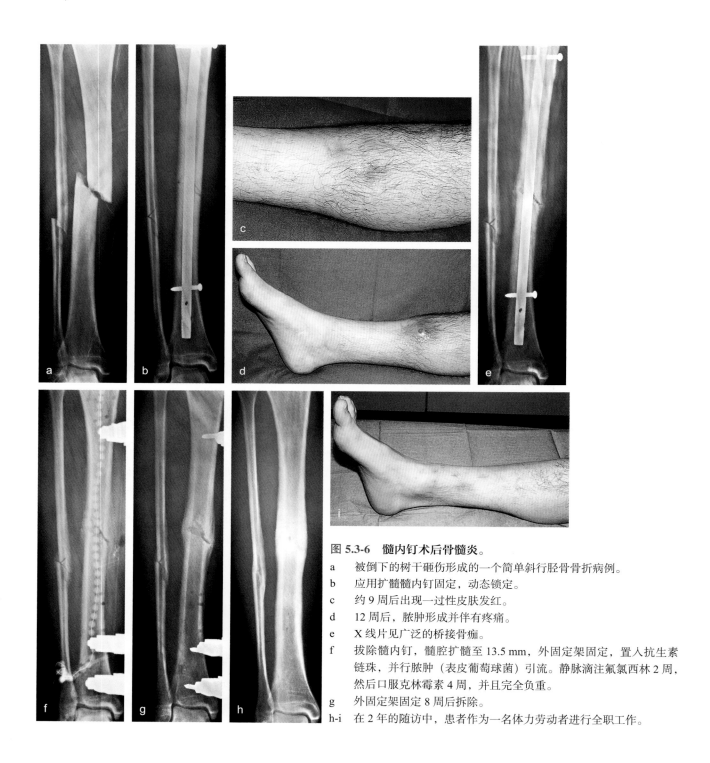

图 5.3-6　髓内钉术后骨髓炎。

a　被倒下的树干砸伤形成的一个简单斜行胫骨骨折病例。

b　应用扩髓髓内钉固定，动态锁定。

c　约 9 周后出现一过性皮肤发红。

d　12 周后，脓肿形成并伴有疼痛。

e　X 线片见广泛的桥接骨痂。

f　拔除髓内钉，髓腔扩髓至 13.5 mm，外固定架固定，置入抗生素链珠，并行脓肿（表皮葡萄球菌）引流。静脉滴注氟氯西林 2 周，然后口服克林霉素 4 周，并且完全负重。

g　外固定架固定 8 周后拆除。

h-i　在 2 年的随访中，患者作为一名体力劳动者进行全职工作。

4.2.1 超声

超声有助于辨别积液（隐蔽的脓肿、血清积液、血肿）。该方法无创且能达到深层，特别是在大腿中。超声引导下骨折固定装置周围的深部穿刺，有助于感染的诊断，并找到致病微生物。

4.2.2 X 线片

X 线片仍然是有用信息的最重要来源。虽然内固定术后一系列的普通 X 线检查对感染的诊断有一定的帮助，但其敏感度和特异度均不高。内固定松动可能是不稳定造成抑或感染引起，早期的松动更加提示感染的可能。最重要的早期征象是螺钉周围的骨溶解。骨折间隙的增宽可能是由于感染或固定不稳引起的。骨痂生成不足提示可能是感染导致，也可能是由缺血所致，最终可导致骨不连[19]。重要的是，骨痂生成过多也可能由感染引起。因此，没有绝对明确的放射学征象，临床医师必须对感染保持高度警惕。

4.2.3 计算机断层扫描（CT）

CT 用于估计软组织受累的程度，并提供骨坏死程度的信息。这对识别死骨特别有帮助。静脉注射造影剂有助于相关脓肿的确定。

4.2.4 磁共振成像（MRI）

与 CT 或常规 X 线片相比，MRI 对软组织病变有更高的分辨率，比放射性核素扫描有更清晰的解剖细节。MRI 另一个优势是能够发现是否存在骨髓水肿和潜在的髓内受累范围。CT 和 MRI 的主要缺点是与金属内植物相关的伪影，钛内植物伪影比不锈钢内植物的小。然而，MARS-MRI 等新软件使得即便在有金属内植物的情况下，图像分辨率也能明显提高。

4.2.5 正电子发射断层扫描（PET）和 PET-CT

PET 和 PET-CT 是诊断内植物相关性骨髓炎有价值的新技术[20]，但应该仅应用于那些使用标准化技术无法诊断的感染病例。

4.2.6 闪烁照相检查

包括 ^{99m}Tc 的三相骨显像，用铟标记患者粒细胞或标记的抗粒细胞抗体进行闪烁扫描。这些核医学成像技术是敏感的，但它们在评估内植物相关感染方面的特异性很差，它们通常已经被 MRI（或许在将来被 PET-CT）取代。

4.3 微生物学和组织病理学

在未进行组织微生物学检查取样前不应使用抗生素，除非患者有全身感染迹象，即败血症。即便那样，也必须首先做血培养。

精确采样有利于确定是何种微生物感染，术前对积液穿刺取样，术中对多个不同部位的感染组织进行样本采集（最大径 5~10 mm 的组织块）是标准的方式。至少应在 3~5 个不同的区域采样，并应尽可能靠近感染部位或手术内植物来采集组织样本，每个样本都应使用新的干净的采集器。特别是在侵袭性较弱的迟发性感染时，样本的采集应靠近病灶区，为找到致病微生物提供最佳机会。样本被送往微生物学和组织病理学检查，并应准确记录样本的取材部位（即所谓的慢性感染平行取样）。

在低度感染中，儿童血液培养瓶有助于厌氧病原体的检测。在有死腔、组织坏死广泛或组织血管条件差的情况下，应考虑厌氧菌[22]。来自同一患者的标本之间急性炎症细胞的浸润程度可存在很大差异。即使细菌学检测结果为阴性，组织学检查也可以揭示细菌学病因。这同样有助于判断感染是近期急性的还是慢性的。骨样本的组织学分析比较复杂，且耗时长（脱钙），最终仅具有科学意义[15]。表面拭子和伤口引流的培养必须避免，由于敏感性低，常导致误诊，且常培养出对感染发生无关的杂菌（如铜绿假单胞菌）。于慢性病例，在进行组织取样培养之前，很重要的是要停止一切抗生素治疗至少 2 周[23]。

为了提高在已感染的内植物上找到致病微生物的机会，可以在富集肉汤中进行培养。使用声波降解法是提高感染诊断的一个更加敏感和特异的途径。在超声过程中，取出的内植物上的生物膜被破坏，细菌变成漂浮的，能够取作培养[24]。

有许多新的诊断技术，可在不到 1 小时就做出感染的诊断并在几小时内确定致病菌。一种可行的方法是使用量热法，而另一种有前景的技术是使用聚合酶链反应[25, 26]。

在已经收集组织样本供培养之前，不应当开始翻修手术的围手术期预防性应用抗生素[24]。如果内植物被取出，也能够做细菌培养，送去做超声处理甚至更好。

引起创伤后感染的最常见微生物是葡萄球菌，其次是革兰阴性杆菌和厌氧菌。分离出不止一种病原体的病例占 25%~30%，多重耐药性正成为一个非常重要的问题。在旷日持久的慢性感染中，由于额外的污染，其他病原体可能占据重要地位。在与战伤有关的损伤中应考虑真菌感染的可能性。

5 治疗

如果感染的最初症状出现得早并且被发现，依据一些基本原则进行治疗通常可成功。这些治疗原则包括：

- 及早彻底的创口清创。
- 微生物培养确定致病菌。
- 伤口灌洗。
- 恰当的伤口护理以及消灭死腔。
- 为获得骨与软组织的稳定，可临时使用外固定架处理。
- 使用适当的抗生素治疗。

除非患者有危及生命的败血症，否则应在获得深部组织微生物学标本以后再使用抗生素。

5.1 清创

清创术就是手术切除所有死骨和感染组织，并且需要暴露整个感染区（视频 5.3-1）。在存在窦的情况下，灌注与造影剂混合的亚甲蓝，有助于在手术过程中通过影像增强器确定脓肿的边界。在感染早期，清创可以仅限于清除感染血肿。晚些时候需要清除：

- 脓肿的包膜。
- 过度增生的肉芽组织。
- 坏死的伤口边缘。
- 死骨碎屑。
- 死骨。

从多个部位采集组织标本并送去做细菌学和组织学检查。每个新样本的采样都使用清洁的手术器械，建议手术室提供一包手术器械，允许术者切取每一个新的样本都能够使用一套清洁的器械，以防止交叉污染。

清创后，应彻底冲洗手术部位以减少微生物数量。只要宿主防御完好并且抗生素合适，微生物计数减少到 10^6 个菌落形成单位以下，治疗成功的概率会明显增加。在有大量坏死组织或伤口严重化脓

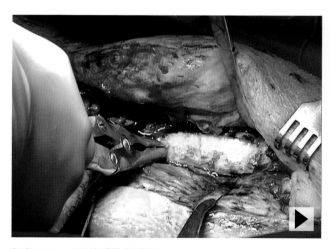

视频 **5.3-1** 胫骨感染的清创。

的情况下，应在 24~48 小时内重复清创以减少微生物的数量。清创后，伤口可以关闭，留置引流管或用负压伤口治疗（NPWT）材料覆盖伤口，在等待药敏试验的结果时开始根据经验选择抗生素治疗。或者，将含抗生素的骨水泥珠链或生物可降解材料放入伤口内，但不能以增加伤口张力为代价。如果出现明显的骨丢失并且后期需植骨时，则可以置入骨水泥填充物，为后期的骨移植创造并保留空间。有成骨作用的膜将会在此空间周围形成（Masquelet 技术），在骨移植时不要清除此膜[27]。

5.2 内植物保留或移除

只要内植物能提供稳定的固定，即使感染和金属异物同样存在，骨折也可愈合。仔细阅读 X 线片，观察螺钉周围骨溶解的迹象，并在清创时检查螺钉的把持强度，以确定这些内植物是否能提供预期的稳定性。即使是钢板外露也不必拆除，在骨性桥接形成后才可移除。然而，如果内植物已经松动，则必须将其移除并用另一种固定方式进行替换（例如外固定架），以提供骨和软组织进一步愈合所必需的稳定性。偶尔会使用石膏或支具进行固定，但这种固定常无法提供足够强的稳定性。如果内植物留置在原位，则必须仔细监控抗生素治疗。

存在感染又缺乏机械稳定性，骨折将不会愈合。

5.3 髓内钉感染

髓内钉的存在可能会让感染沿髓腔扩散（图 5.3-6）。取出髓内钉，并且取出活检组织样本进行微生物学和组织学检查，同时将髓内钉送去做声波降解。在远端予以开窗，以允许扩髓的碎屑从那里逸出，然后髓腔扩髓到直径比移除的髓内钉大 0.5~1.5 mm，或者直至接触到骨皮质。这是基于假设在骨干的骨髓腔内存在死骨（图 5.3-5）。已能够证明使用扩髓－灌注－抽吸的技术甚至比以清理髓腔及感染骨内膜的标准扩髓更有帮助[28]。然后

进行灌洗。

当髓腔彻底清创后，可以有许多选择：

（1）能插入载抗生素骨水泥钉以进行局部抗生素治疗并填充死腔[29]（视频 5.3-2）。下一步，感染控制后将其更换为常规锁定髓内钉（两阶段更换髓内钉固定）。

（2）在没有骨缺损，且已明确致病菌，对可穿透生物膜的抗生素敏感的感染病例，可以用常规实心交锁髓内钉固定（图 5.3-7）。

（3）可以使用标准外固定架[30]。

（4）在治疗胫骨感染时，也可以选择环形外固定架。

在治疗慢性感染时，扩髓必须更加彻底，通常需要使用外固定架进行固定（图 5.3-6）。

5.4 开放或关闭伤口治疗

用 NPWT 进行开放伤口治疗是可靠的，但相当缓慢。它可以防止积液和脓肿形成，并容易进行床旁伤口护理。

创面的负压疗法不应当是早期皮瓣覆盖软组织创面的替代物。

关闭伤口的治疗更具风险性，却是伤口直接愈

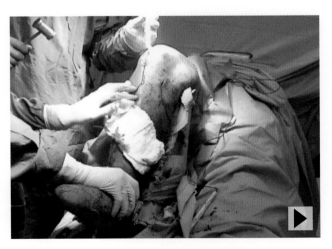

视频 5.3-2　术中制作抗生素骨水泥胫骨髓内钉。

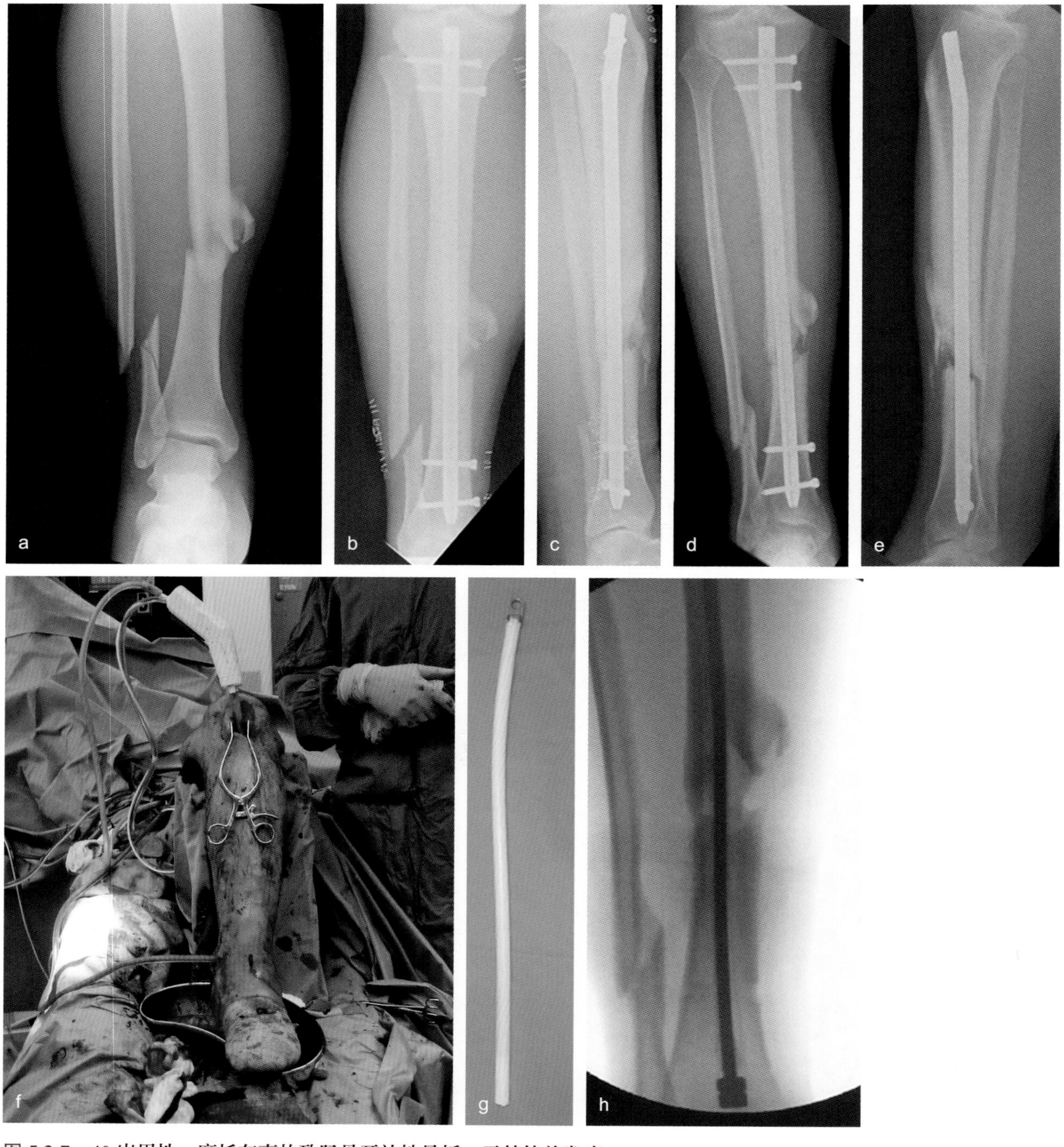

图 5.3-7　40 岁男性，摩托车事故致胫骨开放性骨折，无其他并发症。

a-c　首诊医院予以急诊清创、冲洗，胫骨使用扩髓髓内钉固定，关闭伤口。术后应用头孢唑林治疗 48 小时；术前（a）和术后 X
线片（b-c）。

d-e　术后 6 个月出现伤口渗液，X 线检查显示骨折未愈合。

f-h　在手术室对患者进行了清创，拆除内固定，灌洗，并使用抗生素棒维持骨折稳定。局部和髓内进行了清创处理。使用软髓扩进
行髓腔内清创，然后灌洗髓腔（f）；术后第 5 天行半腓肠肌旋转皮瓣覆盖创面。培养结果为铜绿假单胞菌、大消化链球菌和耐
甲氧西林金黄色葡萄球菌。抗生素使用万古霉素、妥布霉素、利福平和亚胺培南；将抗生素骨水泥棒置于胫骨远端（g-h）。

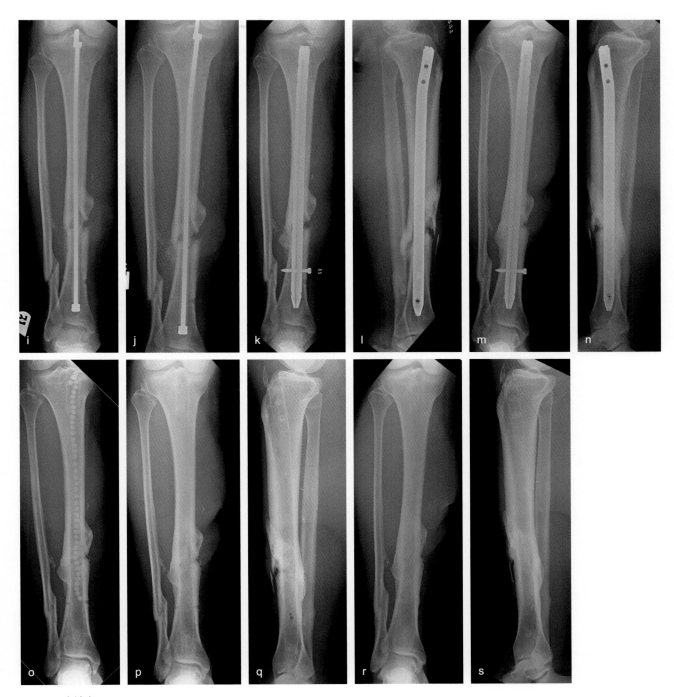

图 5.3-7（续）

i 经清创、皮瓣手术和抗生素治疗后 4 周的 X 线片。

j 术后 8 周 X 线片显示骨折有愈合趋势。

k-l 10 周时，患者于手术室取出抗生素棒并进行组织活检和培养。所有培养结果均为阴性，并行胫骨髓内钉内固定，动态交锁。

m-n 17 个月中患者情况良好，尔后患者出现窦道流水，故再次就诊。

o-q 进手术室取出髓内钉。使用扩髓灌洗抽吸系统进行髓腔清创。培养提示人葡萄球菌和表皮葡萄球菌呈阳性。第二次清创后，将含万古霉素的可吸收硫酸钙珠链放入髓腔，并口服左氧氟沙星片。

r-s 10 年随访 X 线片，没有再出现进一步并发症。

合的途径。深部缝合应省略，而且大口径的引流管进行有效引流是必要的（图5.3-8）。局部首选包括含抗生素或杀菌剂（例如，庆大霉素珠链、含抗生素的硫酸钙、含抗生素的可吸收胶原蛋白海绵）的不可吸收或可吸收载体以提高清创区域中的抗菌剂浓度。

5.5 化脓性关节炎

即使仅轻度怀疑化脓性关节炎，也应进行关节穿刺抽吸或关节镜检查以评估关节受累的情况。单独的滑膜炎可以通过抗生素治疗。在软骨有纤维蛋白沉积和滑膜组织过度增生时，可考虑行关节镜下或开放滑膜切除术。如果有明确的临床感染症状持续存在，则应每2~3天重复关节镜灌洗，如果经过2~3次关节镜手术仍未能控制感染，则应考虑开放性滑膜切除术。在晚期化脓性关节炎伴软骨破坏，但是已经证实无菌的情况下，关节融合术或延迟全关节假体置换可能无法避免。

5.6 其他措施

在骨折没有愈合的情况下，必须考虑更换固定的方式，通常采用外固定架。这可能需与其他治疗（清创和骨皮质剥离法）相结合。所有坏死组织必须清除。如果由此产生的骨缺损小，一旦多次组织

活检均显示没有细菌生长，可以考虑晚期进行骨松质移植。大的和节段性的骨缺损可能需要牵张成骨（如Ilizarov所述）或通过带血管的骨移植来桥接治疗（图5.3-9）。

5.7 使用抗生素和消毒剂

在创伤后骨髓炎中，仅应该将抗生素和消毒剂当作手术根治性治疗的辅助手段来考虑。

5.7.1 抗生素

需要跨学科讨论制订恰当的抗生素治疗方案。

应当与传染病专家和微生物专家一起选择理想抗生素治疗方案，因为多学科途径治疗骨折固定内植物感染是最成功的。

当不知道致病菌为何种的情况下，一旦术中采集好用于微生物检测的组织样本，即开始用广谱抗生素治疗。如果术中使用止血带，应在放松止血带前10分钟静脉给予抗生素。根据抗生素药物敏感性试验结果，用特定的敏感性抗生素取代广谱抗生素。相反，如果术前已经知道病原体，术前1~2小时即开始抗生素治疗，取决于选用的抗生素。如果保留内植物，建议的治疗时间为3个月；如果拆除或更

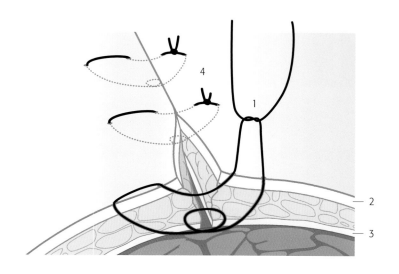

图 5.3-8 感染伤口的缝合技术。
每4~6 cm用粗单丝缝线（1）缝合固定皮肤深层（2）和筋膜（3）。其他的皮肤缝线（4）位于深部缝线的间隙中。

换固定装置，抗生素治疗时间则为 6 周[31]。应该头 2 周进行静脉治疗，然后，如果可能的话，口服抗生素治疗完成剩余的疗程。如果没有可用的口服药物，静脉置管可能有助于长期静脉内使用抗生素治疗[32]。治疗期间临床症状消失，CRP、红细胞沉降率以及白细胞计数降到正常表明治疗有效。对内植物相关的葡萄球菌感染的最佳抗菌治疗进行评估，包括敏感葡萄球菌菌株中使用的利福平[31]。利福平对葡萄球菌的生物膜有优异的作用，其有效性已在多项临床研究中得到证实[33]。为了防止出现耐药菌株，始终必须将其与其他药物配伍使用。配伍使用利福平的方案也用于治疗痤疮丙酸杆菌感染[34]。对于革兰阴性菌感染，喹诺酮类药物是极佳的联用药物，因为它们具有非常好的生物利用度、活性，能安全有效地破坏生物膜。与环丙沙星相比，较新的喹诺酮类药物如莫西沙星、左氧氟沙星和加替沙星对喹诺酮敏感的葡萄球菌具有更好的体外活性。

如果没有对黏附细菌的生物膜有效的抗生素，保留内植物的抗生素治疗总的来说只是暂时压制感染，直到取出内植物。

在这种情况下，在取出内植物以在术中采集可靠的组织样本进行细菌培养之前至少停用抗生素 2 周。如果术中培养阳性，在取出内植物后继续抗生素治疗 4~6 周，以免发生慢性骨髓炎。

5.7.2 防腐剂

防腐剂（最初是石炭酸喷雾剂）为现代外科手术铺平了道路，其杀菌特性用于外科医生的手部（例如酒精、碘制剂、氯己定）和患者皮肤消毒，目前仍然是不可或缺的。但是，由于其组织毒性，不应将其用于治疗开放性伤口或骨骼。酒精、氯己定被认为是用于皮肤准备的最佳抗菌剂[35]。最近的一项研究[36]证明，生理盐水是最有效的冲洗液，而不是肥皂液。

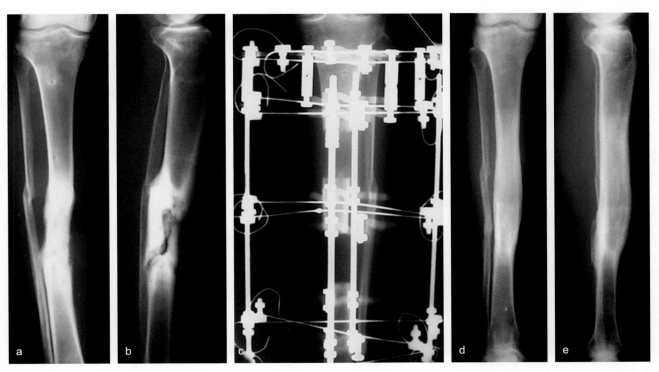

图 5.3-9　使用骨搬运和环形外固定架的感染后骨不愈合的重建。感染性骨不愈合和受影响的骨节段被彻底切除。近端皮质截骨允许骨搬运和骨再生。在这种治疗中，骨骼上有大量的充血反应，这被认为是根除感染的重要因素。最终，远端对接及再生骨固化，感染根除，内翻畸形矫正。

在关节中使用防腐剂是禁忌，因为负责软骨细胞再生的成软骨细胞主要位于关节表面。由于防腐剂的表面活性，这些细胞会被破坏。

6 典型病例的治疗理念

6.1 皮下放置钢板的感染

清创和稳定性评估、开放伤口处理和抗菌敷料包扎，或者在软组织充足时部分创面覆盖和开放引流（图 5.3-10）都是可能的。6（如踝部骨折）~24周（如尺骨鹰嘴、髌骨骨折）后取出内植物。

6.2 肌肉下放置钢板的感染

清创的同时评估钢板固定的稳定性和有效性。如果没有死骨片，在灌洗、清创和伤口闭合后，用抗生素治疗 6~12 周。也可局部使用抗生素运送载体。一旦证实骨折已经有坚强的骨桥连接，就取出内植物。

6.3 髓内钉固定后的骨髓炎

如果 X 线上有桥接的征象并且固定显得稳定，则在脓肿切开引流后使用抗生素治疗，直到骨痂完全桥接骨折端。在抗生素治疗停用 2 周后，取出髓

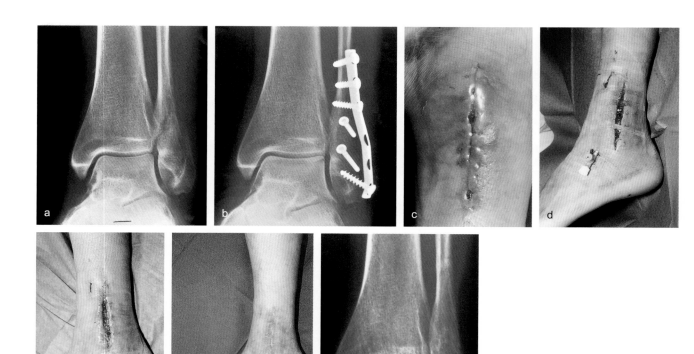

图 5.3-10 延迟发生的皮下钢板感染的初期临床表现。
a-b 钢板固定粉碎的外踝骨折。
c 术后 21 天 [21]，感染金黄色葡萄球菌，白细胞计数为 18.5×10^9/L，血清 C 反应蛋白 <50 g/L。
d 清创，用抗菌敷料覆盖切开的伤口。将套管经皮插入感染的最深区域。通过套管每天灌注 4~5 次抗菌剂，并保持伤口湿润。静脉输注头孢唑林治疗 1 周后改用环丙沙星治疗 4 周。
e 6 周后拆除钢板，伤口愈合顺利。
f-g 1 年随访期间功能良好，未发生骨髓炎。

内钉并扩髓，根据新的细菌培养结果继续使用抗生素 6 周。如果没有任何骨折桥接的迹象，取出髓内钉和死骨，扩髓并置入抗生素髓内钉（视频 5.3-2），后期取出并重新扩髓，放置更粗的髓内钉（两阶段治疗）。

6.4 外固定架针道引起的骨髓炎

如果沿着单氏钉、斯氏针或经皮克氏针出现化脓时，X 线有助于发现可能的环形死骨（图 5.3-3）。遵循以下治疗方案：取出或更换外固定针，搔刮病灶，去除死骨并灌洗治疗。只有在进行脓肿引流和（或）细菌培养结果阳性的情况下才需要使用抗生素治疗。

6.5 合并化脓性关节炎

如果即刻关节穿刺结果提示感染，则应进行药敏试验，关节镜评估滑膜病变程度，使用抗生素治疗 4~6 周。根据临床结果，需要重复进行关节镜检查，但不应作为标准程序重复进行。

7 预防感染的措施

术后感染发生率约占所有骨科手术的 1.5%。

为了降低感染的概率，外科医生必须知道可能导致感染的危险因素并采取相应的措施。有三类危险因素（表 5.3-2）：

- 与患者相关。
- 与手术相关。
- 与手术室相关。

许多危险因素众所周知，但是处理不善。

表 5.3-2　与手术部位感染相关的因素 [37, 38]

与患者相关	与手术相关	与手术室相关
不可改变的 ・年龄 ・疾病的严重程度	患者术前准备 ・淋浴 ・鼻腔定植 ・暴露的头发 ・皮肤准备 ・手术巾单 ・围手术期抗生素	・通风和层流 ・人数和进出入流量
可改变的 ・高血糖症（糖尿病） ・肥胖 ・营养不良 ・抽烟 ・免疫抑制剂	外科医生术前准备 ・手术助手 ・手术服装	
	手术中 ・手术持续时间 ・手术技术 ・避免低体温	

参考文献

1. **Darouiche RO.** Treatment of infections associated with surgical implants. *N Engl J Med.* 2004 Apr 1;350(14):1422–1429.

2. **Gristina A.** Biomaterial-centered infection: microbial adhesion versus tissue integration. *Science.* 1987 Sep 25;237(4822):1588–1595.

3. **American Dental Association, American Academy of Orthopedic Surgeons.** Antibiotic prophylaxis for dental patients with total joint replacements: advisory statement. *J Am Dent Assoc.* 2003;134:895–898.

4. **Murdoch DR, Roberts SA, Fowler VG Jr, et al.** Infection of orthopedic prostheses after Staphylococcus aureus bacteremia. *Clin Infect Dis.* 2001 Feb 15;32(4):647–649.

5. **Zimmerli W, Moser C.** Pathogenesis and treatment concepts of orthopaedic biofilm infections. *FEMS Immunol Med Microbiol* 2012;65(2):158–168.

6. **Moons P, Michiels CW, Aertsen A.** Bacterial interactions in biofilms. *Crit Rev Microbiol* 2009;35(3):157–168.

7. **Zimmerli W, Sendi P.** Pathogenesis of implant-associated infections: the role of the host. *Semin Immunopathol* 2011;33(3):295–306.

8. **Trampuz A, Widmer A.** Infections associated with orthopedic implants. *Current Opinions in Infectious Diseases.* 2006 19:349–356.

9. **Trampuz A, Zimmerli W.** Diagnosis and treatment of infections associated with fracture-fixation devices. *Injury.* 2006 37(Suppl 2):117–119.

10. **Yusuf E, Jordan X, Clauss M, et al.** High bacterial load in negative pressure wound therapy (NPWT) foams used in the treatment of chronic wounds. *Wound Repair Regen.* 2013;21(5):677–681.

11. **Trampuz A, Osmon DR, Hanssen AD, et al.** Molecular and antibiofilm approaches to

prosthetic joint infection. *Clin Orthop Relat Res*. 2003;414:69–88.

12. **Stewart PS, Costerton JW.** Antibiotic resistance of bacteria in biofilms. *Lancet*. 2001;358(9276):135–138.

13. **Darouiche RO.** Device-associated infections: a macroproblem that starts with microadherence. *Clin Infect Dis*. 2001 Nov;33(9):1567–1572.

14. **Zimmerli W, Waldvogel FA, Vaudaux P, et al.** Pathogenesis of foreign body infection: description and characteristics of an animal model. *J Infect Dis*. 1982 Oct;146(4):487–497.

15. **Ochsner PE, Hailemariam S.** Histology of osteosynthesis associated bone infection. *Injury*. 2006 May;37 Suppl 2:S49–58.

16. **Cierny G 3rd, Mader JT, Penninck JJ.** A clinical staging system for adult osteomyelitis. *Clin Orthop Relat Res*. 2003 Sep;(414):7–24.

17. **Steinrücken J, Osterheld MC, Trampuz A, et al.** Malignancy transformation of chronic osteomyelitis: description of 6 cases of Marjolin's ulcers. *Eur J Orthop Surg Traumatol*. 2012(22):501–505.

18. **Ochsner PE, Baumgart F, Kohler G.** Heat-induced segmental necrosis after reaming of one humeral and two tibial fractures with a narrow medullary canal. *Injury*. 1998;29 Suppl 2:B1–10.

19. **Westgeest J, Weber D, Dulai S, et al.** Factors associated with development of nonunion or delayed healing after an open long bone fracture: a prospective cohort study of 736 subjects. *J Orthop Trauma*. 2016 Mar;30(3)149–155.

20. **Schiesser M, Stumpe KD, Trentz O, et al.** Detection of metallic implant-associated infections with FDG PET in patients with trauma: correlation with microbiologic results. *Radiology*. 2003 Feb;226(2):391–398.

21. **Gross T, Kaim AH, Regazzoni P, et al.** Current concepts in posttraumatic osteomyelitis: a diagnostic challenge with new imaging options. *J Trauma*. 2002 Jun;52(6):1210–1219.

22. **Larsen LH, Lange J, Xu Y, et al.** Optimizing culture methods for diagnosis of prosthetic joint infections: a summary of modifications and improvements reported since 1995. *J Med Microbiol*. 2012 Mar;61(Pt 3):309–316.

23. **Spangehl MJ, Masri BA, O'Connell JX, et al.** Prospective analysis of preoperative and intraoperative investigations for the diagnosis of infection at the sites of two hundred and two revision total hip arthroplasties. *J Bone Joint Surg Am*. 1999 May;81(5):672–683.

24. **Trampuz A, Piper KE, Jacobson MJ, et al.** Sonication of removed hip and knee prostheses for diagnosis of infection. *N Engl J Med*. 2007 Aug 16;357(7):654–663.

25. **Borens O, Yusuf E, Steinrücken J, et al.** Accurate and early diagnosis of orthopedic device-related infection by microbial heat production and sonication. *J Orthop Res*. 2013 Nov;31(11):1700–1703.

26. **Corvec S, Portillo ME, Pasticci BM, et al.** Epidemiology and new developments in the diagnosis of prosthetic joint infection. *Int J Artif Organs*. 2012 Oct;35(10):923–934.

27. **Masquelet AC, Begue T.** The concept of induced membrane for reconstruction of long bone defects. *Orthop Clin North Am*. 2010 Jan;41(1):27–37.

28. **Zalavras CG, Sirkin M.** Treatment of long bone intramedullary infection using the RIA for removal of infected tissue: indications, method and clinical results. *Injury*. 2010 Nov;41 Suppl 2:S43–47.

29. **Wasko MK, Borens O.** Antibiotic cement nail for the treatment of posttraumatic intramedullary infections of the tibia: midterm results in 10 cases. *Injury*. 2013 Aug;44(8):1057–1060.

30. **Thonse R, Conway JD.** Antibiotic cement-coated nails for the treatment of infected nonunions and segmental bone defects. *J Bone Joint Surg Am*. 2008 Nov;90 Suppl 4:163–174.

31. **Zimmerli W, Widmer AF, Blatter M, et al.** Role of rifampin for treatment of orthopedic implant-related staphylococcal infections: a randomized controlled trial. *Foreign-Body Infection (FBI) Study Group. JAMA*. 1998 May;279(19):1537–1541.

32. **Osmon DR, Berbari EF.** Outpatient intravenous antimicrobial therapy for the practicing orthopaedic surgeon. *Clin Orthop Relat Res*. 2002 Oct;(403):80–86.

33. **Trebse R, Pisot V, Trampuz A.** Treatment of infected retained implants. *J Bone Joint Surg Br*. 2005 Feb;87(2):249–256.

34. **Portillo ME, Corvec S, Borens O, et al.** Propionibacterium acnes: an underestimated pathogen in implant-associated infections. *Biomed Res Int*. 2013;804391.

35. **Harrop JS, Styliaras JC, Ooi YC, et al.** Contributing factors to surgical site infections. *J Am Acad Orthop Surg*. 2012 Feb;20(2):94–101.

36. **Bhandari M, Jeray KJ, Petrisor BA, et al.** A Trial of Wound Irrigation in the Initial Management of Open Fracture Wounds. *N Engl J Med*. 2015 Dec 31;373(27):2629–2641.

37. **Anderson DJ, Kaye KS, Classen D, et al.** Strategies to prevent surgical site infections in acute care hospitals. *Infect Control Hosp Epidemiol*. 2008 Oct;29 Suppl 1:S51–S61.

38. **Kapadia BH, Berg RA, Daley JA, et al.** Periprosthetic joint infection. *Lancet*. 2016 Jan 23;387(10016):386–394.

致谢 · 我们感谢 Peter Ochsner 和 Andrej Trampuz 在《骨折治疗的 AO 原则》第 2 版中对本章所做的贡献。

冯刚 译

第 **4** 章 慢性感染及感染性骨不连
Chronic infection and infected nonunion

1 引言

慢性骨髓炎和感染性骨不连仍然是现代手术中的难点。多重耐药细菌的出现给治疗带来了更为严峻的挑战。骨髓炎的发生常常与开放性骨折或外科手术息息相关。与成人不同，儿童骨髓炎常为血源性，且以累及长骨骨髓腔为典型特征。在急性感染期早发现早治疗的病例，很少发展为慢性骨髓炎。在急性感染期未能根治的骨髓炎最终发展为慢性，常迁延多年。慢性骨髓炎常常与骨科内植物相关，而这些内植物常被细菌生物膜所覆盖，这层生物膜可阻挡人体免疫系统及抗生素清除细菌。

最常见致病菌为葡萄球菌，或者是金黄色葡萄球菌，或者是凝固酶阴性的葡萄球菌。

链球菌及革兰阴性菌感染较为少见。在慢性感染中，可能不止一种致病菌感染，这也为治疗带来了巨大的困难。

成人髓腔内骨髓炎常常发生于内植物感染或者导致髓腔污染的长骨开放伤。内植物和创伤引起的坏死的骨小梁均能为细菌在骨髓腔种植提供生存的空隙和机会。

微生物将在坏死的骨小梁上形成生物膜，并在髓腔内形成细小脓肿。

侵袭性感染既可以通过骨干的开放损伤区域，也可通过感染病灶穿透皮质而侵入髓腔内。

另一方面，骨皮质骨髓炎是细菌侵及骨膜表面引起的。细菌能释放毒素和其他毒性因子来杀死骨表面的成纤维细胞、成骨细胞和破骨细胞。细菌通过侵入骨小管并进一步侵袭，可能通过二分裂方式，从骨小管进入并定植于骨陷窝，然后进入休眠期。它们可以保持休眠状态多年，在免疫力降低、髓腔扩髓或钻孔后被激活（图 5.4-1）。

当骨科内植物安置到位后，病原菌可通过被称为黏附素的细胞壁蛋白黏附于内植物表面。

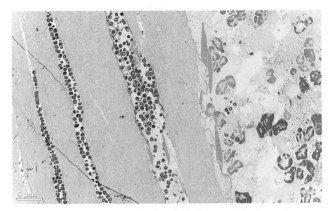

图 5.4-1 显微电镜照片显示金黄色葡萄球菌侵袭骨皮质。细菌通过骨皮质的裂纹迁徙，使得细菌不能被手术或者免疫系统清除（经允许引自 Karen deMesy Bentley）。

在 3 小时内，细菌于内植物表面即可形成一层早期生物膜，2 周后生物膜达到成熟状态，似乎在 12 周甚至更长时间保持不变[1]。从 2 周开始，细菌开始逐渐从生物膜移出并扩散到周围组织也许还进入血液循环[1]。当细菌离开生物膜时，留下骨陷窝空腔（图 5.4-2）[1]。

大多数细菌都将形成生物膜，但葡萄球菌因其耐药性生物膜而声名狼藉。

很多革兰阴性菌也有形成生物膜的能力，包括铜绿假单胞菌、大肠埃希菌、肺炎克雷伯菌以及鲍曼不动杆菌。生物膜的构成很复杂，包括多糖、死亡的宿主细胞 DNA、纤维蛋白以及其他来源于骨折或手术血肿的物质。

抗生素将穿透生物膜，只是很困难。

利福平是例外，它能有效地穿透生物膜[2]。但是，慢性骨髓炎由于有经久不愈的窦道伴死骨形成，导致单独应用抗生素治疗无法根治。

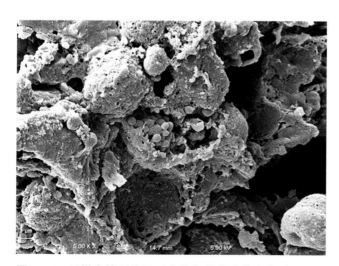

图 5.4-2 显微电镜照片显示金黄色葡萄球菌生物膜。生物膜上的这些微小圆球就是葡萄球菌。注意到一些空骨陷窝，在那里葡萄球菌已经从生物膜迁移出去（经允许引自 Karen deMesy Bentley）。

诊断慢性骨髓炎的最初步骤是获得一个细菌学诊断。

这将富有挑战性，而且多达 1/3 的慢性感染的细菌培养阴性。在获得真正的培养之前就进行抗生素治疗时，细菌培养通常是阴性的[3]。

窦道取样培养不可靠。正确的取样方式包括细针穿刺、切开活检并进行组织培养（至少 3~5 个标本）以及聚合酶链反应（PCR）分析。如果可能，在取样前需停止抗生素治疗 2~3 周[3]。

手术介入联合恰当的抗生素治疗是目前唯一有效的根治骨髓炎的方法，其目标是根除感染、促进愈合。

2 骨髓炎分类

2.1 根据骨受累部位分类

慢性骨髓炎可根据其累及部位进行分类[4, 5]。这一分类（图 5.3-2）考虑到骨坏死和血运的重要性，也因此念及髓腔感染更好的预后。

Cierny-Mader 分类有助于制订手术方案。分为 4 型：
Ⅰ 型，髓内型骨髓炎。
Ⅱ 型，表浅型骨髓炎。
Ⅲ 型，局限型骨髓炎。
Ⅳ 型，弥散型骨髓炎引起骨不稳定。

2.2 根据内植物分类

根据所涉及的内植物进行分类，对于术后慢性骨髓炎，其优点是更具体明确。我们据此将骨髓炎分类为针道感染型、钢板型（表浅或深部）以及髓内钉型（参见第 5 篇第 3 章）。

通常当内植物的一个区域感染了，感染扩散将超出内植物的长度、宽度和深度。整个内植物应被视为被生物膜覆盖包裹的感染。

骨髓炎病灶周围有可能波及骨膜表面、骨髓腔或者两者均波及。

3 慢性感染和感染性骨不连的诊断

3.1 临床和实验室表现

红、肿、热、痛是典型的临床症状。另外的症状还包括手术部位脓性分泌物或分泌物培养阳性。分泌物可以是间断性的并且局限在瘢痕组织区域，使翻修的可能受到限制。

实验室检查，如红细胞沉降率（ESR）、CRP经常升高，但是也可能正常，这取决于致病菌的毒力和感染的严重程度。白细胞计数常正常，但也可能升高[6]。阳性结果有助于治疗计划的监控，但阴性结果并不意味着没有感染。有更新的诊断实验可以用，而且还在发展以提高诊断的速度和准确性。

3.2 细菌学和组织学

细菌学分析应当以至少 3~5 个取自感染累及区域不同部位的骨与肉芽的深部组织样本为基础。

用拭子从瘘管或浅表分泌物上取标本是不可取的。这样的标本可能会被其他细菌污染，因此靠这种方法不足以确定病原体的种类，甚至可能造成对病原体的误判。对于内植物相关的感染，为了最大限度地确保诊断的准确性，应于清创时在内植物周围至少 3~5 处不同部位进行深部取材。每一处样本都应用无菌、全新的工具收集。显微镜下每高倍镜下中性粒细胞超过 5 个则提示感染，这一方法的特异性达 93%~97%[6]。为了惰性细菌（例如痤疮丙酸杆菌）的培养生长，应至少持续培养 14 天。取样前的 2~3 周应停止抗生素治疗，围术期抗生素应在取样后使用。

3.3 影像学技术

从骨折初始到治疗现阶段的一系列完整的 X 线片对感染性不愈合的分析是有帮助的。

坏死区的邻近部位通常缺乏新骨形成，而死骨可能显得比较致密，看起来与周围骨头完全分离而孤立（图 5.4-3）。

CT、MRI 和 PET-CT 是判断疾病程度和死骨位置的最有效方法。在判断使用何种影像学方法更有帮助，特别是有金属内植物存留时，应咨询经验丰富的放射科医生。CT 扫描更适用于显示骨膜新生骨内的死骨（图 5.4-4）[7]，而 MRI 则提供更多受累软组织的信息[6]。PET-CT 可以提供跟标准 CT 相似的骨感染部位的解剖学信息，还能评估疾病程度，是所有影像学检查方法中最具敏感性和特异性的方法（图 5.4-5）[8]。

三相骨闪烁扫描或特殊闪烁扫描技术，如放射性铟或带标记的抗粒细胞抗体，价格贵且应用少。但在某些特殊情况下，它们能提供帮助[5, 7, 9, 10]。

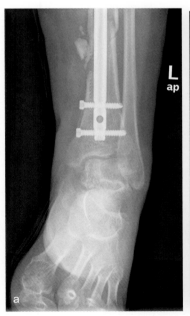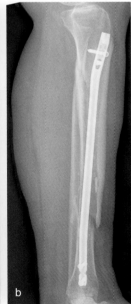

图 5.4-3 邻近胫骨骨折端的微小致密的坏死骨块是死骨。要成功治疗骨髓炎，就必须去除这些死骨。

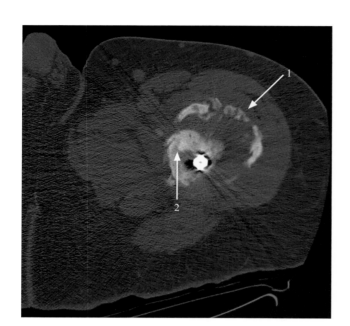

图 5.4-4　金黄色葡萄球菌感染股骨骨折不愈合的 CT 扫描。图中清晰显示骨包壳（1）及死骨（2）。

3.4 受累肢体和患者的情况

要评估任何重建手术的利弊，都必须对感染灶远侧肢体进行仔细评估。必须检查肢体的血运、感觉和关节功能，将之与患者的需求和期望相结合。赞同或反对进行肢体重建或截肢，都需要制订详细的治疗计划，且需要与患者及其家属进行讨论。术者给患者一个现实的治疗方案和可能的结果是非常重要的。值得注意的是，旷日持久的保肢过程可能需要 2~3 年，这可能使患者及其家庭心理上疲惫不堪。

患者的健康状态和内科疾病（如肥胖和糖尿病）必须纳入考虑范围[11]。吸烟是感染的危险因素，减少吸烟或戒烟能够增加治疗慢性感染的成功率，尤其是感染性不愈合[11]。患者的生理和精神

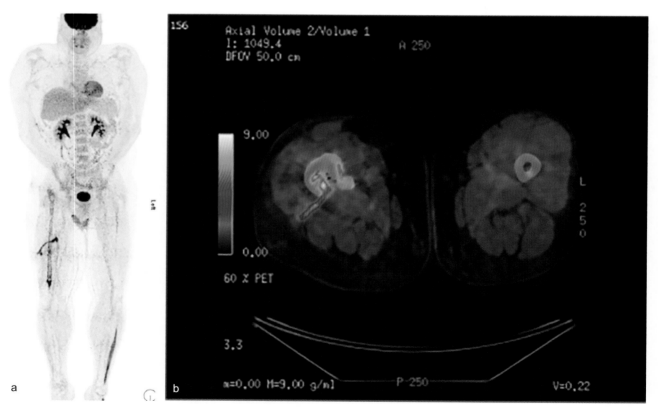

图 5.4-5　PET-CT 提示股骨骨折髓内钉术后髓腔感染，窦道形成。

状况也应考虑。患者可能已经长期未负重，常需要更长时间的重建。废用性骨质疏松增加了手术固定的难度。如果可能，应通过血清白蛋白及膳食状况来评估患者营养情况，以此预判骨折或伤口愈合的能力[11]。治疗感染性不愈合时必须保证维生素 D 充足[12]。

4 治疗原则

慢性骨髓炎及感染性不愈合的处理原则：

- 鉴别致病菌。
- 手术清创治疗感染。
- 死腔处理。
- 临时骨稳定。
- 创造一个有活力的、稳定的软组织环境。
- 与感染性疾病专家合作制订致病菌敏感的抗生素治疗方案。
- 骨的重建和稳定。

由于没有标准化的治疗程序作为常规应用，每一例骨髓炎都应个体化对待。

4.1 清创

所有无活力的组织，包括死骨、内植物、原来的缝合材料以及窦道都必须清除。

为防止形成额外的死骨，医生必须小心避免剥离有血供的骨膜。最困难的步骤是切除与有活力骨连在一起的死骨。死骨看不到任何出血点，清理时质地较脆（图 5.4-6）。

最好用高速磨钻去除死骨，直到有出血为止（辣椒粉征）（图 5.4-7）。在骨干的髓腔内清创时，最好进行扩髓。有时应当考虑再次清创。

重要的是，如果存在机械不稳定，必须固定骨折以帮助治疗感染。

4.2 固定

骨骼固定可提供以下各项：

- 启动骨折愈合。
- 患者的功能康复。
- 伤口更容易处理。
- 软组织愈合所需的稳定。
- 维持或恢复长度、力线和旋转。
- 早期负重。

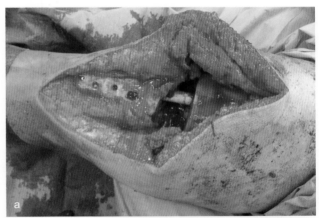
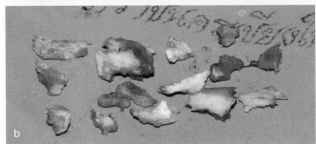

图 5.4-6　从感染性骨折中清除的死骨。

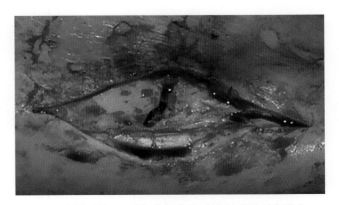

图 5.4-7　辣椒粉征。图中小红点表示清创后骨正在渗血。

根据感染的范围、稳定的程度以及患者的状况，可能需要分阶段处理。

4.2.1 外固定

外固定是感染性不愈合中保证骨稳定性的主要方法。它可能需要维持很长的时间。为满足这一要求，选定的支架必须构建得比固定新鲜骨折时的更牢固。针道感染的风险比通常的要高。在治疗过程中，可能有必要更换一枚或数枚固定钉。外固定架有两种基本系统：①由细的张力钢针或半针固定的环形外固定架；②由半针（例如 Schanz 螺钉）与钉棒系统构建的组配式外架。

钉棒系统（图 5.4-8）的优点在于伤口护理和软组织重建手术更容易。其简便性使得它适用于大多数的临床情况。单臂架有时放置可能更容易，但多用性逊色一些。

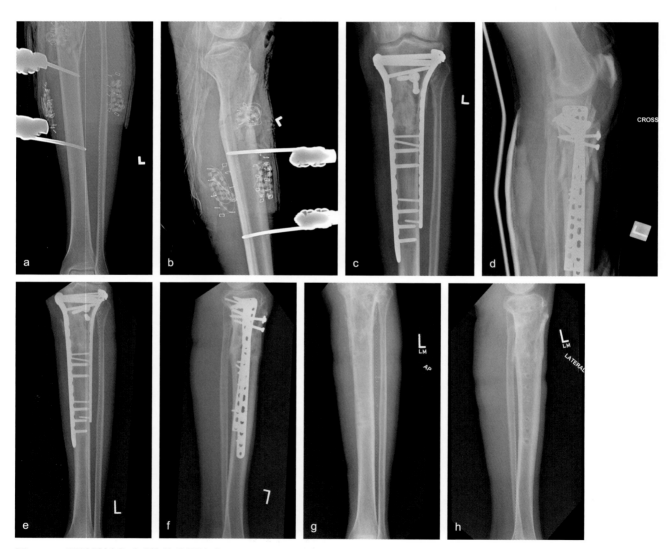

图 5.4-8 胫骨骨折术后感染的分期治疗。
a-b 首先应用外固定支架和抗生素珠链治疗骨折的感染。
c-d 感染控制后，双钢板固定骨折。然而后来感染复发，原开放伤口流脓。
e-f 3 年时，骨折已经完全愈合，但仍有轻微流脓。
g-h 拆除内植物，伤口愈合，肢体功能恢复正常且没有疼痛。

环形外固定架提供稳定的环状排列的多个固定环，它可以像 Ilizarov 描述的那样，通过多根预拉紧的钢针、半钉或者两者混用，连接到骨骼上。环形结构能提供很好的轴向稳定性，能够允许立刻负重。环形外固定还允许加压与牵张，也可用于逐步矫正轴向畸形[13, 14]。有报道张力钢针有干燥分泌物完整结痂，很少有与针相关的问题[15]。

4.2.2 钢板与髓内钉

对于感染性骨不连，必须对原有内植物的稳定性进行评估。松动、感染的内植物必须拆除，并选择其他稳定的固定形式加以替代。

临时固定方法，例如抗生素骨水泥髓内钉或者抗生素填充物都是有帮助的技术，能达到稳定，处理死腔和采用一些局部抗生素治疗。

4.3 骨重建

一般说来，只要在仔细彻底清创之后做，所有求得骨性连接的方法都是安全的。在有疑问的病例，骨缺损的重建应该分期进行（图 5.4-8）。

如果重建手术是在由健康皮肤和软组织覆盖的活组织区域内进行的，愈合将更为可靠。

4.3.1 自体骨松质移植，皮质剥离

在骨移植之前，绝对必须进行彻底的清创，拆除感染内植物并确定无感染迹象。骨松质最好取自髂嵴的前部或后部。将致密的骨松质剪碎有利于迅速再血管化，从而降低成为死骨的风险。利用骨移植来填充清创所造成的骨缺损是一个可靠的方法。治疗区域必须有健康活骨和血运丰富的软组织床。一些术者认为骨皮质剥离术也是个有用的技术。

大多数情况下，从胫骨后外侧入路进行植骨，将其植于活性骨床且可避开感染灶（图 5.4-9）[15]。在肱骨或股骨，植骨的最佳位置取决于骨缺损和软组织覆盖的情况。外固定架、钢板或髓内钉提供的

稳定固定是治疗感染性不愈合的必要条件。如果以分期治疗的方式使用抗生素间隔物，间隔物或链珠周围的生物膜应该仔细保护并用以覆盖填充的骨移植物。

如果必须在软组织缺损的部位进行植骨，应当在植骨之前建立正常的软组织覆盖（通常采用皮瓣）。

髓内感染时（参见第 5 篇第 3 章），髓腔应该用扩髓器彻底清创和冲洗。为了远端髓腔灌洗，可在远端骨皮质进行开窗（在锁钉孔附近）。

4.3.2 膜成骨技术（Masquelet 技术）
膜成骨技术是分期治疗长骨感染的一种新的成

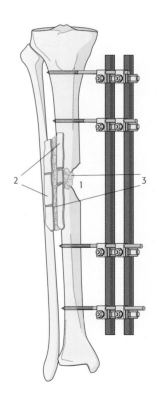

图 5.4-9 无短缩的胫骨感染性不愈合。在感染性不愈合区进行皮质剥离和骨松质移植。
1 从内侧清创的区域将用肌瓣或吻合血管的游离皮瓣覆盖。
2 腓骨从后侧或外侧，胫骨从外侧和后侧进行皮质剥离。
3 植入自体骨松质，小心别伤及胫骨前动静脉和神经。

功方法，这一技术已经成功地修复了超过 20 cm 的骨缺损[16]。膜成骨技术的第一步是拆除感染的内植物。然后予以彻底清创，并在骨清创产生的空腔内放入抗生素间隔器或者抗生素链珠。通过全身应用抗生素治疗控制感染，炎症指标恢复正常后，肢体可再次接受手术治疗。必须仔细保护填充物周围形成的生物膜（图 5.4-10）：切开部分生物膜，取出其中的水泥填充物，而其他有血供的生物膜必须完整保留，然后进行骨移植来填充空腔（如果需要作为骨传导支架，就用混合骨填充材料来填充）。此阶段，骨的稳定性可通过髓内钉或钢板固定来实现。愈合循序渐进，需要 1~2 年时间才能完全重建缺损的节段[17]。由于有更好的肌肉覆盖，膜成骨技术在股骨的成功率高于胫骨。

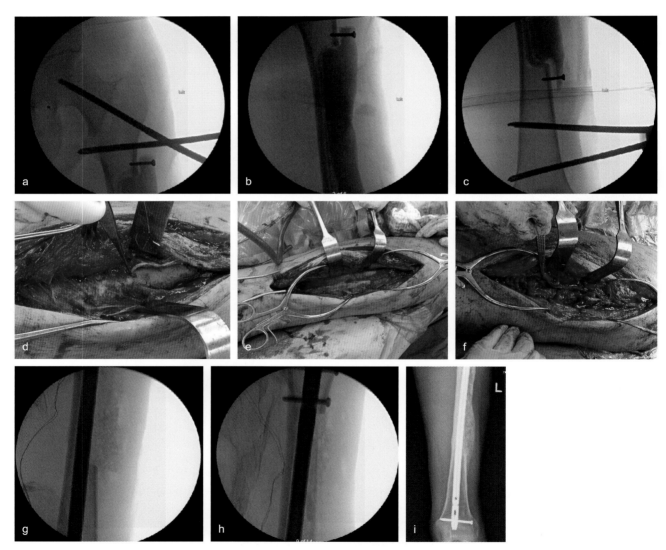

图 5.4-10　两阶段膜成骨技术（Masquelet 技术）治疗左侧股骨皮质内脓肿，切除了 27 cm 骨皮质。

a-c　术中 X 线片。

d　膜成骨技术后 5 周，亚甲蓝浸渍带生物膜的骨水泥间隔器。股外侧肌在图片顶部。

e　移除水泥间隔器。

f　移植骨填充空腔并且缝合生物膜。

g-h　髓内钉替换外固定支架。膜成骨技术后的早期成骨。

i　术后 10 个月随访，移植骨颗粒整合（经允许引自 Dr Jeremy Lamothe）。

4.3.3 骨痂牵张（Ilizarov 法）

Ilizarov 介绍了这种在骨皮质切除后，通过逐步进行骨痂牵张，用来恢复肢体的长度或桥接骨缺损区的技术（图 5.3-9，图 5.4-11）[13]。

Ilizarov 法的巨大优点是外固定架能够在骨痂牵张和成骨填充骨缺损的同时，矫正骨骼的长度、旋转和轴向力线。软组织也获得了牵张，因而使额外重建的需求最小化了。

彻底清创所有失活的骨及软组织后放置张力钢针环形外架。在靠近干骺端且远离骨缺损区横行截

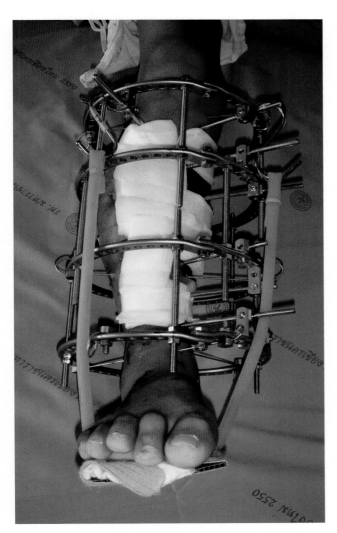

图 5.4-11 Ilizarov 支架行骨搬运，足部托板防止马蹄足。

骨。截骨通常在清创术后 1 周进行，或者在低度感染时与清创同时进行。骨牵张术后 10 天开始，但在此期间要维持 1 mm 的间隙。之后以每天 1 mm（24 小时分成 4 次完成）的速度逐步牵开形成新的骨痂。通常允许部分负重。通过复查 X 线对骨牵张、骨痂和畸形矫正的情况进行监控。骨延长两端接触后逐渐增加负重。通常，牵张骨痂填充连接骨缺损区 4~6 个月后开始完全负重。因为骨延长后断端存在延迟愈合的趋势，需要在这一区域进行皮质剥离和植骨，部分病例可能需要进行内固定。骨搬运治疗耗时长且麻烦，因此需要医生和患者双方良好沟通与配合。在骨痂牵张期，患者应保证定期复查，尽早制订理疗方案并对邻近关节进行活动。对于创伤病例，可能出现因神经过度牵拉致神经受损的情况。对于髓内钉固定的病例，进行骨痂牵张可减少外固定使用时间，但并非没有风险，尤其是在既往曾有感染的情况下[18]。

4.3.4 带血管的游离骨移植

带血管的游离骨移植（取自腓骨或髂嵴）尤其适用于桥接长度超过 10 cm 的骨缺损[19, 20]。

带血管的游离骨移植优点是移植骨与受区骨融合在一起后会逐渐增生，其大小结构可慢慢适应局部力学需要，但要许多年才有可能完全负重，因此尤其是在下肢，需要长时间的保护措施。由于移植骨直径相对较细，更适合于前臂和肱骨。在胫骨，需要进行双份的带血管的游离骨移植，首先是对侧腓骨，然后再进行同侧腓骨移植[19, 20]。股骨由于与移植骨的大小差距较大，其价值有限。这项技术的缺点在于有一定的技术要求，且对供区有一定的影响。

4.4 软组织覆盖

通常来说，没有彻底清创，软组织覆盖是毫无

用处的。

对感染和失活的骨及软组织进行彻底清创的重要性再怎么强调都不为过。将肌瓣或筋膜皮瓣置入感染床上会导致皮瓣坏死，这种情况必须避免。在很多情况下，有经验的皮瓣外科医生的帮助非常重要。皮瓣的选择取决于位置、血供、患者健康状况、供区的可用性以及术者的经验。

有良好的肉芽组织覆盖的未裸露的小范围骨缺损，用中厚皮片移植就足够了。对于比较复杂的情况，需要局部肌瓣（如针对胫骨近端缺损的腓肠肌肌瓣）、筋膜皮瓣或带血管的游离皮瓣。常用的游离皮瓣包括腹直肌皮瓣、股前外皮瓣和背阔肌皮瓣。

创口负压治疗法（真空负压封闭）（参见第 4 篇第 3 章）对于另外一些开放伤口或局部软组织缺损的治疗是十分有效的[21]。

创口负压疗法联合抗生素不能治愈骨感染，不应用于此类目的。

4.5 抗生素

应把抗生素作为手术的补充措施来考虑。在计划和监控抗生素治疗时与感染科专家合作非常重要，他们能帮助我们选择合适的抗生素，并使抗生素在骨中达到有效浓度。内植物相关性感染，特别是葡萄球菌感染，所有病例都有坚韧的生物膜形成，内植物需要更换[1]。当细菌在生物膜中处于低活性状态时，抗生素治疗常常不佳。为维持局部抗生素的浓度并填充死腔，使用抗生素链珠或含抗生素的骨替代物是有效的方法。它们可在感染灶局部维持较高的抗生素浓度。实验室和临床研究显示高浓度的局部抗生素不能有效杀灭生物膜内的致病菌——这里再次强调手术清创的重要性。它们也可为将来的植骨手术充当间隔器[16, 17, 22]。在慢性骨髓炎的最终手术完成后，作为辅助性手段，全身抗生素的系统性治疗应当继续 4~12 周，听取感染疾病专家的建议[23]。

5 典型病例的治疗理念

5.1 肥大型感染性骨不连

肥大型感染性骨不连有良好的生物学环境和血供，证据是在 X 线上有过多的骨痂形成。

感染性骨不连常常有引流窦道（图 5.4-12）。在骨折端或内植物附近可能有很多炎性反应骨和反应性骨痂生长。虽然患者常能够使用部分功能受影响的患肢，但是不稳定和感染仍是主要问题。由于肌肉不平衡或负重的原因，肥大型感染性骨不连常出现成角和（或）旋转畸形。治疗需要对感染的骨与软组织彻底清创。创面可能需要使用软组织进行修复，其时间取决于感染的控制、细菌毒力以及局部解剖情况。截骨术联合外固定或内固定可以矫正畸形，并提供稳定性，当清创及感染控制之后可行自体骨松质植骨。愈合需要 4~6 个月或更长的时间。有效的固定可通过髓内钉、钢板或环形外固定支架获得。

5.2 失活和不稳定型感染性骨不连

不稳定和失活骨是感染性骨不连的典型特征，鲜有或根本无愈合的迹象，骨常常出现坏死、骨质疏松或硬化，且常合并短缩、关节挛缩、肢体萎缩及慢性疼痛。

治疗这种较为复杂的情况应多阶段进行。先彻底清创，去掉全部的死骨、原有内植物和感染的软组织，同时结合外固定或内固定；清创形成的骨缺损治疗时需仔细制订治疗方案，应考虑后期可重建的可能。这类病例的术前计划非常重要。为获得稳定性，可以接受一定的短缩。控制感染可以通过清创、全身应用细菌敏感性抗生素来进行，并通过监控炎症指标和需要时重复活检来观察疗效。一旦感染得到控制，可通过膜成骨技术、环形外固定架或内固定联合自体骨松质移植等方法进行重

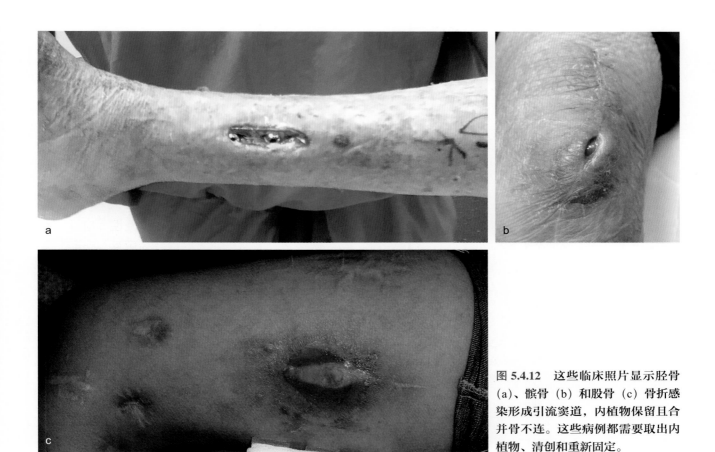

图 5.4.12 这些临床照片显示胫骨（a）、髌骨（b）和股骨（c）骨折感染形成引流窦道，内植物保留且合并骨不连。这些病例都需要取出内植物、清创和重新固定。

建。在进行治疗的每一环节都应重复进行组织细菌培养。

5.3 失活型感染性骨不连伴节段性骨缺损

由于节段性骨缺损和骨折端失活，导致肢体的废用而发生严重的骨与软组织萎缩。若意图进行重建治疗，在此之前必须先作彻底的清创。超过 5~6 cm 的骨缺损，骨松质移植往往不会成功。缺损达 10~20 cm 可选择膜成骨技术或骨痂牵张技术（图 5.4-13）。一方面，这些技术（膜成骨和骨痂牵张）的优点在于可形成一段新骨，成熟之后又具有和原来骨骼类似的形状和强度，并且软组织缺损的问题常可同时解决；但另一方面，这种治疗周期很长而且患者很痛苦。如果骨缺损位于前臂或肱骨，可考虑带血管骨移植，股骨偶尔也可应用（图 5.4-14）。膜成骨技术和骨痂牵张技术在下肢更有优势[13, 16, 17, 24, 25]。

5.4 慢性感染

5.4.1 钢板固定术后慢性感染

钢板固定术后的慢性感染，一旦骨折出现骨性连接，建议取出钢板并彻底清创。应用 X 线片和 CT 扫描评估骨愈合情况。二期翻修时，所有残留的坏死区域均应清除。如果骨已愈合，所有的内植物均应拆除，钢板床和螺钉钉道均应进行清创处理。如果一期处理时骨性愈合尚不充分时，可通过外固定架或支具进行临时固定。所有的坏死骨、软组织及窦道均应切除。

5.4.2 髓内钉术后慢性感染

即使在存在感染的情况下，髓内钉固定的骨折也可能发生骨性愈合。会在髓腔内遗留感染区域，有或无窦道发生。在此类病例中，髓内钉和交锁钉

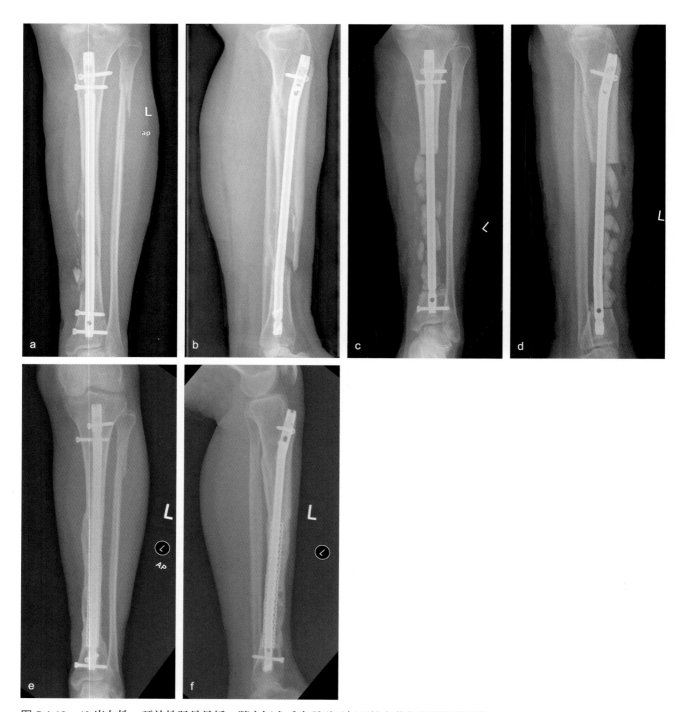

图 5.4-13 **43 岁女性，开放性胫骨骨折。髓内钉术后出现耐甲氧西林金黄色葡萄球菌感染。**

a-b 三次尝试固定骨折端后，X 线显示骨折感染、不愈合。

c-d 通过膜成骨技术重建。第一阶段，切除长约 17 cm 的感染骨，万古霉素链珠填充到感染骨切除遗留下的空腔。

e-f 3 个月后，静脉使用抗生素使感染得到控制。第二阶段，行膜成骨技术。用椎体融合笼形成管状结构。通过扩髓－灌洗－回吸取骨器（RIA）取同侧股骨自体骨进行移植。自体骨与硫酸钙颗粒混合后，植入椎体融合笼和髓内钉周围。1 年后，骨愈合。3 年后，骨坚硬愈合且负重活动时无痛感。

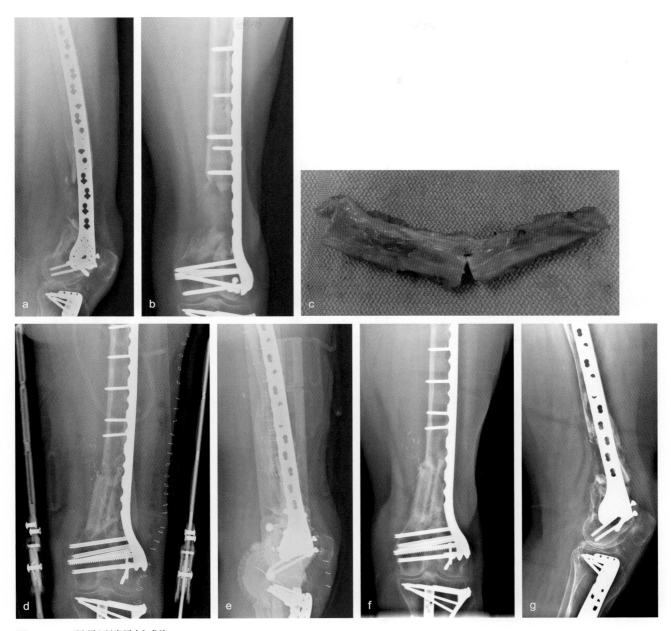

图 5.4-14　股骨远端骨折感染。

a-b　X 线显示股骨远端骨折钢板螺钉固定后感染。

c　在血管吻合前将游离腓骨劈成两段。

d-e　彻底清创、重新固定和腓骨移植术后的 X 线片。

f-g　最终的 X 线片显示骨折已经愈合，感染已经根治（经允许引自 Warren Hammert，MD）。

必须取出，同时进行扩髓，并对髓腔、交锁钉道和窦道进行彻底清创。

治疗髓内钉固定术后慢性感染的最好方法是应用深部冲洗的扩髓器或者扩髓－灌注－回吸装置进行髓腔的扩髓及冲洗。

对于未愈合的骨折，辅助治疗可以包括在髓腔里放入长的庆大霉素链珠 2~3 周或（和）抗生素骨水泥髓内钉。由于血供大多来自骨膜，这样做几乎不会造成永久的损害。感染后，髓内钉取出之后数年，髓腔常充满硬化的骨内膜新骨，这样扩髓变得非常困难，经常需要使用锋利的手动扩髓器打开髓腔后，才可能按之前描述的方法进行扩髓。

一旦感染得到控制，如尚未达到骨性连接，取出抗生素骨水泥髓内钉，更换为标准髓内钉固定。更换过程中应取标本进行细菌培养（视频 5.3-2）。

5.4.3 数年后骨髓炎复发

骨髓炎可在静止数年，甚至数十年之后复发。在此类病例中，细菌在骨皮质或髓腔内经历了长期的休眠状态。由于一些原因或操作，如关节置换术，干扰了免疫系统，这就可以重新激活休眠的致病菌，使其恢复到浮游生长状态，重新感染手术区域。临床症状包括疼痛、触痛、肿胀、发热以及脓肿形成。在普通的 X 线片上可能很难发现病理变化，但 CT、骨扫描、MRI 或 PET-CT 检查可发现需要被清除的死骨。全身应用抗生素作为手术治疗的辅助手段是必需的（图 5.4-15）。偶尔感染无法被治愈，对这样的患者截肢是一个好的选择。

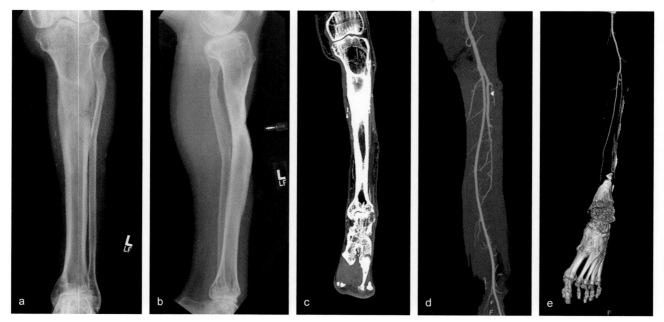

图 5.4-15　胫骨干骺端／骨干慢性骨髓炎病例。该患者在骑摩托艇时受伤，下肢被螺旋桨不完全截断。间歇流脓 4 年。
a-b　X 线片显示胫骨的空腔。
c　　硬化区提示死骨，CT 上能清晰显示。
d-e　当考虑给予手术治疗时，术前需行 CTA 评估血管情况。该患者血管情况欠佳。

参考文献

1. **Nishitani K, Sutipornpalangkul W, de Mesy Bentley KL, et al.** Quantifying the natural history of biofilm formation in vivo during the establishment of chronic implant-associated *Staphylococcus aureus* osteomyelitis in mice to identify critical pathogen and host factors. *J Orthop Res.* 2015 Sep;33(9):1311–1319.

2. **Monzon M, Oteiza C, Leiva J, et al.** Synergy of different antibiotic combinations in biofilms of Staphylococcus epidermidis. *J Antimicrob Chemother.* 2001 Dec;48(6):793–801.

3. **Parvizi J, Erkocak OF, Della Valle CJ.** Culture-negative periprosthetic joint infection. *J Bone Joint Surg Am.* 2014 Mar 5;96(5):430–436.

4. **Cierny G 3rd, Mader JT, Penninck JJ.** A clinical staging system for adult osteomyelitis. *Clin Orthop Relat Res.* 2003 Sep;(414):7–24.

5. **Lazzarini L, Mader JT, Calhoun JH.** Osteomyelitis in long bones. *J Bone Joint Surg Am.* 2004 Oct;86-A(10):2305–2318.

6. **Lew DP, Waldvogel FA.** Osteomyelitis. *Lancet.* 2004 Jul 24-30;364(9431):369–379.

7. **Ma LD, Frassica FJ, Bluemke DA, et al.** CT and MRI evaluation of musculoskeletal infection. *Crit Rev Diagn Imaging.* 1997 Dec;38(6):535–568.

8. **Glaudemans AW, Signore A.** FDG-PET/CT in infections: the imaging method of choice? *Eur J Nucl Med Mol Imaging.* 2010 Oct;37(10):1986–1991.

9. **Kaim A, Maurer T, Ochsner P, et al.** Chronic complicated osteomyelitis of the appendicular skeleton: diagnosis with technetium-99m labelled monoclonal antigranulocyte antibody-immunoscintigraphy. *Eur J Nucl Med.* 1997 Jul;24(7):732–738.

10. **Nepola JV, Seabold JE, Marsh JL, et al.** Diagnosis of infection in ununited fractures. Combined imaging with indium-111-labeled leukocytes and technetium-99m methylene diphosphonate. *J Bone Joint Surg Am.* 1993 Dec;75(12):1816–1822.

11. **Aggarwal VK, Tischler EH, Lautenbach C, et al.** Mitigation and education. *J Orthop Res.* 2014 Jan;32 Suppl 1:S16–25.

12. **Bukata SV, Kates SL, O'Keefe RJ.** Short-term and long-term orthopaedic issues in patients with fragility fractures. *Clin Orthop Relat Res.* 2011 Aug;469(8):2225–2236.

13. **Ilizarov GA.** Clinical application of the tension-stress effect for limb lengthening. *Clin Orthop Relat Res.* 1990 Jan(250): 8–26.

14. **Britten S, Ghoz A, Duffield B, et al.** Ilizarov fixator pin site care: the role of crusts in the prevention of infection. *Injury.* 2013 Oct;44(10):1275–1278.

15. **Toh CL, Jupiter JB.** The infected nonunion of the tibia. *Clin Orthop Relat Res.* 1995 Jun(315):176–191.

16. **Giannoudis PV, Faour O, Goff T, et al.** Masquelet technique for the treatment of bone defects: tips-tricks and future directions. *Injury.* 2011 Jun;42(6):591–598.

17. **O'Malley NT, Kates SL.** Advances on the Masquelet technique using a cage and nail construct. *Arch Orthop Trauma Surg.* 2012 Feb;132(2):245–248.

18. **Kristiansen LP, Steen H.** Lengthening of the tibia over an intramedullary nail, using the Ilizarov external fixator. Major complications and slow consolidation in 9 lengthenings. *Acta Orthop Scand.* 1999 Jun;70(3):271–274.

19. **Zalavras CG, Femino D, Triche R, et al.** Reconstruction of large skeletal defects due to osteomyelitis with the vascularized fibular graft in children. *J Bone Joint Surg Am.* 2007 Oct;89(10):2233–2240.

20. **Tu YK, Yen CY.** Role of vascularized bone grafts in lower extremity osteomyelitis. *Orthop Clin North Am.* 2007 Jan;38(1):37–49.

21. **Herscovici D Jr, Sanders RW, Scaduto JM, et al.** Vacuum-assisted wound closure (VAC therapy) for the management of patients with high-energy soft tissue injuries. *J Orthop Trauma.* 2003 Nov-Dec;17(10):683–688.

22. **Citak M, Argenson JN, Masri B, et al.** Spacers. *J Orthop Res.* 2014 Jan;32 Suppl 1:S120–129.

23. **Trampuz A, Zimmerli W.** Diagnosis and treatment of implant-associated septic arthritis and osteomyelitis. *Curr Infect Dis Rep.* 2008 Sep;10(5):394–403.

24. **Keating JF, Simpson AH, Robinson CM.** The management of fractures with bone loss. *J Bone Joint Surg Br.* 2005 Feb;87(2):142–150.

25. **Oh CW, Baek SG, Kim JW, et al.** Tibial lengthening with a submuscular plate in adolescents. *J Orthop Sci.* 2015 Jan;20(1):101–109.

致谢 · 感谢 Eric Johnson 和 Richard Buckley 对《骨折治疗的 AO 原则》第 2 版中本章所做的贡献。